U0346571

吉益东洞古方医学全集

黄小龙 校注

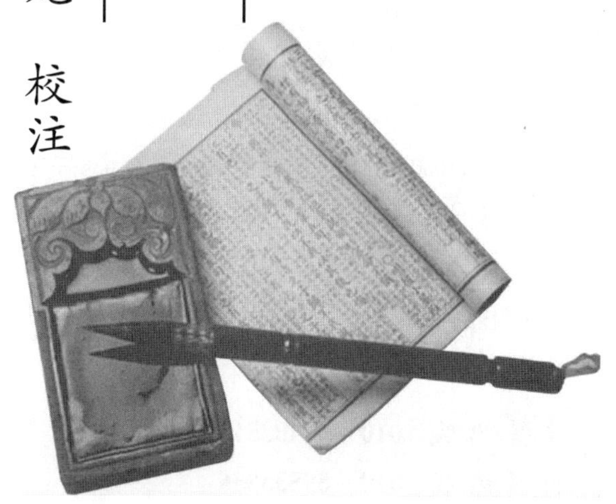

中国中医药出版社
·北　京·

图书在版编目（CIP）数据

吉益东洞古方医学全集/黄小龙校注．—北京：中国中医药出版社，2018.4（2023.4 重印）

ISBN 978－7－5132－4775－7

Ⅰ.①吉…　Ⅱ.①黄…　Ⅲ.①中国医药学－研究－日本　Ⅳ.①R2

中国版本图书馆 CIP 数据核字（2018）第 025898 号

中国中医药出版社出版

北京经济技术开发区科创十三街 31 号院二区 8 号楼

邮政编码　100176

传真　010－64405721

山东临沂新华印刷物流集团有限责任公司印刷

各地新华书店经销

开本 710×1000　1/16　印张 37.75　字数 658 千字

2018 年 4 月第 1 版　2023 年 4 月第 3 次印刷

书号　ISBN 978－7－5132－4775－7

定价　188.00 元

网址　www.cptcm.com

服务热线　010－64405510

购书热线　010－89535836

维权打假　010－64405753

微信服务号　zgzyycbs

微商城网址　https://kdt.im/LIdUGr

官方微博　http://e.weibo.com/cptcm

天猫旗舰店网址　https://zgzyycbs.tmall.com

如有印装质量问题请与本社出版部联系（010－64405510）

版权专有　侵权必究

编校说明

日本学习中国医学，逐渐形成了日本汉方医学。日本汉方医学又分为后世派和古方派。后世派，又称后世方派，其处方以中国唐宋之后的医学典籍为主，特别是刘完素、李东垣与朱丹溪等人，相当于中国所说的时方。该学派强调阴阳五行和人体经络。代表人物为田代三喜及其门人曲直濑道三与其子曲直濑玄朔。因主要尊崇李东垣与朱丹溪，因此又称李朱学派。古方派是日本江户时代出现的汉方医学流派，开始于名古屋玄医，他提倡医学复古论，要求废止李朱医学，主张回到张仲景《伤寒论》的古医学，与清朝出现的经方派立场相近。在名古屋玄医之后，又出现了后藤艮山、香山修德、松原一闲斋、山胁东洋、吉益东洞等古方派医家。古方派成为德川时期日本汉医学的主流。

吉益东洞（元禄十五年生，安永二年卒，1702—1773）名为则，字公言，通称周助。早年号“东庵”，移居京都东洞院后，始以“东洞”为号。其一生所为之奋斗与追求的目标为：复兴“疾医”之道，使医学回归正道。吉益东洞倡导“万病一毒说”，在“学”与“术”两方面，均表现出与众不同的鲜明特色，可谓古方派中最具影响的代表人物。

吉益南涯（1750—1813），名猷，字修夫，初号谦斋，后号南涯，吉益东洞之长子，出生于京都。自幼好学，深受其父古方派医学思想熏陶，热心钻研《伤寒论》。将其书置于室内各处，以便随时取阅。24岁继承父业，光大医学。其后，对于家父过于偏激之医学观点开始加以修正，倡导“气血水”学说，并依此理论著成《伤寒论精义》。

日本古方派医家，排拒以《素问》《灵枢》来解释《伤寒论》，认为《黄帝内经》与《伤寒论》的观点不尽相同。因此应该以《伤寒论》来解说《伤寒论》。他们对于经络学说多有怀疑，阴阳五行说也被他们认为是迷妄而加以攻击，形成了日本独特的《伤寒论》研究途径。

虽然日本古方派对于中医理论的认识很偏颇，但是他们在临床上根据《伤寒论》摸索出来的“方证相对”的方法，值得广大临床医生借鉴。阴阳五行和经络学说固然是中医的理论基础，不过学医之人却不能被理论所约束，要灵活理解，灵活运用。这也是日本古方派给大家的一个启示。本全集很多关于中医理论等内容不足取，读者诸君务要善加甄别，取其精华，去其糟粕。

本书为何叫《吉益东洞古方医学全集》？在这里向读者朋友们做一个交代。吉益东洞以独用张仲景《伤寒论》之方而著称，在日本汉方医学历史上影响颇大，在当代日本汉方医学界仍备受尊崇。他的一些代表性著作被译为现代日语以供学习与使用，从而规定了当代日本汉方的主流方向。他的著作及其弟子的著作构建了一个相对完善的古方医学理论体系。虽然本书不全是吉益东洞的著作，但是都属于吉益东洞一脉相承的学习体系，所以书名冠以"吉益东洞"。又吉益东洞这个学术流派是日本古方医学的杰出代表，本全集收录的17种著作包含了吉益东洞及其弟子有关吉益东洞古方医学的主要著作，所以称之为"古方医学全集"。

本全集收录了吉益东洞父子及其弟子的著作。包括《类聚方》《方极》《药征》《药征续编》《气血水药征》《建殊录》《续建殊录》《成迹录》《险症百问》《医断》《续医断》《辨斥医断》《东洞先生答问书》《东洞遗稿》《医范》《观证辨》《好生绪言》等17种著作。可作为读者了解、研究吉益东洞古方医学的参考书。本书根据这些著作的内容属性，将它们分为"方药篇"和"医论医案篇"。

日本古方派以《伤寒杂病论》为中心，以实证亲试为主要研究方法，开辟了一条不同于中国医家的研究蹊径。古方派的医家并不都把古方作为金科玉律。从他们对金元流的病理论、药理论进行批判等事情可以看出：对他们来说，即使是相同的事，也存在着很大程度的差异。他们这种敢于怀疑的精神，很值得我们借鉴。伤寒大家刘渡舟老也曾指导他的学生研究过"日本汉医古方派"。本书的出版就是想给有志于研究中医的朋友提供一些参考资料。他山之石可以攻玉，或许日本古医家的研究方法也会对我们有所启迪。

全集内容简介及校注原则：

1. 本全集收录的吉益氏17种著作皆以日本名著出版社1979年出版的《近世汉方医学书集成》为底本。

《类聚方》一卷（著述于1762年，刊于1769年），此书从《伤寒论》《金匮要略》中选方220首，分类编排。不亲试之方置于卷末。村井琴山谓："中华历代数千百之医人，观仲景无过于此。"此书为吉益东洞编，其学生邨井杶校。

《方极》一卷（宝历五年著述，1764年刊行）。此书为吉益东洞口授，其学生乾省守业笔记，殿径文纬校订。

《药征》三卷（1771年著述，逝后12年之1785年刊行）。此书为吉益东洞著，其学生邨井杶校。

《药征续编》为吉益东洞的学生邨井杶著。

《气血水药征》为吉益东洞长子吉益南涯著。

《建殊录》一卷，此书为门人岩恭敬甫于宝历十三年辑东洞验案54例而成。后有“附录”一卷，系长门儒官鹤台先生以未治愈的病例请教东洞，以及东洞的分析（门人所著，而东洞鉴定之）。

《续建殊录》为吉益南涯学生武贞恒志辑录其医案而成。

《成迹录》为吉益南涯著，由其学生中川修亭整理而成，收录医案152例。

《险证百问》序中说：“南纪青洲华冈先生，继三世之箕裘，从少之时，守道于古，考之事实，更图不于支语慢辞，而其平昔施治者，治数十条札记以为后事之师。门人中川生写之，以己之所难以充其数，为百问求答乎南涯吉益先生。”此书为吉益南涯著，由其学生中川修亭整理而成。

《医断》一卷。此书为吉益东洞学生鹤冲元逸辑录师说而成（门人所编，而东洞鉴定之）。

《续医断》二卷。此书为吉益南涯学生贺屋敬恭安辑录师说而成。作者在自序中说：“昔者东洞先生，明古传之教，辨后世之妄，以立疾医之极，于是乎《医断》出矣。今也南涯先生，执法于《伤寒论》，以示视病之规矩，外施蕤葩新清之术，内藏光炎雄确之道，盖亦备矣哉。余之不敏，亦不可不以素好传素业焉，乃述其言，以为《续医断》。”

《辨斥医断》为吉益东洞的学生田中荣信、愿仲甫两人所著，田中荣信的学生菅原成美、愿仲甫的学生福冈贞胜和田中荣信的儿子田中荣恒编校而成。

《东洞先生答问书》一卷。此书为吉益东洞讲述，尾台逸士超校订而成。

《东洞先生遗稿》三卷。此书为吉益东洞三个儿子吉益南涯、吉益清、吉益辰辑录其父遗稿而成。

《医范》主要内容为吉益南涯“气血水说”医学理论的论述。此学说较吉益东洞“万病一毒”理论有所发展。此书为吉益南涯著，其学生大江广彦校正。

《观证辨》列举药方以说明症候，并讲了各症候的鉴别要点。此书为吉益南涯著，安立椿校定。

《好生绪言》为吉益南涯学生贺屋敬恭安编撰。主要内容为医学杂论，如序一所言“凡事之关于医术者，随意纂录引证”。

2. 全书编排体例：根据17种著作的内容属性将全书分为“方药篇”“医论医案篇”，并根据各种著作的重要性和相关性安排次序。“方药篇”包含5种著作：《类聚方》《方极》《药征》《药征续编》和《气血水药征》。“医论医案篇”包含12种著作：《医断》《续医断》《辨斥医断》《建殊录》《续建殊录》《东洞先生答问书》《东洞先生遗稿》《医范》《观证辨》《成迹录》《好生绪言》《险证百问》。

3. 本全集文字采用简体横排。原书中方位名词“左”“右”径改为“上”“下”，不另出注。

4. 原本中出现的通假字、异体字、俗体字、日本汉字等，径改或不改加注。如“阙”径改为“缺”，“支”径改为“肢”。改后不影响文义的大多径改。“鞕”不改为“硬”，“全愈”不改为“痊愈”等，则是为了保留古文原貌或不影响文义。

5.《建殊录》《续建殊录》原本无目录，为编校者根据内容所加。

6. 吉益东洞长子吉益南涯所写《东洞先生行状》对吉益东洞生平及其医学轨迹有较为详实的记录，故置于目录前，以代序。

黄小龙

2017年9月于北京

东洞先生行状

吉益猷

先生讳为则，字公言。安艺人也。其先出清和帝，姓源氏，管领政事畠山政长之裔孙也。世袭封河纪二州，五畿悉属庭下。

曾祖高政之时，尽亡其封国，独保河州高屋城。高政病而卒，其子政庆幼弱，不得立，传之弟昭高。元龟四年，家臣游佐氏叛，围高屋城，昭高自杀。政庆得遁出，在纪州。

天正十二年，丰国公之始定天下。神祖援平信雄，起兵于三州。阴使其臣忠胜，于纪州约政庆及诸将，将袭公之后。公闻之大怒，十三年春三月，引兵入纪州。其势锐，而难与争锋，诸城望风而下。政庆知其不可敌，弃军走熊野，其诸城皆亲戚也。十八年，熊野诸城皆降，政庆无置身之地，潜行走河州，匿于吉益半笑斋家。

半笑斋者，畠山之族也，世业金疮产科，有名于世，谓之吉益流也。政庆惧诛，遂冒其姓，以医自隐。庆长六年，浅野幸长之封纪州。畠山义就子孙，皆出仕。是时秀吉已薨，虽无见诛之惧，政庆立志不仕。

元和五年，幸长之子长晟，移封艺州。畠山之族，始徙广陵，政庆不往而死。其子政光，遂徙广陵，居山口街，于是安艺侯使人劝出仕焉。政光善继父志，不肯仕，以医为业。至是复其姓，曰畠山道庵。以宽文十二年而死。妾谷氏生子，男二人，长曰俊长，始七岁，次曰重宗，始五岁，以故家人悉皆散走。二子幼，不能自存，以国泰寺主僧为亲戚，收而养之。由此俊长出家为浮屠氏，妾谷氏养重宗于其父家。重宗者，先生之父也。及其长，娶豫州松山侯臣中野氏之女。以元禄十五年五月某日，生先生于广陵域下也。

先生少有志，以其先为天下之显宗，将兴其家，从阿川氏学兵法，驰马击剑，不修祖先之业。及稍长，悟太平之世不可以武兴，慨然誓天曰：大丈夫不为良相，必为良医。遂学医。先生年十有九矣，政光门人有津佑顺者，传其金疮产科之术，授之于先生。先生曰：怀孕者，妇人之常也；金疮者，外伤也。无病则不药而可，有病则随证治之，何分科哉？于是，有奇术者，二三择取之。笃志疾医道，寒夜避炉，以慎其眠；蚊螫①攻身，以戒其睡；读《素》、《灵》、《难经》、百家之书，研究精论，遂废阴阳五行之凿说。乃尝语人曰：非医天下医，救疾之功也不多焉；非出京师，授教之业也不弘焉。

元文三年春三月，先生与父母女弟，徙于京师。卜居于万里街春日路南，唱古医道，盖年三十七矣。先生曰：我不能兴吾家，今以医隐，何污本姓？复改吉益氏。是时业未行，弟子未进，遇盗亡赀财，贫困既穷，乃造偶人，鬻而假食。先生友有邨尾氏者，仕于佐仓侯松平左近将监。侯时专天下政权，威震四方。邨尾氏有公事入京师，访先生，怜其贫而老亲在焉，荐先生于佐仓侯。侯欲召以为侍医，邨尾氏大喜，而急告于先生。先生以书报曰：始以子为知我者，今识子非知我者。吾虽贫而老亲在，岂降吾志污辱祖先乎？贫者，士之常也；穷达者，命也。假令术不行，天未丧斯道也，吾果饿死耶。穷则必有达，行道乐道，贫困何忧。辞而不仕。

延享元年，岁在甲子。先生年四十三，贫益甚。以双亲尚在，虽奴婢共具不异于昔时，囊中常空，夕食绝朝粮，于是斋戒断食七日，乃诣少名彦庙，告于其神曰：为则不敏，过志古医道，不顾众惧，推而行之。今也贫穷，命在旦夕。我道非，而天罚以贫与？为则知其是，而未知其非也。假令饥且死，不敢更辙矣。大明神吾邦医祖也，请垂照鉴：道非其道，速断我命！若推而行，则必害万人。诛一夫救众，固吾之所愿也。告神而还焉，先生平日有所驩②交之贾翁，适过其家。贾翁欣然奉金，谓先生曰：吾有余金，以奉给于先生。先生愕然，固辞曰：吾不知偿之，岂受此金邪？贾翁勃然作色，膝行进曰：吾何望偿乎？今奉此金，非为先生，为天下万民也！先生感其言，拜而受金，家给得渐足焉。

其后有一病者，先生往而诊之，东洋山胁先生会先生论其处方，东洋服其言，使病者服其药，不日而治焉。东洋知其非常人，厚交为亲友。先生名所以益显者，东洋扬之也。

延享四年，先生年四十五。徙居于东洞院街，因号曰东洞。是时业已行，弟子大进焉。京师有闲斋先生者，时以唱古医道鸣于世。先生与闲斋、东洋交，读《伤寒论》。闲斋为年长，因以为讲主，先生数论其谬误，闲斋曰：东洞僻说多，不改其弊，终日不果。先生曰：吾读《伤寒论》，苦思久矣。今欲

---

①螫（shì是）：有毒腺的虫子刺人或动物。

②驩（huān欢）：义同“欢”。

切磋得其旨，吾说若有谬，请教督之。为则虽不敏，敢不奉教邪。今虽有所考，嘿而不论，吾不能知我非，又不得听人之是，读书何益之有？闲斋不应。自是之后，先生不临，终而废绝焉。其后，东洋欲复读《伤寒论》。先生曰：前绝闲斋，而阴读《伤寒论》，吾意不安也。不如与诸儒先生，读《春秋左氏传》，傍谈医事。东洋为大然，乃集诸儒先生读《春秋左氏传》，东洋至死不绝焉。

宽延四年，先生年五十。选长沙诸方，以类聚之，名曰《类聚方》；于是方意著明，《方极》乃出焉；推功实、审药能，作《药征》三卷；门人鹤元逸有《医断》之著也。由是业大行，弟子愈益众。至自远方，莫不受业焉。是岁春正月，南部侯有病，使侍臣审其病状，请处方于先生。初，侯信先生之术，使侍医数辈从学于先生；方此时，召还其侍医孔尹肃，使调进先生之处方。服数月，不得其术。至明年二月，既危笃也，召先生于其国。先生往而诊，乃谓侯曰：非前剂不应，君侯病剧，未得其验也。臣无他术，固不知其死生，敢辞。侯曰：先生勿辞。非他医之所能治也，寡人心决焉，以死委先生。先生乃许诺，益进前剂。明日，侍臣谓先生曰：寡君黜孔尹肃。先生曰：何之故？侍臣曰：昨先生所进之药，与尹肃所献同方。而寡君尝之，其味大异，故咎其学之粗也。先生曰：侯过矣，侯过矣，是不辨方略之过也。尹肃有何罪？夫方可传，略不可传也。尹肃所用者方，而我所用者略也。君侯病笃，非平剂之所能应也。故倍其分量，是味之所以异也。请试使尹肃记其分量，吾亦以证之，毫厘无违，是其方也。尹肃何罪之有？侍臣告诸侯，侯听而知过，即赦尹肃。

侯由是益信先生，议及政事。侯病有愈，必将用也。其四月，侯病稍退，气体爽然，食始进，侯不胜悦。飨先生，赐左右酒；公族群臣，初有喜色。北奥之地，四月犹大寒，而一日热如盛夏也。侯遏此变气，病势复加，几将殆。侯乃召先生，挈手而诀曰：诸侯服先生药，寡人尤其先也。今服良医之药，毙于良医之手，寡人无遗憾也。言绝泪下而逝焉。先生自北奥，过东都，堀田侯召先生于其邸，而谓曰：有内命，今试汝医。一医在侯之侧。先生问曰：君不知医，试之如何？侯曰：医官望三英在焉。曰：无益。曰：医而论医，何无益乎？先生曰：臣窃闻望氏之说，其道异于臣所说。以此思之，则望氏听臣说，必以为非；望氏之所论，而臣亦不为是。是非之辩，谁能判之？所以谓无益者是也。侯曰：善。然则不可试乎？先生曰：试之有道。若欲试臣，先选病者百人，半以托望氏，半以托臣。问其治验可也。侯曰：善。汝退而待他日。先生退旅舍，待命数日。

长门周南先生有宿疾，欲求先生诊治，先以书约，是时来于京师。先生乃迄于堀田侯邸，而请归，曰：君欲试臣，请速其计。若无意用臣之言，久留臣无益也。臣请归矣。侯谕曰：台命不可促，暂待他日。先生曰：有远方病客来而久待臣者，思其病苦，则臣不忍徒送日，请许其归，不得待他日。遂归于京师。

宝历壬午岁，先生年六十一。夏五月，是其辰也。亲戚门人上其寿，先生举觞而谓众曰：吾年六十一，胤子幼弱，未视弟子达其道者。若大开家塾，教育生徒，杰者出其中。虽然，吾之赀财不足给之。自今以往，我将货殖。于是益俭其身，术陶朱公之法，货殖数岁，家累千金。乃求便利之地，营宅于皇城西门外。未迄，开家塾也。

明和六年，先生率家族，适安艺，祭祖道庵君于广陵城下国泰寺中坟墓之地。春二月，发京师，过摄播备之诸州，门人颇众，箪食壶酱，迎于数里之外；拥病人追其迹者，绵绵不绝焉。由是日行渐四五里，数十日至艺州。其故友亲戚远迎，或先驱、或扈从，莫不尽欢喜也。居艺月余，四方听而通刺请谒，病人求治者，满家溢门。其夏五月，还京师，徙居于皇城西门外之新筑，先生年六十八也。其年既老，恐志愿之不达，欲速其功，反失计划，大亡赀财。于是百事皆坏，鞅鞅不乐，家事悉任长子猷。

其秋七月，孛星出，先生视而惴惴惧。即入寝，谓猷曰：今见孛星，其辉光射心。吾省我身，不知犯天威也。顷者欲果积年之志愿，设智巧、仰机利，是逆天命也。是以计划背驰，大亡积货。汝卖诸物，而偿不足。勿遂我污行矣。吾自今以往，历行诸州，救病人不能来京师者。从迩迄远，以死所为坟墓之地。汝幸年长，孝养汝母，敬育汝弟，勿辱汝祖先。诀而将出，猷及家族固止之。其冬十月，中津侯以禄五百石招先生，辞而不往。召猷，亦固辞焉。明年，中津侯过湖南，宿于大津驿。使人迎先生，往而见之。秋八月，小泉侯来于京师，求诊治。

明和八年，先生年七十。五月初吉，实唯其辰。开贺筵于圆山，亲戚弟子数百人，上寿赋诗歌。诸侯大夫、诸先生，听而寿者尤众，莫不仰先生之德也。其明年，山崎侯（播州宍粟）召先生，往其国而谒，言及政事。先生谓侯曰：臣闻侯喜谒浮屠师，有之乎？曰：有。曰：何为？曰：听道欲补政也。先生曰：噫，君何求道之异？是所谓缘木求鱼之类也。侯曰：如何？先生曰：浮屠师断亲戚、弃妻子，为道也。政者在亲亲也，在御妻子也。浮屠师何知其情？是缘木求鱼之类也。侯听而大喜，遇先生益厚。居数日，还京师。其冬，宇土侯过伏见，使侍医迎先生。先生往见宇土侯。凡诸侯见先生，非必病而请诊治，慕其德而见者也。故亲送迎，遇以师弟之礼也。

安永癸巳岁，秋九月二十二日，先生卒然目眩，痰饮迫于咽喉，舌强不得语。明日服紫圆大吐泻，胸中爽然、食大进。明日复不能食、不得言，日之正中，起坐，共手正面，半眼，猷从后拥之，气息甚静，身不少动，以二十五日子而没。礼葬之于洛东东福寺中庄严院先茔之次。

先生享年七十二。始移京师，娶伊井氏之女，生一男，名曰瓒，四岁而夭死。其后有子男女四人，长子猷，时年二十四；次曰清，始十二岁；次曰辰，始七岁；女子后适门人宫果也。先生为人也，刚强笃实，不好浮华；容貌卓绝，黄皮如猬毛；威风凛凛，眼光射人。其对人论道也，终日不厌、忘食废寝、厉言瞋目，势益壮。对者恐怖，一言半辞不能出，莫敬而不加礼也。先生克守节俭，粗衣食、卑居宅、贱物不暴用，常诫家人曰：物者皆出乎天，而非我有也。暴殄天物，圣贤之所慎也。一掬之水，思枯竭之时，不可暴用也。其慎用如是矣。是以虽如啬财用，临时不吝。若有志笃而贫者，虽技艺之徒，皆养而使达其志。于是食客不绝门，诸艺杰出之徒，出于门者众焉。呜呼！先生之德盛矣哉。哀子猷谨状。

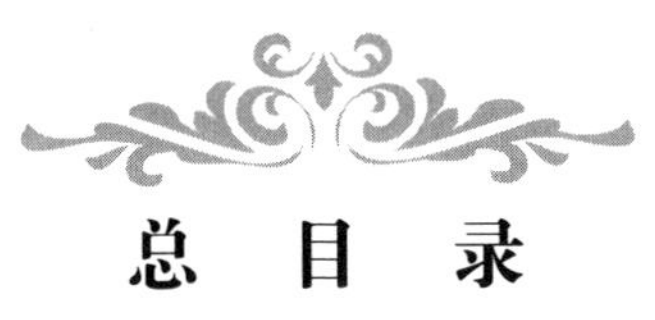

总　目　录

方药篇

医论医案篇

方药篇

『类聚方』

日·吉益东洞　编
日·邨井杶　校

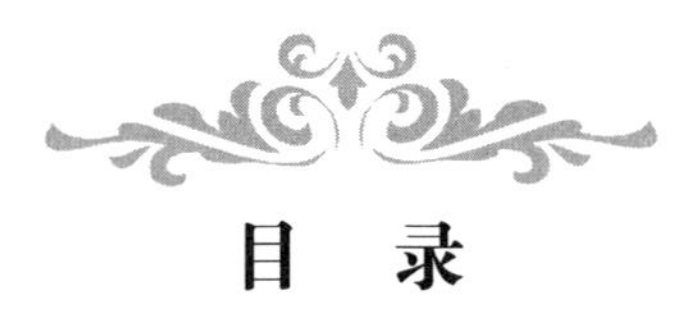

目　录

类聚方

已试方二百零二方

桂枝汤

桂枝三两　芍药三两　甘草二两　生姜三两　大枣十二枚

上五味，㕮咀，以水七升，微火煮取三升，去滓，适寒温，服一升。服已须臾，歠①热稀粥一升余，以助药力，温覆令一时许，遍身漐漐，微似有汗者，益佳。不可令如水流漓，病必不除。若一服汗出，病差，停后服，不必尽剂。若不汗，更服依前法。又不汗，后服小促其间，半日许令三服尽。若病重者，一日一夜服，周时观之。服一剂尽，病证犹在者，更作服。若汗不出者，乃服至二三剂。

太阳中风，阳浮而阴弱，阳浮者热自发，阴弱者汗自出，啬啬②恶寒，淅淅恶风，翕翕③发热，鼻鸣干呕者。

太阳病，头痛发热，汗出恶风者。

太阳病，下之后，其气上冲者，可与桂枝汤，方用前法。若不上冲者，不可与之。

太阳病，初服桂枝汤，反烦不解者，先刺风池、风府，却与桂枝汤则愈。

太阳病三日，已发汗，若吐，若下，若温针，仍不解者，此为坏病，桂枝不中与也，观其脉证，知犯何逆，随证治之。桂枝本为解肌，若其人脉浮紧，发热，汗不出者，不可与也。常须识此，勿令误也。

若酒客病，不可与桂枝汤，得汤则呕，以酒客不喜甘故也。

太阳病，外证未解，脉浮弱者，当以汗解。

---

①歠（chuò）：饮；喝。

②啬啬：畏寒收缩貌。

③翕翕：形容发热时的症状。

太阳病，外证未解者，不可下也，下之为逆。欲解外者。

太阳病，先发汗不解，而复下之，脉浮者，不愈。浮为在外，而反下之，故令不愈。今脉浮，故知在外，当须解外则愈。

病常自汗出者，此为荣气和。荣气和者，外不谐，以卫气不共荣气和谐故尔。以荣行脉中，卫行脉外，复发其汗，荣卫和则愈。

病人脏无他病，时发热、自汗出而不愈者，此卫气不和也，先其时发汗则愈。

伤寒不大便六七日，头痛有热者，与承气汤。其小便清者，知不在里，仍在表也，当须发汗。若头痛者，必衄。

伤寒，发汗解，半日许复烦，脉浮数者，可更发汗。

伤寒，医下之，续得下利清谷不止，身疼痛者，急当救里；后身疼痛，清便自调者，急当救表。救里，宜四逆汤；救表，桂枝汤。

太阳病，发热汗出者，此为荣弱卫强，故使汗出。欲救邪风者。

伤寒大下后，复发汗，心下痞，恶寒者，表未解也。不可攻痞，当先解表；解表，乃可攻痞。解表宜桂枝汤，攻痞宜大黄黄连泻心汤。

阳明病，脉迟、汗出多、微恶寒者，表未解也，可发汗。

病人烦热，汗出则解。又，如疟状，日晡所发热者，属阳明也。脉实者宜下之；脉浮虚者宜发汗。下，与大承气汤，发汗宜桂枝汤。

太阴病，脉浮者，可发汗。

下利，腹胀满，身体疼痛者，先温其里，乃攻其表。温里，四逆汤；攻表，桂枝汤。

吐利止，而身痛不休者，当消息和解其外，宜桂枝汤少和之。

下利后，身疼痛，清便自调者，急当救表，宜桂枝汤发汗。

妇人得平脉，阴脉小弱，其人渴，不能食，无寒热，名妊娠，桂枝汤主之。于法六十日当有此证，设有医治逆者，却一月加吐下者，则绝之。

产后中风，续之数十日不解，头微痛，恶寒，时时有热，心下闷，干呕，汗出。虽久，阳旦证续在耳。

服桂枝汤，大汗出，脉洪大者，与桂枝汤如前法。若形如疟，日再发者，汗出必解，宜桂枝二麻黄一汤。

桂枝加桂汤

于桂枝汤方内加桂二两。

烧针令其汗，针处被寒，核起而赤者，必发奔豚气，从少腹上冲心者，灸其核上各一壮，与桂枝加桂汤。

桂枝加芍药汤

于桂枝汤方内加芍药三两。

本太阳病，医反下之，因尔腹满时痛者，属太阴也。

为则①按：腹满时痛者，即拘急而痛也，是以芍药为主尔。

桂枝去芍药汤

于桂枝汤方内去芍药。

太阳病，下之后，脉促、胸满者，桂枝去芍药汤主之；若微恶寒者，去芍药方中加附子汤主之。

为则按：不拘急，故去芍药也。

桂枝加葛根汤

于桂枝汤方内，加葛根四两。

太阳病，项背强几几②，反汗出、恶风者。

栝蒌桂枝汤

于桂枝汤方内，加栝蒌根二两。

太阳病，其证备，身体强几几然，脉反沉迟，此为痉。

为则按：桂枝汤之症而渴者主之。

桂枝加黄芪汤

于桂枝汤方内加黄芪二两。

黄汗之病，两胫自冷。假令发热，此属历节。食已汗出，又身常暮盗汗出者，此劳气也。若汗出已，反发热者，久久其身必甲错③。发热不止者，必

---

①为则：即吉益东洞。

②强几几：症状名。颈项、背部牵强不舒，俯仰不能自如。由病邪在表，津液不达，太阳经脉拘急所致。

③甲错：形容皮肤粗糙、干燥、角化过度，故外观皮肤褐色，如鳞状，通常是体内有瘀血的一种外候。

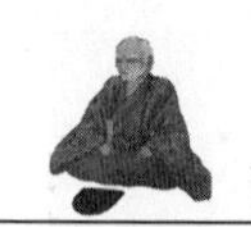

生恶疮。若身重，汗出已辄轻者，久久必身瞤①。即胸中痛。又从腰以上必汗出，下无汗，腰髋弛痛，如有物在皮中状，剧者不能食，身疼重，烦躁，小便不利。此为黄汗。

诸病黄家，但利其小便。假令脉浮，当以汗解之。

为则按：黄芪主治皮肤水气，可考《药征》。

桂枝加芍药大黄汤

于桂枝加芍药方内，加大黄一两。

本太阳病，医反下之，因尔腹满时痛者，属太阴也，桂枝加芍药汤主之；大实痛者，桂枝加大黄主之。

为则按：桂枝加大黄汤，因桂枝加芍药汤加大黄者也，故方名从之。

桂枝加厚朴杏子汤

于桂枝汤方内，加厚朴二两、杏子五十个。

喘家作桂枝汤，加厚朴、杏子佳。

太阳病下之，微喘者，表未解故也。

为则按：当有胸满证。

乌头桂枝汤

乌头五枚

上一味，以蜜二斤煎，减半，去滓，以桂枝汤五合解之，得一升后，初服二合，不知即服三合，又不知，复加至五合。其知者，如醉状，得吐者，为中病。

寒疝，腹中痛，逆冷，手足不仁，若身疼痛，灸刺、诸药不能治，抵当用此方。

为则按：是乌头煎而合桂枝汤方也，当列乌头煎方下，今列之桂枝加附子汤者，示其异也。又按：煎法可依大乌头煎之法。

桂枝加附子汤

于桂枝汤方内，加附子一枚。

---

①瞤（rún）：指肌肉抽缩跳动。

太阳病发汗，遂漏不止，其人恶风，小便难，四肢微急，难以屈伸者。

桂枝去芍药加附子汤

于桂枝去芍药汤方内，加附子一枚。

太阳病，下之后，脉促、胸满者，桂枝去芍药汤主之；若微恶寒者，去芍药方中加附子汤主之。

桂枝附子汤

桂枝四两　附子三枚　生姜三两　甘草二两　大枣十二枚

上五味，以水六升，煮取二升，去滓，分温三服。

伤寒八九日，风湿相搏，身体疼烦，不能自转侧，不呕，不渴，脉浮虚而涩者，桂枝附子汤主之。若其人大便硬，小便自利者，去桂枝加术汤主之。

为则按：当有上冲证。此方与桂枝去芍药加附子汤同，而治与方名异。彼方下曰“微恶寒”，此方下曰“身体疼烦”，恶寒轻，疼烦重，独在附子之多少也已。

桂枝附子去桂加术汤

于桂枝附子汤方内，去桂，加术四两。

上五味，以水三升，煮取一升，去滓，分温三服。一服觉身痹，半日许再服。三服都尽，其人如冒状，勿怪，即是术、附并走皮中，逐水气，未得除故耳。

伤寒八九日，风湿相搏，身体疼烦，不能自转侧，不呕，不渴，脉浮虚而涩者，桂枝附子汤主之。若大便硬，小便自利者。

为则按：桂枝附子汤证，而无冲逆者也。

桂枝去桂加苓术汤

桂枝汤方内，去桂，加苓、术各三两。

服桂枝汤，或下之，仍头项强痛、翕翕发热、无汗、心下满、微痛、小便不利者。

为则按：当有心下悸之证。

桂姜枣草黄辛附汤

桂枝三两　生姜三两　甘草二两　大枣十二枚　麻黄　细辛各二两　附子一枚

上七味，以水七升，煮麻黄，去上沫，内诸药，煮取二升，分温三服。当汗出，如虫行皮中，即愈。

气分，心下坚大如盘，边如旋杯，水饮所作。

为则按：证不备也。此方合桂枝去芍药汤与麻黄附子细辛汤也，证当于二方之下求也。《药征》有辨。

桂枝去芍药加皂荚汤

于桂枝汤方内，去芍药，加皂荚二枚。

肺痿，吐涎沫者。

桂枝加龙骨牡蛎汤

于桂枝汤方内，加龙骨、牡蛎各三两。

夫失精家，小腹弦急，阴头寒，目眩，发落，脉极虚芤迟，为清谷、亡血、失精。脉得诸芤动微紧，男子失精，女子梦交。

为则按：当有胸腹动证。

桂枝去芍药加蜀漆龙骨牡蛎汤

桂枝三两　甘草二两　生姜三两　牡蛎五两　大枣十枚　蜀漆三两　龙骨四两

上为末，以水一斗二升，先煮蜀漆，减二升，内诸药，煮取三升，去滓，温服一升。

伤寒脉浮，医以火迫劫之，亡阳，必惊狂，起卧不安者。火邪也。

为则按：当有胸腹动而冲逆之证。

桂枝加芍药生姜人参汤

于桂枝汤方内，加芍药、生姜各一两，人参三两。

发汗后，身疼痛，脉沉迟者。

为则按：当有心下痞硬，或拘急，或呕证。

桂枝二麻黄一汤

桂枝一两十七铢　芍药一两六铢　麻黄十六铢　生姜一两六铢　杏仁十六个　甘草一两二铢　大枣五枚

上七味，以水五升，先煮麻黄一二沸，去上沫，内诸药，煮取二升，去滓，温服一升，日再。

服桂枝汤，大汗出，脉洪大者，与桂枝汤如前法，若形如疟，日再发者，汗出必解。

桂枝二越婢一汤

桂枝　芍药　甘草各十八铢　生姜一两三铢　大枣四枚　麻黄十八铢　石膏二十四铢

上七味，㕮咀，以水五升，煮麻黄一二沸，去上沫，内诸药，煮取二升，去滓，温服一升。

太阳病，发热恶寒，热多寒少，脉微弱者，此无阳也，不可发汗。

桂枝麻黄各半汤

桂枝一两十六铢　芍药　生姜　甘草　麻黄各一两　大枣四枚　杏仁二十四个

上七味，以水五升，先煮麻黄一二沸，去上沫，内诸药，煮取一升八合，去滓，温服六合。

太阳病，得之八九日，如疟状，发热恶寒，热多寒少，其人不呕，清便欲自可，一日二三度发，脉微缓者，为欲愈也。脉微而恶寒者，此阴阳俱虚，不可更发汗、更下、更吐也。面色反有热色者，未欲解也，以其不能得少汗出，身必痒。

小建中汤

桂枝三两　甘草三两　大枣十二枚　芍药六两　生姜三两　胶饴一升

上六味，以水七升，煮取三升，去滓，内胶饴，更上微火消解，温服一升，日三服。呕家不可用建中汤，以甜故也。

伤寒，阳脉涩，阴脉弦，法当腹中急痛者，先与小建中汤，不差者，与小柴胡汤主之。

伤寒二三日，心中悸而烦者。

虚劳里急，悸，衄，腹中痛，梦失精，四肢酸痛，手足烦热，咽干口燥。

男子黄，小便自利。

妇人腹中痛。

为则按：当有腹中拘急之证，其方类芍药甘草汤也。

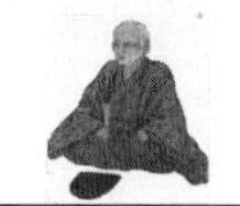

黄芪建中汤

于小建中汤方内，加黄芪一两半。

虚劳里急，诸不足。

为则按：当有盗汗、黄汗之证。又曰：桂枝加芍药汤当入于此，而以有桂枝之名，列于彼也。

黄芪桂枝五物汤

黄芪三两　芍药三两　桂枝三两　生姜六两　大枣十二枚

上五味，以水六升，煮取二升，温服七合，日三服。

血痹病从何得之？师曰：夫尊荣人，骨弱，肌肤盛，重困，疲劳，汗出，卧不时动摇，加被微风，遂得之。但以脉自微涩，在寸口、关上小紧。宜针引阳气，令脉和，紧去则愈。血痹，阴阳俱微，寸口、关上微，尺中小紧，外证身体不仁，如风痹状。

为则按：桂枝加黄芪汤证，而呕无急迫者。

黄芪桂枝苦酒汤

黄芪五两　芍药三两　桂枝三两

上三味，以苦酒一升、水七升相和，煮取三升，温服一升，当心烦，服至六七日乃解。若心烦不止者，以苦酒阻故也。

黄汗之为病，身体肿，发热，汗出而渴，状如风水，汗沾衣，色正黄如药汁，脉自沉，何从得之？师曰：以汗出入水中，浴水从汗入得之。

桂枝甘草汤

桂枝四两　甘草二两

上二味，以水三升，煮取一升，去滓，顿服。

发汗过多，其人叉手自冒心①，心下悸，欲得按者。

为则按：当有急迫证。

半夏散

半夏　桂枝　甘草各等分

①叉手自冒心：两手交叉，覆按心胸。

以上三味，各别捣筛已，合治之，白饮和服方寸匕，日三服。若不能散服者，以水一升，煎七沸，内散两方寸匕，更煎三沸，下火，令少冷，少少咽之。

少阴病，咽中痛。

桂枝甘草附子汤

甘草二两　附子二枚　术二两　桂枝四两

上四味，以水六升，煮取三升，去滓，温服一升，日三服。初服得微汗则解，能食，汗出，复烦者，服五合。恐一升多者，服六七合。

风湿相搏，骨节疼烦，掣痛不得屈伸，近之则痛剧，汗出，短气，小便不利，恶风不欲去衣，或定身微肿者。

为则按：当有冲逆之证。

桂枝甘草龙骨牡蛎汤

桂枝一两　甘草二两　牡蛎二两　龙骨二两

上为末，以水五升，煮取二升半，去滓，温服八合，日三服。

火逆，下之，因烧针烦躁者。

桂枝人参汤

桂枝四两　甘草四两　术三两　人参三两　干姜三两

上五味，以水九升，先煮四味，取五升，内桂，更煮取三升，温服一升，日再夜一服。

太阳病，外证未除，而数下之，遂协热而利。利下不止，心下痞硬，表里不解者。

人参汤理中丸也

人参　甘草　术　干姜各三两

上四味，捣筛为末，蜜和丸如鸡黄大。以沸汤数合，和一丸研碎，温服之，日三服，夜二服。腹中未热，益至三四丸，然不及汤。汤法：以四物，依两数切，用水八升，煮取三升，去滓，温服一升，日三服。

加减法：若脐上筑者，肾气动也，去术，加桂四两。吐多者，去术，加生姜三两。下多者，还用术。悸者，加茯苓二两。渴欲得水者，加术，足前成四两半。腹中痛者，加人参，足前成四两半。寒者，加干姜，足前成四两半。腹满者，去术，加附子一枚。

服汤后如食顷，饮热粥一升许，微自温，勿发揭衣被。

霍乱，头痛、发热、身疼痛，热多欲饮水者，五苓散主之；寒多不欲水者，理中丸主之。

大病差后，喜唾，久不了了者，胃上有寒，当以丸药温之。

胸痹，心中痞留，气结在胸，胸满，胁下逆抢心，枳实薤白桂枝汤主之，人参汤亦主之。

茯苓甘草汤

茯苓二两　桂枝二两　生姜三两　甘草一两

上四味，以水四升，煮取二升，去滓，分温三服。

伤寒，汗出而渴者，五苓散主之；不渴者。

伤寒，厥而心下悸者，宜先治水，当服茯苓甘草汤，却治其厥。不尔，水渍入胃，必作利也。

为则按：当有冲逆、呕吐证。

茯苓杏仁甘草汤

茯苓三两　杏仁五十个　甘草一两

上三味，以水一斗，煮取五升，温服一升，日三服，不差更服。

胸痹，胸中气寒，短气，茯苓杏仁甘草汤主之，橘枳姜汤亦主之。

茯苓戎盐汤

茯苓半斤　术二两　戎盐弹丸大一枚

上三味，先将茯苓、术煎成，入盐，再煎，分温三服。

小便不利，蒲灰散主之，滑石白鱼散、茯苓戎盐并主之。

为则按：当有心下悸证。又按：此方煎法不审，依他例，当以水六升，煮取三升，去滓，内戎盐，一二沸，分温三服。

葵子茯苓散

葵子一斤　茯苓三两

上二味，杵为散，饮服方寸匕，日三服，小便利则愈。

妊娠，有水气，身重，小便不利，洒淅恶寒，起即头眩。

为则按：当有心下悸证。又按：葵子一斤，《本草纲目》作“三两”，今从之。

苓姜术甘汤

甘草　术各二两　干姜　茯苓各四两

上四味，以水五升，煮取三升，分温三服，腰中即温。

肾著之病，其人身体重，腰中冷，如坐水中，形如水状，反不渴，小便自利，饮食如故，病属下焦。身劳汗出，衣里冷湿，久久得之。腰以下冷痛，腰重如带五千钱。

为则按：当有心下悸证。

苓桂术甘汤

茯苓四两　桂枝三两　术二两　甘草二两

上四味，以水六升，煮取三升，去滓，分温三服。

伤寒若吐若下后，心下逆满，气上冲胸，起则头眩，脉沉紧，发汗则动经，身为振振摇者。

心下有痰饮，胸胁支满，目眩。

夫短气，有微饮，当从小便去之，苓桂术甘汤主之，肾气丸亦主之。

苓桂甘枣汤

茯苓半斤　甘草三两　大枣十五枚　桂枝四两

上四味，以水一斗，先煮茯苓，减二升，内诸药，

取三升，去滓，温服一升，日三服。

发汗后，其人脐下悸者，欲作奔豚。

为则按：当有腹拘急证。

苓桂五味甘草汤

茯苓四两　桂枝四两　甘草三两　五味子半升

上四味，以水八升，煮取三升，去滓，分温三服。

咳逆，倚息不得卧，小青龙汤主之。

青龙汤下已，多唾口燥，寸脉沉、尺脉微，手足厥逆，气从小腹上冲胸

咽，手足痹，其面翕然如醉状；因复下流阴股，小便难，时复冒者，与苓桂五味甘草汤，治其气冲。

苓甘五味姜辛汤

茯苓四两　甘草　干姜　细辛各三两　五味子半升

上五味，以水八升，煮取三升，去滓，温服半升，日三服。

冲气即低，而反更咳、胸满者，用桂苓五味甘草汤去桂，加干姜、细辛，以治其咳、满。

苓甘姜味辛夏汤

茯苓四两　甘草　细辛　干姜各二两　五味　半夏各半升

上六味，以水八升，煮取三升，去滓，温服半升，日三服。

咳、满即止，而更复渴，冲气复发者，以细辛、干姜为热药也。服之当遂渴，而渴反止者，为支饮也。支饮者，法当冒，冒者必呕，呕者复内半夏，以去其水。

苓甘姜味辛夏仁汤

茯苓四两　甘草三两　五味半升　干姜三两　细辛三两　半夏半升　杏仁半升

上七味，以水一斗，煮取三升，去滓，温服半升，日三服。

水去，呕止，其人形肿者，加杏仁主之。其证应内麻黄，以其人遂痹，故不内之。若逆而内之者，必厥，所以然者，以其人血虚，因麻黄发其阳故也。

苓甘姜味辛夏仁黄汤

茯苓四两　甘草三两　五味半升　干姜三两　细辛三两　半夏半升　杏仁半升　大黄三两

上八味，以水一斗，煮取三升，去滓，温服半升，日三服。

若面热如醉，此为胃热上冲熏其面，加大黄以利之。

为则按：以上五方，当有惊悸、肉瞤、筋惕等证。

茯苓泽泻汤

茯苓半升　泽泻四两　甘草二两　桂枝二两　术三两　生姜四两

上六味，以水一斗，煮取三升，内泽泻，再煮取二升半，温服八合，日三服。

胃反，吐而渴欲饮水者。

为则按：当有心下悸或小便不利证。

泽泻汤

泽泻五两　术二两

上二味，以水二升，煮取一升，分温再服。

心下有支饮，其人苦冒眩。

五苓散

猪苓十八铢　泽泻一两六铢半　茯苓十八铢　桂枝半两　术十八铢

上五味，为末，以白饮和服方寸匕，日三服。多饮水，汗出愈。

太阳病发汗后，大汗出，胃中干，烦躁不得眠，欲得饮水者，少少与饮之，令胃气和则愈。若脉浮，小便不利，微热消渴者。

发汗已，脉浮数，烦渴者。

中风，风热六七日不解而烦，有表里证，渴欲饮水，水入则吐者，名曰水逆。

病在阳，应以汗解之，反以冷水潠①之、若灌之，其热被劫不得去，弥更益烦，肉上粟起，意欲饮水，反不渴者，服文蛤散。若不差者，与五苓散。寒实结胸，无热证者，与三物小陷胸汤，白散亦可服。

太阳病，寸缓、关浮、尺弱，其人发热、汗出，复恶寒，不呕，但心下痞者，此以医下之也。如其不下者，病人不恶寒而渴者，此转属阳明也。小便数者，大便必硬，不更衣十日，无所苦也。渴欲饮水，少少与之，但以法救之，渴者。

霍乱，头痛、发热、身疼痛，热多欲饮水者，五苓散主之；寒多不欲水者，理中丸主之。

伤寒，汗出而渴者，五苓散主之；不渴者，茯苓甘草汤主之。

男子消渴，小便反多，以饮一斗，小便一斗，肾气丸主之；脉浮、小便不利、微热消渴者，宜利小便、发汗。

---

①潠（xùn 讯）：同“噀”。含在口中而喷出。

假令瘦人，脐下有悸，吐涎沫而癫眩，此水也。

本以下之，故心下痞，与泻心汤。痞不解，其人渴，而口燥烦、小便不利者。

茵陈五苓散

茵陈蒿末十分　五苓散五分

上二物和，先食饮方寸匕，日三服。

黄疸病。

为则按：当有小便不利或渴证。

猪苓汤

猪苓　茯苓　阿胶　滑石　泽泻各一两

上五味，以水四升，先煮四味，取二升，去滓，内阿胶，去滓，温服七合，日三服。

若脉浮，发热，渴欲饮水，小便不利者。

阳明病，汗出多而渴者，不可与猪苓汤，以汗多，胃中燥，猪苓汤复利其小便故也。

少阴病，下利六七日，咳而呕、渴，心烦不得眠者。

为则按：当有便脓血证。

猪苓散

猪苓　茯苓　术各等分

上三味，杵为散，饮服方寸匕，日三服。

呕吐而病在膈上，后思水者解，急与之。思水者。

牡蛎泽泻散

牡蛎　泽泻　栝蒌根　蜀漆　葶苈　商陆根　海藻各等分

上七味，异捣下筛为散，更入臼中治之，白饮和服方寸匕。小便利，止后服。日三服。

大病差后，从腰以下有水气者。

为则按：当有胸腹有动或渴证。

八味丸

干地黄八两　山茱萸　薯蓣各四两　泽泻三两　茯苓三两　牡丹皮三两　桂枝　附子各一两

上八味，末之，炼蜜和丸梧子大，酒下十五丸，日再服。

脚气上入，小腹不仁。

虚劳腰痛，少腹拘急，小便不利者。

夫短气，有微饮，当从小便去之，苓桂术甘汤主之，肾气丸亦主之。

男子消渴，小便反多，以饮一斗，小便一斗，肾气丸主之；脉浮，小便不利，微热消渴者，宜利小便、发汗，五苓散主之。

妇人病，饮食如故，烦热不得卧，而反倚息者，何也？曰：此名转胞，不得溺也。以胞系了戾①，故致此病，但利小便则愈。

为则按：《外台秘要》作“桂枝二两、附子二两”，今从之。

栝蒌瞿麦丸

栝蒌根二两　茯苓　薯蓣各三两　附子一枚　瞿麦一两

上五味，末之，炼蜜丸梧子大，饮服三丸，日三服。不知，增至七八丸，以小便利、腹中温为知。

小便不利者，有水气，其人若渴。

为则按：当有心下悸证。

麻黄汤

麻黄三两　桂枝二两　甘草一两　杏仁七十个

上四味，以水九升，先煮麻黄，减二升，去上沫，内诸药，煮取二升半，去滓，温服八合，覆取微似汗，不须啜粥，余如桂枝法将息。

太阳病，头痛、发热、身疼、腰痛、骨节疼痛、恶风、无汗而喘者。

太阳与阳明合病，喘而胸满者，不可下。

太阳病，十日以去，脉浮细而嗜卧者，外已解也。设胸满、胁痛者，与小柴胡汤；脉但浮者。

太阳病，脉浮紧、无汗、发热、身疼痛，八九日不解，表证仍在，此当

---

①胞系了戾：胞系，指溺之系；了戾，缭乱屈曲之意，或作绞纽解。用以解释“转胞”的病理。

发其汗。服药已，微除，其人发烦、目瞑，剧者必衄，衄乃解，所以然者，阳气重故也。

脉浮者，病在表，可发汗。

脉浮而数者，可发汗。

伤寒，脉浮紧，不发汗，因致衄者。

阳明中风，脉弦浮大，而短气、腹都满、胁下及心痛，又按之气不通，鼻干、不得汗、嗜卧、一身及面目悉黄、小便难，有潮热、时时哕，耳前后肿，刺之小差。外不解，病过十日，脉续浮者，与小柴胡汤。脉但浮，无余证者，与麻黄汤。若不尿、腹满加哕者，不治。

阳明病，脉浮，无汗而喘者，发汗则愈。

麻黄加术汤

于麻黄汤内，加术四两。

湿家身烦疼，可与麻黄加术汤，发其汗为宜，慎不可以火攻之。

麻黄甘草汤

甘草二两　麻黄四两

上二味，以水五升，先煮麻黄，去上沫，内甘草，煮取三升，温服一升，重覆，汗出。不汗，再服。慎风寒。

里水，越婢加术汤主之，甘草麻黄汤亦主之。

为则按：水病而肿胀，或喘，或自汗出，或无汗者，主之。

麻黄附子甘草汤

麻黄二两　甘草二两　附子一枚

上三味，以水七升，先煮麻黄一两沸，去上沫，内诸药，煮取三升，去滓，温服一升，日三服。

少阴病，得之二三日，麻黄附子甘草汤微发汗，以二三日无里证，故微发汗也。

水之为病，其脉沉小，属少阴。浮者为风，无水虚胀者为气。水，发其汗即已。脉沉者宜麻黄附子甘草汤，浮者宜杏子汤。

为则按：当有恶寒证。

麻黄附子细辛汤

麻黄二两　细辛二两　附子一枚

上三味，以水一斗，先煮麻黄，减二升，去上沫，内诸药，煮取三升，去滓，温服一升，日三服。

少阴病始得之，及发热、脉沉者。

为则按：不可无恶寒之证。

麻黄杏仁甘草石膏汤

麻黄四两　杏仁五十个　甘草二两　石膏半斤

上四味，以水七升，先煮麻黄，减二升，去上沫，内诸药，煮取二升，去滓，温服一升。

发汗后，不可更行桂枝汤。汗出而喘，无大热者。《金匮》“发汗后”作“下后”。

为则按：当有烦渴证。

麻黄杏仁薏苡甘草汤

麻黄半两　甘草一两　薏苡仁半两　杏仁十个

上剉麻豆大，每服四钱匕，水半盏，煮八分，去滓，温服，有微汗，避风。

病者一身尽疼，发热，日晡所剧者，名风湿。此病伤于汗出当风，或久取冷所致也。

为则按：当有喘满证。《外台》《古今录验》作“薏苡半斤，麻黄四两，甘草、杏仁各二两，上四味，以水五升，煮取二升，分温再服，汗出即愈”，今从之。

牡蛎汤

牡蛎四两　麻黄四两　甘草二两　蜀漆三两

上四味，以水八升，先煮蜀漆、麻黄，去上沫，得六升，内诸药，煮取二升，温服一升。若吐，则勿更服。

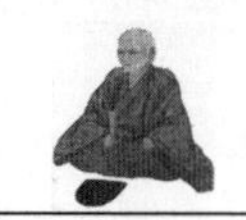

治牡疟①。

为则按：麻黄甘草汤证而胸腹有动者主之。

麻黄醇酒汤

麻黄三两

上一味，以美清酒五升，煮取二升半，顿服尽。

冬月用酒，春月用水煮之。

治黄疸。

为则按：当有喘证。

半夏麻黄丸

半夏　麻黄各等分

上二味，末之，炼蜜和丸小豆大，饮服三丸，日三。

心下悸者。

为则按：当有喘或呕证。

小青龙汤

麻黄三两　芍药三两　五味子半升　干姜三两　甘草三两　桂枝三两　半夏半升　细辛三两

上八味，以水一斗，先煮麻黄，减二升，去上沫，内诸药，煮取三升，去滓，温服一升。

加减法：若微利者，去麻黄，加荛花②如鸡子。若渴者，去半夏，加栝蒌根三两。若噎者，去麻黄，加附子一枚。若小便不利、少腹满，去麻黄，加茯苓四两。若喘者，去麻黄，加杏仁半升。

伤寒表不解，心下有水气，干呕，发热而咳，或渴，或利，或噎，或小便不利、小腹满，或喘者。

伤寒心下有水气，咳而微喘，发热不渴，服汤已渴者，此寒去欲解也。

---

①牡疟：此种疟疾多因平素元阳虚弱，邪气伏于少阴而致。临床表现为发病时寒战较甚，无热或微热，面色淡白，每日定时发作，脉沉而迟等。

②荛（ráo 饶）花：落叶灌木，高 30～90 厘米，枝细长。小枝有丝状细毛。仅见于西藏吉隆海拔 2800 米的山坡灌丛中。有泻水饮、破积聚的功效，可治留饮、咳逆上气、水肿、癥瘕痃癖。

溢饮者，当发其汗，大青龙汤主之，小青龙汤亦主之。咳逆，倚息不得卧，小青龙汤主之。青龙汤下已，多唾，口燥，寸脉沉、尺脉微，手足厥逆，气从小腹上冲胸咽，手足痹，其面翕然如醉状，因复下流阴股，小便难，时复冒者，与茯苓桂枝五味甘草汤治其气冲。

妇人吐涎沫，医反下之，心下即痞，当先治其吐涎沫，小青龙汤主之。涎沫止，乃治痞，泻心汤主之。

大青龙汤

麻黄六两　桂枝二两　甘草二两　杏仁四十个　生姜三两　大枣十二枚　石膏鸡子大

上七味，以水九升，先煮麻黄，减二升，去上沫，内诸药，煮取三升，去滓，温服一升，取微似汗。汗出多者，温粉粉之。一服汗者，停后服。汗多亡阳，遂虚，恶风，烦躁，不得眠也。

太阳中风，脉紧，发热恶寒，身疼痛，不汗出而烦躁者，大青龙汤主之。若脉微弱，汗出恶风者，不可服，服之则厥逆、筋惕、肉瞤，此为逆也。

伤寒，脉浮缓，身不疼但重，乍有轻时，无少阴证者，大青龙汤发之。《后条辨》《续论》皆云“当是小青龙汤证”，今从之。

病溢饮者，当发其汗，大青龙汤主之，小青龙汤亦主之。

为则按：当有渴证，盖厥逆以下，真武汤之证也。可考。

文蛤汤

文蛤五两　麻黄　甘草　生姜各三两　石膏五两　杏仁五十个　大枣十二枚

上七味，以水六升，煮取二升，温服一升，汗出即愈。

吐后，渴欲得水而贪饮者，文蛤汤主之，兼主微风，脉紧，头痛。

为则按：当有喘证。

越婢汤

麻黄六两　石膏半斤　生姜三两　大枣十五枚　甘草二两

上五味，以水六升，先煮麻黄，去上沫，内诸药，煮取三升，分温三服。

风水，恶风，一身悉肿，脉浮，不渴，续自汗出，无大热。

为则按：大青龙汤证而无咳嗽冲逆，有脚挛痛之证者主之。

“不渴”当作“渴”。“自汗出”之下，当有“或无汗”字。

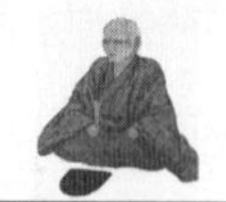

越婢加术汤

于越婢汤方内，加术四两。

里水者，一身面目黄肿，其脉沉，小便不利，故令病水；假如小便自利，此亡津液，故令渴也。

里水，越婢加术汤主之，甘草麻黄汤亦主之。

治内极热，则身体津脱，腠理开，汗大泄，厉风气，下焦却弱。

越婢加半夏汤

于越婢汤方内，加半夏半升。

咳而上气，此为肺胀，其人喘，目如脱状，脉浮大者。

为则按：当有烦渴、呕逆证。

葛根汤

葛根四两　麻黄三两　桂枝二两　芍药二两　甘草二两　生姜三两　大枣十二枚

上七味，㕮咀，以水一斗，先煮麻黄、葛根，减二升，去沫，内诸药，煮取三升，去滓，温服一升，覆取微似汗，不须啜粥，余如桂枝法将息及禁忌。

太阳病，项背强几几，无汗，恶风。

太阳与阳明合病者，必自下利。

太阳病，无汗而小便反少，气上冲胸，口噤不得语，欲作刚痉。

为则按：合病、并病说，非疾医事也。

葛根加半夏汤

于葛根汤方内，加半夏半升。

太阳与阳明合病，不下利，但呕者。

葛根黄连黄芩汤

葛根半斤　甘草二两　黄芩二两　黄连三两

上四味，以水八升，先煮葛根，减二升，内诸药，煮取二升，去滓，分温再服。

太阳病，桂枝证，医反下之，利遂不止，脉促者，表未解也。喘而汗出者。

为则按：当有项背强急、心悸证。

小柴胡汤

柴胡半斤　黄芩三两　人参三两　甘草三两　半夏半斤　生姜三两　大枣十二枚

上七味，以水一斗二升，煮取六升，去滓再煎，取三升，温服一升，日三服。

加减法：若胸中烦而不呕，去半夏、人参，加栝蒌实一枚。若渴者，去半夏，加人参，合前成四两半，栝蒌根四两。若腹中痛者，去黄芩，加芍药三两。若胁下痞硬，去大枣，加牡蛎四两。若心下悸、小便不利者，去黄芩，加茯苓四两。若不渴，外有微热者，去人参，加桂三两，温覆取微汗愈。若咳者，去人参、大枣、生姜，加五味子半升、干姜二两。

伤寒六七日中风，往来寒热，胸胁苦满，默默不欲饮食，心烦喜呕，或胸中烦而不呕，或渴，或腹中痛，或胁下痞硬，或心下悸、小便不利，或不渴、身有微热，或咳者。

太阳病，十日以去，脉浮细而嗜卧者。

外已解也，设胸满胁痛者，与小柴胡汤。脉但浮者，麻黄汤主之。

血弱气尽，腠理开，邪气因入，与正气相搏，结于胁下，正邪分争，往来寒热，休作有时，默默不欲饮食。

脏腑相连，其痛必下，邪高痛下，故使呕也。

服柴胡汤已，渴者，属阳明也，以法治之。

得病六七日，脉迟浮弱，恶风寒，手足温，医二三下之，不能食，而胁下满痛，面目及身黄，颈项强，小便难者，与柴胡汤，后必下重，本渴而饮水呕者，柴胡汤不中与也，食谷者哕。

伤寒四五日，身热、恶风、颈项强、胁下满、手足温而渴者。

伤寒，阳脉涩，阴脉弦，法当腹中急痛者，先与小建中汤，不差者。

伤寒中风，有柴胡证，但见一证便是，不必悉具。凡柴胡汤病证而下之，若柴胡证不罢者，复与柴胡汤，必蒸蒸而振，却发热汗出而解。

太阳病，过经十余日，反二三下之，后四五日，柴胡证仍在者，先与小柴胡汤，呕不止，心下急，郁郁微烦者，为未解也，与大柴胡下之则愈。

伤寒十三日不解，胸胁满而呕，日晡所发潮热，已而微利，此本柴胡证，下之而不得利，今反利者，知医以丸药下之，非其治也。

潮热者，实也，先宜小柴胡汤以解外，后以柴胡加芒硝汤主之。

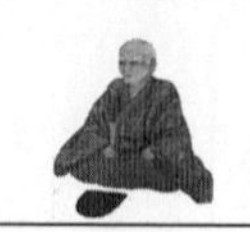

妇人中风七八日，续得寒热发作，有时经水适断者，此为热入血室，其血必结，故使如疟状，发作有时。

伤寒五六日，头汗出、微恶寒、手足冷、心下满、口不欲食、大便硬、脉细者，此为阳微结，必有表，复有里也。脉沉，亦在里也。汗出为阳微，假令纯阴结，不得复其外证，悉入在里，此为半在里半在外也。脉虽沉紧，不得为少阴病，所以然者，阴不得有汗，今头汗出，故知非少阴也，可与小柴胡汤。设不了了者，得尿而解。

伤寒五六日，呕而发热者，柴胡汤证具，而以他药下之，柴胡证仍在者，复与柴胡汤。此虽已下之，不为逆，必蒸蒸而振，却发热汗出而解。若心下满而硬痛者，此为结胸也，大陷胸汤主之；但满而不痛者，此为痞，柴胡不中与之，宜半夏泻心汤。

阳明病，发潮热，大便溏，小便自可，胸胁满不去者。

阳明病，胁下硬满，不大便而呕，舌上白苔者，可与小柴胡汤。上焦得通，津液得下，胃气因和，身濈然①而汗出解也。

阳明中风，脉弦浮大，而短气，腹都满，胁下及心痛，又按之气不通，鼻干，不得汗，嗜卧，一身及面目悉黄，小便难，有潮热，时时哕，耳前后肿，刺之小差。外不解，病过十日，脉续浮者，与小柴胡汤；脉但浮，无余证者，与麻黄汤；若不尿，腹满加哕者，不治。

本太阳病不解，转入少阳者，胁下硬满，干呕不能寒热，尚未吐下，脉沉紧者，若已吐、下，发汗，温针，谵语，柴胡证罢，此为坏病，知犯何逆，以法治之。呕而发热者。

伤寒差已后，更发热者，小柴胡汤主之。脉浮者，以汗解之；脉沉实者，以下解之。

诸黄，腹痛而呕者。

新产妇人有三病：一者病痉，二者病郁冒②，三者大便难。何谓也？曰：新产血虚，多汗出，喜中风，故令病痉。亡血复汗，寒多，故令郁冒。亡津液，胃燥，故大便难。

产妇郁冒，其脉微弱，不能食，大便反坚，但头汗出。所以然者，血虚

①濈（jí）然：汗出的样子。不同于淋漓的大汗出，也不同于细微至时断时续的漐漐汗出，而是由阳明病内热引起的蒸热汗出，是连绵不断的、一阵接一阵的微汗出。濈然汗出是阳明病的标志性症状之一。

②郁冒：昏冒，神志不清的病证。

而厥，厥而必冒。冒家欲解，必大汗出。以血虚下厥，孤阳上出，故头汗出。所以产妇喜汗出者，亡阴血虚，阳气独盛，故当汗出，阴阳乃复。大便坚，呕不能食。

妇人在草蓐，自发露得风，四肢苦烦热，头痛者，与小柴胡汤；头不痛，但烦者，三物黄芩汤主之。

柴胡加芒硝汤

于小柴胡汤方内，加芒硝六两。

伤寒十三日不解，胸胁满而呕，日晡所发潮热，已而微利，此本柴胡证，下之而不得利，今反利者，知医以丸药下之，非其治也。潮热者，实也。先宜小柴胡汤以解外，后以柴胡加芒硝汤主之。

为则按：小柴胡汤证而有坚块者主之。

柴胡去半夏加栝蒌汤

于小柴胡汤方内，去半夏，加栝蒌根四两。

治疟病发渴者，亦治劳疟。

为则按：当有胸胁苦满证。

柴胡加桂枝汤

桂枝　黄芩　人参各一两　甘草一两　半夏二合半　芍药一两半　大枣六枚　生姜一两半　柴胡四两

上九味，以水七升，煮取三升，去滓，温服一升，日三服。

伤寒六七日，发热，微恶寒，支节烦疼，微呕，心下支结，外证未去者。

发汗多，亡阳，谵语者，不可下，与柴胡桂枝汤，和其荣卫以通津液，后自愈。

心腹卒中痛者。

柴胡姜桂汤

柴胡半斤　桂枝三两　干姜三两　栝蒌根四两　黄芩三两　牡蛎三两　甘草二两

上七味，以水一斗二升，煮取六升，去滓再煎，取三升，温服一升，日三服。初服微烦，复服汗出便愈。

伤寒五六日，已发汗而复下之，胸胁满，微结，小便不利，渴而不呕，

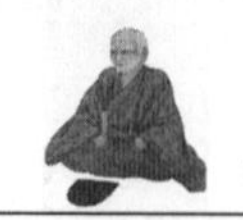

但头汗出，往来寒热，心烦者，此为未解也。

疟，寒多，微有热，或但寒不热者。

为则按：头汗出者，是冲逆也。又曰：当有胸胁动证。

柴胡加龙骨牡蛎汤

半夏二合　大枣六枚　柴胡四两　生姜　人参　龙骨　铅丹　桂枝　茯苓各一两半　大黄二两　牡蛎一两半

上十一味，以水八升，煮取四升，内大黄切如棋子，更煮一二沸，去滓，温服一升。

伤寒八九日下之，胸满烦惊，小便不利，谵语，一身尽重，不可转侧者。

为则按：当有胸腹证。《玉函经》无“切如棋子”四字，“一二沸”作“取二升”，今从之。

大柴胡汤

柴胡半斤　黄芩三两　芍药三两　半夏半升　生姜五两　枳实四枚　大枣十二枚

上七味，以水一斗二升，煮取六升，去滓再煎，温服一升，日三服。一方用大黄二两。若不加大黄，恐不为大柴胡汤也。

太阳病过经十余日，及二三下之，后四五日，柴胡证仍在者，先与小柴胡汤，呕不止，心下急，郁郁微烦者，为未解也，与大柴胡汤下之则愈。

伤寒十余日，热结在里，复往来寒热者，与大柴胡；但结胸，无大热者，此为水结在胸胁也，但头微汗出者，大陷胸汤主之。

伤寒，发热汗出，不解，心下痞硬，呕吐而下利者，按之心下满痛者，此为实也，当下之。

伤寒后，脉沉。沉者，内实也，下解之。

为则按：小柴胡汤证而胸腹拘挛可下者主之。又按：本方当有大黄。《玉函经》“再煎”下有“取三升”三字。又曰：“一方”以下，注文也。

白虎汤

知母六两　石膏一斤　甘草二两　粳米六合

上四味，以水一斗，煮米熟，汤成，去滓，温服一升，日三服。

伤寒脉浮滑，此表有热，里有寒。

三阳合病，腹满，身重，难以转侧，口不仁而面垢，谵语，遗尿。发汗则谵语，下之则额上生汗，手足逆冷，若自汗出者。

伤寒脉滑而厥者，里有热也。

为则按：以上三条，非白虎汤证，乃于“白虎加人参汤”条下辨之。又曰：煎法可从白虎加桂枝汤。

白虎加人参汤

于白虎汤方内，加人参三两。

服桂枝汤，大汗出后，大烦渴不解，脉洪大者。

伤寒病，若吐若下后，七八日不解，热结在里，表里俱热，时时恶风，大渴，舌上干燥而烦，欲饮水数升者。

伤寒无大热，口燥渴，心烦，背微恶寒者。

伤寒脉浮，发热，无汗，其表不解者，不可与白虎汤，渴欲饮水，无表证者。

若渴欲饮水，口干舌燥者。

为则按：以上四章，《千金方》作“白虎汤主之”，《外台》亦同，而方后曰“《伤寒论》方”，今从之。

太阳中热者也，暍①是也，汗出，恶寒，身热而渴。

为则按：此方白虎汤证而心下痞硬者主之。

白虎加桂枝汤

于白虎汤方内，加桂枝三两。

上以水一斗五升，煮取八升，去滓，温服。

温疟者，其脉如平，身无寒但热，骨节疼烦，时呕。

为则按：当有烦渴、冲逆证。

小承气汤

大黄四两　厚朴二两　枳实三枚

以上三味，以水四升，煮取一升二合，去滓，分温二服。初服汤，当更衣，不尔者，尽饮之。若更衣者，勿服之。

阳明病脉迟，虽汗出，不恶寒者，其身必重，短气，腹满而喘，有潮热

---

①暍（yē）：中暑。

者，此外欲解，可攻里也。手足濈然而汗出者，此大便已硬也，大承气汤主之。若汗多，微发热恶寒者，外未解也。其热不潮，未可与承气汤。若大便不通者，可与小承气汤，微和胃气，勿令大泄下。

伤寒，不大便六七日，头痛有热者，与承气汤；其小便清者，知不在里，仍在表也，当须发汗。若头痛者，必衄。宜桂枝汤。

阳明病，潮热，大便微硬者，可与大承气汤。不硬者，不与之。若不大便六七日，恐有燥屎，欲知之法，少与小承气汤，汤入腹中，转矢气者，有燥屎，乃可攻之；若不转矢气者，此但初头硬，后必溏，不可攻之，攻之必胀满，不能食也。欲饮水者，与水则哕，其后发热者，必大便复硬而少也，以小承气汤和之。不转矢气者，慎不可攻也。

阳明病，其人多汗，以津液外出，胃中燥，大便必硬，硬则谵语，小承气汤主之。若一服谵语止，更莫复服。

阳明病，谵语，发潮热，脉滑而疾者，小承气汤主之。因与承气汤一升，腹中转矢气者，更服一升。若不转矢气，勿更与之。明日不大便，脉反微涩者，里虚也，为难治，不可更与承气汤也。

太阳病，若吐，若下，若发汗，微烦，小便数，大便因硬者，与小承气汤和之愈。得病二三日，脉弱，无太阳、柴胡证，烦躁，心下硬，至四五日，虽能食，以小承气汤少少与，微和之，令小安；至六日，与承气汤一升。若不大便六七日，小便少者，虽不能食，但初头硬，后必溏，未定成硬，攻之必溏。须小便利，屎定硬，乃可攻之，宜大承气汤。

下利，谵语者，有燥屎也。

大便不通，哕数，谵语者。

厚朴三物汤

厚朴八两　大黄四两　枳实五枚

上三味，以水一斗二升，先煮二味，取五升，内大黄，煮取三升，温服一升，以利为度。

痛而闭者。

为则按：小承气汤证而腹满甚。

厚朴七物汤

厚朴半斤　甘草三两　大黄三两　大枣十枚　枳实五枚　桂枝二两　生姜五两

上七味，以水一斗，煮取四升，温服八合，日三服。呕者加半夏五合，下利去大黄，寒多者加生姜至半斤。

病腹满，发热十日，脉浮而数，饮食如故。

为则按：此方合厚朴三物桂枝汤，去芍药汤，而加生姜二两也。由是观之，当有二方之证而上逆呕证。

大承气汤

大黄四两　厚朴半斤　枳实五枚　芒硝三合

上四味，以水一斗，先煮二物，取五升，去滓，内大黄，煮取二升，去滓，内芒硝，更上火微煮一两沸，分温再服。得下，余勿服。

阳明病脉迟，虽汗出，不恶寒者，其身必重，短气，腹满而喘，有潮热者，此外欲解，可攻里也。手足濈然而汗出者，此大便已硬也，大承气汤主之。若汗多，微发热恶寒者，外未解也。其热不潮，未可与承气汤。若腹大满不通者，可与小承气汤，微和胃气，勿令大泄下。

阳明病，潮热，大便微硬者，可与大承气汤；不硬者，不与之。若不大便六七日，恐有燥屎，欲知之法，少与小承气汤，汤入腹中，转矢气者，此有燥屎，乃可攻之；若不转矢气者，此但初头硬，后必溏，不可攻之，攻之必胀满不能食也。欲饮水者，与水则哕，其后发热者，必大便复硬而少也，以小承气汤和之，不转矢气者，慎不可攻也。

伤寒，若吐若下后，不解，不大便五六日，上至十余日，日晡所发潮热，不恶寒，独语如见鬼状。若剧者，发则不识人，循衣摸床，惕而不安，微喘直视，脉弦者生，涩者死。微者但发热、谵语者，大承气汤主之。若一服利，止后服。

阳明病，谵语，有潮热，反不能食者，胃中必有燥屎五六枚也；若能食者，但硬尔。汗出、谵语者，以有燥屎在胃中，此为风也，须下之，过经乃可下之。下之若早，语言必乱，以表虚里实故也。下之则愈。

二阳并病。太阳证罢，但发潮热，手足汗出，大便难而谵语者，下之则愈。

阳明病下之，心中懊侬而烦，胃中有燥屎者，可攻。腹微满，初头硬，后必溏，不可攻之。若有燥屎者。

病人烦热，汗出则解，又如疟状，日晡所发热者，属阳明也，脉实者宜下之，脉浮虚者宜发汗。下之与大承气汤，发汗宜桂枝汤。

大下后，六七日不大便，烦不解，腹满痛者，此有燥屎也。所以然者，本有宿食故也。

病人小便不利，大便乍难乍易，时有微热，喘冒不能卧者，有燥屎也。

得病二三日，脉弱，无太阳、柴胡证，烦躁，心下硬，至四五日，虽能食，以小承气汤少少与，微和之，令小安；至六日，与承气汤一升。若不大便六七日，小便少者，虽不能食，但初头硬，后必溏，未定成硬，攻之必溏。须小便利，屎定硬，乃可攻之。

伤寒六七日，目中不了了，睛不和，无表里证，大便难，身微热者，此为实，急下之。

阳明发热，汗多者，急下之。

发汗不解，腹满痛者，急下之。

腹满不减，减不足言，当下之。

阳明、少阳合病，必下利，其脉不负者，顺也。负者，失也。互相克贼，名为负也。脉滑而数者，有宿食也，当下之。

少阴病，得之二三日，口燥咽干者，急下之。

少阴病，自利清水，色纯青，心下必痛，口干燥者，急下之。

少阴病六七日，腹胀，不大便者，急下之。

下利，三部脉皆平，按之心下硬者，急下之。

下利，脉迟而滑者，内实也，利未欲止，当下之。

人病有宿食，何以别之？曰：寸口脉浮而大，按之反涩，尺中亦微而涩，故知有宿食，当下之。

下利，不欲食者，以有宿食故也，当下之。

下利差后，至其年月日复发者，以病不尽也，当下之。

下利，脉反滑，当有所去，下之乃愈。

病腹中满痛者，此为实也，当下之。

脉双弦而迟者，必心下硬。脉大而紧者，阳中有阴也，可以下之。

痉为病，胸满，口噤，卧不着席，脚挛急，必龂齿。

病解，能食，七八日更发热，此为胃实。

产后七八日，无太阳证，少腹坚痛，此恶露不尽，不大便，烦躁发热，切脉微实，再倍发热，日晡时烦躁者，不食，食则谵语，至夜即愈，宜大承气汤主之。热在里，结在膀胱也。

大黄黄连泻心汤

大黄二两　黄连一两

上二味，以麻沸汤二升，渍之须臾，绞去滓，分温再服。

心下痞，按之濡，其脉关上浮者。

伤寒大下后，复发汗，心下痞，恶寒者，表未解也，不可攻痞。当先解表，表解乃可攻痞。解表宜桂枝汤，攻痞宜大黄黄连泻心汤。

为则按：当有心悸证。

泻心汤

大黄二两　黄连　黄芩各一两

上三味，以水三升，煮取一升，顿服之。

心气不足，吐血、衄血。

本以下之故，心下痞，与泻心汤，痞不解，其人口渴而躁烦，小便不利者，五苓散主之。

妇人吐涎沫，医反下之，心下即痞，当先治其吐涎沫，以小青龙汤主之。涎沫止，乃治痞，以泻心汤主之。

为则按：煎法当从大黄黄连泻心汤、附子泻心汤之法也。又曰："不足"《千金》作"不定"，今从之。

附子泻心汤

于泻心汤方内，加附子一枚。

上四味，切三味，以麻沸汤二升，渍之须臾，绞去滓，内附子汁，分温再服。

心下痞，而复恶寒、汗出者。

大黄附子汤

大黄三两　附子三枚　细辛二两

上三味，以水五升，煮取二升，分温三服。若强人，煮取二升半，分温三服。服后如人行四五里，进一服。

胁下偏痛，发热，其脉紧弦，此寒也，以温药下之。

大黄甘遂汤

大黄四两　甘遂二两　阿胶二两

上三味，以水三升，煮取一升，顿服之，其血当下。

妇人少腹满如敦状，小便微难而不渴，生后者，此为水与血俱结在血室也。

抵当汤

水蛭三十个　虻虫三十个　桃仁二十个　大黄三两

上四味，为末，以水五升，煮取三升，去滓，温服一升，不下，再服。

太阳病六七日，表证仍在，脉微而沉，反不结胸，其人发狂者，以热在下焦，少腹当硬满，小便自利者，下血乃愈。所以然者，以太阳随经，瘀热在里故也。

太阳病，身黄，脉沉结，少腹硬，小便不利者，为无血也；小便自利，其人如狂者，血证谛也。

阳明证，其人喜忘者，必有蓄血。所以然者，本有久瘀血，故令喜忘。屎虽硬，大便反易，其色必黑。

病人无表里证，发热七八日，虽脉浮数者，可下之。假令已下，脉数不解，合热则消谷善饥，至六七日不大便者，有瘀血。

妇人经水不利下。

抵当丸

水蛭二十个　虻虫二十五个　桃仁二十个　大黄三两

上四味，杵，分为四丸，以水一升，煮一丸，取七合服之，晬①时当下血。若不下者，更服。

伤寒有热，少腹满应，小便不利，今反得者，为有血也，当下之，不可余药。

橘皮大黄朴硝汤

橘皮一两　大黄二两　朴硝二两

①晬（zuì 最）：此处指一昼夜。

上三味，以水一大升，煮至小升，顿服即消。

鲙①食之在心胸间不化，吐复不出，速下除之，久成癥病。

大黄硝石汤

大黄　黄檗　硝石各四两　栀子十五枚

上四味，以水六升，煮取三升，去滓，内硝石，更煮取一升，顿服。

黄疸，腹满，小便不利而赤，自汗出，此为表和里实，当下之。

大黄牡丹皮汤

大黄四两　牡丹皮一两　桃仁五十个　瓜子半升　芒硝三合

上五味，以水六升，煮取一升，去滓，内芒硝，再煎沸，顿服之。有脓当下，如无脓，当下血。

肠痈者，小腹肿痞，按之即痛如淋，小便自调，时时发热，自汗出，复恶寒，其脉迟紧者，脓未成，可下之，当有血。脉洪数者，脓已成，不可下也。

为则按：《千金方》作“牡丹皮三两、瓜子一升、芒硝二两”。瓜子一升，今当十两。

大黄甘草汤

大黄四两　甘草一两

上二味，以水三升，煮取一升，分温再服，食已即吐者。

为则按：当有急迫证。

调胃承气汤

大黄四两　甘草二两　芒硝半斤

上三味，吹咀，以水三升，煮取一升，去滓，内芒硝，更上火微煮令沸，少少温服。

伤寒，脉浮，自汗出，小便数，心烦，微恶寒，脚挛急，反与桂枝汤，欲攻其表，此误也。得之便厥，咽中干，烦躁，吐逆者，作甘草干姜汤与之，以复其阳。若厥愈，足温者，更作芍药甘草汤与之，其脚即伸。若胃气不和，

---

①鲙（kuài 快）：同“脍”。细切肉。此处指生鱼片。

谵语者，少与调胃承气汤。若重发汗，复加烧针者，四逆汤主之。

发汗后，恶寒者，虚故也；不恶寒，但热者，实也，当和胃气。

太阳病未解，阴阳脉俱停，必先振栗汗出而解；但阳脉微者，先汗出而解；但阴脉微者，下之而解。若欲下之。

伤寒十三日不解，过经谵语者，以有热也，当以汤下之。若小便利者，大便当硬，而反下利，脉调和者，知医以丸药下之，非其治也。若自下利者，脉当微厥，今反和者，此为内实也。

太阳病，过经十余日，心下温温欲吐，而胸中痛，大便反溏，腹微满，郁郁微烦，先此时自极吐下者，与调胃承气汤。若不尔者，不可与。但欲呕、胸中痛、微溏者，此非柴胡证，以呕故知极吐下也。

阳明病，不吐，不下，心烦者。

太阳病三日，发汗不解，蒸蒸发热者，属胃也。

伤寒吐后，腹胀满者，大便不通，胃气不和者。

为则按：但急迫而大便不通者主之。

桃核承气汤

桃仁五十个　桂枝二两　大黄四两　芒硝二两　甘草二两

上五味，以水七升，煮取二升半。去滓，内芒硝，更上火微沸，下火，先食温服五合，日三服，当微利。

太阳病不解，热结膀胱，其人如狂。血自下，下者愈。其外不解者，尚未可攻，当先解外。外解已，但少腹急结者，乃可攻之。

下瘀血汤

大黄二两　桃仁三十个　䗪虫二十枚

上三味，末之，炼蜜和为四丸，以酒一升煎一丸，取八合，顿服之，新血下如豚肝。

产妇腹痛，法当以枳实芍药散，假令不愈者。

此为腹中有干血着脐下，宜下瘀血汤主之，亦主经水不利。

土瓜根散

土瓜根　芍药　桂枝　䗪虫各三分

上四味，杵为散，酒服方寸匙，日三服。

带下，经水不利，少腹满痛，经一月再见者。

阴肿。

甘草汤

甘草二两

上一味，以水三升，煮取一升半，去滓，温服七合，日二服。

少阴病二三日，咽痛者，可与甘草汤；不差者，与桔梗汤。

为则按：甘草主急迫者也。

桔梗汤

桔梗一两　甘草一两

上二味，以水三升，煮取一升，去滓，分温再服。

少阴病二三日，咽痛者，可与甘草汤；不差者，与桔梗汤。

咳而胸满，振寒，脉数，咽干，不渴，时出浊唾、腥臭，久久吐脓如米粥者，为肺痈。

为则按：黏痰如脓者主之。

排脓汤

甘草二两　桔梗三两　生姜一两　大枣十枚

上四味，以水三升，煮取一升，温服五合，日再服。

为则按：有黏痰或脓血，而急迫者主之。

芍药甘草汤

芍药四两　甘草四两

上二味，㕮咀，以水三升，煮取一升半，去滓，分温再服之。

伤寒，脉浮，自汗出，小便数，心烦，微恶寒，脚挛急，反与桂枝汤，欲攻其表，此误也，得之便厥。咽中干，烦躁，吐逆者，作甘草干姜汤与之，以复其阳。若厥愈，足温者，更作芍药甘草汤与之，其脚即伸。若胃气不和，谵语者，少与调胃承气汤。若重发汗，复加烧针者，四逆汤主之。

甘遂半夏汤

甘遂三枚　半夏十二枚　芍药五枚　甘草指大一枚

上四味，以水二升，煮取半升，去滓，以蜜半升和药汁，煎取八合，顿服之。

病者脉伏，其人欲自利，利反快。虽利，心下续坚满，此为留饮欲去故也。

为则按：芍药甘草汤加减之方也，故当有挛急证。

芍药甘草附子汤

芍药三两　甘草三两　附子一枚

以上三味，以水五升，煮取一升五合，去滓，分温服。

发汗，病不解，反恶寒者，虚故也。

为则按：芍药甘草汤证而恶寒者主之。

甘麦大枣汤

甘草三两　小麦一升　大枣十枚

上三味，以水六升，煮取三升，分温三服。

妇人脏躁，喜悲伤欲哭，像如神灵所作，数欠伸。

为则按：急迫而狂惊者主之。

甘草粉蜜汤

甘草二两　粉一两　蜜四两

上三味，以水三升，先煮甘草，取二升，去滓，内粉、蜜，搅令和，煎如薄粥，温服一升，差即止。

蛔虫之为病，令人吐涎，心痛发作有时，毒药不止。

生姜甘草汤

生姜五两　人参三两　甘草四两　大枣十五枚

上四味，以水七升，煮取三升，分温三服。

肺痿，咳唾涎沫不止，咽燥而渴。

为则按：当有心下痞硬强急证。

甘草干姜汤

甘草四两　干姜二两

上㕮咀，以水三升，煮取一升五合，去滓，分温再服。

肺痿，吐涎沫而不咳者，其人不渴，必遗尿，小便数。所以然者，以上虚不能制下故也。此为肺中冷，必眩，多涎唾，甘草干姜汤以温之。若服汤已，渴者，属消渴。

伤寒，脉浮，自汗出，小便数，心烦，微恶寒，脚挛急，反与桂枝汤，欲攻其表，此误也，得之便厥。咽中干，烦躁，吐逆者，作甘草干姜汤与之，以复其阳。若厥愈，足温者，更作芍药甘草汤与之，其脚即伸。若胃气不和，谵语者，少与调胃承气汤。若重发汗，复加烧针者，四逆汤主之。

为则按：当有急迫证。

四逆汤

甘草二两　干姜一两半　附子一枚

上三味，㕮咀，以水三升，煮取一升二合，去滓，分温再服。强人可大附子一枚、干姜三两。

伤寒，脉浮，自汗出，小便数，心烦，微恶寒，脚挛急，反与桂枝汤，欲攻其表，此误也。得之便厥，咽中干，烦躁，吐逆者，作甘草干姜汤与之，以复其阳。若厥愈，足温者，更作芍药甘草汤与之，其脚即伸。若胃气不和，谵语者，少与调胃承气汤。若重发汗，复加烧针者，四逆汤主之。

伤寒，医下之，续得下利清谷不止，身疼痛者，急当救里；后身疼痛，清便自调者，急当救表。救里宜四逆汤，救表宜桂枝汤。

病发热、头痛，脉反沉，若不差，身体疼痛，当救其里。

脉浮而迟，表热里寒，下利清谷者。

自利，不渴者，属太阴，以其脏有寒故也，当温之，宜服四逆辈。

少阴病，脉沉者，急温之。

少阴病，饮食入口则吐，心中温温欲吐，复不能吐，始得之，手足寒，脉弦迟者，此胸中实，不可下也，当吐之。若膈上有寒饮，干呕者，不可吐也，急温之。

大汗出，热不去，内拘急，四肢厥，又下利，厥逆而恶寒者。

大汗，若大下利而厥冷者。

下利，腹胀满，身体疼痛者，先温其里，乃攻其表。温里，四逆汤；攻表，桂枝汤。

呕而脉弱，小便复利，身有微热，见厥者难治。

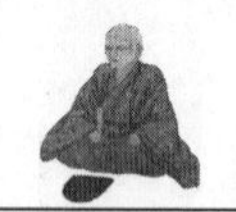

吐利，汗出，发热恶寒，四肢拘急，手足厥冷者。

既吐且利，小便复利，而大汗出，下利清谷，内寒外热，脉微欲绝者。

为则按：此甘草，君药也。

通脉四逆汤

甘草二两　附子一枚　干姜三两

上三味，以水三升，煮取一升二合，去滓，分温再服，其脉即出者愈。

后加减法：面色赤者，加葱九茎。腹中痛者，去葱，加芍药二两。呕者，加生姜二两。咽痛者，去芍药，加桔梗一两。利止脉不出者，去桔梗，加人参二两。

少阴病，下利清谷，里寒外热，手足厥逆，脉微欲绝，身反不恶寒，其人面色赤，或腹痛，或干呕，或咽痛，或利止，脉不出者。

下利清谷，里寒外热，汗出而厥者。

为则按：当作“附子大者一枚”，以干姜知其然。甘草，新校正作“三两”，是也。

四逆加人参汤

于四逆汤方内，加人参一两。

恶寒，脉微而复利，利止，亡血也。

为则按：当有心下轻病也，辨之《药征》“人参”条下。

茯苓四逆汤

茯苓六两　人参一两　甘草二两　干姜一两半　附子一枚

上五味，以水五升，煮取三升，去滓，温服七合，日三服。

发汗，若下之，病仍不解，烦躁者。

为则按：当有心下悸、恶寒证。

通脉四逆加猪胆汁汤

于四逆汤方内，加猪胆汁半合。如无猪胆，以羊胆代之。

吐已，下断，汗出而厥，四肢拘急不解，脉微欲绝者。

干姜附子汤

干姜一两　附子一枚

上二味，以水三升，煮取一升，去滓，顿服。

下之后，复发汗，昼日烦躁不得眠，夜而安静，不呕，不渴，无表证，脉沉微，身无大热者。

附子粳米汤

附子一枚　半夏半升　甘草一两　大枣十枚　粳米半升

上五味，以水八升，煮米熟，汤成，去滓，温服，日三服。

腹中寒气，雷鸣切痛，胸胁逆满，呕吐。

薏苡附子散

薏苡仁十五两　大附子十枚

上二味，杵为散，服方寸匙，日三服。

胸痹缓急者。

为则按：当有恶寒或浮肿证。

薏苡附子败酱散

薏苡仁十分　附子二分　败酱五分

上三味，杵为末，取方寸匙，以水二升，煎减半，顿服，小便当下。

肠痈之为病；其身甲错，腹皮急，按之濡，如肿状，腹无积聚，身无热，脉数，此为肠内有痈脓。

白通汤

葱白四茎　干姜一两　附子一枚

上三味，以水三升，煮取一升，去滓，分温再服。

少阴病，下利。

为则按：当有气逆证。

白通加猪胆汁汤

葱白四茎　干姜一两　附子一枚　人尿五合　猪胆汁一合

以上三味，以水三升，煮取一升，去滓，内胆汁、人尿，和令相得，分温再服。若无胆，亦可用。

少阴病，下利，脉微者，与白通汤。利不止，厥逆，无脉，干呕，烦者，

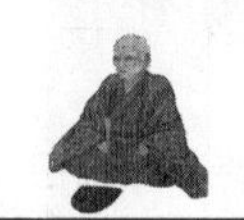

白通加猪胆汁汤主之。服汤，脉暴出者死，微续者生。

大乌头煎

乌头大者五枚

上以水三升，煮取一升，去滓，内蜜二升，煎令水气尽，取二升，强人服七合，弱人五合。不差，明日更服，不可一日再服。

腹痛，脉弦而紧。弦则卫气不行，即恶寒；紧则不欲食。邪正相搏，即为寒疝。寒疝绕脐痛，若发则自汗出，手足厥冷，其脉沉弦者。

乌头汤

麻黄　芍药　黄芪各三两　甘草三两　川乌五枚（㕮咀，以蜜二升，煎取一升，即出乌头）

上五味，㕮咀，四味以水三升，煮取一升，去滓，内蜜煎中，更煎之，服七合，不知，尽服之。

病历节，不可屈伸，疼痛。

脚气，疼痛，不可屈伸。

寒疝，腹中绞痛，痛风入攻五脏，拘急不得转侧，发作有时，使人阴缩，手足厥逆。

为则按：当有自汗、盗汗、浮肿证。

赤丸

茯苓四两　半夏四两（一方用桂）　乌头二两　细辛一两

上四味，末之，内真朱为色，炼蜜，丸如麻子大。先食酒饮下三丸，日再夜一服。不知，稍增之，以知度。

寒气厥逆。

为则按：当有心下悸及呕而腹痛证。

真武汤

茯苓三两　芍药三两　生姜三两　术二两　附子一枚

上五味，以水八升，煮取三升，去滓，温服七合，日三服。

后加减法：若咳者，加五味半升，细辛、干姜各一两。若小便利者，去茯苓。若下利者，去芍药，加干姜二两。若呕者，去附子，加生姜，足前成半斤。

少阴病，二三日不已，至四五日，腹痛，小便不利，四肢沉重、疼痛，自下利者，此为有水气。其人或咳，或小便利，或下利，或呕者。

太阳病，发汗，汗出不解，其人仍发热，心下悸，头眩，身瞤动，振振欲擗地者。

附子汤

附子二枚　茯苓三两　人参二两　术四两　芍药三两

上五味，以水八升，煮取三升，去滓，温服一升，日三服。

少阴病，得之一二日，口中和，其背恶寒者，当灸之。

少阴病，身体痛，手足寒，骨节痛，脉沉者。

为则按：当有小便不利、心下悸或痞硬证，《药征》辨之。

天雄散

天雄三两（当作“三枚”）　术八两　桂枝六两　龙骨三两

上四味，杵为散，酒服半钱匙，日三服，不知，稍增之。

为则按：失精家，而小便不利，脐下有动，恶寒，或冲逆者，主之。《药征》辨之。

栀子豉汤

栀子十四枚　香豉四合

上二味，以水四升，先煮栀子，得二升半，内豉，煮取一升半，去滓，分为二服，温进一服。得吐者，止后服。

发汗、吐、下后，虚烦不得眠，若剧者必反覆颠倒，心中懊侬。

发汗，若下之，而烦热、胸中窒者。

伤寒五六日，大下之后，身热不去，心中结痛者，未欲解也。

阳明病，脉浮而紧，咽燥口苦，腹满而喘，发热汗出，不恶寒，反恶热，身重。若发汗，则躁，心愦愦①，反谵语。若加烧针，必怵惕，烦躁不得眠。若下之，则胃中空虚，客气动膈，心中懊侬，舌上苔者。

阳明病下之，其外有热，手足温，不结胸，心中懊侬，饥不能食，但头

①愦愦：烦乱；纷乱。《素问·至真要大论》：“厥阴之胜，耳鸣头眩，愦愦欲吐，胃膈如寒。”张介宾注：“愦愦，心乱也。”

汗出者。

下利后更烦，按之心下濡者，为虚烦也。

为则按：《集注》曰：旧本有“一服得吐，止后服”七字，此因瓜蒂散中有香豉而误传，于此今为删正。余亦从之，以下效之。

栀子甘草豉汤

栀子豉汤方内，加入甘草二两。

栀子豉汤证而若少气者。

栀子生姜豉汤

栀子豉汤方内，加生姜五两。

栀子豉汤证而若呕者。

为则曰：以上二方证，以“若”字者冠栀子豉汤证之辞，今裂而列之，故敢加“栀子豉汤证而”六字，以通其意也。

枳实栀子豉汤

枳实三枚　栀子十四枚　豉一升

上三味，以清浆水七升，空煮取四升，内枳实、栀子，煮取二升，下豉，更煮五六沸，去滓，分温再服，覆令微似汗。

大病差后，劳复者，枳实栀子汤主之。若有宿食者，加大黄如棋子大五六枚。

为则按：当有心中懊侬、胸满证。

栀子大黄豉汤

栀子十二枚　大黄一两　枳实五枚　豉一升

上四味，以水六升，煮取二升，分温三服。

酒黄疸，心中懊侬或热痛。

茵陈蒿汤

茵陈蒿六两　栀子十四枚　大黄二两

上三味，以水一斗，先煮茵陈，减六升，内二味，煮取三升，去滓，分温三服。小便当利，尿如皂角汁状，色正赤，一宿腹减，黄从小便去也。

谷疸之为病，寒热，不食，食即头眩，久久发黄，为谷疸。

阳明病，发热汗出，此为热越，不能发黄也。但头汗出，身无汗，剂颈而还，小便不利，渴引水浆者，此为瘀热在里，身必发黄。

伤寒七八日，身黄如橘子色，小便不利，腹微满者。

栀子檗皮汤

栀子十五个　甘草一两　黄檗二两

上三味，以水四升，煮取一升半，去滓，分温服。

伤寒，身黄，发热者。

栀子厚朴汤

栀子十四枚　厚朴四两　枳实四枚

以上三味，以水三升半，煮取一升半，去滓，分三服，温进一服。得吐者，止后服。

伤寒下后，心烦，腹满，卧起不安者。

栀子干姜汤

栀子十四枚　干姜二两

上二味，以水三升半，煮取一升半，去滓，分二服，温进一服。得吐者，止后服。

伤寒，医以丸药大下之，身热不去，微烦者。

大陷胸汤

大黄六两　芒硝一升　甘遂一钱

上三味，先煮大黄，取二升，去滓，内芒硝，煮一二沸，内甘遂末，温服一升。得快利，止后服。

太阳病，脉浮而动数，浮则为风，数则为热，动则为痛，数则为虚，头痛发热，微盗汗出，而反恶寒者，未解也。医反下之，动数变迟，膈内拒痛，胃中空虚，客气动膈，短气躁烦，心中懊侬，阳气内陷，心下因硬，则为结胸，大陷胸汤主之。若不结胸，但头汗出，余处无汗，剂颈而还，小便不利，身必发黄也。

伤寒六七日，结胸，热实，脉沉而紧，心下痛，按之石硬者。

伤寒十余日，热结在里，复往来寒热者，与大柴胡汤。但结胸，无大热者，此为水结在胸胁也，但头微汗者。

太阳病，重发汗而复下之，不大便五六日，舌上燥而渴，日晡所小有潮热，从心下至少腹硬满而痛不可近者。

伤寒五六日，呕而发热者，柴胡汤证具，而以他药下之，柴胡证仍在者，复与柴胡汤。此虽已下之，不为逆，必蒸蒸而振，却发热汗出而解。若心下满而硬痛者，此为结胸也，大陷胸汤主之。但满而不痛者，此为痞，柴胡不中与之，宜半夏泻心汤。

大陷胸丸

大黄半斤　葶苈半升　芒硝半升　杏仁半升

上四味，捣筛二味，内杏仁、芒硝，合研如脂，和散，取如弹丸一枚。别捣甘遂末一钱匙，白蜜二合、水二升，煮取一升，温顿服之。一宿乃下，如不下，更服取下为效。禁如药法。

结胸者，项亦强，如柔痉状，下之则和。

小陷胸汤

黄连一两　半夏半升　栝蒌实大者一个

上三味，以水六升，先煮栝蒌，取三升，去滓，内诸药，煮取二升，去滓，分温三服。

小结胸病，正在心下，按之则痛，脉浮滑者。

病在阳，应以汗解之，反以冷水潠之。若灌之，其热劫不得去，弥更益烦，肉上粟起，意欲饮水，反不渴者，服文蛤散。若不差者，与五苓散。寒实结胸，无热证者，与三物小陷胸汤，白散亦可服。

栝蒌薤白白酒汤

栝蒌实一枚　薤白半升　白酒七升

上三味同煮，取二升，分温再服。

胸痹之病，喘息，咳唾，胸背痛，短气，寸口脉沉而迟，关上小紧数。

栝蒌薤白半夏汤

栝蒌实一枚　薤白三两　半夏半升　白酒一斗

上四味同煮，取四升，温服一升，日三服。

胸痹，不得卧，心痛彻背者。

为则按：当有呕或胸腹鸣证。

瓜蒂散

瓜蒂一分　赤小豆一分

上二味，各别捣筛为散已，合治之，取一钱匕，以香豉一合，用热汤七合，煮作稀糜，去滓，取汁，和散，温顿服之。不吐者，少少加，得快吐乃止。诸人血虚家，不可与瓜蒂散。

病如桂枝证，头不痛，项不强，寸脉微浮，胸中痞硬，气上冲，咽喉不得息者，此为胸有寒也，当吐之。

病人手足厥冷，脉乍紧者，邪结在胸中，心中满而烦，饥不能食者，病在胸中，当须吐之。

宿食在上脘，当吐之。

为则按：当有欲吐证。

文蛤散

文蛤五两

上一味，为散，以沸汤和一钱匕服，汤用五合。

病在阳，应以汗解之，反以冷水潠之。若灌之，其热被劫不得去，弥更益烦，肉上粟起，意欲饮水，反不渴者，服文蛤散。若不差者，与五苓散。

寒实结胸，无热证，与三物小陷胸汤，白散亦可服。

渴欲饮水不止者。

大半夏汤

半夏二升　人参三两　白蜜一升

上三味，以水一斗二升，和蜜，扬之二百四十遍，煮取二升半，温服一升，余分再服。

胃反，呕吐者。

为则按：《外台》云：治呕、心下痞硬者。今从之。

小半夏汤

半夏一升　生姜半斤

上二味，以水七升，煮取一升半，分温再服。

呕家，本渴者，为欲解。今反不渴，心下有支饮故也。

黄疸病，小便色不变，欲自利，腹满而喘，不可除热，热除必哕，哕者。

诸呕吐，谷不得下者。

生姜半夏汤

半夏半升　生姜汁一升

上二味，以水三升，煮半夏，取二升，内生姜煮取一升半，小冷，分四服，日三夜一。呕止，停后服。

病人胸中似喘不喘，似呕不呕，似哕不哕，彻心中愦愦然无奈。

小半夏加茯苓汤

半夏一升　生姜半斤　茯苓三两

上三味，以水七升，煮取一升五合，分温再服。

卒呕吐，心下痞，膈间有水，眩悸者。

先渴后呕，为水停心下，此属饮家。

半夏苦酒汤

半夏十四枚　鸡子一枚

上二味，内半夏，着苦酒中，以鸡子壳置刀环中，安火上，令三沸，去滓，少少含咽之。不差，更作三剂。

少阴病，咽中伤，生疮，不能语言，声不出者。

半夏厚朴汤

半夏一升　厚朴三两　茯苓四两　生姜五两　干苏叶二两

上五味，以水七升，煮取四升，分温四服，日三夜一服。

妇人咽中如有炙脔。

为则按：当有悸证。又按：《千金》作“胸满，心下坚，咽中帖帖如有炙肉，吐之不出，吞之不下”。

半夏干姜散

半夏　干姜各等分

上二味，杵为散，取方寸匙，浆水一升半，煎取七合，顿服之。

干呕，吐逆，吐涎沫。

干姜人参半夏丸

干姜　人参各一两　半夏二两

上三味，末之，以生姜汁糊为丸，如梧子大，饮服十丸，日三服。

妊娠，呕吐不止。

为则按：当有心下痞硬证。

半夏泻心汤

半夏半升　黄芩　干姜　人参各三两　黄连一两　大枣十二枚　甘草三两

上七味，以水一斗，煮取六升，去滓再煮，取三升，温服一升，日三服。

伤寒五六日，呕而发热者，柴胡汤证具，而以他药下之，柴胡证仍在者，复与柴胡汤。此虽已下之，不为逆，必蒸蒸而振，却发热汗出而解。

若心下满而硬痛者，此为结胸也，大陷胸汤主之。但满而不痛者，此为痞，柴胡不中与之。

呕而肠鸣，心下痞者。

为则按："心下痞"，当作"心下痞硬"。

甘草泻心汤

半夏泻心汤方内，加甘草一两。

伤寒中风，医反下之，其人下利日数十行，谷不化，腹中雷鸣，心下痞硬而满，干呕，心烦不得安。医见心下痞，谓病不尽，复下之，其痞益甚。此非结热，但以胃中虚，客气上逆，故使硬也。

狐惑之为病，状如伤寒，默默欲眠，目不得闭，卧起不安。蚀于喉为惑，蚀于阴为狐。不欲饮食，恶闻食臭，其面目乍赤、乍黑、乍白，蚀于上部则声喝。

为则按：当有急迫证。

生姜泻心汤

半夏泻心汤方内，减干姜二两，加生姜四两。

伤寒，汗出解之后，胃中不和，心下痞硬，干噫食臭，胁下有水气，腹中雷鸣，下利者。

吴茱萸汤

吴茱萸一升　人参三两　生姜六两　大枣十二枚

上四味，以水七升，煮取二升，去滓，温服七合，日三服。

食谷欲呕者，属阳明也，吴茱萸汤主之。得汤反剧者，属上焦也。

少阴病，吐利，手足厥冷，烦躁欲死者。

干呕，吐涎沫，头痛者。

呕而胸满者。

厚朴生姜半夏甘草人参汤

厚朴半斤　生姜半斤　半夏半斤　人参一两　甘草二两

上五味，以水一斗，煮取三升，去滓，温服一升，日三服。

发汗后，腹胀满者。

为则按：当有吐逆证。

黄连汤

黄连　甘草　干姜　桂枝各三两　人参二两　半夏半升　大枣十二枚

上七味，以水一斗，煮取六升，去滓，温服一升，日三服，夜二服。

伤寒，胸中有热，胃中有邪气，腹中痛，欲呕吐者。

为则按：当有心中悸、心烦、上逆证。

干姜黄连黄芩人参汤

干姜三两　黄连三两　黄芩三两　人参三两

上四味，以水六升，煮取二升，去滓，分温再服。

伤寒，本自汗下，医复吐下之，寒格，更逆吐下，若食入口即吐。

为则按：此乃主心中烦悸及心下痞硬而吐下者也。

大建中汤

蜀椒二合　干姜四两　人参二两

上三味，以水四升，煮取二升，去滓，内胶饴一升，微火煎取一升半，分温再服。如一炊顷，可饮粥二升，后更服。当一日食糜，温覆之。

心胸中大寒痛，呕不能饮食，腹中寒上冲皮起，出见有头足，上下痛而不可触近。

黄连阿胶汤

黄连四两　黄芩一两　芍药二两　鸡子黄二枚　阿胶三两

上五味，以水五升，先煮三物，取二升，去滓，内胶，烊尽，少冷，内鸡子黄，搅令相得，温服七合，日三服。

少阴病，得之二三日以上，心中烦，不得卧。

黄芩汤

黄芩三两　甘草二两　芍药二两　大枣十二枚

上四味，以水一斗，煮取三升，去滓，温服一升，日再夜一服。若呕者，加半夏半升、生姜三两。

太阳与少阳合病，自下利者，与黄芩汤；若呕者，黄芩加半夏生姜汤主之。

为则按：当有心下痞、腹强急证。

黄芩加半夏生姜汤

于黄芩汤方内，加半夏半升、生姜三两。

太阳与少阳合病，自上利者，与黄芩汤；若呕者。

干呕而利者。

六物黄芩汤

黄芩　人参各三两　干姜三两　桂枝一两　大枣十二枚　半夏半升

上六味，以水七升，煮取三升，分温三服。

干呕，下利。

为则按：当有心下痞硬证。

三物黄芩汤

黄芩一两　苦参二两　干地黄四两

上三味，以水六升，煮取二升，温服一升，多吐下虫。

妇人在草蓐，自发露得风，四肢苦烦热，头痛者，与小柴胡汤；头不痛但烦者。

为则按：当有心胸苦烦证。

白头翁汤

白头翁二两　黄连　黄柏　秦皮各三两

上四味，以水七升，煮取二升，去滓，温服一升。不愈，更服一升。一本白头翁作“三两”。

热利下重者。

下利，欲饮水者，以有热故也。

为则按：当有心悸证。

白头翁加甘草阿胶汤

白头翁汤方内，加甘草、阿胶各二两。

上六味，以水七升，煮取二升半，内胶，令消尽，分温三服。

产后，下利，虚极。

为则按：虽曰产后，非唯言产后也，当以血证为准。又，当有急迫证。

木防已汤

木防已三两　石膏鸡子大　桂枝二两　人参四两

上四味，以水六升，煮取二升，分温再服。

膈间支饮，其人喘满，心下痞坚，面色黧黑，其脉沉紧，得之数十日，医吐下之，不愈，木防已汤主之。虚者即愈，实者三日复发，复与，不愈者，宜木防已汤去石膏加茯苓芒硝汤主之。

为则按：当有烦渴证。

木防已去石膏加茯苓芒硝汤

木防已汤方内，去石膏，加茯苓四两、芒硝三合。

上五味，以水六升，煮取二升，去滓，内芒硝，再微煎，分温再服，微利则愈。

膈间支饮，其人喘满，心下痞坚，面色黧黑，其脉沉紧，得之数十日，医吐下之，不愈，木防已汤主之。虚者即愈，实者三日复发，复与，不愈者。

为则按：当有心下悸证。

防己茯苓汤

防己三两　黄芪三两　桂枝三两　茯苓六两　甘草二两

上五味，以水六升，煮取二升，分温三服。

皮水为病，四肢肿，水气在皮肤中，四肢聂聂动者。

防己黄芪汤

防己四两　黄芪五两　术三两　甘草二两　生姜三两　大枣十二枚

上六味，以水六升，煮取二升，分温三服。

风湿，脉浮，身重，汗出，恶风者。“风湿”一作“风水”。

治风水，脉浮为在表，其人或头汗出，表无他病，病者但下重，从腰以上为和，腰以下当肿及阴，难以屈伸。

为则按：分量、煎法非古，今从《外台》。

枳实芍药散

枳实　芍药各等分

上二味，杵为散，服方寸匕，日三服。并主痈脓。以麦粥下之。

产后腹痛，烦满不得卧。

产后腹痛，法当以枳实芍药散，假令不愈若苦，此腹中有干血着脐下，宜下瘀血汤主之，亦主经水不利。

枳术汤

枳实七枚　术二两

上二味，以水五升，煮取三升，分温三服。腹中耎①，即当散也。

心下坚大如盘，边如旋杯，水饮所作。

为则按：当有小便不利证。

排脓散

枳实十六枚　芍药六分　桔梗二分

上三味，杵为散，取鸡子黄一枚，以药散与鸡黄相等揉和令相得，饮和

①耎（ruǎn 软）：古同“软”。

服之，日一服。

为则按：有疮痈而胸腹拘满者主之。

桂枝枳实生姜汤

桂枝　生姜各三两　枳实五枚

上三味，以水六升，煮取三升，分温三服。

心中痞，诸逆，心悬痛。

为则按：当有呕证。又曰："痞"下脱"满"字耶？

枳实薤白桂枝汤

枳实四枚　厚朴四两　薤白半升　桂枝一两　栝蒌实一枚

上五味，以水五升，先煮枳实、厚朴，取二升，去滓，内诸药，煮数沸，分温三服。

胸痹，心中痞，留气结在胸，胸满，胁下逆心，枳实薤白桂枝汤主之，人参汤亦主之。

橘皮枳实生姜汤

橘皮一斤　枳实三两　生姜半斤

上三味，以水五升，煮取二升，分温再服。

胸痹，胸中气塞，短气，茯苓杏仁甘草汤主之，橘枳姜汤亦主之。

为则按：当有呕证。

茯苓饮

茯苓　人参　术各三两　枳实二两　橘皮二两　生姜四两

上六味，水六升，煮取一升八合，分温三服，如人行八九里进之。

治心胸中有停痰、宿水，自吐出水后，心胸间虚，气满不能食。消痰气，令能食。

为则按：当有心下痞硬证。

橘皮竹茹汤

橘皮二斤（一本作"二升"）　竹茹二升　大枣二十枚　生姜半斤　甘草五两　人参一两

上六味，以水一斗，煮取三升，温服一升，日三服。

哕逆者。

橘皮汤

橘皮四两　生姜半斤

上二味，以水七升，煮取三升，温服一升，下咽愈。

干呕，哕，若手足厥者。

桂枝茯苓丸

桂枝　茯苓　牡丹　桃仁　芍药各等分

上五味，末之，炼蜜和丸如兔屎大，每日食前服一丸。不知，加至三丸。

妇人宿有癥病，经断未及三月，而得漏下不止，胎动在脐上者，为癥痼害。

妊娠六月动者，前三月经水利时，胎下血者，后断三月不血也。所以血不止者，其癥不去故也，当下其癥。

为则按：当有冲逆、心下悸证。又曰：是不唯治妇人之病方也。

芎归胶艾汤

芎䓖　阿胶各二两　甘草二两　艾叶　当归各三两　芍药四两　干地黄六两

上七味，以水五升、清酒五升合煮，取三升，去滓，内胶，令消尽，温服一升，日三服。不差，更作。

妇人有漏下者，有半产后因续下血都不绝者，有妊娠下血者，假令妊娠腹中痛，为胞阻。

为则曰：凡治吐血、下血诸血证者，不别男子、妇人矣。

旋覆花代赭石汤

旋覆花三两　人参二两　生姜五两　半夏半升　代赭一两　大枣三两　甘草三两

上七味，以水一斗，煮取六升，去滓再煎，取三升，温服一升，日三服。

伤寒，发汗，若吐，若下，解后，心下痞硬，噫气不除者。

赤石脂禹余粮汤

赤石脂一斤　禹余粮一斤

以上二味，以水六升，煮取二升，去滓，三服。

伤寒服汤药，下利不止，心下痞硬，服泻心汤已，复以他药下之，利不止。医以理中与之，利益甚。理者，理中焦。此利在下焦，赤石脂禹余粮汤主之。复利止者，当利其小便。

为则按：此章非疾病医义，故不取。虽然，赤石脂禹余粮汤证可从于此也。又云："当利其小便"下，方脱。

桃花汤

赤石脂一斤　干姜一两　粳米一升

上三味，以水七升，煮米令熟，去滓，温七合，内赤石脂末方寸匕，日三服。若一服愈，余勿服。

少阴病下利，便脓血者。

少阴病，二三日至四五日，腹痛，小便不利，下利不止，便脓血者。

下利，便脓血者。

大猪胆汁

大猪胆一枚

胆汁，和醋少许，以灌谷道中，如一食顷，当大便出。

阳明病，自汗出，若发汗，小便自利者，此为津内竭，虽硬，不可攻之，当须自欲大便，宜蜜煎导而通之。若土瓜根及与大猪胆汁，皆可为导。

蜜煎导

蜜七合

一味，内铜器中，微火煎之，稍凝似饴状，搅之，勿令焦著，欲可丸，并手捻作挺，令头锐，大如指，长二寸许。当热时急作，冷则硬。以内谷道中，以手急抱，欲大便时乃去之。

主治见大猪胆汁下。

酸枣仁汤

酸枣仁二升　甘草一两　知母二两　茯苓二两　芎䓖二两

上五味，以水八升，煮酸枣仁，得六升，内诸药，煮取三升，分温三服。

虚劳，虚烦不得眠。

为则曰："虚劳"当作"烦躁"。

葶苈大枣泻肺汤

葶苈捣丸，如弹丸大　大枣十二枚

上先以水三升，煮枣，取二升，去枣，内葶苈，煮取一升，顿服。

肺痈，喘不得卧。

肺痈，胸满胀，一身面目浮肿，鼻塞、清涕出，不闻香臭酸辛，咳逆上气，喘鸣迫塞。

支饮，不得息。

麻子仁丸

麻子仁二升　芍药半斤　枳实一斤　大黄一斤　厚朴一尺　杏仁一斤

上六味，末之，炼蜜和丸梧子大，饮服十丸，日三，以知为度。

趺阳脉浮而涩，浮则胃气强，涩则小便数，浮涩相搏，大便则坚，其脾为约①。

己椒苈黄丸

防己　椒目　葶苈　大黄各一两

上四味，末之，蜜丸如梧子大，先食饮服一丸，日三服，稍增，口中有津液。渴者，加芒硝半两。

腹满，口舌干燥，此肠间有水气。

蜀漆散

蜀漆　云母　龙骨各等分

上三味，杵为散，未发前以浆水服半钱。

疟，多寒者，名曰牡疟。

为则按：当有脐下动证。

---

①约：有约束之意。脾约，病名。为脾虚津耗、肠液枯燥所致大便艰涩的病证，亦为形成便秘的原因之一。出《伤寒论·辨阳明病脉证并治》。成无己注："胃强脾弱，约束津液，不得四布，但输膀胱，致小便数、大便难，与脾约丸。"（见《注解伤寒论·辨阳明病脉证并治》）

十枣汤

芫花　甘遂　大戟各等分

以上三味，等分，各别捣为散，以水一升半，先煮大枣肥者十枚，取八合，去滓，内药末，强人服一钱匕，羸人服半钱，温服之。平旦服。若下少，病不除者，明日更服，加半钱。得快下利后，糜粥自养。

太阳中风，下利，呕逆，表解者乃可攻之。其人漐漐汗出，发作有时，头痛，心下痞硬满，引胁下痛，干呕，短气，汗出，不恶寒者，此表解里未和也。

病悬饮者。

咳家，其脉弦，为有水。夫有支饮家，咳烦，胸中痛者，不卒死，至一百日、一岁。

桔梗白散

桔梗　贝母各三分　巴豆一分

上三味为散，强人饮服半钱匕，羸者减之。病在膈上者，吐脓血；膈下者，泻出。若下多不止，饮冷水一杯则定。

咳而胸满，振寒，脉数，咽干，不渴，时出浊唾腥臭，久久吐脓，寒如米粥者，为肺痈。

病在阳，应以汗解之，反以冷水潠之。若灌之，其热被劫不得去，弥更益烦，肉上粟起，意欲饮水，反不渴者，服文蛤散。若不差者，与五苓散。寒实结胸，无热证者，与三物小陷胸汤，白散亦可服。

为则按：有结毒而浊唾、吐脓者主之。

走马汤

巴豆二枚　杏仁二枚

上二味，以绵缠，槌令碎，热汤二合，捻取白汁饮之，当下。老少量少。通治飞尸、鬼击病、中恶、心痛、腹胀、大便不通。

备急圆

大黄一两　干姜一两　巴豆一两

上药，各须精新，先捣大黄、干姜为末，研巴豆，内中合治一千杵，用为散，蜜和丸亦佳。密器中贮之，莫令泄气。

主心腹诸卒暴百病。若中恶客忤，心腹胀满，卒痛如锥刺，气急口噤，停尸猝死者，以暖水若酒服大豆许三四丸，或不下，捧头起，灌令下咽，须臾当差。如未差，更与三丸。当腹中鸣，即吐下，便差。若口禁，亦须折齿灌之。

矾石汤

矾石二两

上一味，以浆水一斗五升，煎三五沸，浸脚。

治脚气冲心。

硝矾散

硝石　矾石等分

上二味，为末，以大麦粥汁和，服方寸匕，日三服。病随大小便去，小便正黄，大便正黑，是候也。

黄家，日晡所发热，而反恶寒，此为女劳得之。膀胱急，少腹满，身尽黄，额上黑，足下热，因作黑疸。其腹胀如水状，大便必黑，时溏。此女劳之病，非水也，腹满者难治。

矾石丸

矾石三分　杏仁一分

上二味，末之，炼蜜和丸枣核大，内藏中。剧者，内之。

妇人经水闭，不利，脏坚癖不止，中有干血，下白物。

蛇床子散

蛇床子仁

上一味，末之，以白粉少许，和令相得，如枣大，绵裹内之，自然温。

温阴中坐药。

不试方十八方

竹叶石膏汤

竹叶二把　石膏一斤　半夏半升　人参三两　甘草二两　粳米半升　麦门冬一升

上七味，以水一斗，煮取六升，去滓，内粳米，煮米熟，汤成，去米，温服一升，日三服。

伤寒解后，虚羸、少气，气逆欲吐者。

为则按：当有枯燥证。又按：《条辨》作“竹叶三两”，今从之。

麦门冬汤

麦门冬七升　半夏一升　人参二两　甘草二两　粳米三合　大枣十枚

上六味，以水一斗二升，煮取六升，温服一升，日三夜一服。

大逆上气，咽喉不利，止逆下气者。

为则按：当有心下痞证。

雄黄熏

雄黄

上一味，为末，筒瓦二枚合之，烧，向肛熏之。

蚀于肛者。

风摩散

大附子一枚　盐等分

上二味，为散，沐了，以方寸匕，以摩疾上，令药力行。

皂荚丸

皂荚八两

上一味，末之，蜜丸梧子大，以枣膏和汤，服三丸，日三夜一服。

咳逆上气，时时唾浊，但坐，不得眠。

苇茎汤

苇茎二升　薏苡仁半升　桃仁五十枚　瓜瓣①半升

上四味，以水一斗，先煮苇茎，得五升，去滓，内药，煮取二升，服一升，再服，当吐如脓。

咳，有微热，烦满，胸中甲错，是为肺痈。

当归生姜羊肉汤

当归三两　生姜五两　羊肉一斤

上三味，以水八升，煮取三升，温服七合，日三服。若寒多者，加生姜，成一斤。痛多而呕者，加橘皮二两、术一两。加生姜者，亦加水五升，煮取三升二合，服之。

寒疝，腹中痛，及胁痛里急者。

产后腹中㽲②痛，当归生姜羊肉汤主之。并治腹中寒疝、虚劳不足。

蒲灰散

蒲灰七分　滑石二分

上二味，杵为散，饮服方寸匕，日三服。

小便不利，蒲灰散主之，滑石白鱼散、茯苓戎盐汤并主之。

厥而皮水者。

滑石白鱼散

滑石二分　乱发二分，烧　白鱼二分

上三味，杵为散，饮服方寸匕，日三服。

小便不利，蒲灰散主之，滑石白鱼散、茯苓戎盐汤并主之。

猪膏发煎

猪膏半斤　乱发如鸡子大，三枚

上二味，和膏中煎之，发消，药成，分再服，病从小便出。

---

①瓜瓣：为葫芦科植物冬瓜的种子。又名冬瓜子（《唐本草》），白瓜子（《本经》）、瓜子（《金匮要略》）、冬瓜仁（《别录》）、瓜犀（《荆楚岁时记》）。

②㽲（jiǎo 绞）：绵绵隐痛。

主诸黄。

柏叶汤

柏叶　干姜各三两　艾三把

上三味，以水五升，取马通汁一升，合煮，取一升，分温再服。

吐血不止者。

黄土汤

甘草　干地黄　术　附子　阿胶　黄芩各三两　灶中黄土半斤

上七味，以水八升，煮取三升，分温二服。

下血，先便后血，此远血也。

主吐血、衄血。

鸡屎白散

鸡屎白

上一味，为散，取方寸匕，以水六合和，温服。

转筋之为病，其人臂脚直，脉上下行，微弦，转筋入腹者。

蜘蛛散

蜘蛛十四枚　桂枝半两

上二味，为散，取八分一匙，饮和服，日再服。蜜丸亦可。

阴狐疝气者，偏有小大，时时上下。

当归芍药散

当归三两　芍药一斤　茯苓四两　术四两　泽泻半斤　芎䓖半斤（一作“三两”）

上六味，杵为散，取方寸匕，酒和，日三服。

妇人怀妊，腹中痛。

归母苦参丸

当归　贝母　苦参各四两

上三味，末之，炼蜜丸如小豆大，饮服三丸，加至十丸。

妊娠，小便难，饮食如故。

狼牙汤

狼牙三两

上一味，以水四升，煮取半升，以绵缠筯如茧，浸汤，沥阴中，日四遍。

少阴，脉滑而数者。

阴中即生疮，阴中蚀疮烂者，狼牙汤洗之。

小儿疳虫蚀齿方

雄黄　葶苈

上二味，末之，取腊日猪脂熔，以槐枝绵裹头，四五枚，点药烙之。

方药篇

『方极』

日·吉益东洞 口授
日·乾省守业 笔记
日·殿径文纬 校订

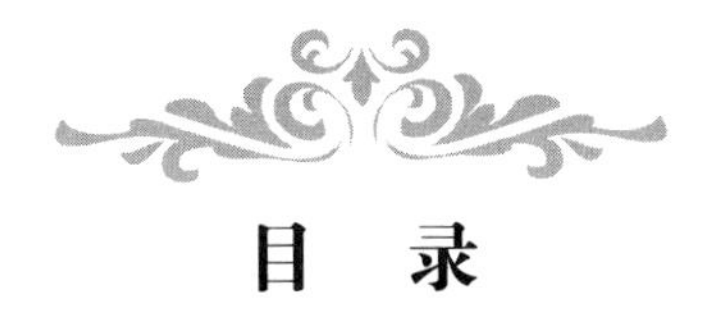

目　录

序

刀圭之术，上自岐黄，下及历代，名师哲匠，往往继兴；方书论说，纷纷乎不知几数也。后汉张仲景独尤出群，然其书传者，仅《伤寒论》《金匮》而已。晋王叔和选次之，增演其书，加以私说，于是篇中玉石混同，而失真面目，至千岁之后无知仲景心事者矣。吾邦东洞翁忧其迂论臆说害本文，愤励激发，而作书著论，以簸以扬，粃糠悉去，张氏之书得复其旧。岂不精哉，宜矣哉。世之尊信翁也。属者，书肆北林堂赍①《方极》来曰：此书也，东洞翁口授，而门人之所传记以为帐秘也。余得之于乾守业者，欲刊以公于世，愿劳先生而得校订。余不敢辞，事务之余，检校数次，遂于方名之下加其方，以应其需云尔。

文化八年辛未岁二月

殿径文纬撰

①赍（jī）：怀抱着，带着。

凡　例

一，东洞翁所著《方极》，大行于世。然其文要简，不便于初学。此编虽似蛇足，然亦辑翁之所口授，而坦易郑重，故欲为牖后进之一助也。

二，分量古今不一，且汉秤与本邦异，故今就翁所考订，而别注于各方下。如桂枝汤，桂枝、芍药、生姜各三两，大枣十二枚，今各七分五厘；甘草二两，今五分是也。存其旧者，以便览者，煮法亦然。

三，各方后举其所主治之病症，而傍加兼用剂也。如其药方，审于向所刊行古方丸散方，故今不赘。

四，凡欲就长沙方而施匙术者，尤不可择药性不精严。近世为医者，徒贪其价廉，而不要择药。唯利之趋，往往欺人者多矣。何其不仁之太甚也。夫医之治疾也，犹勇士之使兵。铅刀钝器，虽当仇雠，将安为用也。故苟去其利而择药性，能从古人之规矩，则何病不治。思诸思诸！

方 极

桂枝汤

桂枝、芍药、生姜各三两，大枣十二枚（今用各七分五厘），甘草二两（今用五分）。

上五味，㕮咀。以水七升，微火煮取三升，去滓。适寒温，服一升。【今以水一合四勺，煮取六勺服】服已须臾，吸热稀粥一升余，以助药力。温覆令一时许，遍身漐漐微似有汗者益佳。不可令如水流漓，病必不除。若一服汗出病差，停后服，不必尽剂。若不汗，更服依前法。又不汗，后服小促其间，半日许令三服尽。若病重者，一日一夜服，周时观之。服一剂尽，病症犹在者，更作服。若汗不出者，乃服至二三剂。

头痛、发热、汗出、恶风者，正证也。头痛一证，亦当投此方矣。若因咳嗽、呕逆而头痛者，则非此汤之所治也。

恶寒、鼻鸣、干呕者，外邪之候也，此方主之。脉浮弱，或浮数而恶寒者，虽不具证，亦用此方。浮数、浮弱，盖桂枝汤之脉状也。

汗吐下后，更凑一证，又发热、汗出而身疼痛者，此方犹为可用。若脉浮紧而疼痛者，则非此汤之所治也。

发汗后，疼痛甚、脉沉迟、或痹、或四肢拘挛、心下痞塞者，桂枝加芍药生姜人参汤主之。于本方内加芍药生姜各一两、人参三两。【今用桂枝、大枣、人参各六分，芍药、生姜各八分，甘草四分。以上六味，煮如桂枝汤】兼用【大簇或应钟】。上冲甚者，桂枝加桂汤主之。于桂枝汤方内加桂二两。【桂枝一钱，芍药、大枣、生姜各六分，甘草四分。上五味，煮如桂枝汤】兼用【应钟】。若有拘急、鞕满之证者，则桂枝汤不宜与焉。凡上冲者，非上逆之谓，气从少腹上冲于胸是也。

腹满、寒下、脉浮、或恶寒、或腹时痛者，桂枝加芍药汤主之。于本方内加芍药三两。【桂枝、大枣、生姜各六分，芍药一钱二分，甘草四分。上五味，煮如本方】

寒下已止而大实痛者，桂枝加芍药大黄汤主之。于前方内加大黄一两。【今于前方内加大黄二分】【兼用应钟散】

项背强、汗出、恶风者，桂枝加葛根汤主之。于本方内加葛根四两。【桂枝、芍药、大枣、生姜各六分，甘草四分，葛根八分。上六味，煮如本方】

身体强、脉沉迟者，发热、汗出、四肢拘急者，或桂枝汤证而渴者，栝蒌桂枝汤主之。于本方内加栝蒌根二两。【桂枝、芍药、大枣、生姜各六分，栝蒌根、甘草各四分，上六味，煮如本方】

黄汗，四肢弛痛，或身疼重，烦躁，小便不利者，【烦躁、小便不利者，兼证也，身体疼重为主证也】或盗汗出者，发热、恶风而发黄色者，桂枝加黄芪汤主之。于本方内加黄芪二两。【桂枝、芍药、大枣、生姜各六分，甘草、黄芪各四分。上六味，煮如本方】

发汗，遂漏不止，其人恶风，小便难，四肢微急难以屈伸者，桂枝加附子汤主之。于本方内加附子一枚。【桂枝、芍药、大枣、生姜各六分，甘草四分，附子三分。上六味，煮如本方】

胸满无拘急之证者，桂枝去芍药汤主之。于本方内去芍药。【桂枝、大枣、生姜各九分，甘草六分。以上四味，煮法如本方】若有喘而胸满、或痛、或胁下痞鞕等证者，非此汤之所知也。

喘家，桂枝加厚朴杏子汤主之。于本方内加厚朴二两、杏子五十个。【桂枝、芍药、大枣、生姜各六分，甘草、厚朴、杏仁各四分。上七味，煮如本方】若喘而身疼痛者，非此汤之所主也。

胸中热而吐涎沫、或咳者【兼用南吕】，桂枝去芍药皂荚汤主之。于本方内去芍药，加皂荚二枚。【桂枝、生姜、大枣各七分五厘，甘草、皂荚各五分。上五味，煮法如本方】若咳而腹中拘挛，或咳逆倚息者，非此汤之所治也。

惊狂【兼用紫圆】，起卧不安者，或火逆躁【兼用紫圆】，胸腹动剧者，及疟疾而有上冲者【兼用紫圆】，桂枝去芍药加蜀漆龙骨牡蛎汤主之。桂枝、生姜、蜀漆各三两，大枣十二枚（今各四分五厘）。牡蛎五两（九分五厘）、龙骨四两（六分）、甘草二两（三分）。上为末，以水一斗二升，先煮蜀漆，减二升；内诸药，煮取三升；去滓，温服一升。【今以水二合四勺，煮取七勺】若有胸胁苦满之症，则别有主治矣。

头项强痛，发热，无汗，心下满微痛【兼用南吕】，小便不利者，桂枝去桂加术苓汤主之。于桂枝汤方内，去桂，加苓、术各三两。【芍药、大枣、生

姜、茯苓、术各六分，甘草四分。上六味，煮法如桂枝汤】

失精、胸腹有动者【兼用应钟】，桂枝加龙骨牡蛎汤主之。于本方内加龙骨、牡蛎各三两。【桂枝、芍药、大枣、生姜、龙骨、牡蛎各四分五厘，甘草三分。上七味，煮如本方】

外感之证，咽痛者，或咽喉中生疮，或肿痛【兼用应钟，剧者以梅肉攻之】者，桂枝加桔梗汤主之。【于本方内加桔梗八分，煮法如本方】

湿家，骨节疼痛【兼用应钟、七宝】者，或半身不遂、口眼歪斜【南吕或紫圆】者，或头疼重【应钟】者，或身体麻痹者，或头痛剧者【应钟，时时以七宝、紫圆之类攻之】，桂枝加术附汤主之。【桂枝、芍药、大枣、生姜、术各六分，附子、甘草各四分。上七味，煮如本方】

湿家，眼目不明者【应钟，或紫圆，或七宝】，或耳聋，或肉瞤筋惕者，桂枝加苓术附汤主之。于前方内加茯苓六分。【经按：以上二方，皆从桂枝去桂加术苓汤变来者也。验之奏术甚多】

桂枝附子汤

桂枝四两（今八分），附子三枚（九分），甘草二两（四分），生姜三两，大枣十二枚（各六分）。

上五味，以水六升，煮取二升。去滓，分温三服。【今以水一合八勺，煮取六勺】

身体疼烦、不能自转侧者【应钟或七宝】，若其人大便鞕【应钟】，小便自利无冲逆者，桂枝附子去桂加术汤主之。于桂枝附子汤方内，去桂，加术四两。【附子九分，术八分，甘草四分，大枣、生姜各六分。上五味，煮法如桂枝附子汤】上五味，以水三升，煮取一升。去滓，分温三服。一服觉身痹，半日许再服。三服都尽，其人如冒状，勿怪，即是术、附走皮中，逐水气，未得除故耳。

桂姜枣草黄辛附汤

桂枝、生姜各三两，大枣十二枚（各六分），甘草、麻黄、细辛各二两（各四分），附子一枚（三分）。上七味，以水七升煮麻黄，去上沫；内诸药，煮取二升，分温三服。当汗出如虫行皮中，即愈。【以水一合四勺，煮取六勺】

恶寒，或身体不仁，或手足逆冷而心下坚者【紫圆、南吕】，及有痰饮之

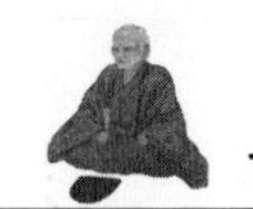

变者。

四肢惰痛、恶寒甚者。

世俗所谓劳咳（脊骨之灸）骨蒸、恶热、恶寒、心中郁郁，或心下痞坚者【南吕】，无痞坚者【解毒散，俱以紫圆时攻之】。

小建中汤

桂枝、甘草、生姜各三两，大枣十二枚（各四分五厘），芍药六两（九分），胶饴一升（三钱）。

上六味，以水七升，煮取三升。去滓，内胶饴，更上微火，消解。温服一升，日三服。【以水一合五勺，煮取六勺，去滓，内胶饴，令消】腹中急痛【应钟】或拘挛者，此其正证也。若有外闭之证，则非此汤之所主治也。

衄【解毒】、失精下血【应钟】之人腹中挛急，或痛手足烦热者。

产妇手足烦热、咽干口燥、腹中拘挛者【应钟】，若有块者【夷则】。

心悸，或肉瞤筋惕，或头眩者【应钟】，心悸甚者【解毒】，茯苓建中汤主之。【于本方内加茯苓四分五厘，煮法如本方】

盗汗，或汗出多，或身重，或不仁者，黄芪建中汤主之【兼用应钟】。于小建中汤方内加黄芪一两半，今二分三厘。

桂枝甘草附子汤

甘草、术各二两（六分），附子二枚（九分），桂枝四两（一钱二分）。

上四味，以水六升，煮取三升，去滓，温服一升。日三服。初服得微汗，则解。能食、汗出、复烦者，服五合。恐一升多者，服六七合。【以水一合二勺，煮取六勺。服】

骨节烦疼、掣痛、不得屈伸、近之则痛剧者。【紫圆或七宝】

桂枝人参汤

桂枝、甘草各四两（八分），术、人参、干姜各三两（六分）。

上五味，以水九升，先煮四味，取五升；内桂，更煮取二升，温服一升。日再、夜一服。【以水一合八勺，煮取六勺。服】

表里有热、下利、心下痞鞕【大簇】者，痢病、发热、恶寒、心下痞鞕【紫圆】者。

人参汤

人参、甘草、术、干姜各三两（各七分五厘）。

上四味，捣筛为末。蜜和丸，如鸡黄大。以沸汤数合和一丸，研碎，温服之。日三服、夜二服。腹中未热，益至三四丸，然不及汤。汤法以四物依两数，切，用水八升，煮取三升，去滓，温服一升。日三服。【以水一合六勺，煮取六勺。服】

心下痞鞕【大簇】者，心下痞、喜唾，不了了者【南吕】。

暑病【所谓霍乱】呕吐、下利、心下痞鞕者。【紫圆】

茯苓杏仁甘草汤

茯苓三两（一钱五分），杏仁五十个（一钱），甘草一两（五分）。

上三味，以水一斗，煮取五升，温服一升。日三服。不差者更服。【以水一合二勺，煮取六勺】

短气、息迫、或喘急【紫圆】者。【酒客最多此病，以此汤大有术】

苓桂术甘汤

茯苓四两（一钱二分），桂枝三两（九分），术、甘草各二两（各六分）。

上四味，以水六升，煮取三升，去滓，分温三服。【以水一合二勺，煮取六勺】

心下逆满、起则头眩【应钟或紫圆】者。

眼痛生赤脉、不能开者。【应钟或紫圆】

耳聋、冲逆甚、头眩者。【应钟及七宝】

苓姜术甘汤

甘草、术各二两（五分），干姜、茯苓各四两（一钱）。

上四味，以水五升，煮取三升，分温三服。【以水一合二勺，煮取六勺】

身体重、腰冷、小便自利者。【应钟】

苓桂五味甘草汤

茯苓、桂枝各四两（八分），甘草三两（六分），五味子半升（一钱二分）。

上四味，以水八升，煮取三升，去滓，分温三服。【以水一合六勺，煮取六勺】

咳后冲逆剧、手足厥冷，或心下悸，或头眩，或肉瞤筋惕者。【以上诸症皆兼用南吕丸】若冲逆已愈，但咳满者，苓甘五味姜辛汤主之。于前方内去桂，加茯苓四两（六分），干姜、细辛各三两（四分五厘）。

苓甘姜味辛夏汤

茯苓四两（九分），甘草、细辛、干姜各三两（各三分），五味子、半夏各半升（各九分）。

上六味，以水八升，煮取三升，去滓，温服半升。日三服。【以水一合六勺，煮取六勺】

前方证而呕者。

苓甘姜味辛夏仁汤

于前方内加杏仁半升（九分）。

前方证而微浮肿【南吕】者。

苓甘姜味辛夏仁黄汤

于前方内加大黄三两（三分）。

前方证而大便不通者。

苓桂甘枣汤

茯苓半斤（一钱二分），甘草三两（四分五厘），大枣十五枚（五分五厘），桂枝四两（六分）。

上四味，以水一斗，先煮茯苓，减二升；内诸药，煮取三升，去滓，温服一升。日三服。【以水二合，煮取六勺】

脐下悸者。

奔豚迫于心胸、短气、息迫【紫圆】者。

茯苓泽泻汤

茯苓半斤（一钱二分），泽泻、生姜各四两（各六分），甘草、桂枝各二两（各三分），术三两（四分五厘）。

上六味，以水一斗，煮取三升；内泽泻，更煮取二升半，温服八合。日三服。【以水二合五勺，先煮五味，取八勺；内泽泻，更煮取六勺】

吐而渴欲饮水者，此正症也【紫圆】。渴【有水而渴也】而小便不利、心下悸，或腹胀满【水满也】者。【蕤宾、紫圆、仲吕之类选用】

泽泻汤

泽泻五两（二钱五分），术二两（一钱）。

上二味，以水二升，煮取一升，分温再服。【以水一合二勺，煮取六勺】

心下有水气、苦冒眩、小便不利者。

五苓散

泽泻一两六铢半（八分），猪苓、茯苓、术各十八铢（各六分），桂枝半两（四分）。

上五味，为末，以白饮和，服方寸匕，日三服。多饮暖水，汗出愈。【或以水一合五勺，煮取六勺。服亦可也】

大汗出而烦躁、小便不利、身热消渴者，正症也。发汗而脉浮数、烦渴者，亦可用焉。

发热而烦渴、欲饮水、水入口则吐者【紫圆】，发热、小便数【与发汗同意】者，或渴欲饮水者。

头痛、发热、汗出、恶寒、身疼痛而欲饮水者。

发热、呕吐、下利、渴而欲饮水者。【紫圆】

心下悸、吐涎沫、头眩者。【紫圆】

心下痞、烦渴、口燥、小便不利【黄钟丸】者，若发黄色者，茵陈五苓散主之。【兼用承气丸】茵陈蒿末十分、五苓散五分。上二物，和，先食饮方寸匕。日三服。

猪苓汤

猪苓、茯苓、阿胶、滑石、泽泻各一两（六分）。

上五味，以水四升，先煮四味，取二升；去滓，内下阿胶，烊消①，温服七合。日三服。【以水一合二勺，煮取六勺，内胶令消】

---

①烊消：将药物放入刚刚熬好尚未冷却的，并已滤过药渣的药汤内，让它全部溶化掉。

脉浮、发热、渴欲饮水者，此其正症也。

下利、咳呕、渴而心烦不得眠者。

小便淋沥，或便脓血【便者小便也】者。【滑石矾甘散或应钟】

牡蛎泽泻散

牡蛎、泽泻、栝蒌根、蜀漆、葶苈、商陆根、海藻（各等分）。

上七味，异捣，下筛为散；更入臼中治之。白饮，和服方寸匕，小便利止后服。日三服。

胸腹有动，而渴，腰以下水肿者。【蕤宾】

八味丸

干地黄八两，山茱萸、薯蓣各四两，泽泻、茯苓、牡丹皮各三两，桂枝、附子各二两。

上八味，末之，炼蜜和丸，梧子大。酒下十五丸，日再服。

脚气疼痛，少腹不仁【蕤宾】，足冷或痛，少腹拘急，小便不利者。【应钟】

消渴而小便反多者。

烦热不得卧，倚息，小便不利，饮食如故者。

夜尿或遗尿者。【应钟。及脐下气海之边，日炙七壮】

麻黄汤

麻黄三两，杏仁七十个（各九分），桂枝二两（六分），甘草一两（三分）。

上四味，以水九升，先煮麻黄，减二升，去上沫；内诸药，煮取二升半，去滓，温服八合。覆取微似汗，不须啜粥，余如桂枝法将息。【以水二合，煮取六勺】

头痛、发热、身疼、腰痛、骨节疼痛、恶风、无汗而喘者，是其正证也。

喘而胸满者，服发汗剂而不汗却衄者。

湿家，身烦疼者，黄黄①加术汤【兼用七宝】主之。于本方内加术四两。【麻黄、杏仁各七分半，桂枝五分，甘草二分半，术一钱。上五味，煮法如本

①黄黄：疑为“麻黄”之误刻。

方】

小疮内攻，喘鸣，息迫，小便不利，一身满肿者，麻黄加术附汤主之。【兼用桃花散或紫圆。】

麻黄附子甘草汤

麻黄、甘草各二两（一钱），附子一枚（七分五厘）。

上三味，以水七升，先煮麻黄一两沸，去上沫；内诸药，煮取三升，去滓，温服一升。日三服。【以水一合四勺，煮取六勺】

脉微细，但欲寐，恶寒【黄连解毒散】者，水肿，脉沉微郁滞者。【桃花散或蕤宾，时时以紫圆攻之而可也】

麻黄附子细辛汤

麻黄、细辛各二两（一钱），附子一枚（七分五厘）。

上三味，以水一斗，先煮麻黄，减二升，去上沫，内诸药，煮取三升，去滓，温服一升。日三服。【以水一合四勺，煮取六勺】

手足冷、发热、脉沉者，或脉微细而恶寒甚者。

麻黄杏仁甘草石膏汤

麻黄四两（八分），杏仁五十个，甘草二两（各四分），石膏半斤（一钱六分）。

上四味，以水七升，先煮麻黄，减二升，去上沫；内诸药，煮取二升，去滓，温服一升。【以水一合四勺，煮取六勺】

汗出而喘、热伏者。

喘息而渴者。【兼用南吕或姑洗】

麻黄杏仁薏苡甘草汤

【方从《外台》《古今录验》】

麻黄四两（八分），甘草二两，杏仁五十个（各四分），薏苡仁半斤（一钱六分）。

上四味，以水五升，煮取二升，分温再服。【以水一合五勺，煮取六勺】

一身悉痛【应钟】，发热剧、或浮肿【桃花】者。

发热、皮肤枯燥、喘满【桃花】者。

牡蛎汤

牡蛎、麻黄各四两（一钱），甘草二两（五分），蜀漆三两（七分五厘）。

上四味，以水八升，先煮蜀漆、麻黄，去上沫，得六升；内诸药，煮取二升，温服一升。若吐则勿更服。【以水二合四勺，先煮麻黄、蜀漆，得二合八勺；内一味，煮取六勺】

疟疾、恶寒甚、胸腹动剧【紫圆】者。

小青龙汤

麻黄、芍药、干姜、甘草、桂枝、细辛各三两（各三分），五味子、半夏各半升（各六分）。

上八味，以水一斗，先煮麻黄，减二升，去上沫，内诸药，煮取三升，去滓，温服一升。【以水二合，煮取六勺】

干呕、发热而咳、或咳且微喘者【以上兼用南吕】，喘息者【南吕，或姑洗或火灸】，咳唾吐涎沫者【南吕，或时时以紫圆攻之】。

大青龙汤

麻黄六两（八分），桂枝、甘草各二两，杏仁四十个（各三分），生姜三两、大枣十二枚（各四分五厘），石膏鸡子大（一钱二分）。

上七味，以水九升，先煮麻黄，减二升，去上沫，内诸药，煮取三升，去滓，温服一升，取微似汗。【以水一合八勺，煮取六勺】汗出多者，温粉粉之。一服汗者，停后服，汗多亡阳，遂虚，恶风、烦躁、不得眠也。

发热，恶寒，身疼痛，不汗出烦躁者。

脉浮缓，发热，身重乍有轻时者。

头痛剧，四肢惰痛，发热而汗不出者。

越婢汤

麻黄六两（九分），石膏半斤（一钱二分），生姜三两（四分五厘），大枣十五枚（六分），甘草二两（三分）。

上五味，以水六升，先煮麻黄，去上沫，内诸药，煮取三升，分温三服。【以水一合二勺，煮取六勺】

一身悉肿、脉浮、自汗出、恶风者。

若前症而小便不利者，或一身面目黄肿，小便自利，其脉沉而渴者，或小便不利，不渴者，越婢加术汤【仲吕或蕤宾。迫于胸中，剧则以紫圆攻之】主之。于本方内，加术四两。【麻黄六分，石膏八分，大枣、术各四分，甘草二分，生姜三分。上六味，煮法如越婢汤】

脚气一身肿满，小便不利，或恶寒，或两脚不仁者，越婢加术附汤主之。【兼用紫圆】于前方内，加附子（四分）。

咳而上气，喘或呕者，越婢加半夏汤【南吕】主之。于本方内，加半夏半升。【麻黄、半夏各六分，石膏八分，生姜三分，大枣四分，甘草二分。上六味，煮如本方】

葛根汤

葛根四两（六分），麻黄、生姜各三两，大枣十二枚（各四分五厘），桂枝、芍药、甘草各二两（各三分）。

上七味，㕮咀，以水一斗，先煮麻黄、葛根，减二升，去上沫，内诸药，煮取三升，去滓，温服一升。覆取微似汗，不须啜粥。余如桂枝法将息及禁忌。【以水二合，煮取六勺】

项背强而无汗、恶寒者。【应钟】

二阳【太阳、阳明】合病下利者。

不下利但呕者，葛根加半夏汤主之。于本方内，加半夏半升。【葛根、半夏各六分，桂枝、芍药、甘草各三分，麻黄、大枣、生姜各四分五厘。上八味，煮如本方】

痉病无汗，小便反少，气上冲于胸，口噤不能语言者，本方主之。【紫圆】

痘疮自初热至点见【投本方，兼用紫圆下之一度】，自起胀至贯脓，葛根加桔梗汤主之。于本方内，加桔梗五分。自落痂以后，葛根加大黄汤主之。于本方内，加大黄五分。若恶寒剧，起胀甚，而一身肿胀，或疼痛者，葛根加术附汤【紫圆】主之。于本方内，加术、附子各四分。若肿胀甚者【桃花散】，寒战、咬牙而下利者，俱加术附汤【兼用紫圆】。

头疮，加大黄汤主之。

小疮，葛根加梓叶汤【桃花散草麻子擦之。毒剧者以梅肉攻之】主之。于本方内，加梓叶五分。

诸顽肿、恶肿，加术附汤主之。

瘰疬【七宝。梅肉日投亦可也】、便毒、疡疔之类。【以梅肉攻。伯州散，朝五分，夕五分，酒呈下】

痔疮。【七宝或梅肉之类选用】

凡诸有脓，则加桔梗；若疼剧，则加术、附。

世俗所谓小儿赤游风、丹毒类，皆加术附汤主之。【兼用紫圆攻之】

葛根黄芩黄连汤

葛根半斤（一钱六分），甘草、黄芩各二两（各四分），黄连三两（六分）。

上四味，以水八升，先煮葛根，减二升；内诸药，煮取二升，去滓，分温再服。【以水二合六勺，煮取六勺】

下利、喘而汗出者。

项背强、汗出下利者。【以上兼用应钟】

小柴胡汤

柴胡半斤（八分），黄芩、人参、甘草、生姜各三两，大枣十二枚（各三分），半夏半升（六分）。

上七味，以水一斗二升，煮取六升，去滓，再煎，取三升，温服一升，日三服。【以水二合四勺，煮取一合二勺；去滓，再煎，取六勺】

往来寒热，胸胁苦满，默默不欲饮食，心烦喜呕者。

胸满胁痛者。

身热，恶风，颈项强，胸下满，或渴，或微呕者。

胸下逆满，郁郁不欲饮食，或呕者。【应钟】

发潮热、胸胁满而呕者。【消块】

寒热发作有时，胸胁苦满，有经水之变者。【应钟】

产妇四肢苦烦热，头痛，胸胁满者。【解毒散】

产妇郁冒，寒热往来，呕而不能食，大便坚，或盗汗出者。【消块或应钟】

发热，大便溏，小便自可，胸满者。【消块】

发黄色，腹痛而呕，或胸胁满而渴者。【应钟】

胸下鞕满，不大便而呕者。【消块】

若潮热不去、大便不通者，柴胡加芒硝汤主之。于小柴胡汤方内，加芒硝六两。【柴胡八分，半夏、芒硝各六分，人参、黄芩、甘草、生姜、大枣各三分。上八味，以水二合四勺，煮取二合二勺，去滓，再煎，取六勺，内芒硝，更上火微沸，令消】

疟病，往来寒热，胸胁苦满，或渴，不呕者，柴胡去半夏加栝蒌汤主之。【兼用紫圆】于小柴胡汤方内，去半夏，加栝蒌根四两。【柴胡八分，人参、黄芩、生姜、大枣、甘草各三分，栝蒌根四分。上七味，煮法如小柴胡汤】

若上逆者，柴胡加桂枝汤主之。于本方内加桂枝五分。

发热，微恶寒，肢节烦疼，微呕，心下支结者【兼用应钟】，或腹中急痛，上冲心者【应钟】，桂枝汤合方主之。柴胡桂枝汤方：桂枝、芍药、黄芩、人参、生姜、大枣各三分，甘草二分，半夏六分，柴胡八分。上九味，煮法如小柴胡汤。

若本方证而呕逆剧者，倍半夏，汤熟，而加生姜汁一钱。

本方证而胸腹有动者，失精者【俱应钟】，胸满烦惊者【解毒散或紫圆】，柴胡加龙骨牡蛎汤主之。半夏二合（四分），大枣六枚，生姜、人参、龙骨、铅丹、桂枝、茯苓、牡蛎各一两半（各二分三厘），柴胡四两（六分五厘），大黄二两（三分）。上十一味，以水八升，煮取四升；内大黄，切如碁①子，更煮一二沸；去滓，温服一升。【以水一合五勺，煮取六勺】

柴胡姜桂汤

柴胡半斤（八分），桂枝、干姜、黄芩、牡蛎各三两（三分），栝蒌根四两（四分），甘草二两（二分）。

上七味，以水一斗二升，煮取六升，去滓，再煎，取三升，温服一升。日三服。初服微烦，复服汗出便愈。【今煮如小柴胡汤】

胸胁满，微结，渴而不呕，头汗出，往来寒热，心烦者。【兼用应钟】

胸胁满，上逆，胸腹有动者。

疟疾，恶寒甚，胸胁满，胸腹有动而渴者。【紫圆或应钟】

大柴胡汤

柴胡半斤（八分），黄芩、芍药各三两，大枣十二枚（各三分），半夏半升（六分），生姜五两，枳实四枚（各五分），大黄二两（一分）。

---

①碁（qí 奇）：同“棋”。

上八味，以水一斗二升，煮取六升，去滓，再煎，温服一升，日三服。【煮如小柴胡汤】

呕吐不止，心下急，郁郁微烦者。

心下痞鞕而痛，呕吐下利者。

心下满痛，大便不通者。

胸胁苦满，腹拘挛，大便不通者。

白虎汤

知母六两（六分），石膏一斤（一钱六分），甘草二两（二分），粳米六合（一钱二分）。

上四味，以水一斗，煮米熟，汤成去滓，温服一升。日三服。【以水一合二勺，煮取六勺】

手足厥冷，或恶寒而自汗出，谵语者。

手足厥冷，胸腹热剧者。

大烦渴，舌上干燥，欲饮水数升者。

无大热，心烦，背微恶寒者。

暑病，汗出恶寒，身热而渴者。

胸腹热剧，或渴如在者。【本方内加黄连六分】

本方证而心下痞鞕者，白虎加人参汤主之。于本方内加人参三两（三分）。

疟疾，身热，骨节疼烦，渴欲饮水者，白虎加桂枝汤主之。于本方内，加桂枝三两（三分）。上以水一斗五升，煮取八升，去滓，温服。【煮如本方。以上皆以紫圆时时攻之】

小承气汤

大黄四两（一钱二分），厚朴二两（六分），枳实三枚（九分）。

以上三味，以水四升，煮取一升二合，去滓，分温二服。【以水二合，煮取六勺】初服汤，当更衣；不尔者，尽饮之。若更衣者，勿服之。

腹满，大便不通者。

汗多，大便鞕，谵语者。

发潮热，大便初头鞕，后必溏者。

微烦，小便数，大便鞕者。

下利，谵语者。

大便不通，哕而谵语者。

厚朴三物汤

厚朴八两（二钱四分），大黄四两（一钱二分），枳实五枚（一钱五分）。

上三味，以水一斗二升，先煮二味，取五升，内大黄，煮取三升，温服一升。以利为度。【煮如小承气汤】

腹满、心下痛，而大便不通者。【屡所经验也】

心下满痛，吐出水者。

厚朴七物汤

厚朴半斤（八分），甘草、大黄各三两（各三分），大枣十枚（二分五厘），枳实五枚，生姜五两（各五分），桂枝二两（二分）。

上七味，以水一斗，煮取四升，温服八合。日三服。【以水一合五勺，煮取六勺】

腹满，发热，脉浮数，饮食如故者。

腹满，发热，脉浮数而呕，大便不通者。

痢疾，手足惰痛，或发热，脉浮数，或呕者。

大承气汤

大黄四两（六分），厚朴半斤（一钱二分），枳实五枚（七分五厘），芒硝三合（九分）。

上四味，以水一斗，先煮二物，取五升，去滓，内大黄，煮取一升，去滓，内芒硝，更上微火，一两沸，分温再服。得下，余勿服。【以水三合，煮厚朴、枳实，减半；去滓，内大黄，煮取六勺；内芒硝，令消】

发潮热，大便鞕者。

腹满难解者。

腹满胀而喘，两便不通，一身面目水肿者。

潮热，谵语，大便鞕，或有燥屎者。

腹满痛，大便不通者。

大便不通，烦而腹满者。

目中不了了，睛不和，大便鞕者。

自利清水，心下痛，口干燥者。

胸满，口噤，卧不着席，脚挛急，咬牙者。

腹中有坚块，大便不通者。

痘疮，腹大满，两便不通，或谵语，口干咽燥者。

疟疾，谵语，或腹满痛而不能食者。

食滞，腹急痛，大便不通或呕利者。

泻心汤

大黄二两（一钱），黄芩、黄连各一两（各五分）。

上三味，以水三升，煮取一升，顿服之。【今以沸汤八勺，内药一二沸，须臾绞去滓，顿服。】

心下痞按之濡者，正症也。

心气不足，吐血，衄血者。

心烦，心下痞者。

若恶寒者，附子泻心汤主之。于泻心汤方内，加附子一枚。上四味，切三味，以麻沸汤二升渍之，须臾绞去滓，内附子汁，分温再服。【大黄一钱，黄芩、黄连各五分，附子七分五厘。上四味，以水九勺，先煮附子，取六勺；去滓，内诸药，煮一二沸，须更绞去滓。服】

大黄附子汤

大黄三两（九分），附子三枚（一钱三分五厘），细辛二两（六分）。

上三味，以水五升，煮取二升，分温三服。若强人，煮取二升半，分温三服。服后如人行四五里，进一服。【以水一合五勺，煮取六勺】

胸下偏痛，发热者。恶寒甚，腹痛，大便不通者。

大黄甘遂汤

大黄四两（一钱四分），甘遂、阿胶各二两（各七分）。

上三味，以水三升，煮取一升，顿服之。其血当下。【以水一合八勺，煮取六勺】

小腹满如敦状，小便微难者。

小腹绞痛、坚满，手不可近者。

抵当汤

水蛭、虻虫各三十个（各十个），桃仁二十个（二分），大黄三两（一钱）。

上四味，为末，以水五升，煮取三升，去滓，温服一斤。不下再服。【为末，以水一合，煮取六勺】

小腹鞕满，小便自利，发狂者。

喜忘，大便鞕，反易通，色黑者。

脉浮数而善饥，大便不通者。

经水不利者。

橘皮大黄朴硝汤

橘皮一两（六分），大黄、朴硝各二两（一钱二分〉。

上三味，以水一大升，煮至小升，顿服，即消。【以水一合八勺，煮取六勺】

宿食在心胸之间不化者。

大黄硝石汤

大黄、黄柏、硝石各四两（八分），栀子十五枚（四分）。

上四味，以水六升，煮取三升；去滓，内硝石，煮取一升，顿服。【以水一合二勺，煮三味，取六勺，去滓，内硝，令消】

发黄色，腹满，小便不利者。

身热，心烦，大便不通者。

大黄牡丹皮汤

【方从《千金》】

大黄四两（六分），牡丹皮三两（四分五厘），桃仁五十个，芒硝二两（各三分），瓜子一升（一钱五厘）。

上五味，以水六升，煮取一升；去滓，内芒硝，再煎沸，顿服之。有脓当下；如无脓，当下血。【以水三合六勺，煮取六勺，去滓，内芒硝，令消】

腹痛，按之即痛，时时发热，自汗出，复恶寒者。

腹中有坚块，经水不顺者。

腹胀满如鼓，生青筋，或肿，小便不利者。

小腹有坚块，小便淋沥者。

大黄甘草汤

大黄四两（二钱），甘草一两（五分）。

上二味，以水三升，煮取一升，分温再服。【以水一合八勺，煮取六勺】

大便不通，急迫者。

食已即吐，大便不通者。

调胃承气汤

大黄四两（一钱），甘草二两（五分），芒硝半觔（二钱）。

上三味，㕮咀，以水三升，煮取一升，去滓，内芒硝，更上火微煮，令沸，少少温服。【以水一合八勺，煮取六勺，去滓，内芒硝，令消】

因汗、吐、下，谵语者。

发汗后，热而大便不通者。

服下剂，下利不止，心烦，或谵语者。

吐下之后，心下温温欲吐，大便溏，腹微满，郁郁微烦者。

吐后，腹鞕满者。

桃核承气汤

桃仁五十个，桂枝、芒硝、甘草各二两（各五分），大黄四两（一钱）。

上五味，以水七升，煮取二升半；去滓，内芒硝，更上火微沸，下火，先食温。服五合，日三服，当微利。【以水一合五勺，煮取六勺，去滓，内芒硝，微沸，令消】

小腹急结，如狂者。

胞衣不下，气急息迫者。

产后小腹坚痛，恶露不尽，或不大便而烦躁，或谵语者。

痢病，小腹急痛者。

甘草汤

甘草二两（二钱）。

上一味，以水三升，煮取一升半，去滓，温服七合。日二服。【以水一合

二勺，煮取六勺】

急迫而咽痛者。

桔梗汤

桔梗一两（一钱），甘草二两。

上二味，以水三升，煮取一升，去滓，分温再服。【以水一合八勺，煮取六勺】

咽痛者。【应钟】

咽中肿，不能饮食者。

肺痈【应钟】、痈疽。【伯州或梅肉。初发宜炙】诸肿有脓者。【伯州、梅肉】

芍药甘草汤

芍药、甘草各四两（各一钱四分）。

上二味，㕮咀，以水三升，煮取一升半，去滓，分温再服之。【以水一合二勺，煮取六勺】

脚挛急者。【应钟、紫圆】

甘遂半夏汤

甘遂三枚（二分），半夏十二枚（一钱二分），芍药五枚、甘草指大一枚（各八分）。

上四味，以水二升，煮取半升；去滓，以蜜半斤和药汁，煎取一合，顿服之。【以水一合六勺，煮取四勺；去滓，以蜜四勺，和药汁，煎取六勺】

下利，心下续坚满者。

下利，拘挛而痛，不可近者。

芍药甘草附子汤

芍药、甘草各三两（一钱二分），附子一枚（六分）。

以上三味，以水五升，煮取一升五合，去滓，分温服。【以水二合，煮取六勺】

汗后，恶寒者。

脚挛急，疼痛者。【应钟、紫圆或蕤宾】

甘麦大枣汤

甘草三两（四分五厘），小麦一升（二钱四分），大枣十枚（四分）。

以上三味，以水六升，煮取三升，分温三服。【以水一合六勺，煮取六勺】

心中烦躁，悲伤欲哭，腹中濡者。【紫圆或解毒散兼用】

生姜甘草汤

生姜五两（一钱），人参三两（六分），甘草四两，大枣十五枚（各八分）。

上四味，以水七升，煮取三升，分温三服。【以水一合四勺，煮取六勺】

咳唾，涎沫不止，咽燥而渴者。【南吕】

呕吐不止，心下痞鞕而急迫者。【紫圆】

甘草干姜汤

甘草四两（一钱），干姜二两（五分）。

上㕮咀，以水三升，煮取一升五合，去滓，分温再服。【以水一合二勺，煮取六勺】

吐涎沫，不咳，遗尿，小便数者。【南吕】

足厥，咽中燥，烦躁呕逆者。

吐下后，厥逆，烦躁，不可如何者。

四逆汤

甘草二两（一钱二分），干姜一两半，附子一枚（各九分）。

上三味，㕮咀，以水三升，煮取一升二合，去滓，分温再服。强人可大附子一枚、干姜三两。【以水一合五勺，煮取六勺】

手足厥冷者。

下利清谷者。

腹拘急，四肢厥冷，下利，恶寒者。

大汗出，热不去，拘急，四肢厥冷者。

下利，腹胀满，身体疼痛者。

吐，利，汗出，发热，恶寒，四肢厥冷，脉微欲绝，或腹痛，或干呕，或咽痛者，通脉四逆汤主之。甘草二两（一钱）、附子一枚（一分五厘）、干姜三两（一钱六分）。上三味，以水三升，煮取一升二合，去滓，分温再服。其脉即出者，愈。【今煮如本方】

下利，恶寒，脉微，手足厥冷，或心下痞鞕者，四逆加人参汤主之。于本方内，加人参一两。【甘草一钱，干姜、附子各七分五厘，人参五分。上煮如本方】

茯苓四逆汤

茯苓六两（一钱五分），人参一两（二分五厘），甘草二两（五分），干姜一两半，附子一枚（各三分八厘）。

上五味，以水五升，煮取三升，去滓，温服七合。日三服。【以水一合，煮取六勺】

手足厥冷，烦躁者。

肉瞤筋惕，手足厥冷者。

心下悸，恶寒，腹拘急，下利者。

干姜附子汤

干姜一两（一钱二分），附子一枚（一钱八分）。

上二味，以水三升，煮取一升，去滓，顿服。【以水一合八勺，煮取六勺】

烦躁不得眠，脉沉微者。

附子粳米汤

附子一枚（三分），半夏半升（一钱二分），甘草一两（二分），大枣十枚（五分），粳米半升（二钱）。

上五味，以水八升，煮米熟，汤成，去滓，温服一升。日三服。【以水一合六勺，煮取六勺】

腹中雷鸣切痛，胸胁逆满，呕吐者。【消块】

恶寒，或手足厥冷，腹满痛，呕吐者。【消块、紫圆】

薏苡附子败酱散

薏苡仁十分，附子二分，败酱五分。

上三味，捣为末，取方寸匙，以水二升，煎减半，顿服。小便当下。【以水一合二勺，煎减半】

肠痈，其身甲错，腹皮急，按之濡，如肿状，脉数者。

疮家，身甲错者。

所谓鹅掌风者。【以上梅肉】

大乌头煎

乌头，大者五枚（三钱）。

上以水三升，煮取一升，去滓，内蜜二升，煎令水气尽，取二升，强人服七合，弱人五合。不差，明日更服。不可一日再服。【以水九勺，煮取三勺，去滓，内蜜六勺，煎取六勺】

腹痛，自汗出，手足厥冷，脉沉弦者。【蕤宾或紫圆】

乌头汤

麻黄、芍药、黄芪、甘草各三两（六分），川乌五枚。㕮咀，以蜜二升（八勺）煎取一升（四勺），即出乌头。

上五味，㕮咀四味，以水三升，煮取一升，去滓，内蜜煎中，更煎之，服七合。不知，尽服之。【以水二合七勺，煮四味，取九勺，去滓，内蜜煎中，更炼，取六勺】

历节，疼痛不可屈伸者。

脚挛急，疼痛不可屈伸者。

脚肿疼痛者。【以上兼用蕤宾。时时以紫圆攻之。仲吕亦可也】

腰以下肿，疼痛者。【蕤宾，或仲吕，或桃花散】

腹中绞痛，拘急不得转侧，身重，手足厥冷，阴缩者。

小腹挛急，阴囊偏大者。【蕤宾或仲吕】

自汗，盗汗出，浮肿者。【桃花散】

赤丸

茯苓四两，半夏四两，一方用桂，乌头二两，细辛一两。

上四味，末之，内真朱为色，炼蜜丸如麻子大。先食，酒饮下二丸。日再、夜一服。不知稍增之，以知为度。

厥逆，恶寒，心下悸者。

真武汤

茯苓、芍药、生姜各三两（各七分五厘），术二两（五分），附子一枚（四分）。

上五味，以水八升，煮取三升，去滓，温服七合，日三服。【以水一合六勺，煮取六勺】

腹痛【消块】，小便不利，四肢沉重疼痛，下利，或咳，或呕者。

心下悸，头眩【应钟】，身瞤动、振振欲擗地者。

舌上干燥，黑苔生，口中有津液，身热，头眩，手足振振，或下利者。【紫圆】

附子汤

附子二枚，茯苓、芍药各三两（六分），人参二两（四分），术四两（八分）。

上五味，以水八升，煮取三升，去滓，温服一升。日三服。【以水一合六勺，煮取六勺】

脉微细，其背恶寒者。

身体痛，手足冷，骨节痛，脉沉者。【应钟】

身体痛，小便不利【仲吕】，心下悸，或痞鞕者。

天雄散

天雄三两【当作三枚】，术八两，桂枝六两，龙骨三两。

上四味，杵为散，酒服半钱匙。日三服。不知稍增之。

失精，脐下有动而恶寒，或冲逆，或小便不利者。【应钟】

栀子豉汤

栀子十四枚（八分），香豉四合（二钱）。

上二味，以水四升，先煮栀子，得二升半，内豉，煮取一升半，去滓，分为二服，温进一服。得吐者，止后服。【以水一合六勺，先煮栀子，取一合；去滓，内豉，煮取六勺】

心中懊侬者。

烦热，胸中窒者。

身热不去，心中结痛者。

下后烦，心下濡者。【此烦，与桂枝汤发汗后之烦不可混】

若急迫者，栀子甘草豉汤主之。于栀子豉汤方内，加甘草二两（八分）。

若呕者，栀子生姜豉汤主之。于栀子豉汤方内，加生姜五两（三钱）。

若胸满、烦热者，枳实栀子豉汤主之。枳实三枚（六分）、栀子十四枚（四分）、豉一升（二钱八分）。上三味，以清浆水七升，空煮取四升；内枳实、栀子，煮取二升；下豉，更煮五六沸，去滓，分温再服。覆取微似汗。【以水一合六勺，先煮二味，取八勺；下豉，煮取六勺】

若大便不通，胸胁满痛者，黄疸心中懊憹，或热痛者，栀子大黄豉汤主之。栀子十二枚（一分五厘），大黄一两（一分五厘），枳实五枚（七分五厘），豉一升（一钱八分）。上四味，以水六升，煮取二升，分温三服。【以水一合八勺，煮取六勺】

茵陈蒿汤

茵陈蒿六两（一钱八分），栀子十四枚，大黄二两（各六分）。

上三味，以水一斗，先煮茵陈，减六升，内二味，煮取三升，去滓，分温三服。【以水二合，先煮茵陈，取一合二勺；内二味，煮取六勺服】

小便当利，尿如皂角汁状，色亦正。一宿腹减，黄从小便去也。

发黄色，小便不利，渴而欲饮水，大便不通者。

发黄色，小便不利，腹微满者。

寒热，不食，头眩，心胸不安者。

栀子柏皮汤

栀子二十五个（一钱五分），甘草一两（五分），黄柏二两（一钱）。

上三味，以水四升，煮取一升半，去滓，分温再服。【以水一合六勺，煮取六勺】

身黄，发热者。

身黄，心烦者。【解毒散】

栀子厚朴汤

栀子十四枚（六分），厚朴四两，枳实四枚（各一钱二分）。

以上三味，以水三升半，煮取一升半，去滓，分三服。温进一服，得吐

者，止后服。【以水一合四勺，煮取六勺】

心烦，腹满，起卧不安者。

栀子干姜汤

栀子十四枚，干姜二两（各一钱五分）。

上二味，以水三升半，煮取一升半，去滓，分二服。温进一服，得吐者，止后服。【以水一合四勺，煮取六勺】

身热不去，微烦者。【兼用解毒散】

大陷胸汤

大黄六两（九分），芒硝一升（三钱），甘遂一钱（一分五厘）。

上三味，以水六升，先煮大黄，取二升；去滓，内芒硝，煮一两沸；内甘遂末，温服一升。得快利，止后服。【以水一合八勺，先煮大黄，取六勺；去滓，内芒硝，令消；内甘遂末，服之】

结胸，心下痛，按之石鞕者。

短气，烦躁，心下鞕者。

舌上燥而渴，发潮热，不大便，自心下至小腹鞕满而痛，不可近者。

谵语，烦躁，心下痛，手不可近者。

小陷胸汤

黄连一两（四分），半夏半升（二钱四分），栝蒌实大者一个（八分）。

上三味，以水六升，先煮栝蒌，取三升；去滓，内诸药，煮取二升；去滓，分温三服。【以水一合八勺，先煮栝蒌，取九勺；内二味，煮取六勺】

结胸，有痰饮之变者。【兼用南吕、姑洗或紫圆】

龟背、腹中无积聚者。【兼用紫圆】

病聚于胸中而呕，或吐者。【紫圆】

胸脯膨胀而发痛者。【紫圆】

栝蒌薤白白酒汤

栝蒌实一枚（六分），薤白半升（二钱四分），白酒七升（二合一勺）。

上三味，同煮，取二升，分温再服。【取六勺服】

喘息，咳唾，胸背痛者。【姑洗或白散或紫圆】

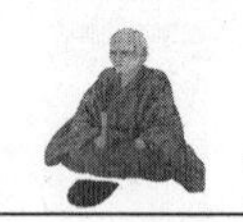

若心痛彻背不得卧者，及膈噎、心痛者，栝蒌薤白半夏汤主之。【俱兼用姑洗、紫圆】栝蒌实一枚（六分），薤白三两（九分），半夏半升（一钱八分），白酒一斗（三合）。上四味，同煮，取四升，温服一升。日三服。【煮取六勺】

瓜蒂散

瓜蒂、赤小豆各一分（五分）。

上二味，各别捣筛，为散已，合治之，取一钱匙。以香豉一合（二钱四分），用热汤七合（七勺），煮作稀糜，去滓，取汁，和散，温顿服之。不吐者，少少加；得快吐乃止。诸亡血虚家，不可与瓜蒂散。

胸中痞塞，上冲咽喉不得息者。

手足厥冷，心中烦满，饥不能食者。

心中温温欲吐，又不能吐，手足厥冷者。

大半夏汤

半夏二升（二钱四分），人参三两（三分），白蜜一升（一钱五分）。

上三味，以水一斗二升，和蜜扬之，二百四十遍；煮取二升半，温服一升。余分再服。【以水三合四勺，煮取六勺】呕吐，而心下痞鞕者。【大簇或紫圆】

呕而心下痛者。【南吕】

小半夏汤

半夏一升（二钱四分），生姜半斤（一钱六分）。

上二味，以水七升，煮取一升半，分温再服。【以水一合八勺，煮取六勺】

呕吐而不渴者。【呕剧者，倍加生姜汁】

若心下痞、眩悸者，小半夏加茯苓汤主之。【兼用俱紫圆①】半夏一升（一钱八分）、生姜半斤（一钱二分）、茯苓三两（四分五厘）。上三味，以水七升，煮取一升五合，分温再服。【以水二合八勺，煮取六勺】

---

①兼用俱紫圆：当为“俱兼用紫圆”。

半夏苦酒汤

半夏十四枚（五分），鸡子一枚。【去黄】

上二味，内半夏着苦酒中，以鸡子壳直刀环中，安火上，令三沸，去滓，少少含咽之。不差，更作三剂。

咽中生疮，不能语言者。

咽中肿，水谷不下者。

半夏厚朴汤

半夏一升（一钱二分），厚朴三两（三分），茯苓四两（四分），生姜五两（五分），干苏叶二两（二分）。

上五味，以水七升，煮取四升，分温四服。日三夜一服。【以水一合五勺，煮取六勺】

咽中如有炙脔者。【兼用南吕。按《千金》作胸满，心下坚，咽中帖帖如有炙肉，吐之不出，吞之不下】

若感冒，桂枝之证而有痰饮者，桂枝汤合方主之。【屡所经验也】

半夏干姜散

半夏、干姜各等份。

上二味，杵为散，取方寸匙；浆水一升半（一合二勺），煎取七合（六勺），顿服之。

干呕不止者。

吐涎沫者。【兼用南吕】

干姜人参半夏丸

干姜、人参各一两（七分五厘），半夏二两（一钱五分）。

上三味，末之，以生姜汁糊为丸，如梧子大，饮服十丸。日三服。【或三味，水煎，合生姜汁服】

妊娠，呕吐不止者。

心下痞鞕，而干呕不止者。

半夏泻心汤

半夏半升（九分），黄芩、干姜、人参、甘草各三两，大枣十二枚（各四分五厘），黄连一两（一分五厘）。

上七味，以水一斗，煮取六升；去滓，再煮，取三升，温服一升。日三服。【以水二合，煮取一合二勺；去滓，再煎，取六勺】

心下痞鞕，腹中雷鸣者。【大簇】

呕而肠鸣，心下痞鞕者。【大簇】

心中烦悸，或怒，或悲伤者。【紫圆】

若下利不止、干呕、心烦者，甘草泻心汤主之；默默欲眠、目不得闭、起卧不安、不欲饮食、恶闻食臭者，甘草泻心汤主之。于半夏泻心汤方内，加甘草一两（一分五厘）。

若干哕食臭、腹中雷鸣、下利或呕吐者，生姜泻心汤主之。半夏泻心汤方内，减干姜二两，加生姜四两。【半夏九分，甘草、人参、大枣、黄芩各四分五厘，黄连、干姜各一分五厘，生姜六分。上八味，煮如半夏泻心汤】

吴茱萸汤

吴茱萸一升（一钱八分），人参三两，大枣十二枚（各四分五厘），生姜六两（九分）。

上四味，以水七升，煮取二升，去滓，温服七合。日三服。【以水二合一勺，煮取六勺】

食谷欲呕者。【方意以气逆为主证】

吐利【吐泻也】，手足厥冷，烦躁者。

干呕，吐涎沫，头痛者。【南吕】

呕而胸满者。【紫圆】

脚气上攻而呕者【紫圆】。若水肿而呕者，非此汤之所知也。

厚朴生姜半夏甘草人参汤

厚朴、生姜各半斤（一钱二分），半夏半斤（九分），人参一两（一分五厘），甘草二两（三分）。

上五味，以水一斗，煮取三升，去滓，温服一升。日三服。【以水二合，煮取六勺】

腹胀满、呕逆者。【兼用消块】

黄连汤

黄连、甘草、干姜、桂枝各三两，大枣十二枚（各四分五厘），人参二两

（三分），半夏半升（九分）。

上七味，以水一斗，煮取六升，去滓，温服一升。日三服，夜二服。【以水一合，煮取六勺】

胸中有热，腹中痛，欲呕吐者。

心烦呕逆者。【以上兼用紫圆】

干姜黄连黄芩人参汤

干姜、黄连、黄芩、人参各三两（六分五厘）。

上四味，以水六升，煮取二升，去滓，分温再服。【以水一合八勺，煮取六勺】

下利，心烦，食入口即吐者。【兼用紫圆】

下利、心下痞鞕、干呕者。【兼用紫圆】

大建中汤

蜀椒二合（六分），干姜四两（一钱二分），人参二两（六分）。

上三味，以水四升，煮取二升，去滓，内胶饴一升，微火煎取一升半，分温再服。如一炊顷，可饮粥二升后，更服。当一日食糜，温覆之。【以水一合六勺，煮取八勺，去滓，内胶饴，煮取六勺】

心胸间痛，呕不能食者。

腹中寒，上冲皮起，出见有头足，上下痛而不可触近者。【兼用紫圆】

黄连阿胶汤

黄连四两（一钱二分），黄芩一两（三分），芍药二两（六分），鸡子黄二枚（一枚三分之一），阿胶三两（九分）。

上五味，以水五升，先煮三物，取二升；去滓，内胶，烊尽，少冷，内鸡子黄，搅令相得，温服七合。日三服。【以水一合半，煮三物，取六勺，去滓，内胶，烊尽，少冷，内鸡子黄，搅令相得】

心中烦而不能卧者。

胸中有热，心下痞，烦而不能眠者。

黄芩汤

黄芩三两，大枣十二枚（各九分），甘草、芍药各二两（六分）。

上四味，以水一斗，煮取三升，去滓，温服一升。日再夜一服。【以水二合，煮取六勺】

心下痞，自下利者。

口苦，咽燥，目眩，自下利者。

若呕者，黄芩加半夏生姜汤主之。于本方内，加半夏半升、生姜三两。【黄芩、大枣、生姜各四分五厘，甘草、芍药各三分，半夏九分。上六味，煮如本方】

六物黄芩汤

黄芩、人参、干姜各三两，大枣十二枚（各四分五厘），桂枝一两（一分五厘），半夏半升（九分）。

上六味，以水七升，煮取三升，分温三服。【以水一合四勺，煮取四勺】

干呕，下利，心下痞鞕者。

痢疾，心下痞鞕而呕，不能食者。【兼用紫圆】

三物黄芩汤

黄芩一两（四分），苦参二两（八分），干地黄四两（一钱六分）。

上三味，以水六升，煮取二升，温服一升。多吐、下虫。【以水一合六勺，煮取六勺】

四肢烦热者。【兼用黄连解毒散】

白头翁汤

白头翁、黄连、黄柏、秦皮各三两（各七分五厘）。

上四味，以水七升，煮取二升，去滓，温服一升。不愈，更服一升。【以水二合六勺，煮取六勺】

热利，下重者。

下利，欲饮水者。

胸中热而心烦，下利者。【以上兼用紫圆】

若心烦不得眠，或烦躁者，白头翁加甘草阿胶汤主之。于本方内，加甘草、阿胶各二两。上六味，以水七升，煮取二升半；内胶，令消尽，分温三服。【白头翁、黄连、黄柏、秦皮各六分，甘草、阿胶各四分。上六味，以水一合七勺，煮取六勺；去滓，内胶，令消尽】

木防己汤

木防己三两（六分），石膏鸡子大（一钱六分），桂枝二两（四分），人参四两（八分）。

上四味，以水六升，煮取二升，分温再服。【以水一合八勺，煮取六勺】

喘满，心下痞坚者。

肿满，心下鞕满者。

短气，或逆满而痛，或渴者。【以上兼用蕤宾、南吕。剧者以紫圆攻之】

若喘满止，或不渴，心下悸，而痞坚难解者，木防己去石膏加茯苓芒硝汤主之。于木防己汤方内，去石膏，加茯苓四两、芒硝三合。上五味，以水六升，煮取二升，去滓，内芒硝，再微煎，分温再服。微利则愈。【防己六分，桂枝四分，人参、茯苓各八分，芒硝一钱二分。上五味，以水一合八勺，煮取六勺；内芒硝，令消尽】

防己茯苓汤

防己、黄芪、桂枝各三两（各六分），茯苓六两（一钱二分），甘草二两（四分）。

上五味，以水六升，煮取二升，分温三服。【以水一合八勺，煮取六勺】

四肢肿，水气在皮肤中，肉瞤筋惕者。【桃花散】

防己黄芪汤

【方从《外台》】

防己四两（六分），黄芪五两（七分五厘），术、生姜各三两，大枣十四枚（各四分五厘），甘草二两（三分）。

上六味，以水六升，煮取二升，分温三服。【以水一合八勺，煮取六勺】

水病，脉浮，身重，汗出，恶风者。

水病，小便难，腰以下肿，或及阴，难屈伸者。【仲吕】

枳实芍药散

枳实、芍药各等份。

上二味，杵为散，服方寸匙。日三服。并主痈脓，以麦粥下之。

腹痛，烦满者。【夷则】

枳术汤

枳实七枚（二钱一分），术二两（六分）。

上二味，以水五升，煮取三升，分温三服。腹中软，即当散。【以水一合，煮取六勺】

心下痞坚、小便不利者。

或心下满痛，小便不利者。【仲吕】

排脓散

枳实十六枚（一钱六分），芍药六分，桔梗二分。

上三味，杵为散，取鸡子黄一枚，以药散与鸡黄相等，揉和令相得，饮和服之。日一服。

疮痈，痛而欲脓溃者。【梅肉】

桂枝枳实生姜汤

桂枝、生姜各三两（九分），枳实五枚（一钱五分）。

上三味，以水六升，煮取三升，分温三服。【以水一合二勺，煮取六勺】

心中痞、逆满、心痛者。

逆满、吐出水、不受水药者。【消块或南吕】

枳实薤白桂枝汤

枳实四枚、厚朴四两（各八分），薤白半升（一钱六分），桂枝一两（二分），栝蒌实一枚（四分）。

上五味，以水五升，先煮枳实、厚朴；取二升，去滓，内诸药，煮数沸，分温三服。【以水一合六勺，先煮枳实、厚朴，取八勺，去滓，内诸药，煮取六勺】

心中痞，胸胁满，胁下逆抢心者。

胸满，心痛，或背痛者。【南吕或控涎丹】

膈噎，胸痛者。【控涎或紫圆】

橘皮枳实生姜汤

橘皮一斤（二钱四分），枳实三两（四分五厘），生姜半斤（一钱二分）。

上三味，以水五升，煮取二升，分温再服。【以水一合五勺，煮取六勺】

胸中痞塞，逆满，短气者。

吃噫不止者。

茯苓饮

茯苓、人参、术各三两（六分），枳实二两（四分），橘皮二两半（五分），生姜四两（八分）。

上六味，以水六升，煮取一升八合，分温三服。如人行八九里，进之。【以水二合，煮取六勺】

胸中有痰饮，满而不能食者。【南吕】

吐出水，心下痞鞕，小便不利者。【紫圆】

脚气，小便不利、心下悸、逆满、呕者。【蕤宾或紫圆】

橘皮竹茹汤

橘皮二斤（三钱二分），竹茹二升、大枣三十枚、生姜半斤（各九分），甘草五两（五分），人参一两（一分）。

上六味，以水一斗，煮取三升，温服一升。日三服。【以水一合，煮取六勺】

胸中痹而吐逆者。

橘皮汤

橘皮四两（三钱），生姜半斤（四钱）。

上二味，以水七升，煮取三升，温服一升。下咽即愈。【以水一合四勺，煮取六勺】

干呕、哕者，手足厥者。

桂枝茯苓丸

桂枝、茯苓、牡丹、桃仁、芍药各等份。

上五味，末之，炼蜜和丸，如兔屎大，每日食前服。一丸不知，加至三丸。

漏下不止、胎动在脐上者。

妇人冲逆，头眩，或心下悸，或肉瞤筋惕者。【夷则】

经水不利，面部或手足肿者。【汤或散而服之，夷则或抵当丸兼用】

病有血症之变，手足烦热，小便不利者。【夷则】

芎归胶艾汤

芎䓖、阿胶、甘草各二两（三分），艾叶、当归各三两（四分五厘），芍药四两（六分），干地黄六两（九分）。

上七味，以水五升、清酒五升，合煮，取三升，去滓，内胶，令消尽，温服一升。日三服。不差更作。【以水一合、清酒一合，煮取六勺；去滓，内胶，令消尽】

漏下者。

产后下血不绝者。

下血、吐血不止者。【解毒散】

旋覆花代赭石汤

旋覆花、甘草各三两，大枣十二枚（各四分五厘），人参二两（三分），生姜五两（七分五厘），半夏半升（九分），代赭石一两（一分五厘）。

上七味，以水一斗，煮取六升，去滓，再煎取三升，温服一升。日三服。【以水二合，煮取一合二勺；去滓，再煎取六勺】

心下痞鞕，噫气不除者。

赤石脂禹余粮汤

赤石脂、禹余粮各一斤（一钱六分）。

以上二味，以水六升，煮取二升，去滓三服。【以水一合八勺，煮取六勺】

下利，小便不利者。

小腹痛，小便不利，若下利者。

桃花汤

赤石脂一斤（一钱六分），干姜一两（一分），粳米一升（一钱）。

上三味，以水七升，煮米令熟；去滓，温七合，内赤石脂末方寸匙，日三服。若一服愈，余勿服。【以水二合，煮取六勺，内赤石脂末方寸匙】

下利，便脓血者。

腹痛，小便不利，下利不止者。

酸枣仁汤

酸枣仁二升（二钱四分），甘草一两（一分），知母、茯苓、芎䓖各二两（二分）。

上五味，以水八升，煮酸枣仁，得六升；内诸药，煮取三升，分温三服。【以水一合六勺，煮酸枣；取一合二勺，内诸药，煮取六勺】

烦而不得眠者。

烦悸，而眠不寤者。

葶苈大枣汤

葶苈捣丸如弹丸大（五分），大枣十二枚（三分）。

上二味，先以水三升，煮枣取二升；去枣，内葶苈，煮取一升，顿服。【以水一合八勺，先煮枣，取一合二勺，去滓，内葶苈，煮取六勺】

喘而不得卧者。

一身面目浮肿，咳逆上气，喘鸣息迫者。【白散兼用】

十枣汤

芫花、甘遂、大戟各等份。

以上三味，等份，各别捣为散；以水一升半，先煮大枣肥者十枚；取八合，去滓，内药末。强人服一钱匙，羸人服半钱。温服之，平旦服。若下少，病不除者，明日更服，加半钱。得快下利后，糜粥自养。【以水一合二勺，先煮大枣五钱；取六勺，内药末一钱，顿服之】

头痛，心下痞鞕，引胁下痛，干呕，汗出者。

咳烦，胸中痛者。

胸背掣痛，不得息者。

桔梗白散

桔梗、贝母各三分，巴豆一分。

上三味，为散，强人饮服半钱匙，羸者减之。病在膈上者吐脓，而膈下者泻出。若下多不止，饮冷水一杯则定。

有结毒，而浊唾、吐脓者。

毒在胸咽，而不得息者。

走马汤

巴豆、杏仁各二枚。

上二味，以绵缠，槌令碎；热汤二合，捻取白汁，饮之当下。老少量之。通治飞尸鬼疰病。【以热汤六勺，余如上法】

中恶，心痛、腹胀、大便不通者。

喘鸣、息迫者。【小儿马脾风之类是也】

所谓中风，吼喘、息迫者。

备急圆

大黄、巴豆、干姜各一两。

上药各须精新，先捣大黄、干姜为末，研巴豆内中，合治千杵。用为散，蜜和丸亦佳。密器中贮之，莫令散气。

食滞，腹痛者。

心痛，诸卒痛者。

霍乱，吐下，心痛者。

矾石汤

矾石二两。

上一味，以浆水一斗五升，煎三五沸，浸脚良。

脚气，痿弱不仁，及上入抢心者。

硝矾散

硝石、矾石各等份。

上二味，为末；以大麦粥汁和，服方寸匙。日三服。病随大小便去。小便正黄，大便正黑，是候也。

日晡发热，恶寒，小腹满，身悉黄，额上黑，足下热，或腹胀如水状，大便黑，时溏者。

蛇床子散

蛇床子仁。

上一味，末之，以白粉少许，令相得，如枣大，绵裹内之。自然温。

阴中痒者以此汤洗之，眼目痒者亦然。

黄土汤

甘草、干地黄、术、附子、阿胶、黄芩（各四分五厘），灶中黄土（一钱二分）。

上七味，以水八升，煮取三升，温服。【以水一合五勺，煮取六勺】

下血，四肢不仁，或冷而痛者。

下血，手足烦热，心烦不得眠者。

吐血，衄血，亦有前症，则此汤主之。

桂枝芍药知母汤

桂枝、知母、防风（各四分），芍药（三分），甘草、麻黄（各二分），生姜、苍术（各五分），附子（一分五厘）。

上九味，以水七升，煮取二升，温服七合。日三服。【以水一合五勺，煮取六勺】

历节，疼痛、挛急、头眩、温温欲吐者。

方药篇

『药征』

日·吉益东洞 著

日·邨井杶 校

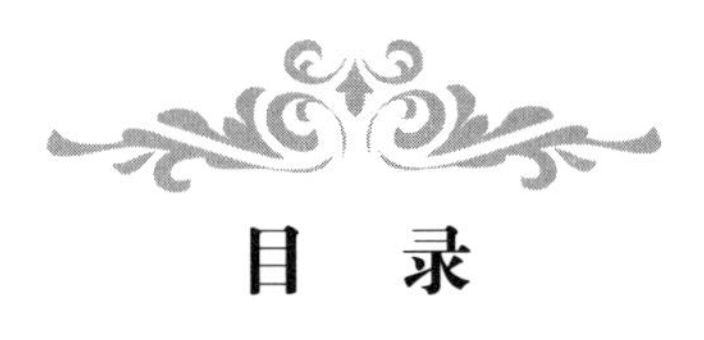

目　录

药 征

自 序

书曰：若药弗瞑眩①，厥疾弗瘳②。《周官》曰：医师掌医之政令，聚毒药，共医事。由是观之，药，毒也，而病，毒也，药毒而攻病毒，所以瞑眩者也。而考本草，有毒者有焉，无毒者有焉，为养者有之，不养者有之。于是人大惑焉，世远、人泯、经毁，虽欲正之，未由也已，今之所赖也，天地人耳。夫有天地，则有万物焉，有万物，则有毒之能也，有人则病与不而有焉，是古今之所同也。从其所同，而正其所异也，孰乎不可正哉！扁鹊之法，以试其方也，药之瞑眩，厥疾乃瘳，若其养与不养邪，本草之云，终无其验焉。

故从事于扁鹊之法，以试其方，四十年于兹，以量之多少，知其所主治也。视病所在，知其所旁治也。参互而考之，以知其征，于是始之所惑也，粲然明矣。凡攻疾之具，则药皆毒，而疾医之司也。养精之备，则辨有毒无毒，而食医之职也。食者常也，疾者变也，吾党之小子，常之与变，不可混而为一矣。而本草也，混而一之，乃所以不可取也。不可取乎，则其方也。规矩准绳，是故扁鹊之法，以试其方之功，而审其药之所主治也。次举其考之征，以实其所主治也。次之以方之无征者，参互而考次之，以古今误其药功者，引古驯而辨之，次举其品物，以辨真伪，名曰《药征》也。犹之一物也，异其用，则异其功，是以养其生者，随其所好恶；攻其疾者，不避其所好恶。故食医之道，主养其精也。故撰有毒无毒，而随其所好恶也。疾医之道，主攻其疾也。故药皆毒而不避其所好恶也，而为医者不辨之，混而为一，疾医之道，所以绝也。

---

①瞑眩：《尚书·说命篇上》："若药不瞑眩，厥疾弗瘳。"孔颖达疏："瞑眩者，令人愤闷之意也。"即服药后出现恶心、头眩、胸闷等反应的，称为"瞑眩"。

②瘳（chōu 抽）：病愈。

夫古今不异者，天地人也。古今异者，论之说也。以其不异，以正其异，不异则不异，异则异也。譬如人君用人，率材则功，达材则无功矣。一物无异功，用异则功异，用养生乎？用攻疾乎？养生随其所好恶，攻疾不避其所好恶，不知其法，焉得其正？其法既已建，而后以其不异，以正其异，不异则不异，异则异。《诗》曰：伐柯，伐柯，其则不远，是之谓也。盖今之为医之论药也，以阴阳五行，疾医之论药也，唯在其功耳。故不异则不异，异则异。然则治疾如之何，匪攻不克；养生如之何，匪性不得。吾党之小子，勿眩于论之说，以失其功实云尔。

明和八年中秋之月

日本艺阳吉益为则题

卷 上

石膏

主治烦渴也，旁治谵语、烦躁、身热。

考征

白虎汤证曰：谵语遗尿。

白虎加人参汤证曰：大烦渴。

白虎加桂枝汤证曰：身无寒，但热。

以上三方，石膏皆一斤。

越婢汤证曰：不渴、续自汗出、无大热（不渴，非全不渴之谓。无大热，非全无大热之谓也，说在外传中）。

麻黄杏仁甘草石膏汤，证不具也。（说在《类聚方》）

以上二方，石膏皆半斤。

大青龙汤证曰：烦躁。

木防已汤，证不具也。（说在《类聚方》）

以上二方，石膏皆鸡子大也。

为则按：鸡子大，即半斤也。木防已汤，石膏或为三枚，或为十二枚，其分量难得而知焉。今从旁例，以为鸡子大也。

上历观此诸方，石膏主治烦渴也明矣。凡病烦躁者，身热者，谵语者，及发狂者，齿痛者，头痛者，咽痛者，其有烦渴之证也，得石膏而其效核焉。

互考

《伤寒论》曰：伤寒脉浮，发热无汗，其表不解者，不可与白虎汤。渴欲饮水，无表证者，白虎加人参汤主之。

为则按：上云不可与白虎汤，下云白虎加人参汤主之。上下恐有错误也。于是考诸《千金方》，揭《伤寒论》之全文。而白虎汤加人参汤，作白虎汤是也。今从之。

《伤寒论》中，白虎汤之证不具也，《千金方》举其证也备矣，今从之。

辨误

《名医别录》言：石膏性大寒，自后医者怖之，遂至于置而不用焉。仲景氏举白虎汤之证曰：无大热。越婢汤之证亦云。而二方主用石膏。然则仲景氏之用药，不以其性之寒热也可以见已。余也笃信而好古，于是乎为渴家而无热者，投以石膏之剂，病已而未见其害也。方炎暑之时，有患大渴引饮而渴不止者，则使其服石膏末，烦渴顿止。而不复见其害也。石膏之治渴而不足怖也，斯可以知已。

陶弘景曰：石膏发汗，是不稽之说。而不可以为公论。仲景氏无斯言，意者陶氏用石膏，而在下则下。于是乎有非吐剂而吐，非下剂而下，非汗剂而汗者，是变而非常也。何法之为？譬有盗于梁上，室人交索之。出于右，则顺而难逃。逾于左，则逆而易逃。然则虽逆乎？从其易也，毒亦然。仲景曰：与柴胡汤，必蒸蒸而振，却发热汗出而解。陶氏所谓石膏发汗，盖亦此类也已。陶氏不知，而以为发汗之剂。不亦过乎？

后世以石膏为峻药，而怖之太甚，是不学之过也。仲景氏之用石膏，其量每多于他药；半斤至一斤，此盖以其气味之薄故也。余尝治青山候臣蜂大夫之病。其证平素毒着脊上七椎至十一椎，痛不可忍，发则胸膈烦闷而渴，甚则冒而不省人事，有年数矣。一日大发，众医以为大虚，为作独参汤，贴二钱，日三服，六日未知也。医皆以为必死。于是家人召余诊之。脉绝如死状，但诊其胸，微觉有烦闷状，乃作石膏黄连甘草汤与之。一剂之重三十五钱，以水一盏六分，煮取六分，顿服，自昏至晓，令三剂尽，通计一百有五钱，及晓，其证犹梦而顿觉。次日余辞而归京师，病客曰：一旦诀别，吾则不堪。请与君行，朝夕于左右。遂俱归京师。为用石膏如故，居七八十许日而告瘳。石膏之非峻药而不可怖也，可以见焉尔。

品考

石膏　本邦处处出焉。加州、奥州最多。而有硬软二种。软者上品也。《别录》曰：细理白泽者良。雷敩曰：其色莹净如水精。李时珍曰：白者洁净细文，短密如束针。为则曰：采石药之道，下底为佳，以其久而能化也。采石膏于其上头者，状如米糕。于其下底者，莹净如水精，此其上品也。用之之法，唯打碎之已。近世火煅用之，此以其性为寒故也。臆测之为也，余则不取焉。大凡制药之法，制而倍毒则制之。去毒则不，是毒外无能也。诸药之下，其当制者，详其制也，不制者不，下皆效之。

滑石

主治小便不利也，旁治渴也。

考征

猪苓汤证曰：渴欲饮水，小便不利。

以上一方，滑石一两。

上此一方，斯可见滑石所主治也。

滑石白鱼散证曰：小便不利。

蒲灰散证曰：小便不利。

余未试二方，是以不取征焉。

互考

余尝治淋家，痛不可忍而渴者，用滑石矾甘散，其痛立息。屡试屡效，不可不知也。

品考

滑石　和、汉共有焉，处处山谷多出之也。软滑而白者，入药有效。宗曰：滑石，今之画石，因其软滑，可写画也。时珍曰：其质滑腻，故以名之。

芒硝

主软坚也。故能治心下痞坚，心下石硬，小腹急结，结胸，燥屎大便硬。而旁治宿食腹满、小腹肿痞之等诸般难解之毒也。

考征

大陷胸汤证曰：心下痛、按之石硬。

以上一方，芒硝一升，分量可疑。故从《千金方》大陷胸丸。作大黄八两、芒硝五两。

大陷胸丸证曰：结胸，项亦强。

以上一方。芒硝半斤，分量亦可疑，故从《千金方》作五两。

调胃承气汤证曰：腹胀满。又曰：大便不通。又曰：不吐，不下，心烦。

以上一方。芒硝半斤，分量亦可疑。今考《千金方》《外台秘要》，此方无有焉。故姑从桃核承气汤，以定芒硝分量。

柴胡加芒硝汤证，不审备也。（说在“互考”中）

以上一方，芒硝六两。

大承气汤证曰：燥屎。又曰：大便硬。又曰：腹满。又曰：宿食。

大黄牡丹汤证曰：小腹肿痞。

木防己去石膏加茯苓芒硝汤证曰：心下痞坚云云。复与不愈者。

以上三方，芒硝皆三合。

大黄硝石汤证曰：腹满。

以上一方，硝石四两。

橘皮大黄朴硝汤证曰：食之在心胸间不化、吐复不出。

桃核承气汤证曰：少腹急结。

以上二方，朴硝、芒硝皆二两。

硝矾散证曰：腹胀。

以上一方，硝石等分。

上历观此数方，芒硝主治坚块明矣，有软坚之功也。故旁治宿食腹满，少腹肿痞之等诸般难解者也。

互考

柴胡加芒硝汤，是小柴胡汤而加芒硝者也。而小柴胡汤主治胸胁苦满，不能治其块，所以加芒硝也。见“人参辨误”中说，则可以知矣。

品考

硝石　和、汉无别；朴硝、芒硝、硝石，本是一物，而各以形状名之也，其能无异，而芒硝之功胜矣，故余家用之。

甘草

主治急迫也，故治里急、急痛、挛急，而旁治厥冷、烦躁、冲逆之等诸般迫急之毒也。

考征

芍药甘草汤证曰：脚挛急。

甘草干姜汤证曰：厥，咽中干，烦躁。

甘草泻心汤证曰：心烦不得安。

甘姜甘草汤证曰：咽燥而渴。

桂枝人参汤证曰：利下不止。

以上五方，甘草皆四两。

芍药甘草附子汤，证不具也。(说在“互考”中)

甘麦大枣汤证曰：脏躁，喜悲伤欲哭。

以上二方，甘草皆三两。

甘草汤证曰：咽痛者。

桔梗汤，证不具也。(说在“互考”中)

桂枝甘草汤证曰：叉手自冒心。

桂枝甘草龙骨牡蛎汤证曰：烦躁。

四逆汤证曰：四肢拘急，厥逆。

甘草粉蜜汤证曰：令人吐涎，心痛发作有时，毒药不止。

以上六方，甘草皆二两。

上八方，甘草二两三两，而亦四两之例。

苓桂甘枣汤证曰：脐下悸。

苓桂五味甘草汤证曰：气从小腹上冲胸咽。

小建中汤证曰：里急。

半夏泻心汤证曰：心下痞。

小柴胡汤证曰：心烦。又云：胸中烦。

小青龙汤证曰：咳逆，倚息。

黄连汤证曰：腹中痛。

人参汤证曰：逆抢心。

旋覆花代赭石汤证曰：心下痞硬、噫气不除。

乌头汤证曰：疼痛不可屈伸。又云：拘急不得转侧。

以上十方，甘草皆三两。

排脓汤证，阙。（说在桔梗部）

调胃承气汤证曰：不吐，不下，心烦。

桃核承气汤证曰：其人如狂。又云：少腹急结。

桂枝加桂汤证曰：奔豚，气从少腹上冲心。

桂枝去芍药加蜀漆龙骨牡蛎汤证曰：惊狂，起卧不安。

以上五方，甘草皆二两。

上历观此诸方。无论急迫，其他曰痛、曰厥、曰烦、曰悸、曰咳、曰上逆、曰惊狂、曰悲伤、曰痞硬、曰利下，皆甘草所主。而有所急迫者也，仲景用甘草也；其急迫剧者，则用甘草亦多。不剧者，则用甘草亦少。由是观之，甘草之治急迫也明矣。古语曰：病者苦急，急食甘以缓之。其斯甘草之谓乎？仲景用甘草之方甚多，然其所用者，不巡前证，故不枚举焉。凡征多而证明者，不枚举其征，下皆效之。

互考

甘草汤证曰：咽痛者，可与甘草汤。不差者，与桔梗汤。凡其急迫而痛者，甘草治之。其有脓者，桔梗治之。今以其急迫而痛，故与甘草汤。而其不差者，已有脓也，故与桔梗汤。据此推之，则甘草主治，可得而见也。

芍药甘草附子汤，其证不具也。为则按其章曰：发汗，病不解，反恶寒。是恶寒者，附子主之，而芍药、甘草，则无主证也。故此章之义，以芍药甘草汤，脚挛急者，而随此恶寒，则此证始备矣。

为则按：调胃承气汤、桃核承气汤，俱有甘草。而大小承气汤、厚朴三物汤，皆无甘草也。调胃承气汤证曰：不吐，不下，心烦。又曰：郁郁微烦。此皆其毒急迫之所致也。桃核承气汤证曰：或如狂，或少腹急结，是虽有结实，然狂与急结，此皆为急迫，故用甘草也。大小承气汤、厚朴三物汤、大黄黄连泻心汤，俱解其结毒耳。故无甘草也，学人详诸。

辨误

陶弘景曰：此草最为众药之主。孙思邈曰：解百药之毒。甄权曰：诸药中，甘草为君，治七十二种金石毒，解一千二百般草木毒，调和众药有功。呜呼！此说一出，而天下无复知甘草之本功，不亦悲哉？若从三子之说，则诸凡解毒，唯须此一味而足矣！今必不能，然则其说之非也可以知已。夫欲知诸药本功，则就长沙方中，推历其有无、多少与其去加，引之于其证，则其本功可得而知也。而长沙方中，无甘草者居半，不可谓众药之主也，亦可以见已。

古语曰：攻病以毒药。药皆毒，毒即能。若解其毒，何功之有？不思之甚矣。学人察诸。夫陶弘景、孙思邈者，医家之俊杰，博治之君子也。故后世尊奉之至矣。而谓甘草众药之主，谓解百药之毒，岂得无征乎？考之长沙方中，半夏泻心汤本甘草三两，而甘草泻心汤更加一两，是足前为四两，而误药后用之，陶、孙盖卒尔见之，谓为解药毒也。呜呼？夫人之过也，各于其党。故观二子之过，斯知尊信仲景之至矣。向使陶、孙知仲景误药后所以用甘草，必改其过，何也？陶、孙诚俊杰也，俊杰何为文其过乎？由是观之，陶、孙实不知甘草之本功也，亦后世之不幸哉！

东垣李氏曰：生用则补脾胃不足，而大泻心火；炙之则补三焦元气，而散表寒。是仲景所不言也。五藏浮说，战国以降，今欲为疾医乎？则不可言五藏也。五藏浮说，战国以降，不可从也。

品考

甘草　华产上品，本邦所产者，不堪用也。余家唯锉用之也。

黄芪

主治肌表之水也。故能治黄汗、盗汗、皮水。又旁治身体肿或不仁者。

考征

芪芍桂枝苦酒汤证曰：身体肿、发热，汗出而渴。又云：汗沾衣、色正黄如檗汁。

防己黄芪汤证曰：身重、汗出恶风。

以上二方，黄芪皆五两。

防己茯苓汤证曰：四肢肿，水气在皮肤中。

黄芪桂枝五物汤证曰：身体不仁。

以上二方，黄芪皆三两。

桂枝加黄芪汤证曰：身常暮盗汗出者。又云：从腰以上必汗出，下无汗，腰髋弛痛，如有物在皮中状。

以上一方，黄芪二两。

黄芪建中汤，证不具也。

以上一方，黄芪一两半。

上历观此诸方，黄芪主治肌表之水也。故能治黄汗、盗汗、皮水；又能治身体肿或不仁者，是肿与不仁，亦皆肌表之水也。

互考

芪芍桂枝苦酒汤、桂枝加黄芪汤，同治黄汗也。而芪芍桂枝苦酒汤证曰：汗沾衣，是汗甚多也。桂枝加黄芪汤证曰“腰以上必汗出，下无汗”，是汗少也。以此考之，汗之多少，即用黄芪多少，则其功的然可知矣。

防己黄芪汤、防己茯苓汤，同治肌肤水肿也，而黄芪有多少。防己黄芪汤证曰：身重，汗出。防己茯苓汤证曰：水气在皮肤中，此随水气多少，而黄芪亦有多少。则黄芪治肌表之水明矣。故芪芍桂枝苦酒汤、桂枝加黄芪汤，随汗之多少，而用黄芪亦有多少也。

黄芪桂枝五物汤证曰：身体不仁。

为则按：仲景之治不仁，虽随其所在，处方不同。而历观其药，皆是治水也。然则不仁，是水病也。故小腹不仁、小便不利者，用八味丸以利小便，则不仁自治。是不仁者，水也。学人思诸。

防己黄芪汤，《金匮要略》载其分量与《外台秘要》异。为则夷考其得失，《外台秘要》古，而《金匮要略》不古矣。故今从其古者也。

辨误

余尝读本草载黄芪之功。陶弘景曰：补丈夫虚损、五劳羸瘦，益气。甄权曰：主虚喘，肾衰耳聋，内补。嘉谟曰：人参补中，黄芪实表也。余亦尝读《金匮要略》，审仲景之处方，皆以黄芪治皮肤水气，未尝言补虚实表也。为则尝闻之，周分置医，职四焉：曰食医、曰疾医、曰疡医、曰兽医。夫张仲景者，盖古疾医之流也。夫陶弘景尊信仙方之人也。故仲景动言疾病，而弘景动论养气，谈延命，未尝论疾病。后世之喜医方者，皆眩其俊杰，而不知其有害于疾医也。彼所尊信而我尊信之，滔滔者天下皆是也。岂不亦悲哉？夫逐奔兽者，不见大山。嗜欲在外，则聪明所蔽。故其见物同，而用物之异。仲景主疾病者也，弘景主延命者也；仲景以黄芪治水气，弘景以之补虚。夫药者，毒也。毒药何补之为，是以不补而为补。以不补而为补，是其聪明为延命之欲所蔽也。

古语曰：邪气盛则实，精气夺则虚。夫古所谓虚实者，以其常而言之也。昔者常无者，今则有之，则是实也。昔者常有者，今则无之，则是虚也。邪者，常无者也；精者，常有者也。故古所谓实者，病也；而虚者，精也。因病而虚，则毒药以解其病毒而复其故也；非病而虚，则非毒药之所治也，以谷肉养之。故曰攻病以毒药，养精以谷肉果菜。今试论之。天寒肌肤粟起，当此时服黄芪而不已也。以衣衾则已；以衣衾而不已也，啜粥而已。无他，是非病，而精虚也。若乃手足拘急、恶寒，是与衣衾而不已也，啜粥而不已也，与毒药而已也。无他，是邪实也。呜呼！仲景氏哉，信而有征，此孔子所以非法言不敢道也。甄权、嘉谟不言疾医之法言也，抑亦弘景祸之矣。言必以仙方，必以阴阳，此芪之所以不著也。

品考

黄芪　汉土、朝鲜、本邦皆产也。汉土出绵上者，以为上品，其他皆下品也。其出朝鲜、本邦者，亦皆下品也。今华舶之所载而来者，多是下品，不可不择也。凡黄之品，柔软、肉中白色、润泽、味甘，是为上品也，锉用。

人参

主治心下痞坚、痞硬、支结也。旁治不食呕吐、喜唾、心痛、腹痛、烦悸。

考征

木防己汤证曰：心下痞坚。

以上一方，人参四两。

人参汤证曰：心中痞。又曰：喜唾、久不了了。

桂枝人参汤证曰：心下痞硬。

半夏泻心汤证曰：呕而肠鸣、心下痞。

生姜泻心汤证曰：心下痞硬、干噫食臭。

甘草泻心汤证曰：心下痞硬而满、干呕、心烦。又曰：不欲饮食、恶闻食臭。

小柴胡汤证曰：默默不欲饮食、心烦、喜呕。又云：胸中烦。又云：心下悸。又云：腹中痛。

吴茱萸汤证曰：食谷欲呕。又曰：干呕，吐涎沫。

大半夏汤证曰：呕而心下痞硬。

茯苓饮证曰：气满，不能食。

干姜黄连黄芩人参汤证曰：食入口即吐。

桂枝加芍药生姜人参新加汤，证不具也。（说在“互考”中）

六物黄芩汤证曰：干呕。

白虎加人参汤，证不具也。（说在“互考”中）

生姜甘草汤证曰：咳唾涎沫不止。

以上十四方，人参皆三两。

柴胡桂枝汤证曰：心下支结。

干姜人参半夏丸证曰：呕吐不止。

四逆加人参汤，证不具也。（说在“互考”中）

以上三方，其用人参者，或一两半，或一两，而亦三两之例。

附子汤，证不具也。（说在“互考”中）

黄连汤证曰：腹中痛，欲呕吐。

旋覆花代赭石汤证曰：心下痞硬，噫气不除。

大建中汤证曰：心胸中大寒痛，呕不能饮食。

以上四方，人参皆二两。

上历观此诸方，人参主治心下结实之病也。故能治心下痞坚、痞硬、支结。而旁治不食、呕吐、喜唾、心痛、腹痛、烦悸，亦皆实而所致者，人参主之也。

为则按：人参、黄连、茯苓三味，其功大同而小异也。人参治心下痞硬而悸也，黄连治心中烦而悸也，茯苓治肉瞤筋惕而悸也，不可不知矣。

互考

木防己汤条曰：心下痞坚，愈复发者，去石膏，加茯苓芒硝汤主之。是人参、芒硝，分治心下痞硬之与痞坚也，于是乎可见古人用药不苟也。盖其初，心下痞坚犹缓，谓之痞硬亦可，故投以人参也。复发不愈，而痞之坚必矣，故投以芒硝也。半夏泻心汤，脱“硬”字也。甘草泻心汤，此方中倍甘草。生姜泻心汤，加生姜之汤也。而共云治心下痞硬，则此方脱“硬”字也明矣。

吴茱萸汤、茯苓饮、干姜黄连黄芩人参汤、六物黄芩汤、生姜甘草汤，皆人参三两。而云治咳唾涎沫、呕吐、下利，不云治心下痞硬。于是综考仲景治咳唾涎沫、呕吐、下利方中，其无人参者，十居八九。今依人参之本例，用此五汤施之于心下痞硬，而咳唾涎沫、呕吐、下利者，其应如响也。由是观之，五汤之证，亦是皆心下痞硬之毒也矣。

桂枝加芍药生姜人参新加汤，其证不具也。其云“发汗后，身疼痛”，是桂枝汤证也，然则芍药、生姜、人参之证，阙也。说在《类聚方》。

白虎加人参汤四条之下，俱是无有人参之证。盖张仲景之用人参三两，必有心下痞硬之证。此方独否，因此考核《千金方》《外台秘要》共作“白虎主之”，故今尽从之。

干姜人参半夏丸，依本治之例，试推其功。心下有结实之毒，而呕吐不止者，实是，主之。大抵与大半夏汤之所主治也大同小异，而有缓急之别。

四逆加人参汤，其证不具也。恶寒、脉微而复利，是四逆汤之所主，而不见人参之证也。此方虽加人参仅一两，无见证，则何以加之？是脱心下之病证也明矣。附子汤证不具也。此方之与真武汤，独差一味。而其于方意也，大有径庭。附子汤，术、附君药，而主身体疼痛，或小便不利，或心下痞硬者。真武汤，茯苓、芍药君药，而主肉瞤筋惕、拘挛、呕逆、四肢沉重疼痛者。

旋覆花代赭石汤，其用人参二两，而有心下痞硬之证，此小半夏汤加减之方也。“二两”疑当作“三两”也。

辨误

甄权曰：参补虚。误矣。此言一出，流毒千载。昔者张仲景之用参也，防己汤莫多焉。其证曰：支饮喘满、心下痞坚、面色黧黑。未尝见言补虚者也。又曰：虚者即愈，实者三日复发。复与而不愈者，去石膏加茯苓芒硝汤主之。此其所由误者乎？则有大不然。盖汉以降，字诂不古者多矣，则难其解。古语曰：有为实也，无为虚也，故用防己汤。而心下痞坚已，虚而无者，则即愈也。虽则即愈也，心下痞坚，犹实而有者，三日复发，复与防己汤而不愈者，非特痞硬，即是坚也，非参之所主，而芒硝主之，故参如故，而加芒硝、茯苓。由是观之，不可谓参补虚也。

孙思邈曰：无参，则以茯苓代之。此说虽误，然参不补虚，而治心下疾也，亦足以征耳。盖参补虚之说，昉于甄权。滔滔者天下皆是。本草终引《广雅·五行记》，是参之名义，而岂参之实乎？学人详诸。

余读本草，至参养元气，未尝不发书而叹也。曰：呜呼，可悲哉，人之惑也！所谓元气者，天地根元之一气也，动为阳，静为阴，阴阳妙合，斯生万物，命其主宰，曰造化之神也。而人也者，非造化之神也，故人生于人，而神不能生人，况于元气乎？夫人之元气也，免身之初，所资以生，医家所谓先天之气也。养之以谷肉果菜，所谓后天之气也。虽然，元气之说，圣人不言，故经典不载焉。战国以降，始有斯言。

冠子曰：天地成于元气。董仲舒《春秋繁露》曰：王正则元气和顺。扬雄解嘲曰：大气含元气。孔安国《虞书注》曰：昊天谓元气广大。《汉书·律历志》曰：大极元气，函为一。班固《东都赋》曰：降烟煴，调元气。此数者，皆言天地之元气，而非人之元气也。《素问》曰"天之大气举之"，言系地于中而不坠也。又曰：三焦者，原气之别使。言皮肤毫毛之末，温缓之气也。此犹可言也。然论说之言也，于疾医何益之有？又曰"养精以谷肉果菜"，是古之道也，未闻以草根木皮而养人之元气。盖其说出于道家，道家所雅言延命长寿，故立元气以为极也。秦汉以降，道家隆盛，而阴阳五行元气之说，蔓延不可芟，医道湮晦，职此之由，岂可不叹哉！

夫医术，人事也；元气，天事也，故仲景不言矣。养精以谷肉果菜，而人参养元气，未尝有言之。由此观之，其言养元气者，后世之说也，不可从矣。

东垣李氏曰：张仲景云：病患汗后，身热、亡血、脉沉迟者，下利、身凉、脉微、血虚者，并加人参也。古人之治血脱者，益气也。血不自生，须生阳气。盖阳气生，则阴长而血乃旺也。今历考《伤寒论》中曰：利止，亡血也，四逆加人参汤主之，李氏其据此言乎？然而加人参仅仅一两也。四逆加人参汤，更加茯苓，此为茯苓四逆汤，而不举血证，则人参之非为亡血也，可以见已。且也仲景治吐血、衄血、产后亡血，方中无有人参，则益足证也，李氏之说妄哉！自后苟有血脱者，则不审其证，概用人参，亦益妄哉！

或问曰：吾子言仲景用人参治心下痞硬，而大黄黄连泻心汤之属，无有人参，岂亦有说乎？曰：有之。何子读书之粗也？大黄黄连泻心汤曰：心下痞，按之濡。其于人参，则诸方皆曰"心下痞硬"。"硬""濡"二字，斯可以见其异矣。

品考

人参　出上党者，古为上品，朝鲜次之。今也，上党不出，而朝鲜亦少也。其有自朝鲜来者，味甘，非其真性。故试诸仲景所谓“心下痞硬”，而无效也，不可用矣。源顺和《名抄》云：人参，此言“久末乃伊芳”。盖本邦之俗，谓熊胆为“久末乃伊芳”，而亦号人参，则以其味名也。由是观之，本邦古昔所用者，其味苦也亦明矣。

今试取朝鲜之苗，而树艺诸本邦者，其味亦苦也。然则其苦也者，是人参之正味。而桐君、雷公之所同试也，乃今余取产于本邦诸国者用之，大有效于心下痞硬。其产于本邦诸国者，五叶三椏，其于形状也，亦与所产于朝鲜同矣。产于本邦诸国者，于和州金峰者最良。去土气而锉用，谨勿杀苦也。

桔梗

主治浊唾肿脓也，旁治咽喉痛。

考征

排脓汤，证阙。

桔梗白散证曰：出浊唾腥臭、久久吐脓。

桔梗汤证曰：出浊唾腥臭、久久吐脓。

排脓散，证阙。

以上四方，其用桔梗者，或三两、或一两、或三分、或二分。

上四方者，皆仲景之方也，而排脓汤以桔梗为君药也，不载其证。今乃历观其用桔梗诸方，或肺痈、或浊唾腥臭、或吐脓也。而以桔梗为君药者，名为“排脓”，则其“排脓”也明矣。

互考

排脓汤之证虽阙，而桔梗汤观之，则其主治明矣。桔梗汤证曰：出浊唾腥臭，久久吐脓。仲景曰：咽痛者，可与甘草汤；不差者，与桔梗汤也。是乃甘草者，缓其毒之急迫也。而浊唾、吐脓，非甘草之所主，故其不差者，乃加桔梗也。由是观之，肿痛急迫，则桔梗汤；浊唾、吐脓多，则排脓汤。

辨误

排脓汤及散，载在《金匮》肠痈部。桔梗汤及白散，亦有肺痈之言。盖肠痈肺痈之论，自古而纷如也。无有明辨，欲极之而不能也。人之体中不可见也，故谓无肺痈、肠痈者，妄也；谓有肺痈、肠痈者亦妄也。凡吐下臭脓者，其病在胸也，而为肺痈。其病在腹也，而为肠痈，其亦可也。治之之法，不为名所拘，而随其证，是为仲景也。

品考

桔梗　处处出焉。药铺所鬻者，淅而白洁，脱其气味也，不可不择焉。

唯去其土泥，而不杀其真性，是为良也。

术

主利水也。故能治小便自利、不利，旁治身烦疼、痰饮、失精、眩冒、下利、喜唾。

考征

天雄散，证阙（说在“互考”中）

以上一方，术八两。

桂枝附子去桂加术汤证曰：小便自利。

麻黄加术汤证曰：身烦疼。

越婢加术汤证曰：一身面目黄肿、其脉沉、小便不利。

附子汤，证不具也。（说在“互考”中）

以上四方，术皆四两。

桂枝去桂加苓术汤证曰：小便不利。

人参汤证曰：喜唾。

桂枝人参汤证曰：利下不止。

茯苓泽泻汤，证不具也。（说在《类聚方》）

茯苓饮证曰：心胸中有停痰、宿水，自吐出水。

以上五方，术皆三两。

甘草附子汤证曰：小便不利。

真武汤证曰：小便不利，四肢沉重疼痛，自下利。

苓姜术甘汤证曰：小便自利。

苓桂术甘汤证曰：小便自利。

苓桂术甘汤证曰：心下有痰饮。又云：头眩。

泽泻汤证曰：其人苦冒眩。

枳术汤，证不具也。（说在“互考”中）

茯苓戎盐汤证曰：小便不利。

以上七方，术皆二两。

五苓散证曰：小便不利。

以上一方，术十八铢，而三两之例。

上历观此诸方，无论小便之变。其他曰饮、曰痰、曰身烦疼、曰喜唾、曰冒眩，亦皆水病也。凡小便不利而兼若证者，用术而小便通，则诸症乃治。

由是观之，术之利水也明矣。

互考

天雄散。《金匮要略》载在“桂枝加龙骨牡蛎汤”条后，而不载其证。而李时珍作《本草纲目》曰：此仲景治男子失精之方也。然则旧有此证，而今或脱也。“男子失精、女子梦交，桂枝龙骨牡蛎汤主之”，下当云“天雄散亦主之”。以余观之，时珍之见，而岂以术、附为治失精、梦交乎？此则观于本草，可以知耳。夫失精、梦交，水气之变也，故以术为主药也。

《金匮要略》白术附子汤，即《伤寒论》中桂枝附子去桂加术汤，而分量减其半也。盖术别苍、白，非古也。故今称方名，从《伤寒论》焉。《外台秘要》术附汤，亦同方。而分量非古也，皆不可从焉！

附子汤，证不具也。此方之于真武汤，倍加术、附，以参代姜者也。而真武汤证，有小便不利，或疼痛，或下利。此方倍加术、附，则岂可无若证乎？其证缺也，明矣。

枳术汤、桂姜枣草黄辛附汤，二方《金匮要略》所载。同其因与证，而不可别焉；今审其方剂，桂姜枣草黄辛附汤，其方合桂枝去芍药，及麻黄、附子、细辛也。而桂枝去芍药汤主头痛、发热、恶风、有汗等症，而腹中无结实者也。麻黄附子细辛汤证曰：少阴病，发热。

为则按：所谓少阴病者，恶寒甚者也，故用附子。附子主恶寒也。依二汤之证推之，心下坚大而恶寒、发热、上逆者，桂姜枣草黄辛附汤主之。术主利水也，是以心下坚大而小便不利者，枳术汤主之。夫秦张之治疾也，从其证而不取因矣。因者，想象也，以冥冥决事，秦张所不取也，故其能治疾也，在方中其证矣，斯不知其方意，则未能中其证也。其知其方意，在知药能也，能知药能，而后始可与言方已。

辨误

《本事方》许叔微曰：微患饮澼三十年，后左下有声、胁痛、食减、嘈杂、饮酒半杯即止，十数日必呕酸水数升，暑月止右边有汗，左边绝无。自揣必有澼囊，如水之有科臼，不盈科不行。但清者可行，而浊者停滞，无路以决之，故积至五六日必呕而去。脾土恶湿，而水则流湿，莫若燥脾以去湿，崇土以填科臼，乃悉屏诸药，只以苍术麻油大枣丸，服三月而疾除。自此常服，不呕不痛，胸膈宽利，饮啖如故。

为则按：仲景用术治水，而不云去湿补脾也；许氏则以术为去湿补脾，而不云其治水。何其妄哉？许氏之病水变，故得术能治也。人云许氏能治其湿痰，余戏之曰：非许自能治其病，而术能治许病也。何则？许氏之所说，以不可见为见，而以不可知为知也，空理惟依。古人则不然，有水声、吐水，则为水治之。是可知而知之，可见而见之实事。惟为此谓知见之道也，故有许氏之病者，用术、附以逐其水，其效如神。呜呼！仲景之为方也，信而有征。由是观之，许之病已也，非许之功，而术之功也。

品考

术　宗奭曰：古方及《本经》，止单言术，而未别苍白也。陶隐居言有两种，而后人往往贵白术而贱苍术也。为则曰：华产两种，其利水也，苍胜于白，故余取苍术也。本邦所出，其品下而功劣也。剉用。

白头翁

主治热利下重也。

考征

白头翁汤证曰：热利下重。又曰：下利，欲饮水。

白头翁加甘草阿胶汤证曰：下利。

以上二方，白头翁皆三两。

夫仲景用白头翁者，特治热利，而他无所见矣。

为则按：若热利，渴而心悸，则用白头翁汤也；加之血证，及急迫之证，则可用加甘草阿胶汤也。

品考

白头翁　和、汉无别。

黄连

主治心中烦悸也。旁治心下痞、吐下、腹中痛。

考征

黄连阿胶汤证曰：心中烦、不得卧。

以上一方，黄连四两。

黄连汤证曰：胸中有热、腹中痛、欲呕吐。

干姜黄连黄芩人参汤证曰：吐下。

葛根黄连黄芩汤证曰：利遂不吐。

白头翁汤证曰：下利，欲饮水。

以上四方，黄连皆三两。

大黄黄连泻心汤证曰：心下痞、按之濡。

泻心汤证曰：心气不足。

附子泻心汤证曰：心下痞。

以上三方，黄连皆一两，而亦三两之例。

上历观此诸方，黄连治心中烦悸也明矣。故心中烦悸而痞者、吐者、利者、腹痛者，用此皆治也。此外用黄连一两方多，其比余药分量差少，但举心胸之微疾，不足取而征焉！故不枚举也。

互考

张仲景用黄连。其证与人参、茯苓大同而小异。（说在人参部）

黄连阿胶汤证曰：心中烦。此方黄连为君，而有心中烦之证，斯可以见其主治矣。

泻心汤证曰：心气不足，而吐血、衄血者，泻心汤主之。既云不足，又云泻心，此后世论说之所由起也；然《千金方》不足作不定，斯仲景之古也。而不定者，烦悸之谓也。凡病心中烦悸、心下痞，按之濡者，用此汤皆治也。由是观之，所谓不定者，烦悸之谓也。

辨误

夫万物生于天也，故天命之谓性。性唯一也，其能亦唯一也，谓之良能。然其有多能者，性之所枝而歧也，非性之本也，谓之嬴能。人之眩嬴能，而谓性多能者，多矣。余尝读本草，举其主治甚多。夫主治也者，性之能也。一物一性，岂有此多能哉！今近取譬于人之多能乎？夫人之性也，有任焉者，有清焉者，有和焉者，有直焉者，虽圣人不可移易也；而有多能焉，有无能焉，多能非求于天性之外而成焉，无能非求于天性之中而无焉。从其性而用之，则多能也，是善于用其性者也，非由天性而多能也。故天性任焉者，用而多能，则尽其性之任而已。任之外，无有其能也。清则清，和则和，直则直，从性之一而贯之，不可移易也。亦有学而修之，以成其多能者，若天性然，然非去性而然，亦与性成者也。此所以论于人之道，而非所以论于草根木皮也。夫善于用人性之能者若彼，而况于草根木皮乎？性之外，无有多能，而一草何多能之有？夫黄连之苦，治心烦也，是性之为能也，张仲景用焉；而治心下痞、呕吐、下利之证也，是性之所枝而歧也。故无心烦之状者，试之无效；如心烦者，其应如响。仲景治心下痞、呕吐、下利，其方用黄连者甚多，斯亦可以征也。由是观之，黄连主治心烦也，本草之谬也明矣。黄连之能多乎哉？不多也。

品考

黄连　处处出焉，出于本邦越中者，为上品，世所谓加贺黄连是也。贪利之贾，成以郁金色之，不可不择也。锉用。

卷　中

黄芩

治心下痞也，旁治胸胁满、呕吐、下利也。

考征

黄芩汤证曰：自下利。

六物黄芩汤，证不具也。(说在“互考”中)

干姜黄连黄芩人参汤证曰：吐下。

小柴胡汤证曰：胸胁苦满。

大柴胡汤证曰：心下痞硬、呕吐而下利。

柴胡姜桂汤证曰：胸胁满、微结、心烦。

葛根黄连黄芩汤证曰：利遂不止。

半夏泻心汤证曰：呕而肠鸣、心下痞。

以上八方，黄芩皆三两。

柴胡桂枝汤证曰：微呕、心下支结。

泻心汤证曰：心下痞。

附子泻心汤证曰：心下痞。

以上三方，黄芩或一两，或一两半，而亦三两之例。

上历观此诸方，黄芩主治心下之病也。若呕吐者，若下利者，有心下痞之证也，则得黄芩即治矣。其无此证者，终无效焉。无他，治心下痞也。

互考

黄芩汤条曰：太阳与少阳合病，自下利者，主之。盖六经也者，疾医之所不言也；而其有六经之言，则后人所掺入焉，故不取焉。以他例推之，心下痞、腹强急而下利者，此汤主之。为则每对若证，即用此汤，其应如响，学人审诸。

六物黄芩汤，其证不具也。此方半夏泻心汤，而去黄连、甘草加桂枝者也。张仲景用人参、黄芩也，于心下痞而硬者也。然则心下痞硬、干呕、下利者，此汤主之。其无此证，则终无效也。学人审诸。

辨误

世医笃信本草。以芩、连为寒药，其畏之也如虎狼焉，不思之甚矣。夫本草论药之寒热温凉，终不一定。彼以为温，则是以为热；甲以为寒，则乙以为凉。果孰是而孰非乎？盖医者之于用药也，譬犹武夫用兵，武夫而畏兵，不可以为武夫也。医亦然，毒药各有其能，各主一病，苟有其证者而不用之，则终不治也，所以不畏焉。此而畏之，则何以医为也？张仲景用黄芩也，治心下痞而已，无有他能。故心下痞，而呕吐下利，则用之即治矣。世医不深察，妄以为呕吐下利之主药，可悲也夫！

品考

黄芩　处处出焉。出汉土者，此为上品也；出朝鲜者次之。出本邦者，下品也。锉用。

柴胡

主治胸胁苦满也。旁治寒热往来、腹中痛、胁下痞硬。

考征

小柴胡汤证曰：胸胁苦满、往来寒热。又云：腹中痛。又云：胁下痞硬。

柴胡加芒硝汤证曰：胸胁满。

柴胡去半夏加栝蒌汤，证不具也。（说在“互考”中）

柴胡姜桂汤证曰：胸胁满、微结。又云：往来寒热。

大柴胡汤证曰：心下急、郁郁微烦。又曰：往来寒热。又曰：心下满痛。

以上五方，柴胡皆八两。

柴胡桂枝汤证曰：心下支结。

以上一方，柴胡四两而八两之例。

上历观此诸方，柴胡主治胸胁苦满也。其他治往来寒热，或腹中痛，或呕吐，或小便不利，此一方之所主治。而非一味之所主治也。为则按：《伤寒论》中，寒热、腹痛、呕吐、小便不利，而不用柴胡者多矣。胸胁苦满而有前证，则柴胡主焉。此可以见柴胡之所主治也。

互考

柴胡去半夏加栝蒌汤，其证不具也。以渴，故代半夏以栝蒌也。今试诸世所谓疟疾，胸胁苦满而渴者，甚有效焉。其无有胸胁苦满证，则终不知也。然则胸胁苦满证，其脱也明矣。

辨误

《本草纲目》柴胡部中，往往以往来寒热为其主治也。夫世所谓疟疾，其寒热往来也剧矣，而有用柴胡而治也者，亦有不治也者。于是质之仲景氏之书，其用柴胡也，无不有胸胁苦满之证。今乃施诸胸胁苦满而寒热往来者，其应犹响之于声。非直疟也，百疾皆然。无胸胁苦满证者，则用之无效焉。然则柴胡之所主治，不在彼而在此。

品考

柴胡　处处出焉。本草以产于银州银县者为上品也。本邦药铺所鬻者有二品。曰镰仓柴胡，曰河原柴胡也。盖河原柴胡者，非柴胡之种也，不可用焉。镰仓柴胡者尤佳，去须及头，以粗布拂拭之，锉而用焉。雷敩、陈子承，称柴胡香气甚矣。而本邦之产，比诸产汉土者，形状则同，气味则薄，因稽诸说。嫩则香美也，老则不也。张元素曰：气味俱清，故今用镰仓柴胡也。

贝母

主治胸膈郁结、痰饮也。

考征

桔梗白散证曰：时出浊唾腥臭，久久吐脓。

以上一方，贝母三分。

仲景氏用贝母也，特此一方已。然考之本草，古人用贝母，主治郁结痰饮，旁治咳嗽、乳汁不下也。乃与仲景氏治浊唾腥臭，其归一也已。其功与桔梗大同而小异也。

品考

贝母　用自汉土来者也，锉用焉。今本邦间亦出焉，不异于汉土产也。

细辛

主治宿饮、停水也。故治水气在心下而咳满、或上逆、或胁痛。

考征

小青汤证曰：心下有水气、干呕、发热而咳。

苓甘五味姜辛汤证曰：咳、胸满。

以上二方，细辛皆三两。

麻黄附子细辛汤，证不具也。(说在“互考”中)

大黄附子汤证曰：胁下偏痛。

桂姜草枣黄辛附汤证曰：心下坚大如盘，边如旋杯。

以上三方，细辛皆二两。

上历观此诸方。其咳者，上逆者，胸满者，胁痛者，心下坚大者，胸胁、心下宿饮停水而所致也。用细辛则水饮去，而其证已，可以见其所主治也。

互考

“麻黄附子细辛汤”条，特云“少阴病，反发热”，而不举余证。为则按：六经也者，是后人之搀入，而非仲景之古也。所谓少阴病者，蜷卧、小便清利也。蜷卧者，恶寒甚也；恶寒者，水病也。仲景氏之治恶寒也，其用附子者居多。又其言曰：术、附并走皮中，逐水气也。由是观之，恶寒之为水气也明矣。其喘而恶寒，有痰饮之变者，此方主之。

桂姜草枣黄辛附汤，证不具也。说在“术”条下，故不复赘焉。

辨误

今之为医者，其用药也，瞑眩则栗，遽转其方，何无特操之甚也？书曰：若药弗瞑眩，厥疾弗瘳。余每读书到于此，未尝不废书抵掌而叹。圣哲之言，信而有征也。仲景之为方也，亦有征矣！请举其一二。苓甘五味姜辛夏汤条曰：咳满即止，而更复渴，冲气复发者，以细辛干姜也。而仍用细辛干姜，此非审知此毒而治此疾者，孰能之为？呜呼，仲景哉！“术附汤”条曰：其人如冒状，勿怪。即是术附并走皮中，逐水气，未得除故耳，此亦瞑眩之谓也。夫欲为仲景氏者，其要在知药之瞑眩，而疾乃瘳焉。而后就其方法，审其药功而已。为则从事于此，审试诸药，本草所谓大毒者，其不彻疾也，不瞑眩；所谓无毒者，亦中肯綮也，必瞑眩。瞑眩也，疾斯瘳也。余未见药弗瞑眩，而疾之为瘳者也。呜呼！圣哲之言，信而有征哉！学人思诸。

品考

细辛　本邦称云真细辛者，即是也。洗去尘土，锉而用之。药铺间以杜衡充细辛也，不可不辨矣。

当归　芎䓖

仲景之方中，用当归、芎䓖者，其所主治，不可的知也。今不敢凿从成方而用焉，是阙如之义也。

辨误

本草以当归、芎䓖治血，为产后要药。为则按：仲景氏治血方中，无此二药者多。而治他证之方中，亦有此二药。如奔豚汤、当归羊肉汤、酸枣仁汤类是也。由是观之，不可概为治血之药也。

品考

当归　江州伊歕山所产。其味辛，同汉土所产。而和州所产味甘，此以粪土培养之者也，不可用矣。孙思邈曰：无当归，以芎䓖代之。今试尝和州当归，其味大不似芎䓖也。伊歎当归则似焉，故用之也。

芎䓖　出本邦丰后州者上品也。

芍药

主治结实而拘挛也。旁治腹痛头痛、身体不仁、疼痛、腹满、咳逆、下利、肿脓。

考征

桂枝加芍药汤证曰：腹满时痛。

小建中汤证曰：腹中急痛。

桂枝加大黄汤证曰：大实痛。

以上三方，芍药皆六两。

枳实芍药散证曰：腹痛烦满。

排脓散，证阙。（说在《类聚方》）

以上二方，芍药一方等分，一方六分。

芍药甘草汤证曰：脚挛急。

桂枝加芍药生姜人参新加汤证曰：身疼痛。

芎归胶艾汤证曰：腹中痛。

以上三方，芍药皆四两。

芍药甘草附子汤，证不具也。（说在“互考”中）

以上一方，芍药三两，而亦四两之例。

小青龙汤证曰：咳逆。

大柴胡汤证曰：心下满痛。又曰：呕吐而下利。

附子汤证曰：身体痛。

真武汤证曰：腹痛。又云：沉重疼痛，自下利。又云：咳。

桂枝汤证曰：头痛。又曰：身疼痛。

乌头汤证曰：历节不可屈伸疼痛。又曰：拘急。

黄芪桂枝五物汤证曰：身体不仁。

以上七方，芍药皆三两。

黄芩汤证曰：自下利。

柴胡桂枝汤证曰：肢节烦疼。

以上二方，用芍药，或二两，或一两半。而亦三两之例。

上历观此诸方，曰腹痛、曰头痛、曰腹满、曰咳逆、曰下利、曰排脓、曰四肢疼痛、曰挛急、曰身体不仁，一是皆结实而所致也。其所谓痛者，拘急也。若夫桂枝加芍药汤、小建中汤、桂枝加大黄汤，皆以芍药为主药，而其证如此。由是观之，主治结实而拘挛也明矣。

互考

小建中汤，《伤寒论》不备其证。是以世医不获方意，以为补剂，故其所施也，竟无效焉？为则按：此方出自芍药甘草汤，故主治诸病腹拘急而痛者也，学人正焉。芍药甘草附子汤，其条特举恶寒之证，此附子之所主也，而脱芍药、甘草之所主治也。其用甘草者，治毒急迫也；其用芍药者，治拘挛也。然则拘挛急迫而恶寒者，此汤主之。

真武汤、附子汤，特有生姜、人参之异。而所主治，则颇异也。真武汤，苓、芍为主；而附子汤，术、附为主也。二方所主治，斯可以见也已。

辨误

朱震亨曰：产后不可用芍药，以其酸寒伐生发之气也。李时珍曰：白芍药益脾，能于土中泻木，产后肝血已虚，不可更泻，故禁之。夫酸寒之药，盖不少矣。何独避芍药之为？世医雷同其说，不思之甚矣。诸药皆毒，毒而治毒，毒而不用毒，何治之有？《金匮要略》曰：产后腹痛，枳实芍药散主之。《千金方》曰：产后虚羸、腹中刺痛，当归建中汤主之。此皆芍药主药，而用之于产后也。且也，张仲景芍药甘草汤、芍药甘草附子汤、桂枝加芍药汤，皆以芍药为主，而于血证无毫关涉焉，特治结实而拘挛已。若乃"酸寒伐生发之气"，及泻木之说，此凿空之论，而非疾医之用也。

品考

芍药　其种有二：曰木芍药也，曰草芍药也。木芍药是其真也，花容绰约，亦可爱也，余取之矣。服食家言，白花胜赤花，尝试其功，赤白惟均也。服食家之说，不可从矣。草芍药，世所谓宇多芍药也，不可用矣。

牡丹皮

仲景之方中，桂枝茯苓丸、八味丸、大黄牡丹皮汤，以上三方，虽有牡丹皮，而不以为主药也。如此之类，皆从其全方之主治而用之，如征姑缺焉，以俟之后君子也。

品考

牡丹皮　和、汉同。

茵陈蒿

主治发黄也。

考征

茵陈五苓散证曰：黄疸。

茵陈蒿汤证曰：心胸不安、久久发黄。

以上二方茵陈蒿，一方六两，一方十分。

上观此二方，茵陈蒿治发黄也明矣。

互考

或问曰：发黄之证，治之之方，其不用茵陈蒿者，间亦有之，如何？答曰：发黄、小便不利，或渴，无余证者，茵陈五苓散主之。发黄、大便不通者，茵陈蒿汤主之。若乃一身尽黄、腹胀，大便必黑，时溏者，硝矾散主之。发黄、心中懊憹，栀子大黄豉汤。发黄、腹满、小便不利，大黄硝石汤。发黄、头痛、恶风、自汗出，桂枝加黄芪汤。发黄、呕逆，小半夏汤主之。发黄、胸胁苦满，小柴胡汤主之。发黄、腹中拘急，小建中汤主之。此皆随证而异方也；仲景氏之于茵陈蒿，特用之于发黄，无他病者而已。

辨误

世之医者，论黄疸为湿热，其以黄为土色也。无益于治，此不可从矣。

品考

茵陈蒿　和、汉无别。

艾

仲景之方中，芎归胶艾汤用艾，而非君药也。是以其所主治也不可得而知矣。芎归胶艾汤，主治漏下、下血也，今从其成方而用之。

辨误

《名医别录》曰：艾可以灸百病。后人不审其证之可灸与否，一概行之，故罹其害也，盖不鲜矣。医者见之，以为不候寒热之过也。不审可否，则固已失之矣；论寒热，亦未为得也。灸者所以解结毒也，若夫毒着脊上，药之不知，下之不及，就其所着而灸之，其毒转而走腹，而后药之为达也。临其可灸之证也，我不终问其寒热，而未有逢其害焉。有灸而发热，是毒动也，世医以为灸误，非也。余于若证，灸而不止，其毒之散也，其热亦止，此即所谓瞑眩而瘳者也。凡艾之为用也，灸之与煎，其施虽异，而以其一物也。

偶尔言及焉，灸家言禁穴颇多，余家不言之，一从《灵枢》，以结毒为腧也。大凡灸不止一日，乃至五日、七日，以多日为有效矣。一日曝之，十日寒之，我未见其能治者也。

品考

艾　处处出焉。所卖者，杂它物，可正焉。

麻黄

主治喘咳、水气也。旁治恶风、恶寒、无汗、身疼、骨节痛、一身黄肿。

考征

麻黄汤证曰：身疼腰痛、骨节疼痛、恶风、无汗而喘。

甘草麻黄汤证曰：里水。

麻黄醇酒汤证曰：黄疸。

以上三方，麻黄四两，或三两，而为君药。

大青龙汤证曰：恶寒、身疼痛、不汗出而烦躁。

越婢汤证曰：恶风、一身悉肿。

越婢加术汤证曰：一身面目黄肿。

越婢加半夏汤证曰：其人喘，目如脱状。

以上四方，麻黄皆六两。

麻黄杏仁甘草石膏汤证曰：汗出而喘。

牡蛎汤，证不具也。(说在“互考”中)

以上二方，麻黄皆四两。

葛根汤证曰：无汗、恶风。

小青龙汤证曰：心下有水气，咳而微喘。

乌头汤证曰：历节疼痛。

以上三方，麻黄皆三两。

麻黄附子甘草汤，证不具也。(说在“互考”中)

麻黄附子细辛汤，证不具也。(说在“互考”中)

以上二方，麻黄二两。

上历观此数方。麻黄主治喘咳、水气也明矣。故其证而恶风、恶寒、无汗、身疼、骨节痛、一身黄肿者，用麻黄皆治也。

互考

甘草麻黄汤、麻黄醇酒汤。唯云里水、黄疸，而不审其证。为则按：黄家兼有喘咳、恶寒、骨节痛之证者，麻黄之所主治也。

牡蛎汤，此甘草麻黄汤而加牡蛎蜀漆方也。牡蛎治动气，蜀漆主逐水，然则世所谓疟疾，动气在上而喘者，此汤主之也。《外台秘要》特云牡疟，而不举其证，茫乎如舟行无津涯矣。麻黄附子甘草汤、麻黄附子细辛汤二方，其条所谓少阴病者，恶寒甚也，而有无汗之证，故用麻黄也。

辨误

甚矣，世医之怖麻黄也。其言曰：吾闻之麻黄能发汗，多服之则漉漉汗出不止，是以不敢用焉。恶，是何言也？譬怯者之于妖怪，足未尝踏其境，而言某地真出妖怪也。为则尝试麻黄之效，可用之证而用之，汗则出焉，虽当夏月而无漉漉不止之患。仲景氏言“服麻黄后，覆取微似汗”，宜哉，学人勿以耳食而饱矣。

品考

麻黄　本邦之产未闻，而亦有形状相似者，是木贼而非麻黄也。朱震亨、李时珍言其与麻黄同功，则学人试可乃已。甄权曰：根节止汗，试之无效也，不可从矣。仲景氏曰：先煮麻黄去上沫，今汉舶所载而来者，煮之无上沫，共诸药煮之而可也。剉用。

地黄

主治血证及水病也。

考征

八味丸证曰：小腹不仁。又曰：小便不利。

以上一方，地黄八两。

芎归胶艾汤证曰：漏下。又曰：下血。

以上一方，地黄六两。

三物黄芩汤证曰：在草蓐，自发露得风，四肢苦烦热。

以上一方，地黄四两。

上历观此三方，主治血及水，而不及其他也。

互考

芎归胶艾汤、三物黄芩汤、八味丸，皆以地黄为君药。而二方言血证，一方言小便不利。

胶艾汤方中，除地黄之外，有阿胶、当归、芎䓖，均是治血药也。三物黄芩汤，去地黄，则其余无治血药品也。由是观之，古人用地黄，并治血证、水病也，核焉。且也，施治之法，不别血之与水，亦明矣。

辨误

夫水之与血，其素同类也。亦唯赤则谓之血，白则谓之水耳。余尝读《内经》曰：汗者，血之余也。问曰：血之余，而汗白者，何也？答曰：肺者，主皮毛也，肺色白也，故汗白也。此本于阴阳五行，而有害于疾医之道也。疾医之道，殊乎亡也？职斯之由，可悲也哉！夫汗之白也，血之赤也。其所以然，不可得而知也。刃之所触，其创虽浅，血必出也。暑热之酷，衣被之厚，汗必出也。亦是皆历皮毛而出者，或为汗，或为血，故以不可知为不可知，置而不论，唯其毒所在而致治焉，斯疾医之道也。后世之医者，以八味丸为补肾剂，何其妄也？张仲景曰：脚气上入，少腹不仁者，八味丸主之；又曰：小便不利者；又曰：转胞病，利小便则愈；又曰：短气有微饮，当从小便去之。亦是皆以利小便为其功。书云：学于古训乃有获。呜呼，学于古训，斯有获药功矣！

品考

地黄　本邦处处出焉。其出和州者最多，而与出汉土者无异也，充实为佳。藏器①曰：《本经》不言生干、蒸干。《别录》云：生地黄者，乃新掘鲜者是也；李时珍曰：熟地黄，乃后人复蒸晒者。诸家本草，皆谓干地黄为熟地黄。而今本邦药铺，以干地黄为生地黄，非也。干者，燥干之谓，如干姜是也。生者，新鲜之名，如生姜是也。故古人言生地黄，则必言汁，言之顺也，岂有干而有汁者哉？仲景氏之所用，生干二品而已。其熟云者，后世之为也，不可用矣。

葶苈

主治水病也，旁治肺痈、结胸。

考征

葶苈大枣汤证曰：肺痈、胸满胀、一身面目浮肿。

以上一方，葶苈捣丸如弹丸大。

大陷胸丸证曰：结胸。

以上一方，葶苈半升。

己椒苈黄丸证曰：肠间有水气。

以上一方，葶苈一两。

---

①藏器：陈藏器（约687－757年），唐代医学家、药物学家、方剂学家。

上历观此三方，一皆是主治水病也，而二方云水病，一方特云结胸。其所谓结胸者，用大陷胸丸，则水利而疾愈。然则葶苈之治水也明矣。

互考

或问曰：葶苈大枣汤、桔梗汤、桔梗白散，同治肺痈，而异其方，何也？为则答曰：用桔梗之证，浊唾腥臭，久久吐脓者也。用葶苈之证，浮肿、清涕、咳逆、喘鸣者也。故因其见证而处方，不为病名所绊，斯为得也。

《淮南子》曰：葶苈愈胀。为则按：胀是水病也。

品考

葶苈　有甜苦二种，而甜者不中用焉。本邦未出苦葶苈也。或曰：关以东间有之。

大黄

主通利结毒也，故能治胸满、腹满、腹痛。及便闭、小便不利，旁治发黄、瘀血、肿脓。

考征

大陷胸汤证曰：从心下至少腹硬满而痛。

以上一方，大黄六两。

小承气汤证曰：腹微满、大便不通。

厚朴三物汤证曰：痛而闭者。

大黄甘遂汤证曰：少腹满如敦状、小便微难。

大承气汤证曰：腹满痛者。

大黄硝石汤证曰：黄疸、腹满、小便不利。

桃核承气汤证曰：少腹急结。

大黄牡丹汤证曰：少腹肿痞。

大黄甘草汤，证不具也。

调胃承气汤证曰：腹胀满。又曰：大便不通。

以上九方，大黄皆四两。

大黄附子汤证曰：胁下偏痛。

抵当汤证曰：少腹硬满。

大黄黄连泻心汤证曰：心下痞，按之濡。

桂枝加大黄汤证曰：大实痛。

以上四方，大黄或三两、或二两、一两。而亦四两之例。

上历观此诸方。张仲景氏用大黄者，特以利毒而已。故各陪其主药，而不单用焉。合厚朴、枳实，则治胸腹满；合黄连，则治心下痞；合甘遂、阿胶，则治水与血；合水蛭、虻虫、桃仁，则治瘀血；合黄檗、栀子，则治发黄；合甘草，则治急迫；合芒硝，则治坚块也。学者审诸，仲景方中用大黄者，不止于兹，而以其用之之征，显然著明于兹，故不复游赘也。

辨误

世医之畏大黄也，不啻如蛇蝎。其言曰：凡用大黄者，虽病则治乎，损内而死。切问而无其人，此承本草之讹而吠声者也，非耶！仲景氏用下剂，其亦多矣。可见大黄，攻毒之干、莫也。今也畏其利，而用铅刀，宜哉不能断沉疴也。虽大下之后，仲景氏未尝补也，亦可以见损内之说妄矣。凡药剂之投，拔病之未及以断其根，则病毒之动，而未能爽快，仍贯其剂也。毒去而后爽快，虽千万人亦同。世医素畏下剂，故遽见其毒未去也，以为元气虚损，岂不亦妄哉？

品考

大黄　汉土产，有两品，黄色而润实者为良，所谓锦纹大黄也。本邦近者有称汉种大黄者也，其效特劣矣。剉用。

大戟

主利水也，旁治掣痛、咳烦。

考征

十枣汤证曰：引胁下痛。又曰：咳烦。

互考

淮南子曰：大戟去水。

品考

大戟　汉产有两品，绵大戟为良也，本邦之产，其效较劣。

甘遂

主利水也，旁治掣痛、咳烦、短气、小便难、心下满。

考征

十枣汤证曰：引胸下痛、干呕、短气。又曰：咳烦。

大黄甘遂汤证曰：小便微难。

甘遂半夏汤证曰：虽利，心下续坚满。

大陷胸汤证曰：短气、躁烦。又曰：心下满而硬痛。

以上四方，其用甘遂，或三枚，或二两，或一钱也。

为则按：芫花、大戟、甘遂，同是利水，而甘遂之效最胜矣。

品考

甘遂　汉产为胜，本邦所产，其效较劣。

附子

主逐水也，故能治恶寒，身体、四肢及骨节疼痛，或沉重，或不仁，或厥冷，而旁治腹痛、失精、下利。

考征

大乌头煎证曰：绕脐痛，若发，则自出汗、手足厥冷。

乌头汤证曰：历节疼痛、不可屈伸。

乌头桂枝汤证曰：腹中痛、逆冷、手足不仁。

以上三方，乌头皆五枚而为君药也。

桂枝附子汤证曰：身体疼痛，不能自转侧。

桂枝附子去桂加术汤证曰：前证而小便不利。

大黄附子汤证曰：胁下偏痛。

天雄散，证阙。(说在术部)

以上四方，附子皆三枚。

桂枝甘草附子汤证曰：疼烦不得伸屈。

附子汤证曰：背恶寒。又曰：身体痛、手足寒、骨节痛。

以上二方，附子皆二枚。

四逆汤证曰：下利清谷不止、身疼痛。又曰：手足厥冷。

真武汤证曰：腹痛。又曰：四肢沉重、疼痛，自下利。

桂枝加附子汤证曰：四肢微急、难以伸屈。

桂枝去芍药加附子汤证曰：恶寒。

附子粳米汤证曰：切痛。

麻黄附子甘草汤，证不具也。(说在麻黄部)

麻黄附子细辛汤，证不具也。(说在细辛部)

附子泻心汤证曰：恶寒。

桂姜草枣黄辛附汤，证不具也。(说在术部)

以上九方，附子皆一枚。

上历观此诸方，其证一是皆水病也。“桂枝附子去桂加术汤”条曰：一服觉身痹，半日许再服，三服都尽，其人如冒状。勿怪，即是术附并走皮中逐水气，未得除故耳。“乌头桂枝汤”条曰：初服二合，不知，即服三合，又不知，复加至五合。其知者，如醉状。得吐者，为中病也。此二者，言附子逐水，瞑眩之状也。凡附子中病，则无不瞑眩，甚者脉绝色变，如死人状。顷刻吐出水数升，而其所患者顿除也。余尝于乌头煎知之。附子之逐水也，明矣。

互考

凡附子、大戟、甘遂之类，同逐水气。而其用之也，随毒所在。附子主水气，而骨节及身体疼痛不可屈伸者，大戟、甘遂则未必然矣。

桂枝加附子汤，附子一枚。桂枝附子汤，附子三枚。四肢微急、难以屈伸者，用附子一枚。身体疼烦、不能自转侧者，用附子三枚。随其痛剧，易附子亦有多少。则附子之功，可得而知也。

《本草纲目》曰：天雄散，治失精。其说曰“暖水脏，益精”，误矣。仲景以天雄逐水耳。精也，水脏也，造化之主暖之，益之，非人力之所及也。

辨误

《本草纲目》曰：附子性大热。又云：大温。夫味之辛酸苦甘咸，食而可知也；性之寒热温凉，尝而不可知也。以不可知也为知，一测诸臆，其说纷纷，吾孰适从？夫仲景用附子以逐水为主，而不拘热之有无也。若麻黄附子细辛汤、大黄附子汤，其证岂得谓之无热乎？学人察诸。

孔子曰：名不正，则言不顺。有是哉？今所谓中风者，非古所谓中风也。仲景氏曰：头痛、发热、恶风、有汗者，名曰中风。今所谓中风，则肢体不遂者，而其说昉于《金匮要略》及《千金方》。于是，世之医者，因《金匮》《千金》之方，治其所谓中风者，故无效。王安道以其无效也，而设一论，更建曰“类中风”。盖类也者，类似也。而《金匮》《千金》之所谓中风，岂类《伤寒论》之所谓中风乎？不类也，宜其不得其治也。为则朝夕苦思，参考仲景氏之方，今所谓中风者，身体疼痛、不仁，而往往附子之证也，今举一二而征焉。乌头桂枝汤证曰：手足不仁，身疼痛也。去桂加术汤证曰：身体疼烦，不能自转侧。桂枝加附子汤证曰：四肢微急，难以屈伸。今有此证而用此方，无一不中。中则瞑眩，疾乃瘳。吾故曰：今所谓中风者，非古所谓中风。而仲景氏用附子剂者也，不可不知矣。

品考

附子　今用本邦之乌头也。出于奥州南部津轻松前者，是为上品。今汉客来鬻者，盐藏而非自然之物也，其功能不与古人所论同也。李时珍曰：及一两者难得，但得半两以上者皆良。今汉客来鬻者，大及二两，小不下半两。本邦之乌头，与时珍所说，其轻重只同；而其效与古人之所用，亦只同也。于是乎吾不用彼而用此也。《博物志》曰：乌头、附子、天雄，一物也。《广雅》曰：奚毒，附子也。一年为侧子，二年为乌喙，三年为附子，四年为乌头，五年为天雄。为则按：其效皆同，而后世辨别之不可从矣。锉用。

半夏

主治痰饮、呕吐也。旁治心痛、逆满、咽中痛、咳悸、腹中雷鸣。

考征

大半夏汤证曰：呕吐。

以上一方，半夏二升。

小半夏汤证曰：呕吐、谷不得下。

小半夏加茯苓汤证曰：呕吐。又云：眩悸。

半夏厚朴汤证曰：咽中如有炙脔。

以上三方，半夏皆一升。

半夏泻心汤证曰：呕而肠鸣。

生姜泻心汤证曰：胁下有水气，腹中雷鸣。

甘草泻心汤证曰：腹中雷鸣。又云：干呕。

小柴胡汤证曰：呕。又云：咳。又云：心下悸。

大柴胡汤证曰：呕不止。

小青龙汤证曰：心下有水气、干呕、发热而咳。又曰：吐涎沫。

葛根加半夏汤证曰：呕。

黄芩加半夏生姜汤证曰：干呕。

越婢加半夏汤证曰：咳。

苓甘姜味辛夏汤证曰：呕。

栝蒌薤白半夏汤证曰：心痛。

黄连汤证曰：欲呕吐。

附子粳米汤证曰：腹中雷鸣。又云：逆满、呕吐。

小陷胸汤证曰：结胸病，正在心下，按之则痛。

以上十四方，半夏皆半升。

半夏苦酒汤证曰：咽中伤，生疮。

甘遂半夏汤证曰：心下续坚满。

以上二方，半夏十四枚，或十二枚，近半升。

半夏散证曰：咽中痛。

半夏干姜散证曰：干呕、吐逆、吐涎沫。

半夏麻黄丸证曰：心下悸。

以上三方，半夏诸药等分。

上历观此诸方，半夏主治痰饮、呕吐也明矣。其余诸症，呕而有痰者，一是皆半夏治焉。

互考

呕者，生姜主之。呕而有痰者，半夏主之。

小半夏汤、五苓散，其所治大同而小异。小半夏汤治呕吐有痰饮者，五苓散治呕吐而小便不利也。

大半夏汤证，其载《金匮要略》者，盖非古也。今从《外台秘要》之文。

辨误

余尝读《本草纲目》“半夏”条曰：孕妇忌半夏，为其燥津液也。不思之甚矣。古语有之曰：有故无损。此证而用此药，夫何忌之有？自后人为妊娠而建其药之禁忌也，终使有其证者，不得用其药，悲夫！夫妊娠者，人为而天赋也，故仲景氏无有养胎之药。娩身之后亦然。故方其有疾而药也，不建禁忌。故妊娠呕吐不止者，仲景氏用干姜人参半夏丸。余亦尝治孕妇留饮掣痛者，与十枣汤数剂，及期而娩，母子不害也。古语所谓有故无损者，诚然！诚然！孕妇忌半夏，徒虚语耳。

品考

半夏　和、汉无别。锉用焉。世医姜汁掣之。此因本草入毒草部，而恐畏其毒，遂杀其能者也，不可从矣。

芫花

主逐水也，旁治咳、掣痛。

考征

十枣汤证曰：引胁下痛。又曰：咳。

张仲景氏用芫花，莫过于十枣汤也。为则试服芫花一味，必大泻水。则其逐水也明矣。

辨误

本草芫花条。慎微①曰：《三国志》云：魏初平中，有青牛先生常服芫花，年百余岁，常如五六十。时珍曰：芫花乃下品毒物，岂堪久服？此方外迂怪之言，不足信也。为则曰：方外迂怪之说，固无论于疾医之道也。下品毒物，岂堪久服？时珍过矣！时珍过矣！有病毒而毒药以攻之，岂不堪久服邪？学人勿眩焉。

品考

芫花　汉产为良。本邦亦出焉。本邦所产，今之所鬻者，颇多伪也，不可不正矣。本邦俗称志计武志，是真芫花也。

五味子

主治咳而冒②者也。

考征

小青龙汤证曰：咳。

苓桂五味甘草汤证曰：时复冒。

以上二方，五味子皆半升。

上观此二方。则五味子所主治也，咳而冒者，明矣。

互考

五味子、泽泻，皆主治冒者，而有其别。五味子治咳而冒者，泽泻治眩而冒者也。

辨误

余尝读本草，有五味子收肺补肾之言，是非疾医之言也。原其为说，由五脏生克而来也。夫疾医之道熄，而邪术起，臆测之说，于是乎行，无益于治也，不可从矣。

品考

五味子　朝鲜之产，是为上品，汉次之。本邦之产，其品稍劣，铿用。

---

①慎微：唐慎微，字审元，成都人，北宋著名药学家。他对发展药物学和收集民间单验方做出了非常大的贡献，开创了药物学方剂对照之先河。约于公元1082年，唐慎微编成《经史证类备急本草》（简称《证类本草》）三十二卷，收药物一千七百四十六种，其中有六百多种是前代本草书中未曾记载的。

②冒（mào）：此处意为眩晕，昏瞀。《素问·五脏生成》：“下厥上冒，过在足太阴、阳明。”

栝蒌实

主治胸痹也，旁治痰饮。

考征

小陷胸汤证曰：结胸。

栝蒌薤白白酒汤证曰：胸痹，喘息、咳唾。

栝蒌薤白半夏汤证曰：胸痹，不得卧。

枳实薤白桂枝汤证曰：胸痹。

以上四方，栝蒌实皆一枚。

上历观诸方。其治胸痹及痰饮也明矣。所谓胸痹者，胸膈痞塞是也。

互考

枳实薤白桂枝汤条曰：胸痹云云。枳实薤白桂枝汤主之，人参汤亦主之。《金匮要略》往往有此例，此非仲景之古也。夫疾医之处方也，各有所主。岂可互用乎？胸痹而胸满上气、喘息、咳唾，则枳实薤白桂枝汤主之。胸痹而心下痞硬，则人参汤主之。此所以不可相代也。学人思诸。

品考

栝蒌实　颂曰：其形有正圆者，有锐而长者，功用皆同。今用世所谓玉章者，李时珍曰：栝蒌，古方全用，后世乃分子、瓤各用。今从古也。

葛根

主治项背强也，旁治喘而汗出。

考征

葛根黄连黄芩汤证曰：喘而汗出。（说在“互考”中）

以上一方，葛根半斤。

葛根汤证曰：项背强。

葛根加半夏汤，证不具也。（说在“互考”中）

桂枝加葛根汤证曰：项背强。

以上三方，葛根皆四两。

为则曰：葛根主治项背强急也。葛根汤及桂枝加葛根汤，皆足以征焉。

互考

葛根黄连黄芩汤，其用葛根最多，而无项背强急之证，盖阙文也。施诸下利、喘而汗出者，终无有效也。项背强急而有前证者，即是影响也。其文之阙，斯可知也耳矣。

“葛根加半夏汤”条曰：太阳与阳明合病，此非疾医之言也，不取焉。葛根汤证而呕者，此方即主之也。

品考

葛根　和、汉无异种。药铺所谓生干者，是为良也。锉用。

防已

主治水也。

考征

木防已汤证曰：支饮。

防已茯苓汤证曰：四肢肿。

防已黄芪汤证曰：身重。又曰：肿及阴。

以上三方，防已皆四两。

已椒苈黄丸证曰：肠间有水气。

以上一方，防已一两。

上历观此诸方，其治水也明矣，未见施诸他证者也。

互考

木防已汤，人参为君，故治心下痞坚而有水者。防已茯苓汤，茯苓为君，故治四肢聂聂动而水肿者。防已黄芪汤，黄芪为君，故治身重、汗出而水肿者。仲景氏用防已，未见以为君药者也，而其治水也，的然明矣。

品考

防已　有汉、木二种。余家用所谓汉防已者也。为则按：木防已出汉中者，谓之汉防已，譬如汉术、辽五味子也。后世歧而二之，其茎谓之木防已，可谓误矣。余试用所谓木防已者，终无寸效。而所谓汉防已者，能治水也，于是断乎用之。陶弘景曰：大而青白色、虚软者好，墨点、木强者不佳。李当之曰：其茎如葛蔓延，其根外白内黄，如桔梗，内有黑纹，如车辐解者良。颂曰：汉中出者，破之，文作车辐解，黄实而香，茎梗甚嫩，苗叶小类牵牛。折其茎，一头吹之，气从中贯，如木通然。他处者青白虚软，又有腥气，皮皱，上有丁足子，名木防已。苏恭曰：木防已，不任用也。

卷 下

香豉

主治心中懊侬也。旁治心中结痛及心中满而烦也。

考征

枳实栀子豉汤，证不具也。（说在“互考”中）

栀子大黄豉汤证曰：心中懊侬。

以上二方，香豉皆一升。

栀子豉汤证曰：心中懊侬。又曰：胸中窒。又曰：心中结痛。

栀子甘草豉汤，证不具也。（说在“互考”中）

栀子生姜豉汤，证不具也。（说在“互考”中）

以上三方，香豉皆四合。

瓜蒂散证曰：心中满而烦。

以上一方，香豉一合。

上历观此诸方，其主治心中懊侬也明矣。

互考

“枳实栀子豉汤”条，无心中懊侬证。为则按：栀子大黄豉汤，此枳实栀子豉汤而加大黄者，而其条有心中懊侬之证；心中懊侬，固非大黄所主治也。然则“枳实栀子豉汤”条，其脱心中懊侬之证也明矣。

栀子甘草豉汤、栀子生姜豉汤，是栀子豉汤加味之方也。故每章之首。冠以“若”字焉。心中懊侬而少气者，栀子甘草豉汤；心中懊侬而呕者，栀子生姜豉汤，斯可以知已。

辨误

栀子豉汤方后，皆有“一服得吐，止后服”七字，世医遂误以为吐剂，不稽之甚。为则试之，特治心中懊侬耳，未尝必吐也。且心中懊侬而呕者，本方加用生姜，其非为吐剂也，亦可以见矣。《伤寒论集注》曰：旧本有“一服得吐，止后服”七字，此因瓜蒂散中有香豉，而误传于此也。余亦从之。

品考

香豉　李时珍曰：造淡豉法，用黑大豆二三斗，六月中淘净，水浸一宿，沥干，蒸熟，取出摊席上，候微温，蒿覆。每三日一看，候黄衣上遍，不可

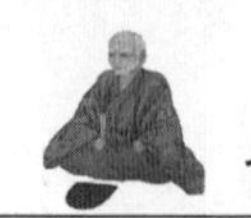

大过，取晒簸净，以水拌之，干湿得所，以汁出指间为准。安瓮中，筑实，桑叶盖，厚三寸，密封泥。于日中晒七日，取出，曝一时，又以水拌入瓮。如此七次，再蒸过，摊去火气，瓮收、筑、封，即成矣。

泽泻

主治小便不利、冒眩也，旁治渴。

考征

泽泻汤证曰：心下有支饮，其人苦冒眩。

五苓散证曰：小便不利、微热、消渴。

以上二方，以泽泻为君药。泽泻汤，泽泻五两，五苓散一两六铢半。

茯苓泽泻汤证曰：吐而渴欲饮水。

以上一方，泽泻四两。

八味丸证曰：小便不利。又曰：消渴、小便反多。

以上一方，泽泻三两。

猪苓汤证曰：渴欲饮水、小便不利。

以上一方，泽泻一两。

牡蛎泽泻散证曰：从腰以下有水气。

以上一方，用泽泻与余药等分。茯苓泽泻汤以下四方，以泽泻为佐药也。

上历观此诸方，泽泻所主治也，不辨而明矣。

互考

泽泻、五味子，同治冒而有其别也。说见于五味子部中。

辨误

陶弘景曰：泽泻久服则无子。陈日华曰：泽泻催生，令人有子。李时珍辨之，其论详于《本草纲目》。夫怀孕，妇人之常也，而有病不孕，故其无病而孕者，岂其药之所能得失乎？三子不知此义，可谓谬矣。余尝治一妇人，年三十有余，病而无子，有年于兹。诸医无如之何，余为诊之。胸膈烦躁，上逆而渴，甚则如狂，乃与石膏黄连甘草汤，并以滚痰丸服之。周岁，诸症尽愈。其父大喜，以语前医。前医曰：治病则可，而不仁也。曰：何谓也？曰：多服石膏，无子也，是绝妇道也。非不仁而何？其父愕然，招余诘之。余答曰：医者，掌疾病者也。而孕也者，人为而天赋，医焉知其有无哉？且彼人之言，子何不察焉？彼人疗之十有三年，而不能治之，彼岂预知其来者乎？其父曰：然。居顷之，其妇人始孕也，弥月而娩，母子无恙。余故曰：

妇人无病则孕，非医之所能得失也。

品考

泽泻　本邦仙台所出者，是为良也。锉用。

薏苡仁

主治乳肿也。

考征

薏苡附子散，证不具也。

以上一方，薏苡仁十五两。

薏苡附子败酱散证曰：腹皮急，按之濡，如肿状。

以上一方，薏苡仁十分。

麻黄杏仁薏苡甘草汤，证不具也。

以上一方，薏苡仁半两。

互考

薏苡附子散，证不具也，而薏苡附子败酱散言“如肿状”，则主治浮肿明矣。麻黄杏仁薏苡甘草汤，亦就麻黄杏仁甘草石膏汤而去石膏，加薏苡，则用之于咳喘、浮肿可也。

品考

薏苡仁　和、汉无别，田野水边，处处多有焉，本交趾之种，马援①载还也。本邦有二，其壳厚，无芽，以为念经数珠，不中用药也；有芽尖而壳薄，即薏苡也，俗传其种弘法师之所将来也，因号弘法麦。

薤白

主治心胸痛而喘息、咳唾也，旁治背痛、心中痞。

考征

栝蒌薤白白酒汤证曰：喘息、咳唾、胸背痛。

枳实薤白桂枝汤证曰：胸痹、心中痞。

以上二方，薤白皆半升。

栝蒌薤白半夏汤证曰：心痛彻背。

以上一方，薤白三两。

---

①马援：（公元前14年～公元49年），字文渊。汉族，扶风茂陵（今陕西省兴平市窦马村）人。著名军事家，东汉开国功臣之一。

上历观此三方，薤白所主治也，不辨而明矣。

品考

薤白　有赤白二种，白者为良。李时珍曰：薤叶状似韭，韭叶中实而扁，有剑脊；薤叶中空，似细葱叶而有棱，气亦如葱。二月开细花，紫白色，根如小蒜，一本数颗，相依而生；五月叶青则掘之，否则肉不满也。

干姜

主治结滞水毒也。旁治呕吐、嗽、下利、厥冷、烦躁、腹痛、胸痛、腰痛。

考征

大建中汤证曰：心胸中大寒痛，呕不能饮食。

苓姜术甘汤证曰：身体重、腰中冷。又云：腰以下冷痛。

半夏干姜散证曰：干呕、吐逆、吐涎沫。

以上三方，干姜或四两，或诸药等分。

人参汤证曰：喜唾。又曰：心中痞。

通脉四逆汤证曰：下利清谷。又曰：手足厥逆。又云：干呕。

小青龙汤证曰：心下有水气，干呕。又云：咳。

半夏泻心汤证曰：呕而肠鸣。

柴胡姜桂汤证曰：胸胁满。又云：心烦。

黄连汤证曰：腹中痛欲呕吐。

苓甘五味姜辛汤证曰：咳、胸满。

干姜黄连黄芩人参汤证曰：吐下。

六物黄芩汤证曰：干呕、下利。

以上九方，干姜皆三两。

栀子干姜汤证曰：微烦。

甘草干姜汤证曰：厥、咽中干、烦躁、吐逆。

干姜附子汤证曰：烦躁、不得眠。

以上三方，干姜二两、一两，而四两之例。

四逆汤证曰：下利清谷。又曰：手足厥冷。

以上一方，干姜一两半，而三两之例。

桃花汤证曰：下利。

干姜人参半夏丸证曰：呕吐不止。

以上二方，干姜一两，而三两之例。

上历观此诸方，其呕吐者、咳者、痛者、下利者之等，亦是皆水毒之结滞者也。

互考

孙思邈曰：无生姜，则以干姜代之。以余观之，仲景氏用生姜、干姜，其所主治，大同而小异。生姜主呕吐，干姜主水毒之结滞者也，不可混矣。

辨误

本草以干姜为大热，于是世医皆谓四逆汤方中，姜、附热药也，故能温厥冷，非也。按：厥冷者，毒之急迫也，故甘草以为君，而姜、附以为佐，其用姜、附者，以逐水毒也。何热之有？京师二条路白山街，有嘉兵卫者，号近江铺，其男年始十有三，一朝而下利，及至日午，无知其行数，于是神气困冒，医为独参汤与之。及至日晡所，手足厥冷，医大惧，用姜、附益多，而厥冷益甚，诸医皆以为不治。

余为诊之，百体无温，手足擗地，烦躁而叫号，如有腹痛之状，当脐有动，手不可近。余乃谓曰：是毒也，药可以治。焉知其死生，则我不知之也。虽然，今治亦死，不治亦死，等死，死治可乎？亲戚许诺。乃与大承气汤（一帖之重十二钱）一服。不知，复与，厥冷则变为热。三服而神色反正，下利减半。服十日所，诸症尽退。由是观之，医之于事，知此药，解此毒耳。毒之解也，厥冷者温，大热者凉。若以厥冷复常为热药，则大黄、芒硝亦为热药乎？药物之寒热温凉不可论，斯可以知已。

品考

干姜　本邦之产有二品，曰干生姜，曰三河干姜。所谓干生姜者，余家用之。所谓三河干姜者，余家不用之。

杏仁

主治胸间停水也，故治喘咳，而旁治短气结胸、心痛、形体浮肿。

考征

麻黄汤证曰：无汗而喘。

以上一方，杏仁七十个。

苓甘姜味辛夏仁汤证曰：形肿者，加杏仁。

以上一方，杏仁半斤。

茯苓杏仁甘草汤证曰：胸中气塞、短气。

麻黄杏仁甘草石膏汤证曰：喘。

桂枝加厚朴杏子汤证曰：喘。

以上三方，杏仁皆五十个。

大青龙汤证曰：咳喘。

麻黄杏仁薏苡甘草汤，证不具也。（说在《类聚方》）

以上二方，杏仁四十个，二两而五十个之例。

大陷胸丸证曰：结胸者，项亦强。

走马汤证曰：心痛。

以上二方，杏仁诸药等分。

上历观此诸方，杏仁主治胸间停水也明矣。

互考

杏仁、麻黄，同治喘，而有其别。胸满，不用麻黄。身疼，不用杏仁。其二物等用者，以有胸满、身疼二证也。

《金匮要略》曰：胸痹云云，茯苓杏仁甘草汤主之，橘枳姜汤亦主之。为则按：胸痹短气、筋惕肉瞤、心下悸者，茯苓杏仁甘草汤主之。胸痹、呕吐、呃逆者，橘皮枳实生姜汤主之。二方治一证，非古之道也。“栝蒌实”条，既辨明之，今不赘于兹也。

品考

杏仁　和、汉无异品也。制之之法，去皮不去尖。

大枣

主治挛引强急也，旁治咳嗽、奔豚、烦躁、身疼、胁痛、腹中痛。

考征

十枣汤证曰：引胁下痛。又曰：咳烦、胸中痛。

葶苈大枣汤证曰：咳逆上气，喘鸣迫塞。又曰：不得息。

以上二方，以大枣为君药，一则十枚，一则十二枚。

苓桂甘枣汤证曰：欲作奔豚。

越婢汤，证不具也。（说在《类聚方》）

生姜甘草汤，证不具也。（说在“互考”中）

以上三方，大枣皆十五枚。

甘麦大枣汤证曰：脏躁、喜悲伤。

以上一方，大枣十枚。

小柴胡汤证曰：颈项强。又云：胁痛。

小建中汤证曰：急痛。

大青龙汤证曰：身疼痛、汗不出而烦躁。

黄连汤证曰：腹中痛。

葛根汤证曰：项背强。

黄芩汤，证不具也。（说在《类聚方》）

桂枝加黄芪汤证曰：身疼重、烦躁。

吴茱萸汤证曰：烦躁。

以上八方，大枣皆十二枚。

上历观此诸方。皆其所举诸症，而有挛引强急之状者，用大枣则治矣，否则无效也。且也，十枣汤，大枣为君药，而有引痛证，斯可以为征已。

互考

“甘麦大枣汤”条，有喜悲伤证，此毒之逼迫也，故用大枣以治挛引强急，用甘草、小麦以缓迫急也。

“苓桂甘枣汤”条，有奔豚证，此其毒动而上冲，有挛引强急之状者，故用大枣也；生姜甘草汤证曰：咳唾涎沫不止。为则按：若之人患胸中有挛引强急之状，故用大枣居多也。

为则按：仲景氏用大枣、甘草、芍药，其证候大同而小异，要在自得焉耳。

辨误

大枣养脾胃之说，非古也，不取焉。古人云：攻病以毒药，养精以谷肉果菜。夫攻之与养，所主不同，一物而二义。如曾晰之于羊枣，好而食之是养也；如十枣汤，用大枣，恶而不避，是攻也。无他嗜好之品，而充食用，则为养也。而充药物，则为攻也。十枣汤，大枣为君，而治挛引强急，岂以为养哉？

品考

大枣　汉种者为良。其品核小而肉浓也，不去核而锉用之。

橘皮

主治呃逆也。旁治胸痹停痰。

考征

橘皮竹茹汤证曰：哕逆。（哕者，呃之谓也）

以上一方，橘皮二斤。

橘皮枳实生姜汤证曰：胸痹。（说在杏仁部中）

以上一方，橘皮一斤。

橘皮汤证曰：哕。

以上一方，橘皮四两。

茯苓饮证曰：心胸中有停痰。

以上一方，橘皮二两半。

上历观此诸方，主治呃逆也明矣。胸痹者，停痰者，其有呃逆之证，则橘皮所能治也。

品考

橘皮　近世间以柑子代橘皮，非也，可选用焉。真橘树者，余观之于和州春日祠前，于远州见附驿也。

吴茱萸

主治呕而胸满也。

考征

吴茱萸汤证曰：呕而胸满。

以上一方，吴茱萸一斤。

品考

吴茱萸　无赝物。

瓜蒂

主治胸中有毒，欲吐而不吐也。

考征

瓜蒂散证曰：胸中痞硬、气上冲咽喉、不得息者。

又曰：心中满而烦，饥而不能食者，病在胸中。

以上一方，瓜蒂一分。

品考

瓜蒂　宗奭、时珍，以为甜瓜蒂。试之，无寸效也。又有一种，名柿瓜。其种殊少，而其形如柿。又有一种，如柿瓜而皮上有毛者，其始皆太苦而不可食也。及熟，则尤甜美，其蒂甚苦，有效，可用。三才图会，所谓青瓜也，本邦越前之产，是为良也。

桂枝

主治冲逆也，旁治奔豚、头痛、发热、恶风、汗出、身痛。

考征

桂枝加桂汤证曰：气自少腹上冲心。

以上一方，桂枝五两。

桂枝甘草汤证曰：其人叉手自冒心、心下悸、欲得按。

桂枝甘草附子汤，证不具也。（说在“互考”中）

苓桂甘枣汤证曰：欲作奔豚。

苓桂五味甘草汤证曰：气从少腹上冲胸咽。

桂枝附子汤，证不具也。（说在“互考”中）

以上五方，桂枝皆四两。

桂枝汤证曰：上冲。又曰：头痛发热，汗出恶风。

苓桂术甘汤证曰：气上冲胸。

以上二方，桂枝皆三两。

上历观此诸方，桂枝主治冲逆也明矣。头痛发热之辈，其所旁治也。仲景之治疾，用桂枝者，居十之七八，今不枚举焉。

互考

桂枝甘草汤证曰：其人叉手自冒心。为则按：叉手冒心者，以悸而上冲故也。

“桂枝甘草附子汤”条，无上冲证。为则按：此方，桂枝甘草汤而加附子者也。“桂枝甘草汤”条，有上冲证，然则此汤亦有上冲证。其脱此证也明矣。

桂枝附子汤，用桂枝多于桂枝加附子汤，而无上冲证，盖阙文也。“桂枝加附子汤”条，犹有桂枝之证，况于此汤而可无桂枝之证乎？

辨误

范大成桂海志云：凡木叶心皆一纵理，独桂有两道如圭形，故字从之。陆佃《埤雅》云：桂犹圭也，宣导百药，为之先聘通使，如执圭之使也。为则按：制字之说，范为得之，盖以其所见而言之也。陆则失矣，盖以臆测之，而强作之说也。不可从矣！

《伤寒论》曰“桂枝本为解肌”，非仲景氏之意也。不取，此盖注误入本文者也。

宗奭曰：汉张仲景，以桂枝汤治伤寒表虚。是不善读《伤寒论》之过也。《伤寒论》中间说表里虚实，非疾医之言也，盖后人所搀入也。凡仲景之用桂枝，以治上冲也。“桂枝汤”条曰：上冲者，可与桂枝汤；若不上冲者，不可与之。“桂枝加桂汤”条曰：气从少腹上冲心。又按：“去桂加术汤”条曰：小便自利。由是观之，上冲则用桂，下降则否，斯可以见已。且虚实之说，仲景所言，不失古训，而后人所搀入，则不合古训。宗奭不善读书，而妄为之说，过矣！

品考

桂枝　气味辛辣者，为上品也。李杲以气味厚薄分桂枝、肉桂。遂构上行下行之说，是臆测也，不可从矣。桂枝也，肉桂也，桂心也，一物而三名也。桂心之说，陈藏器、李时珍得之。

厚朴

主治胸腹胀满也，旁治腹痛。

考征

大承气汤证曰：腹胀满。又曰：腹中满痛。

厚朴三物汤证曰：痛而闭。

厚朴七物汤证曰：腹满。

厚朴生姜甘草半夏人参汤证曰：腹胀满。

以上四方，厚朴皆半斤。

枳实薤白桂枝汤证曰：胸满。

栀子厚朴汤证曰：腹满。

以上二方，厚朴皆四两。

半夏厚朴汤证曰：咽中如有炙脔。

以上一方，厚朴三两。

小承气汤证曰：腹大满不通。

以上一方，厚朴二两。

上历观此诸方，厚朴主治胀满也明矣。

互考

厚朴三物汤条，无腹满证。此汤即大承气汤，而无芒硝者也。然则有腹满证，也可知已。其无芒硝者，以无坚块也。

辨误

张元素曰：厚朴虽除腹胀，若虚弱人，宜斟酌用之，误则脱人之元气也。

为则曰：是无稽之言也。古语曰：攻病以毒药。方疾之渐也，元气为其所抑遏，医以毒药攻之，毒尽而气旺，何怖之有？请举其征。大承气汤，厚朴为君，而有此汤之证者，多有不能食、神气不旺者，于是施以此汤，则毒除也。毒除能食，能食气旺，往往而然也。厚朴脱人之元气，徒虚语耳！

品考

厚朴　汉产为良。本邦所产，非真厚朴也，不堪用矣。或云本邦之产，有二种，其一则冬月叶不落，是与汉土所产同，比睿山有之。

枳实

主治结实之毒也，旁治胸满、胸痹、腹满、腹痛。

考征

枳实汤证曰：心下坚大如盘。

以上一方，枳实七枚。

枳实芍药散证曰：腹痛、烦满。

以上一方，枳实诸药等分。

桂枝枳实生姜汤证曰：心悬痛。

大承气汤证曰：腹胀满。

厚朴三物汤证曰：痛而闭。

厚朴七物汤证曰：腹满。

栀子大黄豉汤证曰：热痛。

以上五方，枳实皆五枚。

大柴胡汤证曰：心下急，郁郁微烦。

枳实薤白桂枝汤证曰：胸满。

栀子厚朴汤证曰：心烦腹满。

以上三方，枳实皆四枚。

小承气汤证曰：腹大满不通。

枳实栀子豉汤，证不具也。（说在“互考”中）

橘皮枳实生姜汤证曰：胸痹。

以上三方，枳实皆三枚。

上历观此诸方，枳实主治结实之毒也明矣。

互考

仲景氏用承气汤也，大实大满，结毒在腹，则大承气汤，其用枳实也五枚；唯腹满不通，则小承气汤，其用枳实也三枚。枳实主治结实，斯可以见已。

枳实栀子豉汤，其证不具也。为则按：栀子香豉，主治心中懊侬，而更加枳实，则其有胸满之证明矣。

品考

枳实　本邦所产称枳实者，不堪用也。汉土之产，亦多赝也，不可不择焉。《本草纲目》诸家歧枳实、枳壳而为之说，非古也。吾则从仲景氏也。

栀子

主治心烦也，旁治发黄。

考征

大黄硝石汤证曰：黄疸。

栀子柏皮汤证曰：身黄。

以上二方，栀子皆十五枚。

栀子豉汤证曰：烦。

栀子甘草豉汤，证不具也。（说在香豉部中）

栀子生姜豉汤，证不具也。（说在香豉部中）

枳实栀子豉汤，证不具也。（说在枳实部中）

栀子厚朴汤证曰：心烦。

栀子干姜汤证曰：微烦。

茵陈蒿汤证曰：心胸不安，久久发黄。

以上七方，栀子皆十四枚。

栀子大黄豉汤证曰：黄疸。

以上一方，栀子十二枚。

上历观此诸方，栀子主治心烦也，明矣。发黄者，其所旁治也，故无心烦之证者而用之，则未见其效矣。

互考

栀子大黄豉汤，栀子十二枚。为则按：当作“十四枚”，是栀子剂之通例也。

为则按：香豉，以心中懊侬为主，栀子则主心烦也。

辨误

本草诸说，动辄以五色配五脏。其说曰：栀子色赤，味苦入心而治烦。又曰：栀子治发黄，黄是土色，胃主土，故治胃中热气。学人取其然者，而莫眩其所以然者，斯为可矣。

品考

栀子　处处出焉。锉用。

酸枣仁

主治胸膈烦躁、不能眠也。

考征

酸枣仁汤证曰：虚烦，不得眠。

（为则按："虚烦"当作"烦躁"）

以上一方，酸枣仁二升。

辨误

时珍曰：熟用不得眠，生用好眠，误矣！眠与不眠，非生熟之所为也。乃胸膈烦躁，或眠或不眠者，服酸枣仁，则皆复常矣。然则酸枣仁之所主，非主眠与不眠也。而历代诸医，以此立论，误也，以不知人道也。夫人道者，人之所能为也。非人之所能为者，非人道也。学圣人之道，然后始知之。盖眠者寤者，造化之主也，而非人之为也。而烦躁者，毒之为而人之造也，酸枣能治之。故胸膈烦躁，或寤而少寐，或寐而少寤，予不问酸枣之生熟，用而治之，则烦躁罢而寤寐复故。呜呼，悲哉，圣人之世远人亡！历代之学人，其解圣经，往往以天事混之于人事，故其论可闻，而行不可知也。人而不人，医而不医，吾党小子慎之！勿混造化与人事矣。

品考

酸枣仁　和、汉共有焉。汉产为良也。

茯苓

主治悸及肉瞤筋惕也，旁治小便不利、头眩烦躁。

考征

苓桂甘枣汤证曰：脐下悸。

茯苓戎盐汤，证不具也。（说在"互考"中）

茯苓泽泻汤，证不具也。（说在"互考"中）

以上三方，茯苓皆半斤。

防己茯苓汤证曰：四肢聂聂动。

茯苓四逆汤证曰：烦躁。

以上二方，茯苓皆六两。

茯苓杏仁甘草汤，证不具也。（说在“互考”中）

以上一方，茯苓三两，而亦六两之例。

苓桂术甘汤证曰：身为振振摇。又云：头眩。

苓桂五味甘草汤证曰：小便难。

苓姜术甘汤，证不具也。（说在“互考”中）

木防己去石膏加茯苓芒硝汤，证不具也。（说同上）

小半夏加茯苓汤证曰：眩悸。

半夏厚朴汤，证不具也。（说在“互考”中）

以上六方，茯苓皆四两，此外苓桂剂颇多，今不枚举焉。

茯苓甘草汤证曰：心下悸。

以上一方，茯苓二两，而亦四两之例。

茯苓饮，证不具也。（说在“互考”中）

栝蒌瞿麻丸证曰：小便不利。

葵子茯苓散证曰：头眩。

真武汤证曰：心下悸、头眩、身瞤动。

附子汤，证不具也。（说在“互考”中）

桂枝去桂加茯术汤证曰：小便不利。

以上六方，茯苓皆三两。

五苓散证曰：脐下有悸、吐涎沫而癫眩。

以上一方，茯苓十八铢。

猪苓汤证曰：小便不利、心烦。

桂枝茯苓丸证曰：胎动。（说在“互考”中）

以上二方，茯苓诸药等分。

上历观此诸方。曰心下悸，曰脐下悸，曰四肢聂聂动，曰身瞤动，曰头眩，曰烦躁，一是皆悸之类也。小便不利而悸者，用茯苓则治。其无悸证者而用之，则未见其效。然则悸者，茯苓所主治；而小便不利者，则其旁治也。头眩、烦躁亦然。

互考

茯苓戎盐汤、茯苓泽泻汤，各用茯苓半斤，以为主药，而不举茯苓之证。苓桂甘枣汤，亦用茯苓半斤，而有脐下悸之证。其他用茯苓为主药者，各有悸眩、瞤动之证。况于二方多用茯苓，而可无若证乎？其证脱也，必矣。

茯苓杏仁甘草汤方，是苓桂术甘汤去桂、术加杏仁者也，然则其脱茯苓之证也明矣。

茯姜术甘汤，有身为振振摇证，此非桂之主证，而苓之所能治也，然则“苓姜术甘汤”条脱此证也，明矣。

木防己去石膏加茯苓芒硝汤方，是防己茯苓汤，以黄芪、甘草代人参、芒硝者。而防己茯苓汤，有四肢聂聂动之证，是非黄芪、甘草之主证，而茯苓之所主治也。由是观之，此汤脱四肢瞤动之证也明矣。

半夏厚朴汤，是小半夏加茯苓汤，更加厚朴、苏叶者也。然则其脱眩悸之证也明矣。

茯苓甘草汤方，是苓桂术甘汤去术加姜者也。可以前例而推之。

茯苓饮，以苓为主，而不举其证，以他例推之。心下悸而痞硬，小便不利，自吐宿水者，此汤所主治也。

附子汤方，是真武汤去姜加参者也。“真武汤”条，有心下悸、头眩、身瞤动之证，然则此汤之条脱若证也明矣。

桂枝茯苓丸证曰：胎动在脐上。为则按：盖所谓奔豚也，而不可臆测焉。以旁例推之，上冲心下悸，经水有变，或胎动者，此丸所主也。

人参、茯苓、黄连，其功大同而小异，说在人参部中。

品考

茯苓　和、汉无异也。陶弘景曰：仙方止云茯苓，而无茯神。为疗既同，用之应无嫌。斯言得之，赤白补泻之说，此臆之所断也，不可从矣。

猪苓

主治渴而小便不利也。

考征

猪苓汤证曰：渴欲饮水、小便不利。

猪苓散证曰：思水者。

以上二方，猪苓诸药等分。

五苓散证曰：小便不利、微热、消渴。

以上一方，猪苓十八铢。

上历观此三方，猪苓所主治渴而小便不利也明矣。

品考

猪苓　和、汉共有焉，汉产实者为良也。

水蛭

主治血证也。

考征

抵当汤证曰：少腹硬满云云。又曰：经水不利下。

抵当丸证曰：少腹满，应小便不利。今反利者，为有血也。

以上二方，水蛭或三十个，或二十个。

上观此二方，则水蛭之所主治也明矣。为则按：诊血证也，其法有三焉。一曰少腹硬满，而小便利者，此为有血；而不利者，为无血也；二曰病患不腹满，而言腹满也；三曰病患喜忘，屎虽硬，大便反易，其色必黑，此为有血也。仲景氏诊血证之法，不外于兹矣。

品考

水蛭　苏恭曰：有水蛭、草蛭。大者长尺许，并能咂牛马人血。今俗多取水中小者，用之大效。

龙骨

主治脐下动也，旁治烦惊、失精。

考征

桂枝去芍药加蜀漆龙骨牡蛎汤证曰：惊狂、起卧不安。

以上一方，龙骨四两。

桂枝加龙骨牡蛎汤证曰：失精、少腹弦急。

天雄散，证阙。（说在术部中）

蜀漆散，证不具也。（说在“互考”中）

以上三方，龙骨三两，或诸药等分。

柴胡加龙骨牡蛎汤证曰：烦惊。

以上一方，龙骨一两。（说在《外传》中）

桂枝甘草龙骨牡蛎汤证曰：烦躁。

以上一方，龙骨二两，而亦四两之例。

上历观此诸方，龙骨所治，惊狂、烦躁、失精也，无容疑者。为则每值有其证者，辄用之，而间有无效者，于是乎心中疑之。居数岁，始得焉。其人脐下有动而惊狂，或失精，或烦躁者，用龙骨剂，则是影响；其无脐下动者而用之，则未见其效。由是观之，龙骨之所主治者，脐下之动也。而惊狂、失精、烦躁，其所旁治也。学人审诸。

互考

“蜀漆散”条，所谓疟者，是寒热发作有时也；而其有脐下动者，此散所主治也；无脐下动者而用之，则未见其效也。

辨误

龙骨之说，或曰竜也，或曰石也，诸说终无有一定也。为则按：譬如人物乎，父精母血，相因为体，人人而所知也。虽然，果然之与不，孰究论之？龙骨亦然。究论何益之有？至如其效用，则此可论也可择也，不可不知矣。

品考

龙骨　以能化者为上品也。有半骨半石之状者，是未化也。取龙骨法，如取石膏法也。打碎用之。

牡蛎

主治胸腹之动也，旁治惊狂烦躁。

考征

桂枝去芍药加蜀漆龙骨牡蛎汤证曰：惊狂、起卧不安。

以上一方，牡蛎五两。

牡蛎汤，证不具也。（说在“互考”中）

以上一方，牡蛎四两。

牡蛎泽泻散，证不具也。（说在“互考”中）

以上一方，牡蛎诸药等分。

柴胡姜桂汤证曰：微烦。

以上一方，牡蛎三两。

桂枝甘草龙骨牡蛎汤证曰：烦躁。

以上一方，牡蛎二两，而亦四两之例。

柴胡加龙骨牡蛎汤证曰：烦惊。

以上一方，牡蛎一两半。（说在《外传》中）

上历观此诸方，牡蛎所治惊狂烦躁，似与龙骨无复差别。为则从事于此也，久之，始知牡蛎治胸腹之动矣，学人亦审诸。

互考

牡蛎、黄连、龙骨，同治烦躁，而各有所主治也。膻中黄连所主也，脐下龙骨所主也，而部位不定，胸腹烦躁者，牡蛎所主也。

“牡蛎汤”条曰：疟。“牡蛎泽泻散”条曰：有水气。其所举之证，盖不具也。以他例推之。喘急息迫，而胸中有动者，牡蛎汤主之也。身体水肿，腹中有动，渴而小便不利者，牡蛎泽泻散主之也。学人审诸。

品考

牡蛎　壳之陈久者为良也。余家今用出于艺州者也。坊间所鬻者，不堪用也。

跋

盖古书之贵于世，以施诸今而有征也。其古虽并于诗书，言之与实背驰，则不足贵矣。本草之书，传于世也虽邈焉。凿说之甚，辨析以胸臆，引据以神仙，其言巧而似。于是其理达而远乎实，游断谍谍，不异赵括之论兵也。先考东洞翁，于是作《药征》，考校效验，订绳谬误，揣权宜，精异同。虽颇穷经旨，未尝有如本草说多能者。然循其运用之变，奏异功则殆如天出，而偕性多能，是方之功，而非一物之能也。夫阳燧取火于日，方诸取露于月，而浮云盖其光，则水火忽不可致也。而终日握阳燧不得温手，终夜舐方诸不能止渴。方诸阳燧，虽致水火，责之以其能而不获者，非自然之能也。自然之能出乎天，而不假他力，法用之功成之可以据，载籍虽古，岂足尊信哉？行考之于《药征》也，主治颇详明，不道阴阳，不拘五行，以显然之证。征于长沙之法，推功之实，审事之状，阐众之所未发，以烛乎冥行之徒。诚扁鹊之遗范也。

其书之已成，受业者奉之，屡请刊行。翁喟然欢曰：过矣！刊行何急？世所刊之书，后欲废者，往往有之，皆卒然之过也。药论者，医之大本，究其精良，终身之业也。今刊未校之书，传乎不朽，为人戮笑，宁蠹灭于椟中，终不许焉。翁卒暨于今十有二年，遂命剞劂①之师，利行之于世矣。

天明甲辰之冬十一月朔

男猷谨题

①剞劂（jī jué 机决）：雕板、刻印。原指刻镂的刀具，剞，曲刀；劂，曲凿。

方药篇

『药征续编』

日·邨井杶　著

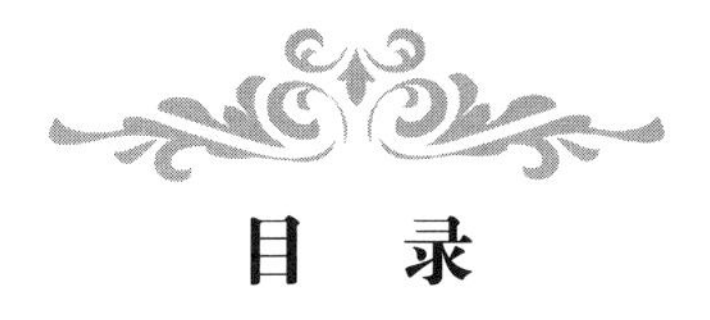

目　录

序

孔子曰：精义入神，以致用也。医药之道，苟不精义，致用也难矣。其观象索本，知机通变，非天下至精，孰能与于此哉？仲景氏出，方法悉备，其书虽存，而知意味者鲜矣。于是治疾之要，唯知随证，而不知观证之有法也。其论药能方验药功，混为一，终不辨本性也。

如斯而得入神，孰不为良医耶？邨井大年，肥后人也，笃信吾先考东洞翁。治旧疴，起废疾，名声振四海。顷者集《药征》不载之药品，稽古征今，审其功能，作《药征续编》，大年之精斯道也。读此书而观其所论，则可知焉。

宽政丙辰仲冬

平安吉益猷修夫序

卷　上

赤石脂

主治水毒下利。故兼治便脓血。

考征

桃花汤证曰：下利便脓血。

赤石脂禹余粮汤证曰：下利不止。

上二方，赤石脂各一斤。

乌头赤石脂丸，证不具。

上一方，赤石脂一两。

据此三方，则赤石脂治水毒下利不止、便脓血明矣。

互考

赤石脂配干姜，则治腹痛下利。若无腹痛，则不配干姜。

乌头赤石脂丸，证不具。但云治心痛彻背、背痛彻心者，虽然，此方岂惟治心背彻痛乎？后世误载之《金匮要略》心痛病篇内，故世医皆以为但治心痛之方也。

杝按：此方本当在六经病篇内，某证条下，而治心痛彻背、背痛彻心者矣。今详前后之条，及病证方法，盖厥阴病、蛔厥、心痛彻背、背痛彻心、下利恶寒者主之。当是同甘草粉蜜汤、大建中汤等，在乌梅丸之前后矣。《外台秘要》“第七，心背彻痛方”内曰：仲景《伤寒论》心痛彻背、背痛彻心，乌头赤石脂丸主之。小注云：出第十五卷中。然则是本《伤寒论》厥阴病篇内方，而必有前后之证存矣。何以言之？则蜀椒治蛔厥，干姜治下利腹痛，乌头、附子并治四肢厥逆，赤石脂惟治下利。由此观之，此方岂惟治心背彻痛乎？余尝疑乌梅能治蛔，故蛔厥心痛彻背、背痛彻心，则此方不可无乌梅矣。然则“乌头”是“乌梅”之误矣乎？凡仲景之方，无乌头、附子并用者，则益知“乌头”是“乌梅”之误矣。

杝又按：《外台秘要》“第七，久心痛方”内，有范汪疗久心痛方，又名乌头赤石脂丸。方内有桂心（桂心即桂枝，唐方皆以桂枝为桂心），无附子，此为异耳。或疑“附子”是“桂枝”之误矣乎？桂枝能治上冲而厥者，乌头、附子，本同物同功，并存以俟明者试效而已。

桃花汤方曰："赤石脂一斤，一半全用，一半筛末"，是分赤石脂一斤以为各半斤。干姜一两，粳米一升，以水七升，煮米令熟，去滓，取七合，又取半斤赤石脂末内方寸匕，温服，一日三服。后内赤石脂末方寸匕者，未知何故也，宜随仲景之法施之。《外台秘要》引崔氏方、阮氏桃花汤，分两法，则与此不同，可考。

品考

赤石脂理腻黏舌缀唇，鲜红桃花色者，为上品，近年佐渡州所产者是也。凡方有"桃花"名者，以有赤石脂也。又有桃花丸，皆即此物耳。

栝蒌根

主治渴。

考征

柴胡桂枝干姜汤证曰：渴而不呕。

小柴胡去半夏加栝蒌汤证曰：发渴者。

上二方，栝蒌根各四两。

栝蒌桂枝汤，证不具。

栝蒌瞿麦丸证曰：其人若渴。

上二方，栝蒌根各二两。

栝蒌牡蛎散证曰：渴不差者。

牡蛎泽泻散，证不具。

上二方，栝蒌根诸药等方。

据此诸方，则栝蒌根治渴明矣。凡渴有二证：烦渴者，石膏主之；但渴者，栝蒌根主之。是宜分别而治之。按：栝蒌根者，盖兼治口中燥渴及黏者，然是非栝蒌根一味之主治也。合用而后见其妙，要宜考之于柴胡桂枝干姜汤、栝蒌桂枝汤二方。

互考

栝蒌桂枝汤证，不具。然"太阳病，其证备"云，则是全备桂枝汤证之谓也。但"身体强几几"然云者，岂独栝蒌根所主乎？几几然，是项背强急之状也。故桂枝加葛根汤证曰：项背强几几。葛根汤证曰：项背强，几几然。则几几然，是为葛根之证明矣。余故曰：此方盖于桂枝加葛根汤方内，加栝蒌根二两，煮法、水率，亦皆依桂枝加葛根汤法，而不依桂枝汤法也。岂不其征乎？然则益知此方者，是桂枝加葛根汤证全备而渴者主之。《类聚方》不载此方水率、煮法者，误也。

牡蛎泽泻散，证不具。此方七味等分之剂，而不知何以为主药也？然今此谓“大病差后，从腰以下有水气”，则必有渴证明矣，故有栝蒌根也。

辨误

《尔雅》曰：果赢之实栝蒌。郭璞曰：今齐人呼之为天瓜。李巡曰：栝蒌，子名也。据此说，则根名果赢，子名栝蒌。凡仲景之方，栝蒌桂枝汤、栝蒌瞿麦丸、柴胡去半夏加栝蒌汤，及牡蛎泽泻散、柴胡桂枝干姜汤二方内，栝蒌皆当作果赢。若作栝蒌，则当须加根字。不然，与子相混，不可不改焉。又小陷胸汤、栝蒌薤白白酒汤、栝蒌薤白半夏汤、枳实薤白桂枝汤方内，栝蒌实皆当作栝蒌也，实字当削之。李时珍曰：栝蒌即果赢，二字音转也，亦作菰𧄒，后人又转为栝蒌，愈转愈失其真矣。时珍之说非也，栝蒌绝非果赢音转也。《尔雅》岂以音转注之乎？栝蒌、菰𧄒，后世假栝蒌之音者也。菰𧄒本见《灵枢经》，盖俗字，误见于经，后人所作乎？栝蒌非果赢之音转可知矣。

品考

栝蒌二品；一其色赤，一其色黄。但其根不异，通用而可也。雷敩曰“圆者为栝，长者为蒌”，亦属牵强。今药肆所有者，土瓜根混卖，不可不择也。盖土瓜根，短如甘薯，味苦。天瓜长如薯蓣，最大，味甘微苦，宜以此分别也。若无此物，则天花粉可权用。其色如雪，握之又作雪声，不贴银器者佳。

蜀漆

主治胸腹及脐下动剧者，故兼治惊狂、火逆、疟疾。

考征

桂枝去芍药加蜀漆龙骨牡蛎救逆汤证曰：惊狂，起卧不安者。

牡蛎汤证曰：牡疟。

上二方，蜀漆各三两。

牡蛎泽泻散，证不具。

蜀漆散证曰：牡疟，多寒者。

上二方，蜀漆诸药等分

据此诸方，则蜀漆之为功，古来未尝谓治动矣。然疟疾，及惊狂、火逆诸症，必有胸腹、脐下动剧者。故见其有动者而用之，则诸症无不治者。然则蜀漆者，治胸腹及脐下动剧者，明矣。

互考

牡蛎汤服法曰：吐则勿更服。今疟疾有喘鸣急迫，或自汗，或不汗，胸腹动剧者，服之，则其人必吐水数升，而无其证不愈者。若有不吐者，则其证不愈也。由此观之，蜀漆能吐水毒，动是水毒，明矣。当知疟之为病，亦水毒之所为矣。虽然，此方岂惟治疟疾乎？凡病人喘鸣迫塞，或自汗，或不汗，胸腹动剧，皆此方能治之。往来寒热，发作有时，所以不豫也。晋唐以来，民医之见仲景之方也，皆以为惟治伤寒者。故如彼葛洪、孙思邈、王焘、许叔微之书，皆知备仲景之方于“伤寒门”，而未尝知治万病矣。殊不知仲景本取治万病之方，以治伤寒矣。降至赵宋之时，有《金匮要略》之书。当时如王洙，得仲景治伤寒中杂病证之方于蠹简之中，而后各分其门，以为一书。世之为医者，遂称其书谓之“金匮玉函之方”。金匮之，玉函之，盖尊重之至也。自此以往，世之为医者，又见某门之方，以为某方惟治某证，于是乎，如牡蛎汤、蜀漆散二方，亦置诸“疟疾篇”内，而徒知治疟疾，未尝知治余病矣。甚之束之高阁，而谓古方不宜今病，可胜叹哉！呜呼！仲景之方法之衰也，不独王叔和为之，彼葛、孙、王、许实为之，又医道之大罪人乎哉？

桂枝去芍药加蜀漆龙骨牡蛎救逆汤证曰：惊狂起卧不安。杶按：此证者，是外证也。凡仲景之为法，不独以外证治之，且并诊内外治之。故无胸腹及脐下动者，若虽有惊狂起卧不安证，亦非此方所宜也。呜呼！是吾东洞翁千古卓识，吾侪①岂不奉此乎哉？

蜀漆散证不具，且云牡疟。盖牡疟者，独寒不热，非无热也，多寒也。夫疟之为病，先其寒而后其热。虽然，不可以寒热治疟，则岂无内候在乎？曰：必有脐下动剧矣。故仲景尝以龙骨主之，以蜀漆佐之，医者其察诸。

牡蛎泽泻散证不具，然以仲景用牡蛎之方推之，则其证必有胸腹之动剧。苟有胸腹之动剧，则无有不加蜀漆之方。由此观之，盖此方治水肿胸腹之动剧而渴者明矣。《方极》可考，凡仲景之治动也，其活法有三：有胸腹之动，则以牡蛎治之；有脐下之动，则以龙骨治之；有胸腹脐下之动剧，则以蜀漆治之。此为仲景治动之三活法矣。故仲景之方，有以蜀漆配之牡蛎者，或有配之龙骨者，或有配之龙骨、牡蛎者，是又仲景用蜀漆之法也。本论不载此法者，盖属脱误。故晋唐以来，无有知蜀漆之功者，而诸病之有动者最多，

①侪（chái 柴）：等辈，同类的人们。

则动之为病也，为诸病内候之主证，而最为难治矣。虽然，二千年来，诸医之说、诸家本草，何其不载龙骨、牡蛎、蜀漆之本功矣乎？或云：牡蛎之咸，消胸腹之满；或云：龙骨、牡蛎，收敛神气；或云：蜀漆，辛以散之；或云：龙骨、牡蛎之涩以固之。未尝见言之及治动之功者，又未尝知动之为诸病内候之主证也。吾东洞翁，生于二千年之下，始知龙骨、牡蛎、蜀漆之功，其说详于本条之下，是诚二千年来不传之说。而翁独得其旨者，不亦伟乎？韩退之尝推尊孟子，以为功不在禹之下。余以为翁之有功于我医，不在仲景之下矣，是非余之过论也。

品考

蜀漆乃常山苗。其功与常山同，蜀漆无华舶来之物，常山者，华物为良，和产多伪品。若无蜀漆，则常山可以权用。本邦亦多产。医者或未知此物。

生姜

主治呕。故兼治干呕、噫、哕逆。

考征

小半夏汤证曰：呕吐、谷不得下。

小半夏加茯苓汤证曰：卒呕吐。又曰：先渴后呕。

厚朴生姜半夏甘草人参汤，证不具。

橘皮汤证曰：干呕、哕。

橘皮竹茹汤证曰：哕逆。

橘皮枳实生姜汤，证不具。

以上六方，生姜各半斤。

生姜半夏汤，证不具。

上一方，生姜汁一升。

黄芪桂枝五物汤，证不具。

吴茱萸汤证曰：食谷欲呕。又曰：干呕。又曰：呕而胸满。

上二方，生姜各六两。

大柴胡汤证曰：呕不止。又曰：呕吐。

生姜甘草汤证曰：咳唾涎沫不止。

栀子生姜豉汤证曰：呕。

旋覆花代赭石汤证曰：噫气不除。

厚朴七物汤，证不具。

厚朴半夏汤，证不具。

当归生姜羊肉汤，证不具。

以上七方，生姜各五两。

茯苓泽泻汤证曰：吐而渴。

生姜泻心汤证曰：干噫食臭。

茯苓饮证曰：自吐出水。

以上三方，生姜各四两。

桂枝汤证曰：干呕。（凡桂枝汤出入诸方，皆仿之）

真武汤证曰：呕。

黄芩加半夏生姜汤证曰：呕。

桂枝枳实生姜汤证曰：诸逆。

茯苓甘草汤，证不具。

以上五方，生姜各三两。

干姜人参半夏丸证曰：呕吐不止。

上一方，生姜汁糊丸。

据此诸方，则生姜但治呕也。哕逆、噫气、干呕或干噫食臭皆呕吐轻证也。故如咳唾涎沫不止，似哕不哕，亦生姜所兼治也。岂不呕之余证乎？

互考

凡仲景之方，二百十余方。而其内用生姜之方，六十有余首。并用大枣之方，四十有七首。又其内生姜五两，对大枣十二枚之方二首（十二枚乃四两之例，若去核则为三两），对十枚之方一首（十枚乃三两八铢之例），对十五枚之方一首（十五枚乃五两之例）。生姜六两，对大枣十二枚之方一首。生姜四两，对大枣十二枚之方一首。生姜一两，对大枣十枚之方一首。生姜半斤，对大枣三十枚之方一首（三十枚者十两之例）。如此数方，无不专取生姜、大枣之功者。

又桂枝汤，去加之方，二十有六首，及越婢汤之方三首，葛根汤之方二首，小柴胡汤之方五首，文蛤汤、防己黄芪汤。以上十三方，凡三十有九首，皆以生姜三两，对大枣十二枚。虽他品加减之，亦至生姜、大枣，无有变之者，何也？其证不变故乎？又别有妙用乎？由此观之，姜与枣者，虽为日用饵食之物，亦仲景方内二味必相对者多，则盖似有调和之意。故后世谬仿之，方后必有谓姜、枣水煎者。虽似取仲景之法，亦未知其本功之所在也。殊不知生姜、大枣之于其证也，每方必有其所治之毒矣。宜以桂枝汤、小柴胡汤

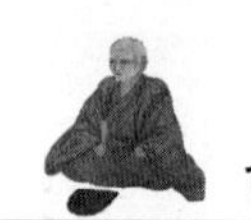

二方之证征之。若以日用饵食之物推之，则如粳米，赤小豆，大、小麦，香豉，酒酢，饴蜜，白截①，酒，薤，葱之类，其谓之何矣？

杶以为如此诸品，亦或有所建单用之功者，或有所助诸药之毒者。余故曰：不可以日用饵食之物推之，然夫如姜与枣，亦别有大勇力者矣，宜以考征中诸方察之。夫孔子每食不撤姜，曾晳常嗜羊枣，亦不可以药中姜、枣见之。今以此为治病之材，则又有大攻毒之功。凡药材以饵食见之，则至桂枝究矣。古者姜、桂、枣、栗，以为燕食庶羞之品，故《内则》曰：枣、栗、姜、桂，《吕览》有言，和之美者，阳朴之姜，招摇之桂。是乃古人所常食之物也，又何毒之有？虽然，良医橐而药之，则虽谷肉果菜，亦皆为治病良材，而无有所不驱除其病毒者。东洞翁有言曰，药之为毒，毒即能，能即毒，知言哉！夫生姜之治呕也，犹桂枝之治上冲、大枣之治拘挛矣。当此时，岂以日用饵食之物论之乎？是以至大枣、生姜相对之方，则又有所合治之功也。如其量法多少，则其功用亦有所不同者也。《集验方》（《外台秘要》所引）疗肺痿，有生姜五两、甘草二两、大枣十二枚之方。《古今录验》（同上）疗上气，有甘草三两、桂枝四两、生姜一斤之方。由是观之，桂枝与姜、枣，岂以日用饵食之物论之乎？况又于其单用独立之方乎？医者其详诸。

厚朴生姜半夏甘草人参汤，证不具，但云：发汗后腹胀满者主之。胀满，是厚朴之所主也，今其生姜为半斤、半夏为半升，岂无呕吐兼发之证矣乎？《方极》《类聚方》可并考。

桂枝枳实生姜汤证曰：心中痞，诸逆，心悬痛。东洞翁曰："痞"下疑脱"满"字。今因此说，则心中痞满者，是枳实之所主。而诸逆者，盖上逆、吐逆、呕逆之谓也。上逆者，桂枝之所治也；吐逆、呕逆者，生姜之所治也。

橘皮枳实生姜汤，证不具。杶按：此方盖橘皮之证多，故为一斤。枳实之证少，故为三两，今加生姜半斤者，岂无有呕证多矣乎哉？故此方呕证不具者，盖属阙文。宜以诸汤加生姜半斤之方推知之。

黄芪桂枝五物汤，证不具。此方本于桂枝加黄芪汤方内，加黄芪一两，足前成三两，生姜三两，足前成六两，而去甘草二两，但煮法、水率不同耳。故东洞翁曰：桂枝加黄芪汤证，而呕不急迫者主之，是所以生姜之为六两也。

厚朴七物汤，证不具。此方虽生姜、大枣相对，亦生姜多于大枣，则岂得无呕证不具乎？故东洞翁曰：此方于厚朴三汤、桂枝去芍药汤二方内，更

①截（zài 再）：此处是醋的意思。白截，酢浆，即米醋。又指古代一种酒。

加生姜二两，足前成五两，盖二方证而呕者主之。

半夏厚朴汤证曰：妇人咽中如有炙脔，岂因有此一证，而得用此方乎？今依《千金方》则作治胸满、心下坚（按：《千金方》及《翼》，“硬”字皆作坚，此“坚”字亦“硬”字也）。咽中帖帖，如有炙肉脔，吐之不出，咽之不下。是吐之不出，咽之不下，似有呕逆之状。故有生姜五两，半夏一升，此方岂惟妇人之治耶？虽男子亦有此证，则宜施之。

当归生姜羊肉汤，证不具。此方未试之，故今略之。

茯苓甘草汤，证不具。枨按：此方之证，以有茯苓、生姜各三两观之，则有悸无呕者，盖属脱误也。故东洞翁曰：当有冲逆而呕证。余曰：心下悸、上冲而呕者，此方主之，屡试屡验。

生姜半夏汤证曰：病人胸中似喘不喘，似呕不呕，似哕不哕，彻心中愦愦然无奈。枨按：是疑非此方全证，何则？生姜、半夏之为功，本惟治呕吐。然今于此方，何其谓似呕不呕乎？若其然，则似无生姜、半夏之所治之证矣。由是观之，“似呕不呕”四字，盖属衍文，而有呕吐之证不具可知矣。虽然，似喘不喘，似哕不哕者，似有呕吐兼发之证。故今煮半夏半升，以内生姜汁一升者，是欲大取生姜之功也。余故曰：半夏能治呕吐兼发者，生姜能治但呕者，又能治呕多吐少者，故方内有生姜、半夏并用者，则必谓呕吐，或谓卒呕吐，或谓呕吐不止。若有生姜而无半夏，则谓但呕，或谓干呕，或谓干呕哕，或谓哕逆，或谓食谷欲呕，或谓呕而胸满，或谓诸逆，是可以征焉，然则此方治呕吐兼发者明矣。故法曰：呕止停后服。岂其谓似呕，不呕而后谓呕止停后服可乎？

茯苓泽泻汤方，生姜四两，但云“胃反，吐而渴欲饮水者”。今有吐而无呕者，盖属脱误。因屡试此方，若施无呕者，则未尝见奏其效者，若施之吐后，但呕而渴者，则其效之速也，如桴鼓相应然。由此观之，此方能治病人胃反，呕而渴欲饮水者。夫胃反者，吐食也。然则此“胃反，吐”之“吐”字，盖呕字之误可知矣。不然，属重复，若作呕字，则其义始稳当，其证亦可谓具而已。按：呕吐者，是水毒之上逆者也。桂枝能下其上逆，生姜能止其呕，泽泻、术、茯苓能泻之小便，甘草能缓其呕之急迫者，益知此方之下脱呕证明矣。《类聚方》可并考。

生姜泻心汤方，有半夏半升、生姜四两，而无呕吐证者何？曰：干噫食臭，是乃呕之轻证也。然今有半夏、生姜，而无呕吐兼发证者何？曰：然此方于半夏泻心汤方内减干姜二两，加生姜四两，岂无呕吐兼发证乎？夫半夏泻心汤之为方，治呕而肠鸣，心下痞硬者，既于本方谓呕而肠鸣。故今于此方而不重举呕证者，欲使人思得之也。仲景之方，多此类也，然则此方略呕证而脱吐证者欤？

茯苓饮证曰：自吐出水。方曰：生姜四两。然则此方，岂但吐出宿水乎？必有呕证明矣。

辨误

凡生姜之功，详于诸家本草。虽然，其说非疾医之义，盖服饵家腐谈而误世者，不为不少矣。曰：姜久服通神明。曰：姜要热，则去皮。要冷，则留皮。曰：姜制半夏、厚朴之毒。曰：生姜屑、生干姜、生姜，分别用之。曰：姜能强御百邪。以上诸说，非疾医之义，奚俟余之言哉。呜呼！如食之通神明之说，则出于伪书《本草经》。朱子尝取此说以注《论语》。余虽未知其是否，何其说之迂也？陈藏器去皮留皮之言，彼岂知生姜之功，在一根之中矣乎？又至如彼生姜制半夏、厚朴之毒之说，一何盲昧之至于此乎？若夫生姜制半夏之毒，则仲景何用生姜半夏汤、小半夏汤乎？若夫生姜制厚朴之毒，则仲景何用厚朴生姜半夏人参甘草汤、厚朴半夏汤乎？苟如李杲之言，半夏、厚朴，实为钝物，又与不用同焉。夫仲景之用生姜与半夏、厚朴也，同取其毒之用耳，又何制之为？况至姜能强御百邪之言，则时珍误裁断王安石“姜能强我者也，于毒邪、臭腥、寒热，皆足以御之”之说，而惟云强御百邪，于义不通。安石之说，犹且牵强，而况于时珍之言乎？是大惑后人，不可从焉。孙思邈曰：姜为呕家圣药。陶弘景尝谓：不撤姜食，不多食。言可常食，但不可多尔，有病者是所宜矣。二子之言为得焉。

品考

生姜　宿根，谓之老姜者，为良。霜后采之，水洗尘土，不必去皮，惟锉用。本邦医家用生姜也，徒托之病家妇女子手，而未尝问其生新否。乃云生姜一斤，水煎。若依医人之言，则生姜者，是徒加之具耳，岂为治病之材乎哉？医者其宜择生新者，取其效已。

卷　下

桃仁

主治瘀血，少腹满痛，故兼治肠痈，及妇人经水不利。

考征

桃仁承气汤证曰：少腹急结。

大黄牡丹皮汤证曰：少腹肿痞。

苇茎汤，证不具。

上三方，桃仁各五十枚。

下瘀血汤证曰：产妇腹痛。又曰：经水不利。

上一方，桃仁三十枚。

大虫丸证曰：腹满。

上一方，桃仁一升。

抵当丸证曰：少腹满。

上一方，桃仁二十五枚。

抵当汤证曰：少腹当硬满。又曰：妇人经水不利下。

上一方，桃仁二十枚。

桂枝茯苓丸，证不具。

上一方，桃仁诸药等分。

据此诸方，则桃仁主治瘀血急结、少腹满痛明矣。凡毒结于少腹，则小便不利，或如淋。其如此者，后必有脓自下。或泻血者，或妇人经水不利者，是又脐下久瘀血之所致也。

互考

桃仁承气汤证曰：热结膀胱，其人如狂，血自下，下者愈。此似无医治所预也，岂非自愈之证乎？虽然，热结膀胱，其人如狂者，虽其血自下，亦是少腹急结证也。若或有前证，而血不自下，少腹急结者，亦宜与此方攻之。犹产后血不自下，瘀热上冲，少腹急结者。夫急结者，必满痛，是桃仁五十枚所主也。故云：服汤已，其血必自下，大便微利则愈，然则桃仁治少腹急结满痛明矣。后世医者，未见其血自下，而但见少腹急结，以为热结膀胱，岂不想象之治乎？余故曰“热结膀胱”四字后人妄添可知焉。“下者愈”，

《脉经》作“下之则愈”为是。

大黄牡丹皮汤，后世以为治肠痈之方，虽然此方岂惟治肠痈矣乎？凡治诸疡脓未成者，苟脓已成者，非此方之所治也。至少腹肿痞，按之即痛如淋，小便自调，其脉迟紧者，则此方之所治也。如彼时时发热、自汗出，复恶寒证，此为肠痈表证也，是非此方之所治也。若有少腹肿痞，按之即痛如淋，小便自调，其脉迟紧证，则不问其肠痈也否，又不问其瘀血也否，宜与此方。何以不问其肠痈也否，又不问其瘀血也否，而与此方乎？曰：观少腹肿痞，按之即痛如淋，小便自调证，而后宜与此方，况于其脉迟紧者乎？故方证相对，则血必自下。若其脉洪数，则脓已成，非此方之所宜也。是所谓观其脉证也。虽然，不随其脉迟紧，而今随其少腹肿痞，按之即痛如淋，小便自调证，是所谓随证治之也。然则少腹肿痞者，是桃仁所主明矣。

苇茎汤，证不具。但谓咳、有微热、烦满、胸中甲错，是为肺痈，是外证也。以此四证，名肺痈者，非疾医之义，今不取焉。虽然，因胸中甲错证，则知瘀血内结矣。因咳、有微热、烦满证，则知瘀血欲成脓矣，不可不以此方吐之。况又云再服当吐如脓，则知胸中瘀血遂化成脓矣。是所以有咳、有微热，烦满证也。夫苇茎、薏苡仁、桃仁、瓜瓣，皆有化血成脓之功也。今虽曰当吐如脓，亦吐者皆脓也，瘀血所化也。由此观之，则桃仁虽曰治少腹瘀血，亦变用则有治胸腹瘀血结痛之功，是所以方有桃仁五十枚也。

下瘀血汤方，治脐下毒痛，及妇人经水不利毒痛者。故后人谓此为腹中有干血着脐下。夫不问干血也否，苟有脐下毒痛证，则宜与此方。虽然，服之新血下如豚肝，或经水利者，腹中、脐下所着干血共下明矣，惟“新”字可疑。由此观之，则下瘀血汤之名，盖后人所命焉。余以为此方本是丸方，疑古有“小虫丸”之名。方名不传，故后人名曰下瘀血之汤。但以蜜和为丸，以酒煎之，似非汤法。下条有大虫丸，可并考。又按：法曰：产妇腹痛，法当以枳实芍药散，假令不愈者，此为腹中有干血着脐下。夫腹痛、烦满不得卧，岂惟产后有之乎？产后最多此证也，治以枳实芍药散者，是法也。以法治之而不愈者，诊之腹中有毒，而痛着于脐下，此为腹中有干血着脐下矣。故今转其方，而用下瘀血汤下之。曰：未见其血自下，无用此方者，何也？曰：今用芍药治腹痛，用枳实治烦满不得卧，而不愈者，盖产时已见瘀血续自下。今瘀血不续自下，是必干血着脐下，使瘀血不自下，是以腹痛、烦满不得卧也，不可不以此方下之。故服汤后，新血又下如豚肝，谓之方证相对也。若不见血自下，而但用此方治脐下毒痛者，不想象臆度之治而何也？

若有瘀血，则当有脐下甲错及结痛证。以此二法，候内有瘀血，故今用桃仁三十枚。此为治瘀血毒痛，所以用虫破之，用大黄下之也。《类聚方》“产后”二字，加曲截者，盖此方不但治妇人产后腹痛矣。虽男子，亦有瘀血自下、脐下毒痛证，则宜服此方。服汤已，瘀血又自下者愈。《方极》但云“脐下毒痛”，是不问瘀血也否，与此方之谓也。由是观之，谓之干血着脐下，亦属想象臆度，不可从焉。大虫丸证者，后世所谓劳瘵[①]也。故《金匮要略》有五劳、七伤、虚极，及缓中补虚之说，岂仲景之言哉？是盖后人妄添，或注文误入，不俟余辨。但至羸瘦、腹满、不能饮食、内有干血、肌肤甲错、两目黯黑证，则此方所宜也。

純按：此方盖古来相传之方，而仲景取以治伤寒差后有此证者。此人本有久瘀血，今患伤寒，故差后又见此证，故用四虫，及桃仁、干漆、地黄、大黄以破血行瘀，况有桃仁一升乎？夫干血者，久瘀血也，苟有久瘀血，则必有肌肤甲错、腹满证也，可以见矣。

桂枝茯苓丸，证不悉具。虽然，此方本五味等分，则一药各治一证，故宜以一药之功，而分治一证矣。按：此方盖治瘀血上冲、腹中毒痛、心下悸，及妇人胎动血自下，或经水有变者，故法曰：漏下不止，胎动在脐上者是也。由此观之，则桃仁非主少腹有毒，瘀血自下与不下乎？余故曰：桃仁之功，大抵与牡丹皮相似矣！盖以治腹中及脐下毒痛故也。《金匮要略》此方之条，古今诸家注解，不得其义。余尝作此解，今不赘于此。

东洞翁尝立诊察瘀血三法，其说尽矣。仲景又别有诊察瘀血外证之法，曰其身甲错，曰胸中甲错（胸中，盖心胸上也），曰肌肤甲错。此三法，宜以甲错而诊察瘀血也。二方皆有桃仁，故今附于此。

辨误

李杲云：桃仁治热入血室。杲之言过矣！夫仲景治热入血室证，无有用桃仁之方。本论太阳下篇，治热入血室者，有二法：一刺期门，一用小柴胡汤。一不载其方矣。未尝见用桃仁者，治血岂惟用桃仁乎。

品考

桃仁　惟一品。无华渡者，奸商或杂梅仁，不可不择，我门去皮不去尖。

---

①劳瘵（zhài 债）：病名。劳病之有传染性者。一作痨瘵。又名传尸劳、劳极、尸注、殗殜、鬼注。《济生方·劳瘵》：“夫劳瘵一证，为人之大患，凡受此病者，传变不一，积年染疰，甚至灭门。”

巴豆

主治心腹胸膈之毒。故兼治心腹卒痛、胀满、吐脓。

考征

桔梗白散证曰：咳而胸满及吐脓。

备急圆证曰：心腹胀满、卒痛。

九痛丸证曰：心痛及腹胀痛。

以上三方，巴豆各一两。

走马汤证曰：心痛、腹胀。

上一方，巴豆二枚。

据此诸方，则巴豆或一两，或二枚，然本与诸药等分，但白散之方，巴豆一两，以配桔梗、贝母各三两。《金匮要略》九痛丸方，附子本作“三两”，余皆等分。《千金方》但作“一两”。盖作“一两”，则附子亦与诸药等分，今从此。凡仲景之用巴豆也，虽备于急卒之病，皆是驱逐膈间之毒物，荡涤肠胃之闭塞，故诸方皆为等分。夫巴豆，同桔梗用，则使毒成脓；同贝母用，则能去咽喉之毒；同杏仁用，则能驱心胸之毒；同大黄、干姜用，则能吐下心腹结毒急痛；同附子、吴茱萸用，则能治心中寒冷毒痛。仲景之方用巴豆者，惟此四方，大抵足尽巴豆之功效矣。

互考

走马汤、备急圆、九痛丸三方，皆不载诸本论，而载诸《金匮要略》，盖脱误矣！走马汤证曰：中恶。又曰：通治飞尸、鬼击病。《千金方》走马汤证曰：治肺脏飞尸、鬼注，因名曰飞尸走马汤。九痛丸证曰：兼治卒中恶。备急圆证曰：若中恶、客忤、停尸、卒死者。按：上三方证，曰飞尸，曰鬼注，曰鬼击，曰中恶，曰客忤，曰停尸，皆是晋唐医人之所附会，而绝非仲景之意，又非疾医家之言。古者巫医并称，故后世遂以巫者之言，混于医事，实晋唐医人之所为也。故彼所前言诸症，似证非证，孰恶孰鬼，将何以分别之乎？不可从焉！假令巫有前数事，亦于医事何与之有？故随其证而后治之，则何必论是恶是鬼乎哉？若夫天地之间，有恶者，有鬼者，有尸者，有注者，有停者，有忤者，亦人无一毒蓄积于身躯间者，则是恶是鬼，亦岂有注之、击之、中之、忤之者矣乎？此人尝有一毒，蓄积于身躯间者，故是恶是鬼，亦能注之、击之、中之、忤之也。医者宜治其一毒而已，晋唐医人之说，不可从矣！况于宋明之医说乎？

辨误

桔梗白散法曰：强人饮服半钱匕，羸者减之。又曰：若下多不止，饮冷水一杯则定。走马汤法曰：老少量之。九痛丸法曰：强人初服三丸，日三服，弱者二丸。但备急圆最备其急卒之病，而其服法，无量老少、强弱者，何也？曰：此方者，最备其急卒之病，则服法不必量老少、强弱也。夫病苟至急卒，则岂遑于量老少、强弱乎？宜随其毒浅深、轻重治之耳。如彼走马汤、白散证，却急于备急圆证矣！然今云量其老少、强弱者，恐非仲景之意也。盖仲景之治病也，惟随其证而治之。故其证重，则方亦多服之。其证轻，则方亦少服之。故虽强人，其证轻，则方亦随少服之；虽羸者，而其证重，则方亦随多服之。是仲景随证治之之法也。何必羸者、弱者减之，强人、壮人多服之乎？所谓量老少、强弱者，是惟为粗工垂其戒者欤。医之守之，慎之至也。

至彼饮冷水止，其下多者，最是后人之恐巴豆者之言，其妄添亦可知已。凡恐药者，不知恐病者也。不知恐病者，则病不可得而治焉，是医者之所常病也。今也不然，有医而恐药者，是不知治病之方法，与察病之规则者也，无如之何而已。夫病人之恐医也，恐其医之药也，是医施已恐之药也。是无他，夫医不知其察病之规则，与治病之方法，而欲施已恐之药也。可胜叹哉！呜呼！医犹且恐之，病人岂不恐之乎？此天下古今之通病，而所以恐巴豆及诸药者，为之故也。夫苟有其证，而服其药，又何恐之有？苟无其证，而施其药，则百药皆可恐焉，又何独巴豆之恐乎？

品考

巴豆　带壳者良，是惟一品，无有伪品。宋王硕曰：巴豆不压油而用之，巴豆之功，多在于油也。王硕者，能知巴豆之功者也。

蜜

主治结毒急痛，兼助诸药之毒。

考征

大乌头煎证曰：寒疝，绕脐痛。

乌头汤证曰：历节不可屈伸，疼痛。又曰：脚气疼痛，不可屈伸。又曰：寒疝，腹中绞痛。

乌头桂枝汤证曰：寒疝，腹中痛。

以上三方，蜜各二升。

大陷胸丸证曰：结胸，项亦强。

上一方，白蜜二合。

大半夏汤证曰：呕吐，心下痞硬。

上一方，白蜜一升。

甘草粉蜜汤证曰：心痛。

上一方，蜜四两。

下瘀血汤证曰：产妇腹痛。

上一方，蜜和为丸，酒煎，又与诸药等分之例。

甘遂半夏汤，证不具。

上一方，蜜半升。

据此诸方，则蜜能治诸结毒急迫、疼痛明矣。最能治腹中痛者，故同乌头用，则治寒疝腹痛；同甘草用，则治心痛急迫；同大黄用，则治胸腹结痛，同甘遂用，则治水毒结痛；同半夏用，则治心胸硬满。由此观之，则蜜能治其急痛，而又能助诸药之毒也。故理中丸、八味丸、栝蒌瞿麦丸、半夏麻黄丸、赤丸、桂枝茯苓丸、麻子仁丸、矾石丸、皂荚丸、当归贝母苦参丸、乌头赤石脂丸，上十一方，皆蜜和为丸，是弗助诸药之毒耶？故如乌头、附子、巴豆、半夏、皂荚、大黄，皆以蜜和丸，则倍其功一层矣，是其征也。若或以糊为丸，则必减其功之半。常试有验，无不然者。余故曰：蜜能助诸药之毒矣！或云：炼过则缓诸病之急，不炼则助诸药之毒，岂其然乎哉？

互考

大乌头煎、乌头汤、乌头桂枝汤条，有寒疝及脚气之名，是盖晋唐以后之人之所加焉，疑非仲景之旧矣。宜随其证而施此方耳。

大陷胸丸证，似不具。然今按其方，此方之于治也，毒结于心胸之间，项亦强痛，如柔痉状者主之。本论但云：项亦强。“强”字之下，疑脱“痛”字。故大陷胸汤证曰：从心下至少腹，硬满而痛不可近者主之。又曰：心下满而硬痛者主之。汤法已然。丸方亦岂无强痛之证乎？然则此方，亦当从心下至少腹硬满而痛，项背亦强痛者主之。比诸汤方，其证但缓也耳。况有大黄，有葶苈，有甘遂，有杏仁、芒硝，岂无项背、心胸至少腹强痛乎？是蜜之所以解其结毒疼痛也。

大半夏汤证曰：治呕，心下痞硬者。虽无急痛、结痛之证，然其人呕，而心下痞硬，则岂无心胸痛之证乎？故和蜜一升于一斗二升之水而煮之，但取蜜与药汁二升半，则是欲多得蜜之力也明矣。然则不可谓无所急痛矣。甘草粉蜜汤证曰：毒药不止。《千金翼方》“毒药”作“药毒”，为是，此方本主缓结毒急痛。故兼治一切药毒不止，烦闷者。后世见之，以为蜜能解百药毒。蜜若解百药毒，则仲景之方何其用蜜之多乎？夫蜜之于诸药也，能助其毒；又于其病毒也，能缓其急，犹粳米与小麦乎！甘草及粉，亦其功大抵相似，故如此方，则为缓其急用之。凡蜜之为物，同诸药用之，则能助其毒。今同甘草及粉用之，则又能缓其急痛也。烦闷，岂非药毒之急乎？又所以兼治蛔虫心痛也。

杝又按：所谓药毒者，非攻病毒药之药毒，而必是害人毒药之药毒矣。故曰：药毒不止，烦闷者。所谓烦闷者，非攻病毒药之烦闷，而害人药毒之烦闷也。苟止攻病毒药之烦闷者，非疾医之义矣。烦闷是毒药之瞑眩也，岂其止之可乎？余故曰：此药毒者，非攻病毒药之药毒矣。由此观之，则蜜之功可以知矣。（害人毒药者，盖非医人误治之毒药）

甘遂半夏汤证曰：病者脉伏，其人欲自利，利反快。虽利，心下续坚满。按：此证非此方正证，此方盖芍药甘草汤证，而心下硬满、呕者主之。夫芍药甘草汤之为方，非治疼痛、拘挛、急迫者乎？然则此方亦岂得无治心下硬满、疼痛、急迫证矣乎，是所以合其蜜半升也。"坚满"之"坚"，当作"硬"。

辨误

《本草》曰：蜜和百药。李时珍曰：调和百药，而与甘草同功。此二说，俱以味之甘，故云有调和之功。盖甘草者，诸方多用之，蜜则不然。由是观之，蜜调和百药之说，最可笑矣。虽然，若谓之治结毒疼痛、急迫，则谓之与甘草同功亦可也。然则蜜有能缓病之急之功也，大抵与甘草相似矣。彼不知之，而谓之调和者，所谓隔靴搔痒之类乎哉！或曰：大乌头煎、乌头汤、乌头桂枝汤，功何在于蜜乎？蜜有调和乌头之意。余曰：此不知治疗之法者言也。尝造此三方，去蜜用之，未尝见奏其功。如法者，况有服之如醉状者乎？故此三方，蜜之立功最居多矣。

蜜煎导之方，李时珍曰：张仲景治阳明结燥，大便不通，诚千古神方也。本论云：阳明病，自汗出，若发汗小便自利者，此为津液内竭也。虽硬，不可攻之。当须自欲大便，宜蜜煎导而通之。杶按："此为"以下七字，盖王叔和所搀入也。本论多有此句法，岂仲景之意乎？夫津液内竭与不竭，非治之所急也，宜随其证治之。故此证本有不可施大黄、芒硝者矣。今作此方以解大便初头硬者，则当须大便易，而燥结之屎与蜜煎导俱烊解必下，岂谓之润燥可乎？宜谓之解燥结之屎矣！此非蜜之缓病之急之一切乎？时珍不知，而谓之润脏腑、通三焦、调脾胃者，最非也。凡仲景之为方，随证治之，则无

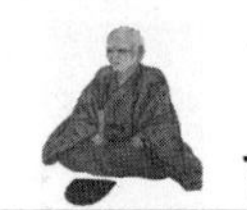

一不神效者，岂惟此方特千古神方乎哉？又按：此章当作“小便自利者，大便必硬，不可攻之”。于是文字稳，法证备，始得其义。

品考

蜜　本邦关东、北国不产，但南海、镇西诸州多产之。我门不择崖石、土木诸蜜，皆生用之，不用炼法，唯宜漉过。王充曰：蜜为蜂液，食多则令人毒，不可不知，炼过则无毒矣。是王之说，为饵食言之。若为药材，则平人食之有毒，毒乃蜜之能也。炼过无毒，则同于不用无毒，岂得治病毒乎？

䗪虫

主治干血，故兼治少腹满痛，及妇人经水不利。

考征

下瘀血汤证曰：产妇腹痛。又曰：经水不利。

上一方，䗪虫二十枚。

土瓜根散证曰：带下，经水不利，少腹满痛，经一月再见者，又曰：阴肿。

上一方，䗪虫三两。

大䗪虫丸证曰：羸瘦，腹满，不能饮食，内有干血，肌肤甲错，两目黯黑。

上一方，䗪虫一升。

据此三方，则䗪虫能下干血、利经水明矣。脐下若有干血必痛，故兼治少腹满痛也。夫经水不利，或一月再见者，亦以脐下有干血也。干血者，久瘀血也。是少腹结毒也，可按候之。此三方之外，仲景无用䗪虫者。大鳖甲煎丸方内虽有䗪虫，其方驳杂，无所征焉，今不取。

互考

下瘀血汤证曰：产妇腹痛。土瓜根散证曰：带下，经水不利，少腹满痛。又曰：经一月再见者。上二方，皆以䗪虫为主药，似为妇人血毒设之。虽然，或云治癞，或云内有干血、肌肤甲错，何必妇人血毒之治乎？由此观之，则䗪虫及此三方，不啻治妇人血毒矣，虽男子亦可用之。但脐下有血毒者，妇人最多。故仲景尝立此方法，以治妇人之病，是其遗法耳。凡一身之内，有血毒所着者，必见肌肤甲错证。若着脐下，则有两目黯黑、羸瘦、腹满、不能饮食证。后世不知此证，名曰五劳。为尔申约，其审听之。

曰七伤、曰虚劳、曰劳瘵，皆属空谈理义，我门所不取也。是以如下瘀血汤，亦治男子少腹满痛、小便不利，及淋沥或血自下者，此人当必有肌肤甲错等证。又按：此方服法曰：顿服之。新血下如豚肝，然亦谓腹中有干血着脐下，则似言相矛盾。此方本为干血而设之。今服此方而其血下，谓之新血可乎？凡用䗪虫三方，皆为治干血之方。盖干血，乃久瘀血也。若治新血不下证，则别有桃仁承气汤、大黄牡丹皮汤、大黄甘遂汤。若治蓄血，则有抵当汤及丸。故治干血，则有此方及土瓜根散、大䗪虫丸。是皆以䗪虫为主药，此为䗪虫能破久瘀血之用也。由是观之，则新血下如豚肝者，是盖蓄结之血，新下如豚肝色之谓乎？

土瓜根散证曰：经水不利，少腹痛，经一月再见者。下瘀血汤证曰：干血着脐下，经水不利者。然则经水不利者，是干血所为，明矣。又曰：主阴肿。按：丈夫阴器连少腹，急痛谓之㿗也。此证亦瘀血所为也。此虽其证不具，然据少腹急痛证，则自有此方证具矣。

大䗪虫丸证曰：羸瘦，腹满，不能饮食，内有干血，肌肤甲错，两目黯黑。此证者，乃后世所谓劳瘵、五劳七伤是也。皆是世医常谈，其说属臆度也。但羸瘦，腹满，至两目黯黑，其证不可废也。其证不可废，则此方亦不可废也。是必仲景遗方，而有所可征者。至五劳虚极，及七伤，及缓中补虚数证，则后人妄添，不俟余言矣。李时珍《本草》䗪虫附方有之“大黄䗪虫丸，治产妇腹痛，有干血者。用䗪虫二十枚，去足，桃仁二十枚，大黄二两，为末，炼蜜杵和，分为四丸。每以一丸，酒一升，煮取二合，温服，当下血也。张仲景方”云云。

按：是下瘀血汤之方，而非大黄䗪虫丸之方也。时珍何以称此方，而谓大黄䗪虫丸乎？其文亦大同小异。盖时珍所见《金匮要略》有别所传之本乎？又《本草》传写之谬误乎？若夫《本草》之谬，则“大黄䗪虫丸”下，必脱《金匮要略》“五劳”以下法语，而《本草》“治产妇腹痛”条上，脱“下瘀血汤”四字矣乎？《大观本草》所引苏颂《图经》“蛴螬”条曰：张仲景治杂病方，大虫丸中，用蛴螬，以其主胁下坚满也。由此观之，则十二味方者，名大䗪虫丸，而“大”字之下无“黄”字，此非大黄䗪虫丸也。又“䗪虫”条曰：张仲景治杂病方，主久瘕积结。又大黄䗪虫丸，乃今下瘀血汤也。然则本是二方，而《金匮要略》十二味方者，盖古名大䗪虫丸，犹大柴胡汤、大承气汤、大青龙汤、大半夏汤、大建中汤、大陷胸汤之“大”也，当须别有小䗪虫丸之方矣。疑今下瘀血汤，盖名大黄䗪虫丸，故以大黄、䗪虫为主药也。且今名下瘀血汤者，疑非方之名，而当须以下此瘀血之汤主之之意矣乎？后之录方者，误脱“大黄䗪虫丸”五字，而称之曰下瘀血汤乎？又，后之辑《金匮要略》者，遂谓之下瘀血汤，而名此方者矣，犹抵当乌头桂枝汤、救逆汤、新加汤类乎？况此方是丸方，犹抵当丸以水煮之。然则此方，亦不可名汤也。由此观之，下瘀血汤，宜称大黄䗪虫丸；而十二味大黄䗪虫丸，宜称大䗪虫丸矣。东洞翁尝谓大黄䗪虫丸（乃十二味之方），说非疾医之言。杶谨按：翁盖指五劳虚极，及七伤缓中补虚之语乎！夫羸瘦，腹满，不能饮食，内有干血，肌肤甲错，两目黯黑数语，可谓此方之证具矣！若按其腹状，而内外诸症诊察相应，则此方当须奏其功耳。明者其谓之何矣？

鳖甲煎丸方，《千金方》《外台秘要》皆作“大鳖甲煎丸”。苏颂《图经》，作“大鳖甲丸，张仲景方云云，方内有䗪虫，然非仲景之意。疑仲景之时，别有鳖甲煎者，后世失其方”。盖苏颂所见别方矣。东洞翁曰：此方，唐朝以降之方，而非古方，故不取焉。杶谨按：《千金方》《外台秘要》已载之，则绝非唐朝以降之方矣，恐翁未深考之。惟虫之功，于此方无所征矣，故不赘于此。

品考

䗪虫　状似鼠妇，而大者寸余，形扁如鳖，有甲似鳞，横纹八道，露目，六足皆伏于甲下，少有臭气，似蜚蠊①，本邦未产，此物但华舶来一品。余尝多蓄而使用之，屡得其效。

虻虫

主治瘀血，少腹硬满，兼治发狂、瘀热、喜忘，及妇人经水不利。

考征

抵当汤证曰：少腹硬满。又曰：有久瘀血。

又曰：有瘀血。

上一方，虻虫三十枚。

抵当丸证曰：少腹满，应小便不利。今反利者，为有血也。

上一方，虻虫二十枚。

据此二方，则虻虫治瘀血明矣。是与水蛭互相为其用，故二品等分。惟汤方用三十枚，丸方用廿枚。夫汤之证，急也；丸之证，缓也。故分两亦有

---

①蜚蠊（fěi lián）：虫名。俗称蟑螂。生川泽及人家厨灶间，种类很多。体有恶臭，常沾污食物，传染疾病，但也入药用。明代李时珍《本草纲目·虫三·蜚蠊》：“蜚蠊、行夜、蛗螽三种，西南夷皆食之，混呼为负盘。”

多少也耳。

互考

《淮南子》曰：虻破积血。刘完素曰：虻食血而治血，因其性而为用也。按：用虻虫之方，曰破积血，曰下血，曰蓄血，曰有久瘀血，曰有瘀血，曰妇人经水不利，曰为有血，曰当下血，曰瘀热在里，曰如狂，曰喜忘，是皆为血证谛也，然不谓一身瘀血也。但少腹有瘀血者，此物能下之。故少腹硬满，或曰少腹满，不问有瘀血否，是所以为其证也。

品考

虻虫　夏月多飞食人及牛马之血。小者如蜜蜂，大者如小蜩，形似蝇，大目露出，腹凹偏，微黄绿色，或云水蛭所化，间见之山中、原野群集。然则大者山蛭所化，而小者水蛭所化矣，俱用之。段成式曰：南方溪涧多水蛆，长寸余，色黑，夏末变为虻。杶按：水蛆，盖水蛭之误，“蛆”“蛭”字相似。

阿胶

主治诸血证，故兼治心烦、不得眠者。

考征

芎䓖当归胶艾汤证曰：妊娠下血。

白头翁加甘草阿胶汤，证不具。

大黄甘遂汤证曰：水与血俱结在血室。

上三方，阿胶各二两。

黄连阿胶汤证曰：心中烦、不得卧。

黄土汤证曰：下血、吐血、衄血。

上二方，阿胶各三两。

猪苓汤证曰：心烦、不得眠。

上一方，阿胶一两。

据此诸方，则阿胶主治诸血证，心烦不得眠者，明矣。然心烦有数证，不得眠亦有数证。若无血证，则属他证也。故法无血证者，皆为脱误矣。

互考

芎䓖当归胶艾汤证曰：妇人有漏下者（上一证），有半产后，因续下血都不绝者（上一证），有妊娠下血者（上一证），假令妊娠，腹中痛为胞阻（上一证）。按：此条，古来未得其解。余尝如此段落，分裁为四章，其义始明，其证亦可得治之。解曰：妇人有漏下、腹中痛、心烦、不得眠者，此方主之。上第一章。妇人有半产后，下瘀血都不绝，腹中痛、心烦，或不得眠者，此方主之。上第二章。妇人有妊娠，下血、腹中痛、心烦不得眠，或顿仆失跌，或胎动不安者，此方主之。上第三章。妇人有妊娠，腹中痛、漏胞、经水时时来、心烦、不得眠，或因房室所劳伤胎者，此方主之。上第四章。以上诸症，皆妇人妊娠，或半产，或产后下血，而心烦、腹痛者，此方所宜治也。诸症当须有不得眠之候，然无血证，则非此方所宜也。

白头翁加甘草阿胶汤，证不具，但云"产后下利"。此方岂惟产后下利治之乎？凡本方证而下血、心烦、急迫、不得眠者，此方主之。由此观之，岂惟妇人乎？虽男子亦有热利下重、大便血、心烦、急迫、不得眠者，则宜用此方。夫下重者，下利重多也，非后世所谓痢病"肛门下坠，里急后重"之谓也。盖里急后重者，下利急迫重多也。古者，便为之后，故后重者，下重也。下重者，下利重多也，是此方所治也。

黄连阿胶汤证曰：心中烦、不得卧，盖此方治下利腹痛、大便血、心中烦悸、不得眠者。夫黄芩之于下利，黄连之于心中烦悸，芍药之于腹中痛，主以治之。惟阿胶之于心烦、不得眠，亦不见血，则无所奏其效。然则此方治下利腹痛、心中烦悸、不得眠而见血者明矣。若不见血而施此方，岂其谓之得其治法乎？

大黄甘遂汤证曰：妇人少腹满如敦状，小便微难而不渴者，是乃此方所主也。《脉经》"敦状"作"敦敦状"。"敦"音"堆"，敦敦者，不移不动之谓也。若作"敦状"，则"敦"音"对"，器名。杶按：其此证谓之有血亦非也，谓之无血亦非也。然谓之小便微难，则谓之非血亦非也。是所谓因法立略，因略取法，法略相熟。则虽未见其血，亦有此证，则施此方。施此方，则血自下。血自下，而后其证自差。故仲景曰：其血当下，其此可谓之略而已。夫略也者，不熟其法，则不可得此者也。生后者，此为水与血俱结在血室也。此章盖后人所妄添也。生后，产后也。产后若有前证者，此为水与血俱结在血室。水、血本无二，血，是指瘀血，血室谓其分位，义属想象臆度，今不取焉。夫水、血若有二，则仲景何其不谓水与血当下乎？今谓其血当下者，是水、血无二之谓也。医者其思诸。

猪苓汤证曰：脉浮，发热，渴欲饮水，小便不利者主之。又曰：少阴病，下利六七日，咳而呕渴，心烦，不得眠者主之。夫少阴病者，脉微细，但欲寐也。又曰：欲吐不吐，心烦，但欲寐，五六日，自利而渴者。是虽今见此少阴本证，若其人有血证，则心烦，不能眠也。故见其下血，而后施此方，则未尝有不差者，若不见其血下，则虽屡施此方，亦未尝见奏其功者。数试数验，不可不知矣。

辨误

阿胶，后世有补血之说。然今读诸家本草，其所主治，皆是在于治瘀血也。凡久年咳嗽、赤白痢下、下血、吐血、咯血、衄血、呕血，老人大便秘结，或小便淋沥及见血，妇人经水诸变，妊娠之病，无不属瘀血者。古方既然，后世诸方皆然宜矣。今医见之，谓之补血药。虽然，以余观之，谓之化血而可也。何以言之？则阿胶配之猪苓、泽泻、滑石，则泻瘀血于小便；配之大黄、甘遂则下瘀血于大便；配之黄芩、黄连，则除瘀血，心中烦者；配之甘草、黄柏、秦皮、白头翁，则治瘀血，热利下重者；配之当归、芎䓖、地黄、芍药、艾叶，则止瘀血，腹中疞痛者；配之术、附子、黄土，则治瘀血，恶寒、小便不利者。由此观之，则岂谓之补血可乎？后世皆见其枝叶，而不知其根本。医之所以误治者不亦宜乎？

品考

阿胶　以阿县所制者为名。今华舶来之物数品，入药当以黄透如琥珀色为上品。或光黑如瑿漆，不作皮臭者为良。若真物难得，则此邦皮胶黄透，夏月不湿软者可权用。

《药征续编》附录

粳米

白虎汤、白虎加桂枝汤、白虎加人参汤。

上三方，粳米各六合。

附子粳米汤、竹叶石膏汤。

上二方，粳米各半升。

桃花汤。

上一方，粳米一升。

麦门冬汤。

上一方，粳米三合。

品考

粳者，稻之不黏者，又名秔①。罗愿曰：稻，一名稌。然有黏、不黏者，今人以黏为糯，不黏为粳。

辨误

明·李春懋曰：凡仲景方法，用米者皆稻米。王叔和改“稻米”作“粳米”，后世方家仿之，不知其是非。余曰：其是是非非，非春懋所能知也。夫人未尝知所以仲景方法与病证相对，而何得分辨稬②、粳二米之功乎哉？夫稻也者，粳、糯通称也，稌亦然。颜师古《刊误正俗》（《本草纲目》掌禹锡所引证）：《本草》稻米，即今糯米也。或通呼粳、糯为稻。《礼记》曰稻，曰嘉蔬。孔子曰：食夫稻。《周官》有稻人。郑玄曰：以水泽之地，种谷也。

杶按：谷者，粳、糯并称焉。汉有稻田使者，是通指秔、稬而言。所以后人混称，不知稻即稬也。颜说非也，禹锡亦不知其非也。既谓通呼粳、糯为稻，并通指秔、稬而言，而又云后人混称，不知稻即是糯也。今依此二说，而谓汉以上无粳米，皆是臆度不足取焉，李春懋亦未知此谬矣。王叔和改“稻米”作“粳米”，此说未知出于何书，但《外台秘要》“第五，温疟病方”内，引《千金》论白虎加桂枝汤服度、煮法后曰：《伤寒论》云：用秕粳米，不熟稻米是也。今校之《千金》二方，无所见焉。古本有此说，亦不可知矣。

---

①秔（jīng）：同“粳”。

②稬（nuò）：同“糯”。

我们常依仲景之方，而试粳米之功，奏其方之效，则今粳米，即古粳米，不俟余辨矣。医者苟用之，不别粳、糯亦可也。殊不知粳、糯，即是一稻米矣。又按：《肘后方》治卒腹痛，粳米煮饮之，是即附子粳米汤方内，用粳米之意，葛洪盖取之乎。

考征

《尔雅翼》引氾胜之①云：三月种秔稻，四月种秫②稻。稻若诗书之文，自依所用而解之。如《论语》“食夫稻”，则稻是秔；《月令》“秫稻必齐”，则稻是稬；《周礼》“牛宜稌”，则稌是秔；《诗》“丰年多黍多稌，为酒为醴”，则稌是稬。又，“稻人职，掌稼下地，至泽草所生，则种之芒种”，是明稻有芒、有不芒者。今之粳，则有芒，至糯则无，是得通称稌、稻之明验也。然《说文》所谓“沛国谓稻曰糯”，至郭氏《解雅》“稌稻”乃云：今沛国称稌。不知《说文》亦岂谓此稌讹为稬邪？将与郭自异义也。杶按：许慎，东汉人；郭璞，西晋人，许岂有将与郭自异义之理乎？盖许慎之说，方言也；郭璞之说，稌亦稻之属也。近来古方家，或惑本草者流之说，而偏用今之糯米者，非也。

小麦

甘草小麦大枣汤。

上一方，小麦一升。

大麦

硝石矾石散。

上一方，用大麦粥汁服之。

枳实芍药散。

上一方，用麦粥汁服之。

以上皆用今大麦。

①氾胜之：生卒年不详，西汉氾水（今山东曹县西北部）人，著名农学家。他所编著的《氾胜之书》，总结了我国古代黄河流域劳动人民的农业生产经验，记述了耕作原则和作物栽培技术，对促进我国农业生产的发展，产生了深远影响。

②秫（shú）：黏高粱，可以做烧酒，有的地区泛指高粱。

粉

甘草粉蜜汤。

上一方，粉一两。

品考

粉，粱米粉也。《千金方·解百药毒》篇曰：解鸩毒，及一切毒药不止，烦满方。乃此甘草粉蜜汤也。粉，作粱米粉。“毒药”盖“药毒”颠倒也。《金匮要略》依此。又，《千金翼方》作：药毒不止，解烦。《外台秘要》“解诸药草中毒方”内引《千金翼方》：疗药毒不止，解烦闷。今本《千金翼方》脱“闷”字，又“粱米粉”作“白粱粉”。白粱，乃粱米白者也。又有黄粱，故今作白粱者，所以别于黄粱也。二书又俱“毒药”作“药毒”。由是观之，粉是粱米粉，而毒药是药毒，明矣。《正字通》曰：凡物硙①之如屑者，皆名粉。粉为通称，非独米也，故粉有豆屑米粉，又有轻粉、胡粉、铅粉、白粉之名。则如此药方，亦不可单称粉矣，然则二书作粱米粉者为正。况复《金匮要略》成于赵宋，固多脱误，盖脱“粱米”二字明矣。《千金翼方》《外台秘要》，成于李唐，但有讹谬耳。今宜从三书，作粱米粉。试之，得有应验矣。

辨误

凡粉，米粉也。《释名》曰：粉，分也。研米，使分散也。夫米者，谓诸米。《说文》：米，粟实也。《尔雅翼》曰：古不以粟为谷之名，但米之有浮谷者，皆称粟，然则米是粟实之称也。《说文》：粉，傅面者也。《韵会》云：古傅面，亦用米粉，又染之为红粉。杶按：米者，九谷六米之米也。《周礼·地官》：舍人掌粟米之出入，注九谷六米者。九谷之中，黍、稷、稻、粱、菰②、大豆六者皆有米，麻与小豆、小麦，三者无米。故云“九谷六米”。然则粉是六米粉明矣，不必俟余辨。故宜呼稻米粉、黍米粉、稷米粉、粱米粉矣，无单称粉之义也。《尚书·益稷》“粉米”之“粉”，别有其义可考。或曰：甘草粉蜜汤之粉，胡粉也。李彬之说：胡粉有毒，能杀虫。《本草》曰：杀三虫。陶弘景曰：疗尸虫。陈藏器曰：杀虫而止痢也。由此诸说，则非胡粉能治虫乎？然则，粉，必胡粉，而似非米粉也。《事物记原》“轻粉”条

①硙（wèi 胃）：同“碨”。切磨，磨碎。

②菰（gū 姑）：多年生草本植物，生在浅水里，嫩茎称“茭白”“蒋”，可做蔬菜。果实称“菰米”“雕胡米”，可煮食。

曰：《实录》曰：萧史与秦缪公练飞云丹，第一转与弄玉涂之，名曰粉，即轻粉也，此盖其始也（《实录》乃《三仪实录》也）。是烧其水银者也。又，“胡粉”条曰：《墨子》曰：禹作粉。张华《博物志》曰：纣烧铅作粉，谓之胡粉。《续事》始曰铅粉，即所造也。（杶按：“铅粉”盖“粉铅”之误）

上二说虽出实录，盖诸家杂说，而非事实也。飞云丹之说，涉怪诞矣。或曰：粉，铅粉；或曰：粉，轻粉。虽然，古书单称粉者，多是米粉也。《益稷》曰“粉米”，盖指其形状。《周礼·人职》曰：粉餈①，况复从“米”“分”声，则皆似指六米也。胡粉、轻粉，以其物似米粉，而得粉名矣。然则粉，非胡粉、轻粉明矣。凡方书，曰胡粉，曰轻粉，曰粉铅，未尝见单呼粉者，今惟甘草粉蜜汤一方，《金匮》谓之粉与蜜，方名亦谓之粉蜜汤，故后世医者惑焉。或曰胡粉，或曰轻粉，或曰稻米粉，殊不知《千金方》及《翼方》《外台秘要》既谓之粱米粉，岂可不取征于三书乎？今略谓之粉蜜汤者，犹桂枝加桂汤之桂耶。况复试之粱米粉，最有效矣。由是观之，《金匮》方内脱“粱米”二字明矣。天下医者惑，则其证不治，可叹乎哉！

赤小豆

瓜蒂散。

上一方，赤小豆一分。

赤小豆当归散。

上一方，赤小豆三升。

上二方之外，用赤小豆之方，皆非仲景之意，今不取焉。

胶饴

大建中汤、小建中汤、黄芪建中汤。

上三方，胶饴各一升。

主治

胶饴之功，盖似甘草及蜜，故能缓诸急。

考征

小建中汤证曰：腹中急痛。又曰：里急。又曰：妇人腹中痛。大建中汤证曰：上下痛而不可触近。黄芪建中汤证曰：里急。依此三方，则胶饴能治

①餈（cí 词）：糍粑，一种以糯米为主要原料做成的食品。

里急。夫腹中急痛、腹中痛，岂非里急矣乎？余故曰：胶饴之功，与甘草及蜜相似矣。

酒

八味丸、土瓜根散、赤丸、天雄散。

上三方，各酒服之。

下瘀血汤。

上一方，酒煮之。

品考

中华造酒，与本邦造法不同。然试其功，又无所异矣。凡单呼酒者，皆用无灰清酒。

醇酒

美清酒，同麻黄醇酒汤。

上一方，美清酒五升。

品考

醇酒，乃美清酒。故云以美清酒煮。《汉书》师古注：醇酒不浇，谓厚酒也。按：厚酒者，酒之美者也，故曰美清酒。

清酒

当归芎䓖胶艾汤。

上一方，水酒合煮。

品考

李时珍引《饮膳标题》云：酒之清者，曰酿。《说文》：酿，酝也。然则清酒，宜用平常所饮无灰清酒也。

法醋

大猪胆汁导法。

上一方。

品考

法醋，无所考，盖如法造酿之醋矣乎！成本无“法”字。

苦酒

苦酒汤，黄芪芍药桂枝苦酒汤。

上二方，上方无升合，下方一升。

品考

陶弘景曰：醋亦谓之醯①，以有苦味，俗呼苦酒。由此说，则苦酒是俗称。苏恭曰：醋有数种，惟米醋二三年苦入药。杶按：此米者，是稻米，《释名》曰：苦酒。醇毒甚者，酢苦也。本邦所造，皆米醋，甚酽。今用之有功，其人必心烦不止。故黄芪芍药桂枝苦酒汤法曰：温服一升，当心烦。若心烦不止者，以苦酒阻故也。阻者，盖恶阻之阻也。用之必有心烦不止者，是其阻也。

美酒醯

黄芪芍药桂枝苦酒汤法后曰：一方用美酒醯代苦酒。然则美酒醯者，盖以美酒所造之醋矣，酢醋本谓之醯也。故《周礼》有醯人职，可考。

白酒

栝蒌薤白白酒汤。

上一方，白酒七升。

栝蒌薤白半夏汤。

上一方，白酒一斗。

品考

《周礼·酒正职辨》：四饮之物，三曰浆。郑玄曰：浆，今之截浆也。陆德明《音义》：昨再反，疏云：此浆亦是酒类，故字亦从“酉”省。截之言载，米汁相载，汉时名为截浆。许慎《说文》“浆”字注云：浆，酢浆也。本作浆，从“水”“将”，省声，今作浆。又，“截”字注云：截，酢浆也。从“酉”声。《博雅》云：截，浆也。师古亦云：截，浆也。《礼记·内则》曰：浆水醷滥。郑玄注“浆”字曰：酢截。按：或曰截浆，或曰酢浆，或曰白酒，皆是酒正所造之浆也。《千金方》：白酒作白截浆，或作白截酒。《外台秘要》亦同。但指此方内白酒矣。夫谓之酒者，造酿之法，大抵与酒同，又

①醯（xī 西）：醋。

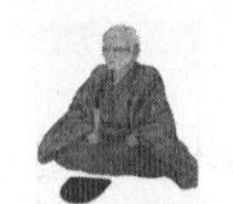

以酒正所掌，故谓之白酒，或谓之白截酒。盖白酒者，白截酒略称矣。

李时珍《本草纲目・地水类》载浆水。《释名》谓之酸浆。《兵部手集》谓之酸浆。《水产宝》亦同。时珍今不载白酒、截浆、白截酒、白截浆者，盖属脱误矣。但薤白附方，引仲景栝蒌薤白白酒汤，又引《千金方》栝蒌汤（即仲景栝蒌薤白半夏汤。白酒，作白截浆）。虽有白酒、白截浆之名，然本部不载之者，彼人未得知仲景用白酒之意也。彼是一草医，但好本草家之言者也，不足深责之。惟注"截"字曰：截，音在，酸浆也。是知截之为酸浆，而不知浆水之为白酒也。杬按：白酒，乃《大观本草・玉石部》浆水是也；《周礼・酒正职》浆，明矣。然则白截浆、白截酒、白酒及截浆、浆截、酢浆、酸浆、截酒，皆是浆之别名略称也。

造法详出于陈嘉谟《本草蒙筌》，时珍亦取嘉谟之法。虽然，其造法不悉具，疑有脱误矣。近比问诸华客汪绳武曰：白酒即白截浆，原米之浓汁。以一倍之汁，加三倍之水冲入，作为白酒矣。造法：用糯米浸一宿，蒸熟，候温，以白色曲末，拌入缸内，用稻草护暖，三日后成浆，入水，即成酒，气味甘苦。十月间做者，名曰十月白，尤佳也。今按：此造法，与我邦呼为甜酒者同法。或一夜而熟者，呼鸡鸣甜酒；或二三日而成者，谓之醴酒也。造法大抵相似。呜呼！鞑清奸商所言，不足信焉，今惟存以备博物者一事云尔。

辨误

仲景之方，始有白酒之名，晋唐以后，诸子方书，及诸家本草，未尝有说白酒之功者，何哉？晋唐医人，未知此物之功乎？诸家本草，何其略之乎？又可疑耳。但李时珍《本草》所引《子母秘录》，有栝蒌白酒治乳痈之方，此外又无所见焉。余尝谓仲景氏之方法者，自王叔和撰次之后，历隋唐，至宋明，而无有一人全执之者，如何？则我今以其药物与病证知之。曰：何以知之乎？曰：夫仲景尝用䗪虫，而诸家医书，未尝见用其方者；仲景尝用白截酒，而诸家本草未尝论及此物；仲景尝治妇人脏躁，有甘草小麦大枣汤，而古今诸家，未尝知其证之治法，则不能用此方；仲景尝治胸痹，有白截酒二汤，而天下医者，未尝知胸痹证候，则不能用白截酒二方。然则二千年来，不能全执仲景方法也，我今于是乎知之。

呜呼！吾党小子，幸依东洞翁之德，而得全执仲景方法，岂可不谓天之宠灵乎哉？夫白截酒之功之湮灭也久乎哉？诸家本草，惟载浆水于水部，而不知为造酿之物，故不载之造酿部，而载之地水部。《大观本草》又误载之玉石部，亦可笑哉。浆水与酒酢，实为造酿物矣。若其以地水造之而载之水部，则酒酢亦当载之水部，盖《本草》之谬往往如此。

考征

栝蒌薤白白酒汤证曰：胸痹之病，喘息、咳唾、胸背痛、短气。栝蒌薤白半夏汤证曰：胸痹，不得卧，心痛彻背。因此二方之证，则白酒能治胸背及心痛、烦闷。夫前方之证轻，而后方之证重，其义如何？则凡胸痹之为病，喘息、咳唾、胸背痛、短气是也。今其痛甚，而心痛彻背，则其证为重。故前方者，白酒七升，而后方为一斗，宜以此分别其轻重而已。

浆水

矾石汤。

上一方，浆水煮之。

蜀漆散、半夏干姜散、赤小豆当归散。

上三方，浆水服之。

清浆水

枳实栀子豉汤。

上一方，以清浆水煮之。

品考

浆水、清浆水二品，俱与白酒同物。清浆，盖取其清者。

辨误

古今医人，不知白酒、白截浆、白截酒、浆水、清浆水，皆为同物。遂无一人解其品物者，是不能手自使用仲景之方也，可胜叹乎！凡仲景之方，非仲景所自制之方也。盖撰用古人之成方，而取其纯粹者也。故如附子、乌头、天雄，本是同根一物，而或曰附子汤，或曰乌头煎，或曰天雄散，是仲景取古人各各所称之方，以不改其名，而使用之者也。是以此一浆，而或谓白酒，或谓浆水，或谓清浆水。如彼醯酢、苦酒亦然，皆因古人所称，而惟取其方治而已。无复异论，医者其思诸。

白饮

牡蛎泽泻散、五苓散、半夏散。

上三方，皆白饮服之，其余皆云“饮服”。

品考

白饮，盖白汤，或云：无所考。

辨误

凡曰饮，曰白饮，盖一物矣。然此三方，但谓白饮服之者，必有所异乎？然《金匮要略》茵陈五苓散服法曰“先食饮方寸匕”者。盖“饮”字，上脱“白”字，“饮”字下脱“和服”二字，《外台秘要》可考。若夫饮者，是四饮六饮之饮，则《周礼》酒正，有清、医、浆、酏①。膳夫职有六，清水、浆、醴、醇、医、酏，乃六饮也。而饮皆寒饮，故食医职曰饮。“齐胝冬时”注曰：饮宜寒。由此诸说，则单称饮者，及称白饮者，岂此四饮六饮之谓矣乎？又，膳夫职食饮，注曰：食，饭也；饮，酒、浆也。则是又单称饮者，恐酒、浆二物之谓乎？虽然，如此散方，岂以酒、浆二物而互服之乎？又按：饮，及白饮疑俱是白酒之谓欤，又谓之白汤，亦无所征焉，俟他日考订。

饮

葵子茯苓散、猪苓散、栝蒌瞿麦丸、半夏麻黄丸、干姜人参半夏丸、排脓散、麻子仁丸、防己椒目葶苈大黄丸、桔梗白散、蒲灰散、滑石白鱼散、蜘蛛散、当归贝母苦参丸。

上十三方，皆谓饮服。《三国志·华佗传》曰：便饮麻沸散，须臾便如醉死。然则饮者，乃服散之义乎？又汤水饮散之谓乎？考见上。

暖水

五苓散服法，暖水，盖温暖之汤矣。

辨误

五苓散服法曰：白饮服之，或云白饮是白汤，白汤是热汤，热汤是暖水。若其说是，则何谓服以白汤，助以暖水乎？按：白汤是热汤之谓，而暖水是温暖之汤矣，殊不知一汤而分以二名乎哉。

沸汤

文蛤散。

上一方，以沸汤服之。

麻沸汤

大黄黄连泻心汤、附子泻心汤。

---

①酏（yǐ 以）：米酒，甜酒，黍酒。

上二方，以麻沸汤渍之。

品考

沸汤、麻沸汤，并是热汤，出于《本草纲目》。

鸡子白

苦酒汤。

上一方。

鸡子黄

排脓散、黄连阿胶汤。

上二方。

鸡屎白

鸡屎白散。

上一方。

马通汁

柏叶汤。

上一方。

品考

《大观本草》云：屎名马通。按：屎，即白马屎。绞取其汁，故曰马通汁。

猪膏

猪膏发煎。

上一方。

猪脂

雄黄葶苈方。

上一方。

品考

猪膏、猪脂，本是一物。《说文》曰：戴角者脂，无角者膏，是但注其字耳。《内则》曰：脂用葱，膏用薤。郑玄曰：脂，肥凝者。释者曰：膏，则猪脂。猪膏者，宜以凝释分之。

猪肤

猪肤汤。

上一方。

品考

《礼运》曰：肤革充盈。疏云：肤是革外之薄皮，革是肤内之厚皮。然则猪肤者，猪之外肤也。

猪胆

大猪胆汁导法、白通加猪胆汁汤、四逆加猪胆汁汤。

上三方。

品考

仲景之用猪胆，惟三方，皆用其汁，是乃生猪胆汁也。非以干者为汁用之。本邦不畜猪，无所得其生猪胆矣。庶以干猪胆为汁，用之亦可乎？

獭肝

獭肝散。

上一方。

品考

獭，乃水獭。

羊胆

四逆加猪胆汁汤。

上一方，方后云：如无猪胆，以羊胆代之。

羊肉

当归生姜羊肉汤。

上一方。

蜘蛛

蜘蛛散。

上一方。

品考

罗愿曰：蜘蛛布网于檐四隅，状如罾，自处其中。飞虫有触网者，辄以足顿网，使不得解，乃此物也。其余不入药。

蛴螬

大虫丸。

上一方。

品考

邢昺[①]曰：在粪土者，名蛴螬。陈藏器曰：蛴螬，身短，足长，背有毛节，入秋化为蝉是。

白鱼

滑石白鱼散。

上一方。

品考

东洞翁曰：白鱼即白鲤鱼。李时珍引刘翰曰：白鱼生江湖中，色白，头昂，大者长六七尺。按：《史记·周纪》"白鱼跃入于王舟"者，即此物。

互考

《大观本草》云：白鱼，甘平无毒，主去水气，大者六七尺，色白，头昂，生江湖中是，乃《开宝本草》宋马志之说也。然白鱼之名，出于周纪，由来久矣。《广韵》"鲚"字注云：鲚，居夭切；《集韵》：举夭切，音娇，白鱼别名。李时珍云：白鱼，《释名》鲚鱼，音乔。白亦作鲌。白者，色也；鲚者，头尾向上也。鲌，《唐韵》旁陌切，音白。《博雅》鲌，鲚也。《字书》：皆以为鲚。《说苑》"宓子贱阳桥鱼"之"桥"，《说苑》及《尔雅翼》等，皆作"桥梁"之"桥"字，《字书》何以改"桥"为"鲚"，从"鱼"乎？阳桥本鲁地名。"桥""鲚"，竺音乔。夫以所生阳桥之水之鱼名鲚乎？未知何是。《说文》《韵会》俱无"鲚"字。《玉篇》：鲚，奇兆切，白鱼也。《字书》盖由《玉篇》以为阳桥鱼之鲚乎？若由《说苑》阳昼之言，则此白鱼者其，为鱼薄而不美者欤。由此观之，白鱼之名，本出于《周纪》跃入于王舟

①邢昺（bǐng 丙）：生卒年：932～1010，北宋经学家，字叔明。

者，岂指衣书中白鱼乎？李时珍曰：形窄腹扁，鳞细，头尾俱向上，肉中有细刺。武王白鱼入舟，即此。我肥藩江河中有此物，其形大抵似鲤，曰白鲤鱼，其味薄而不甚美，能利水愈肿，用之有效。渔人取而弃之，又非鲤类，疑此物真白鱼矣乎？俟后日试效。

衣中白鱼

《尔雅·释虫》：蟫，白鱼。郭璞注：今衣书中虫，一名蛃鱼，《别录》及《图经》《千金翼方》亦同。《千金方》《外台秘要》，或曰衣中白鱼，或曰书中白鱼，又单称白鱼。虽然，《本经》未尝以白鱼为名，则古方所谓白鱼者，是必鱼部白鱼，而非衣书中白鱼矣。况又虫而得鱼名者，以其形稍似鱼，其尾又分二歧，故得蟫及蛃鱼、壁鱼、蠹鱼之名。虽然，但不可单以白鱼为本称也。后之用此者，能治小便不利，则益以衣中白鱼为古方白鱼矣。滑石鱼散证曰：小便不利。此方本载于《金匮要略》“小便利淋篇”内则，盖淋家小便不利者主之。《本草》：衣鱼，主治小便不利。《别录》疗淋，附方又载此方，主治小便不通。然则诸家皆以衣鱼为白鱼，明矣。虽然，此方内白鱼，未可知衣中白鱼否，并存此二物，以俟后之考订试效。

辨误

凡药方内，有不以本名称，而以异名呼之者，不欲使人知其物也，是皆后世医家之陋也。独仲景之方，无以异名称之者，如彼乌头、附子、天雄，则以其年数形状称之；如彼芒硝、硝石、朴硝，则以其制之精粗、功之缓急取之；如彼白截酒、浆水，则以诸家所称之名呼之，或以诸家所传之方录之，盖无异义。按：仲景撰用诸家之方，未尝变其方名，依其所称而取之耳。然则如此，白鱼散当须依其本名矣。由是观之，白鱼者，盖非衣中白鱼明矣。明者其审诸。

文蛤

文蛤汤、文蛤散。

上二方，文蛤各五合。

考征

文蛤汤证曰：渴欲得水，而贪饮者。文蛤散证曰：意欲饮水，反不渴者。又曰：渴欲饮水不止者。据此二方证，则文蛤者，不问渴不渴，能治意欲饮水者。

品考

《唐本草》注曰：文蛤大者圆三寸，小者圆五六分，非海蛤之类也。杶按："圆"字疑"围"字之误矣。蜀本《图经》云：背上斑纹者，三月中旬采。陈藏器曰：文蛤，未烂时，壳犹有文者。杶又按：蛤蜊之小而有紫斑者是也。

雄黄

雄黄熏方、疳虫蚀齿方。

上二方。

品考

凡雄黄者，以鸡冠色莹英者为上品。诸家本草可考。

矾石

矾石丸、硝石矾石散、矾石汤。

上三方。

品考

矾石，白而莹净明亮者为上品。一种自然生者，如柳絮，名柳絮矾，为最上品。我藩阿苏山垂玉温泉，多产此物。

戎盐

茯苓戎盐汤。

上一方。

品考

戎盐即青盐，说详于诸家本草，可考。

辨误

李时珍《本草》附方引此方，曰：小便不通，戎盐汤。用戎盐弹丸大一枚、茯苓半斤、白术二两，水煎服之，仲景《金匮》方云云。按：《金匮要略》作小便不利。夫不利与不通，其证不同，不利者，虽少少利之，亦不快利之谓也。不通者，决不通利之谓也，即小便闭是也。故仲景于此方，谓之不利，而不谓之不通也。今考其病证，有所不同者，又"戎盐汤"上脱"茯苓"二字，惟分两不异而已。至谓水煎服之，则略其煮法，何其疏漏乎？又云：仲景《金匮》方。夫时珍之取仲景之方，往往如此：或云张仲景《金匮要略》，或云《金匮玉函方》，引其书名亦不一定，录其煮法亦多略之。至如略引其书，则无害于治，今略其煮法、服度，则恒医苟取其法以施之病人，岂惟不①无益其病，而大害于其治矣。时珍之作《本草》也，其疏漏亦往往如此。况至于品目，其庶物亦自有阙略失其真者，天下医人，何其心醉彼人矣乎？

云母

蜀漆散。

上一方。

禹余粮

赤石脂禹余粮汤。

上一方。

辨误

宋版《伤寒论》，赤石脂禹余粮汤方曰：太一禹余粮，此方宜用禹余粮也。“太一”二字，后人妄添，说详于诸家本草。

代赭石

旋覆花代赭石汤。

上一方。

品考

赭石本出于代州者为上品。故得代赭石名，犹蜀椒、川芎。若得赤绛青色，如鸡冠有泽者，宜供治材，不必代州之物矣。

真朱

赤丸。

上一方，此方内真朱为色。故得赤丸之名。

品考

真朱者，即丹砂。丹砂，即朱砂也。陶弘景曰：作末名真朱，即今辰砂也。凡以辰州物为良。故得辰砂之名，犹代赭石矣。

---

①不：“不”字疑衍。

辨误

和医多不分朱砂与银朱，并呼为辰砂。往往用之大误病人。银朱本出于水银，最有毒，可不辨乎哉？

黄丹

柴胡加龙骨牡蛎汤。

上一方。

品考

黄丹，即铅丹。

白粉

蛇床子散、猪肤汤。

上二方。

品考

白粉，即铅粉，今胡粉也。《释名》曰：胡粉，胡糊也，脂和以涂面。《本草》“粉锡”条可考。

黄土

黄土汤。

上一方。

品考

黄土，即灶中黄土。

苦参

当归贝母苦参丸、三物黄芩汤。

上二方。

狼牙

狼牙汤、乌头赤石脂丸。

上二方。

品考

狼牙即《本草·草部》狼牙草。

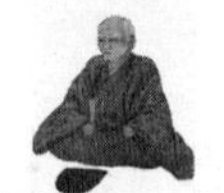

辨误

后世以狼兽之牙充之者，非也。岂有以狼兽牙汁沥阴中之疮之理乎？

蒲灰

蒲灰散。

上一方。

品考

蒲灰，诸家本草无所见焉。是盖香蒲草机上织成者，《别录》方家烧用是也。李时珍《本草·蒲席》附方载此方。

苇茎

苇茎汤。

上一方。

品考

苇茎，乃芦苇之茎，去叶者也。《外台秘要》作剉苇。又引仲景《伤寒论》云：苇叶切，一升。然则茎叶俱用之。

知母

白虎汤、白虎加人参汤、白虎加桂枝汤、酸枣汤。

上四方。

主治烦热。

考征

白虎汤证曰：表有热。又曰：里有热。白虎加人参汤证曰：大烦渴。又曰：表里俱热，舌上干燥而烦。又曰：发热。又曰：身热而渴。酸枣汤证曰：虚烦。今由此诸症，则知母能治烦热。

麦门冬

麦门冬汤，竹叶石膏汤。

上二方。

蛇床子

蛇床子散。

上一方。

麻子仁

麻子仁丸。

上一方。

品考

麻子仁，疑非今大麻、火麻之类，别有考，不赘于此。

土瓜根

土瓜根散、土瓜根导法。

上二方。

辨误

土瓜根散《脉经》作王瓜根散。《本草》或云土瓜，或云王瓜。《礼记·月令》作“王瓜生”，《吕氏春秋》作“王善”，《淮南子》亦作“王瓜”，则土字盖王字之讹也，宜呼王瓜根散。

品考

王瓜，其壳径寸，长二寸许，上圆下尖，秋冬间熟，红赤色，子如螳螂头者是也。

干苏叶

半夏厚朴汤。

上一方。

葱白

白通汤、白通加猪胆汁汤。

上二方。

败酱

薏苡附子败酱散。

上一方。

品考

败酱，后世或以白花者为真物。然今以黄花者试之有效，故我门不取白花者。

瓜子

大黄牡丹汤。

上一方。

品考

瓜子，用甜瓜子仁，今或权用冬瓜子。

瓜瓣

苇茎汤。

上一方。

品考

瓜瓣乃瓜瓤。《说文》：瓣，瓜中实也。

荛花

小青龙汤加减法内有荛花，本方无所用之。

瞿麦

栝蒌瞿麦丸。

上一方。

薯蓣

八味丸、栝蒌瞿麦丸。

上二方。

商陆

牡蛎泽泻散。

上一方。

海藻

同上。

上一方。

葵子

葵子茯苓散。
上一方。
品考
凡方称葵子者，即冬葵子。

干漆

大䗪虫丸。
上一方。

皂荚

桂枝去芍药加皂荚汤、皂荚丸。
上二方。

蜀椒

大建中汤、乌梅丸。
上二方。

椒目

防己椒目葶苈大黄丸。
上一方。

乌梅

乌梅丸。
上一方。

秦皮

白头翁汤，白头翁加甘草阿胶汤。
上二方。

柏皮

白头翁汤、白头翁加甘草阿胶汤、栀子柏皮汤。

上三方。

山茱萸

八味丸。

上一方。

柏叶

柏叶汤。

上一方。

品考

凡药方内称柏叶者，皆用今侧柏叶。

竹叶

竹叶石膏汤。

上一方。

品考

凡方内称竹叶者，用淡竹叶也。诸竹亦可补其阙。

竹茹

橘皮竹茹汤。

上一方。

品考

凡方内称竹茹者，用淡竹之茹。若无，则诸竹亦可权用。

乱发

猪膏发煎、滑石白鱼散。

上二方。

人尿

白通加猪胆汁汤。

上一方。

上七十又八品，仲景一二方剂，俱使用之，故无所取其征者。如彼粳米之于白虎汤、附子粳米汤、竹叶石膏汤、麦门冬汤七证也；小麦之于甘草小麦大枣汤证也；赤小豆之于瓜蒂散证也；胶饴之于大小建中汤二证也；鸡子白之于苦酒汤证也；矾石之于矾石丸、硝石矾石散、矾石汤，三证也；土瓜根之于土瓜根散证也；干苏叶之于半夏厚朴汤证也；瓜子、瓜瓣之于大黄牡丹皮汤、苇茎汤二证也；皂荚之于皂荚丸、桂枝去芍药加皂荚汤二证也；蜀椒之于大建中汤证也；秦皮、白头翁、柏皮之于白头翁汤二方证也；山茱萸、薯蓣之于八味丸证也。是所以其日用试效者也。

虽然，皆在于成方妙用如何而已，不必在于取一味。一味之功，则又无所以取其征者。故东洞翁于此七十余品，盖阙如。但粳米之于方也，凡七首，此物之于民食也，其美与锦比焉，其功亦所以最大者，故又治其疾病亦多其功。而《本草》不载此物者，何矣？唯陶弘景《别录》始载粳米治病之功，曰：益气、止烦、止渴、止泄，不过此四功也。盖仲景之用粳米也，白虎汤三方证，曰大烦渴；或曰舌上干燥而烦，欲饮水数升；或曰口燥渴；或曰渴欲饮水，口干舌燥；或曰热，骨节疼烦。竹叶石膏汤证曰：逆欲吐。麦门冬汤证曰：大逆上气。大逆者，上逆也。上逆则必烦渴，烦渴则舌上必干燥，是粳米有止烦止渴之功也。桃花汤证曰：下利。又曰：下利不止。附子粳米汤又能治腹痛下利，是粳米有止泄之功也。故陶弘景尝见此数方之证，以为粳米止烦、止渴、止泄也。益气者，是其家言，非疾医之事矣。

近世称古方家者，以为民生常食之物，安能治彼病毒矣乎？是未知粳米之功，取征于此七方也。夫粳米若作谷食，则实为氓[1]民生命，作之药物，则又足以为治病大材。犹生姜、大枣，作之菜果，则足以养性；作之药物，则大有力于治病毒也。虽然，仲景之用粳米也，有其主治，未可悉知者，唯存而不论亦可也。《肘后方》有粳米一味，治卒腹痛之方。由此观之，又附子粳米汤之治腹中雷鸣切痛，桃花汤之治下利腹痛，亦似偏取粳米之功矣，犹小麦之治急也。如彼白截酒，则中华人家常所造酿者也，经日易损，故不能久藏蓄之。我邦饮物，未尝用白截酒矣，故无敢造酿者。假令医家虽欲常藏蓄之，未能每每造酿之，则岂得备于不虞矣乎？苟亦每每造酿之，不堪其费之多也，故若遇胸痹之病，则白截酒其何所取之？是我古方家之所叹也！呜呼！皇和与中华土宜之所然也，我其无如之何而已。此外若有往往试之者，俟他日之论定考征云尔。

安永戊戌初夏十二日

---

①氓（méng）：古代称民（特指外来的）为氓。

《药征续编》附言十七则

一，仲景之方之有征也。药亦有征，东洞先师尝有《药征》之举，大行于海内，始开天下古今之人之眼目，非如后世诸家本草之书之墨墨也。呜呼！天下古今，何其诸家本草之书之墨墨也，是实耳听之而目不视之者之言也。墨墨亦宜乎哉？故其书之夥①多也。虽汗牛充栋，亦何征之有？是其所以为墨墨也。

二，古者，本草之书之出也，阴阳服饵之言也。陶弘景羽之镞之，深入天下古今之医之肺腑，陶实为之嚆矢矣。夫晋唐以降之为医也，盖以二家之言，别立医之方法者也。故其为方法也，不之服饵家，则之阴阳家，又何医治之有。仲景之方法于是乎亡，又何征之为？呜呼！药之有征也，二千年来，始有先师之举。呜呼！天下古今，别有其人乎。

三，晋唐以降之方之存也，有若《肘后方》，有若《千金方》，有若《外台秘要》。其方垂数千，今欲取之而征之于其法，无一可征之于其法之方。何其无一可征之于其法之方耶？无药之可征之于其证之方也。无药之可征之于其证之方，则无方之可对之于其证之法也。方之不对于其证也，病何以治哉？苟施其方而谓之治者，非偶中则病自愈之时，与毒自静之时也。医人其着眼于此，则疾医之道，明明察察。

四，王叔和尝撰次仲景之书云：未知其是否，盖所谓撰也者。撰择仲景之方法，于己之臆度者也。所谓次也者，相次自家之方法，于仲景之书者也。是《伤寒杂病论》之所以搀入附会也，隋唐之医，之所以不能辨别分析焉也。葛洪之作《肘后方》也，孙思邈之著《千金方》也，王焘之辑《外台秘要》也，皆不知取之于仲景氏，而取之于叔和氏。《伤寒杂病论》之不显也，职是之由。天下之为医者，知视仲景氏之方法于三子者之书，而未尝能知视仲景氏之真面目于《伤寒杂病论》，尚乎哉！

至赵宋之时，藏一本于御府，天下之为医者，未尝能知有仲景氏之方法矣。故未尝能知仲景氏之为何等者。当此时天下之为医者，知仲景氏之言之一二有存焉，而未尝能知仲景氏之方法之全然有存焉，又未尝能知仲景氏之医之为古之疾医之遗矣。又当此时，天下之为医者，别立医道于己之臆度，

①夥（huǒ）：多。

是汗牛充栋之书之所以起也。呜呼！当仲景氏之书之不显之时，而别立医道云者，则不得不取之于已之臆度矣。至开宝治平之际，而仲景氏之书之再出也，摹印雕版，颁行天下。于是天下之为医者，虽知有仲景氏之方法，视仲景氏之书，亦犹已之臆度之医道矣。我今于林之校正，成之注解乎见之，于是仲景氏之方法之与赵宋氏之医道者，混淆焉。泾渭不分，淄渑不辨，遂至今之医流矣。

五，圣人既没，大道乖矣。七十子已死，大道裂矣，当春秋战国之际，圣人之大道，与天下国家，共分崩离析矣，岂得不命与数矣乎。呜呼！圣人之大道犹且然，况于小道医之为术乎？世之无圣人也久矣，我无所取于正矣，呜呼！我不能取正于圣人之道，则我其不可不取征于圣人之言。苟不取征于圣人之言，则言皆不得不取之于已之臆度，事亦然，于是乎圣人之道将堕于地矣。医之为道亦然，苟不取征于仲景氏之言，则言皆不得不取之于已之臆度，事亦然。夫言也者，法也；事也者，方也。《素问》《九灵》之说，医也，理也。《本草》之说，治也，妄也。妄之与理，君子不依，故彼书之说医也，其谓之存炎黄氏之遗于十之一二则可也，谓之炎黄氏之道则惑也。故如彼书，又无有方法之可言。则后世之有方法也，苟不取之于妄之与惑，则不得不取之于已之臆度矣。仲景氏没后，天下古今之为医者，滔滔皆是。所谓晋后之医者，伪统乎哉？故先师独取征于仲景氏之方法，以开二千年来眼目者也。呜呼！《药征》之为书，不亦伟乎！

六，先师者，非文儒之徒也。故其著书也，不为修辞，不为文章，其意唯在于辨古人之妄，释今人之惑而已。故言皆系于事实。先师尝谓参互而考之、次之，以古今误其药功者，引古训而辨之，是以先师之为《药征》也。仲景之方，取征于仲景之法，仲景之法，取征于仲景之药，方法之与药，无一所违戾者。余故曰言皆系于事实，何其修辞文章之为？世医之诋斥先师也，以文章修辞者抑末。今余之于此编亦然，余也性实，拙于文辞，取笑于大方，亦所不辞也。

七，余之为医也，陋且拙也，岂足奉东洞先师之教，以修仲景氏之术乎？虽然，余也从事斯方三十有余年于兹矣。余之为医也，陋且拙，亦岂无所不熟十之一二乎哉？余也自尝修仲景氏之术，不加减于方，不出入于药，唯随其证而治之耳。呜呼！余之为医也，陋且拙，亦岂无所不愈十之一二乎哉？如余但奉先师之教，以建方之极，取药之征者也。故今所征于此之药者，是皆所征于日用之病者也。夫今之为医者不然，不自惮之甚，妄意加减于方，

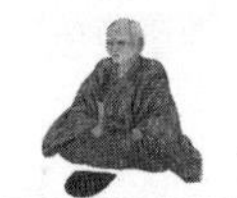

出入于药，宁知方法之有规则乎哉？是余之所畏也。

八，东洞先师，常用所征本编之药。凡五十有三品，余亦于此品，而所以征之，得其征者也，无复异论矣。先师之言，至矣，尽矣，吾岂有所容喙哉。今此编所载十品，附录七十又八品，十品者，常用之物，而本编所不载也。是乃余之常用所征，而所得其功效者也，是所以私窍补先师之遗也。又未尝取之于己之臆度，而所以征之于日用之事实，试之于日用之证候者也。呜呼！如此数品，先师岂有所不征乎，盖未终之而殁者也。噫，可惜乎哉！余之补之，有所大惮于先师者，世之君子，其谓之何哉！虽然，余也其不言之，孰又言之？余也死矣，此言已矣。呜呼！余之补之，唯不免狗尾貂续之诮是惧。

九，续编十品，先师日用所施之物也。本编不载其功之与征者，何也？是前所谓盖未终之而殁者也，惟蜀漆之助牡蛎、龙骨而治动之剧也，蜜之缓诸病之急而助诸药之毒也，是余之所常试，而古今医人所未尝言及者也。余之执斯方，三十年之尚矣，岂无一二之所得矣乎？明者其试诸。

十，䗪之为虫，我邦未产此物。二十年前，余再游于先师之门，先师出一头示余。余又得一二于直海元周之所，余遂赠之先师，先师喜而藏之，然则先师未尝得试虫之功效矣。尔后余多得之，于是余先试之内人之病，而有效焉；后又试之于他人之病，而有效焉。此时先师既没。噫！我邦试虫之功者，余于先师之门，为之先登，故今著之。

十一，粉之为物，赵宋以来，未尝得其的实之品。故医者，误治甘草粉蜜汤证者不为不少。余今订之诸书，而始得其真物，又始得治其证矣。

十二，白截酒之治胸痹之病也，唐宋以后，诸书所不载也。余又订之，而得其造酿之法矣。胸痹之病，其自此有治乎哉。

十三，先师尝谓余曰：吾自唱古疾医之道，数十年于今矣。游我门之士，不下数百人。虽然有传方之人，而无传道之人也。吾子其勉旃①！余自辞先师二十年于兹矣。余尝知受业于东洞之塾者，亦不下数十人，余又见其人，无一人不口先师之医者，然未尝闻有得先师本旨者。

若有其人，亦或有专长于下剂者；或有纯执家塾方者；或有二三执仲景之方、七八取唐宋之方者；或有取己之臆、负东洞之教者；或有学无其力，业无其术，称古今并执者；其次者，或有一端，称奉东洞之教，终行

①旃（zhān）：语助词，之焉的合音字。

后世之方者；或有谓东洞之教，偏于古而不知今者；或有谓东洞之术便于痼疾，而不宜于平病者。如此抑末，不足以挂于齿牙矣。夫以我藩推之海内，皆是矣乎！以余之所见，推之余之所未见，亦然矣乎！是余之所长大息也。

要之，是皆虽曰奉东洞之教，亦不能实读仲景之书者也，可胜叹哉！呜呼！仲景之方法者，执之，知之，则不能不为之。不能不为之者，知之者也；不能为之者，不知之者也。先师殁后，仲景氏之方法熄矣，是余之所以勤勉劳劬①者也。

十四，仲景之书者，古之疾医之遗也，天下古今知之者鲜矣。其不知之，故人人有异说，或有以《素》《灵》解仲景之书者；或有以晋唐医学说仲景之书者；近世或有以名与数解仲景之书者；或有取己之臆辨仲景之书者。要之，是又不知仲景真面目者也。苟欲知仲景真面目，请在达于仲景方法，而后施之于今日日用事实而已矣。

十五，余尝为门徒讲《伤寒论》，听者百余人。余之讲《伤寒论》也，一一取征于仲景之规则，一一取征于仲景之方，一一取征于仲景之法，一一取征于六经史子，一一取征于两汉以上之书，一一取征于某书某篇某人某言，以示其事实。余于是谓门徒曰：仲景氏方法者，古之疾医之遗也。苟不经圣人制作之手，安能有此方法乎哉？故其道也正，其方也正，其法也正，其术也正，无所不正者。其不正者有之，此为后人搀入。今之为医者不然，不知执仲景氏之方法之正，不知学仲景氏之治术之正，此反正之徒也。今其取反正之方法、治术，以奉此于君之与亲者，不忠之臣也，不孝之子也。噫！已不啻不忠不孝，而使人之臣子不忠不孝者，其谓之何哉？医者其思诸。

十六，先师之作《药征》也，改稿凡七，余尝得宝历之本是也。二十年前赍游于京师，因请正于先师，先师谓余曰：此本实属草稿，为门人所窃去者也，正本今在于纪州。虽然，是亦余之所草也，吾子宜见大体，岂在于文字章句之间乎哉？携而西归，后又得安永之本、修夫氏定正之本也。余又别有定本，以余之所闻于先师订之。天明五年乙巳之夏，京师有上木之役，余之定本，不敢出之。

十七，续编及附录，定正、考索，十易裘葛，安永戊戌初夏，始脱其稿。

---

①劬（qú）：过分劳苦，勤劳。

虽不能得先师订正，亦因剞劂氏之请，遂谋上梓之事，刻成其后也悔矣。

天明七年丁未初冬十二日

邨井村大年识

方药篇

『气血水药征』日·吉益南涯　著

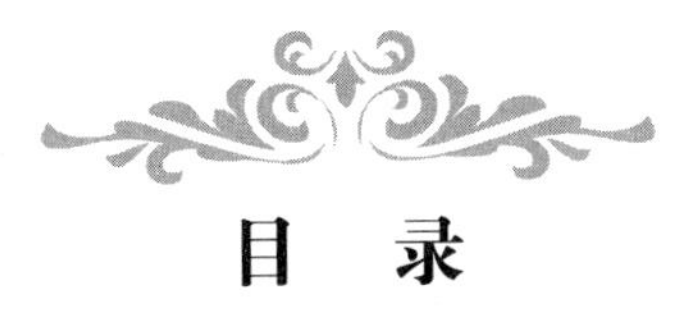

目　录

气血水药征

气部 内位

黄芩 黄连

气独郁滞者也。黄连者不得畅于上者也，故烦，剧则为吐，旁及痞；黄芩者气不得畅于下者也，故为痞，剧则为下利。其云心中，云心下，俱内位也。心中者上也，黄连主之；心下者下也，黄芩主之。上下之所在，可以知也。泻心汤之类，干姜连芩人参汤诸方，黄连混用，故其分难别。黄连阿胶汤、黄连汤，方中无黄芩，而有烦吐之症，是黄连之主也；黄芩汤、六物黄芩汤、柴胡汤之类，方中无黄连，而有痞、下利之症，是黄芩之主也。

石膏 芒硝

但为热而有虚实之别。石膏者虚证而气不外发，故强、身热、不发热、为寒、为厥或遗尿，是虚之证也。所以在上强烦，疑似于黄连，必渴而无吐之证也。芒硝者实证而外发，故发热、潮热而不寒、不厥，为结、为痞坚、为石硬、为或大便硬，是实之证也。所在以在下强痞，疑似于黄芩，无下利之证，是其别也。云心烦，云谵语，其所在俱在内之征也。

猪胆气逆血不滞也 白头翁气急而血不滞者也

白头翁汤证曰热痢下重，又曰产后下利，又曰欲饮水，是气独急而血不滞也。何以知之？为热、为下重，或欲饮水，是气急之候也。不为吐，不为痛，血不滞征也。白通加猪胆汁汤证日利不止、厥逆，又曰干呕，是气独逆而血不滞。何以知之？利不止，厥逆干呕者，气逆之候也。脉微、腹不痛者，血不滞之征也。

阿胶气逆而血滞者也　**矾石**气急而血滞者也

黄连阿胶汤证曰心中烦而不得卧，猪苓汤证曰心烦不得眠，芎归胶艾汤证曰漏下，又曰下血，又曰腹中痛，黄土汤证曰下血，是气逆而血滞也。何以知之？烦者下血者是气逆也。不得眠者，腹痛者，下血者，血滞之征也。消矾散证曰日晡所发热，又曰小腹满。矾石丸证曰经水闭。矾石汤证曰反恶寒，又曰额上黑，又曰大便必黑。矾石丸证曰经水不利，又曰脚气，是血滞之征。

橘皮气逆而血滞者也　**栀子**气急而水滞者也

茯苓饮证曰吐出水，又曰满而不能食，橘皮竹茹汤证曰哕，是水滞之候也。橘皮汤证曰干呕、哕、手足厥，橘皮竹茹汤证曰逆，气逆之候也。栀子豉汤证曰心中懊侬，又曰烦热，又曰身热，又曰头汗出，茵陈蒿汤证曰头眩，心胸不安，又曰头汗，又曰发黄，栀子厚朴汤证曰心烦，是气急之候也。栀子豉汤证曰下后，又曰不能食，栀子大黄豉汤证曰黄疸，茵陈蒿汤证曰发黄，又曰身无汗，又曰小便不利，腹微满，栀子厚朴汤证曰腹满，是水满之候也。

蜀漆气逆而水不滞也　**黄柏**气急而水不滞也

蜀漆散证曰多寒，牡蛎汤证曰牡疟，谓多寒微有热，或但寒不热也，桂枝去芍药加蜀漆龙骨牡蛎汤证曰：惊狂，起卧不安，是气逆之候也。以上诸症无水气之变，水不滞之征也。栀子柏皮汤证曰发热，大黄硝石汤证曰自汗出，白头翁汤证曰热痢，是气急之候也。栀子柏皮汤证曰身黄发热，大黄硝石汤证曰黄疸而自汗出，白头翁汤证曰下重，又曰欲饮水，水不滞之征也。

酸枣仁

酸枣仁汤证曰虚烦不得眠，无急逆之证以虚也。

气部　里位

附子血气虚也　**大黄**血气实也

附子汤证曰背微恶寒，又曰手足寒，附子泻心汤证曰恶寒，桂枝去芍加附子汤证曰微寒，附子粳米汤腹中寒，又曰切痛，以上无气逆之证也，是血气虚之候也。附子汤证曰身体痛，真武汤证曰腹痛，又曰疼痛，又曰发热、心下悸、头眩，附子粳米汤证曰逆满，大黄附子汤证曰胁下偏痛、发热，桂枝附子汤证曰疼烦不能自转侧，桂枝附子汤证曰四肢微急，难以屈伸，麻黄附子细辛汤证曰发热，四逆汤证曰发热头痛，以上诸症有气急之状。痛者、热者、微急者，气脱而无逐血之力，故自郁滞作急状也。大黄甘草汤证曰吐，调胃承气汤证曰蒸蒸发热，又曰心下温温欲吐，又曰谵语，桃仁承气汤证曰少腹急结，大黄牡丹汤证曰时时发热，大黄硝石汤证曰黄疸、腹满、小便不利，抵当汤证曰少腹硬满，又曰合热则消谷喜饥，至六七日不大便，又曰经水不利，抵当丸证曰少腹满，下瘀血汤证曰经水不利，小承气之证曰大便不通，又曰大便必硬，硬则谵语，又曰谵语发潮热，又曰小便数，大便因硬，大承气汤证曰潮热，大便硬，又曰谵语潮热，又曰日晡所发潮热，又曰下利清水，又曰口干燥，又曰下痢心下硬。以上诸症，无气逆之证，是实之候也。或自汗出，或小便数，或哕，或下利，有是逆之状，何以别之？有此逆症者，实之剧也，故必谵语，或曰干燥，或大便硬，或心下硬之等热实状也。

干姜血气俱逆也　吴茱萸血气俱急也

甘草干姜汤证曰遗尿、小便数，又曰眩而多涎沫，又曰厥逆、咽中干、烦躁、吐逆，四逆汤证曰下利清谷，又曰厥逆，又曰厥冷，人参汤证曰多寒不用水者，桂枝人参汤证曰利下不止，通脉四逆汤下利清谷，又曰手足厥逆，或干呕，又曰汗出而厥，干姜附子汤证曰昼日烦躁不得眠，白通汤证曰下利，栀子干姜汤证曰微烦，半夏干姜汤证曰干呕吐逆，干姜人参半夏丸证曰呕逆不止，半夏泻心汤证曰呕而腹鸣，甘草泻心汤证曰干呕心烦，黄连汤证曰欲呕吐，干姜人参黄芩汤证曰寒下，又曰食入口即吐，大建中汤证曰腹中寒，又曰呕不能饮食，柴胡姜桂汤证曰多寒，苓姜术甘汤证曰身体重腰冷，又曰小便自利，苓甘五味姜辛汤证曰咳，小青龙汤证曰咳、逆、呕。上诸症曰厥逆，曰吐逆，曰咳逆，逆者固无论也。为寒，为冷，为下利，异于附子之证者也。为呕，为吐，为眩，为烦，是气逆之候也，异于生姜证者。干呕不呕，呕必吐，剧则吐而不呕，生姜之症者。不寒，不冷，无遗溺，小便数，或自利、下利等之证，是血气不逆故也。吴茱萸汤证曰食谷欲呕，又曰呕而胸满，又干呕吐涎沫、头痛者，又吐利，手足厥冷，为胸满，为头痛，是血气俱急之候也。干呕、吐利、厥冷等之症，虽疑似乎干姜，此证有必急状症，故无遗尿，小便数，或自利，或自下利，或雷鸣，或咳，或身重等之症，无逆状之候也，可以分别矣。

附子气急血不循也　**地黄**血气虚气急也

八味丸证曰少腹不仁，芎归胶艾汤证曰漏下下血，是血虚之候也。八味丸证曰烦热不能卧，又曰小腹拘急，小便不利，芎归胶艾汤证曰腹中痛，三物黄芩汤证曰四肢苦烦热，是气急之候也。（此条前附子、大黄之次可出章也）

麦门冬气逆之剧也

麦门冬汤证曰大逆上气，竹叶石膏汤证曰气逆欲吐，是气逆甚之候也。异于干姜者，不厥不呕，干燥甚者也，虽剧无冷也。

知母气急而血滞也　**川芎**血滞气逆也

白虎汤证曰身重难以转侧，又曰厥，又曰背微寒，桂枝芍药知母汤证曰肢节疼痛，是血滞之候也。白虎汤证曰自汗出，又曰大烦渴，又曰口燥渴，心烦，又曰口干舌燥，又曰身热，桂枝芍药知母汤证曰头眩短悸，温温欲吐，酸枣仁汤证曰虚烦不得眠，是气急之候也。

皂荚气逆而涎沫滞也　**细辛**血气逆而饮水滞也

皂荚丸证曰咳逆上气，又曰唾浊，桂枝去芍药加皂荚汤证曰吐涎沫，是气逆而涎沫滞之候也。麻黄附子细辛汤证曰发热、脉反沉，大黄附子汤证曰发热、其脉弦紧，小青龙汤证曰发热，苓甘五味姜辛汤证曰胸满，苓甘姜辛夏汤证曰冲气复发，当归四逆汤证曰关，大黄附子汤证曰胁下偏痛，小青龙汤证曰咳，苓甘五味姜辛汤证曰咳，是水滞之候也。

生姜水气逆也　**厚朴**水气迫也

生姜甘草汤证曰咳唾涎沫不止，生姜半夏汤证曰似喘不喘，似呕不呕，似哕不哕，小半夏汤证曰呕，又曰哕，吴茱萸汤证曰呕，又曰干呕、吐涎沫，厚朴生姜半夏人参汤证曰胀满，黄芩加半夏生姜汤证曰干呕，旋覆代赭汤证曰噫气不除，生姜泻心汤证曰干呕食臭，橘皮汤证曰干哕、哕，橘皮竹茹汤证曰哕逆，茯苓饮证曰停痰有宿水，自吐出水，栀子生姜豉汤证曰呕，半夏生姜汤咽中如有炙脔①，大柴胡汤证曰呕不止，厚朴七物汤证曰腹满，茯苓泽泻汤证曰吐，黄芪桂枝五物汤证曰身体不仁，桂枝加芍药生姜人参汤证曰身疼痛。以上诸或呕，或吐，或哕，或咳，或噫，或有停痰宿水，或如有炙脔，是水气逆之候也。如若腹满，若胀满者，非其主治，佐厚朴之效也。如身疼痛，身体不仁亦非其主治，佐外发之力而已。大承气汤证曰腹满痛，又曰潮热，又曰腹满不减，又曰胸满，小承气汤证曰腹满，又曰多汗谵语，又曰谵语发热，又曰微烦小便数，厚朴七物汤证曰腹满，厚朴生姜半夏人参汤证曰腹胀满，半夏厚朴汤证曰咽中如有炙脔，栀子厚朴汤证曰腹满，枳实薤白桂枝汤证曰胸满，是水气急之候也。而多汗、小便数、潮热者，是其易证也。腹满、胸满，其证之剧者也。

术气不循而水滞有逆之状也　**猪苓**气不循而水滞有急之状也

天雄散证曰失精，附子汤证曰恶寒，越婢加术汤证曰一身面目黄肿，其脉沉，小便不利，麻黄加术汤证曰身烦疼，五苓散证曰小便不利，又曰烦渴，又曰六七日不解而烦，又曰口烦渴，又曰癫眩，泽泻汤证曰冒眩，真武汤证曰小便不利，苓桂术甘汤证曰心下逆满、气上冲、胸胁支满、目眩，又曰短气，人参汤证曰喜唾久不了了，桂枝去桂加苓术汤证曰心下满微痛，小便不利，防己黄芪汤证曰身重，又曰自腰以下肿，枳术汤证曰心下坚大如盘，茯苓饮证曰有停痰宿水，自吐出水，苓姜术甘汤证曰身体重，又曰小便自利，桂枝附子去桂加术汤证曰小便自利。是气不顺之候，而其所有在血分，故虽无水状，恶寒烦疾之类主之，气不循则水自滞也，其易者不见水状也。心下满，小便不利者，是其的当之证。而自利、坚满、目眩等者，是其剧者也。猪苓汤证曰脉浮、发热、渴欲饮水、小便不利，又曰咳而呕渴，猪苓散证曰呕吐后思水者，五苓散证曰脉浮、小便不利、微热，又曰发热六七日不解而烦，又曰头痛、发热、身疼痛，又曰躁烦，又曰小便不利，又曰脐下有悸、吐涎沫而癫眩。以上之诸症，气不循水滞有急之状。其咳者，呕吐小便不利者，悸者是水满之候也。脉浮发热者，呕渴者，思水者，头痛、发热、身疼痛者，吐涎沫而癫眩者，小便不利者，是气急之候也。渴欲饮水者，泽泻之证而思水不渴者，是猪苓之所主也。

①炙脔：干肉。中医常用以比喻塞在病人咽喉中的痰涎。

气部　表位

甘草水气逆而血气急也，自及于心　**大枣**水滞血气俱急也，自及于心

甘草泻心汤证曰干呕、心烦不得安，甘草干姜汤证曰厥、咽中干、烦躁，生姜甘草汤证曰咳，唾涎沫不止，桂枝人参汤证曰利下不止，桂枝甘草汤证曰叉手自冒心，桂枝甘草龙骨牡蛎汤证曰烦躁，四逆汤证曰手足厥冷，又曰厥冷，苓桂甘枣汤证曰脐下悸，苓桂五味甘枣汤证曰手足厥冷，气自小腹上冲胸咽，半夏泻心汤证曰呕而腹鸣，小柴胡汤证曰心烦喜呕，又曰胁下硬满，干呕不能食，小青龙汤证曰咳逆倚息，是水气逆之候也。芍药甘草汤证曰脚挛急，芍药甘草附子汤证曰恶寒，甘麦大枣汤证曰喜悲伤欲哭，甘草汤证曰咽痛，四逆汤证曰发热头痛、身体疼痛，又曰四肢拘急，甘草粉蜜汤证曰吐涎沫、心痛，小建中汤证曰里急、悸、衄、腹中痛，乌头汤证曰拘急不得转侧，调胃承气汤证曰蒸蒸而发热，又曰心烦，又曰谵语，桃仁承气汤证曰少腹急结，桂枝汤证曰头痛发热，是血气急之候也。十枣汤证曰硬满引胁下痛，又曰支饮咳烦，葶苈大枣汤证曰喘而不得卧，又曰胸满胀，一身面目浮肿，又曰支饮不得息，苓桂甘枣汤证曰脐下悸，越婢汤证曰一身悉肿，生姜甘草汤证曰咳唾，吴茱萸汤证曰呕，小柴胡汤证曰胁下硬满，是水滞之候也。十枣汤证曰胸中痛，又曰汗出头痛，葶苈大枣汤证曰喘鸣迫塞，越婢汤证曰续自汗出，生姜甘草汤证曰咽燥而渴，甘麦大枣汤证曰脏燥，小柴胡汤证曰颈项强，又曰往来寒热，又曰胸痛，又曰腹中痛，大柴胡汤证曰心下急，郁郁微烦，又曰心下痞硬，又曰满痛，小建中汤证曰急痛，黄连汤证曰腹中满，葛根汤证曰项背强，桂枝汤证曰头痛发热，黄芪桂枝五物汤证曰身体不仁，吴茱萸汤证曰躁烦，是血气急之候也。异于甘草者，元气逆之症，自表及于心也。

杏仁水滞而血气不伸，故有气逆之状　**桂枝**治冲气故有急状也

麻黄汤证曰无汗而喘，又曰无汗身疼痛，大青龙汤证曰身疼痛，麻杏薏甘汤证曰一身尽疼，麻杏甘石汤证曰汗出而喘，桂枝加厚朴杏仁汤证曰微喘，茯苓杏仁甘草汤证曰气塞短气，苓甘姜五味辛夏仁汤证曰形肿，大陷胸丸证曰结胸者项亦强，走马汤证曰身痛腹胀，以上诸症水滞气不伸之候也。杏仁

者逐气不能逐水，故表水者合麻黄逐之，在里则合茯苓，或合葶苈，或合巴豆。如桂枝加厚朴杏子汤证虽喘，不见水状，由但下之水气逆而已，故有杏仁，无逐水之药。如麻黄汤用杏仁多，而有身疼喘之症，如麻杏石甘汤杏仁五十个，而有无身疼。大青龙、麻杏薏甘汤杏仁四十个或十个，而有身疼无喘，此身疼者轻，喘者重故也，所以有多少也。如越婢汤之证无杏仁，故虽水肿，无身疼及喘，是宜达故也。桂枝加桂汤证曰气自少腹上冲心，桂枝甘草汤证曰心下悸欲得按，桂枝甘草附子汤证曰骨节疼烦，桂枝附子汤证曰身体疼烦，桂枝人参汤证曰胁热而利，苓桂五味甘草汤证曰气从少腹上冲胸咽，桂枝汤证曰其气上冲，又曰头痛、发热，又曰身疼痛，麻黄汤证曰头痛、发热、身疼，大青龙汤证曰发热、恶寒、身疼痛，苓桂苍①甘汤证曰气上冲胸，苓桂甘枣汤证曰脐下悸，是皆冲气之候也。在表则为头痛，为恶寒，为疼痛；在里则为悸，为上冲。在表则水急，则合麻黄，若血急则合芍药；在里水急则合茯苓，血急则合附子或人参，皆由气急状也。小便不利则有桂枝，自利则去桂枝，桂枝者主外不主内故也。自利者无外证，故去之。如麻杏甘石汤、越婢汤者无桂枝，汗出不发热，无冲气也。由之观之桂枝之治冲气也，明矣。

血部　内位

牡丹皮血凝滞也　桃仁血停而不循也

桂枝茯苓丸证曰妇人病有癥，病癥者，凝结也。大黄牡丹汤证曰肠痈，少腹肿痞，按之则痛。八味丸证曰少腹不仁，又曰腰痛，又曰少腹拘急，是血凝结之候也。桃仁承气汤证曰如狂、血自下，又曰少腹急结。抵当汤证曰发狂，又曰少腹硬满，又曰经水不利。下瘀血汤证曰腹痛，又曰经水不利。桂枝茯苓丸证曰得漏下不止，大黄牡丹汤证曰肠痈，少腹肿痞，按之则痛，是血滞不循环之候也。参考桃仁牡丹皮之效用，桃仁一味则云如狂，云腹痛，云经水不利，皆有血动不循之症，是急之状也。有牡丹皮则云肠痈，如八味丸用牡丹皮一味，则云少腹不仁，而无发狂腹痛、经水不利等之症，是为凝结也。

①苍：疑为“术”。

牡蛎下陷不循之血也　**龙骨**上攻不循之血也

桂枝去芍药加蜀漆龙骨牡蛎汤证曰惊，柴胡加龙骨牡蛎证曰烦惊，桂枝甘草龙骨牡蛎汤证曰烦躁，牡蛎汤证曰牡疟多寒，柴胡姜桂汤证曰往来寒热、心烦，又曰多寒有少热，或寒而不热之血下陷，其则作惊作躁，不剧者，寒多而烦未致惊躁，是血下陷之候也。天雄散证曰失精，蜀漆散（证缺），桂枝加龙牡汤证曰惊狂，柴胡龙骨汤证曰谵语，一身尽重不可转侧，桂枝甘草龙骨牡蛎汤证曰烦躁，其作失精、作狂、作谵语、作躁，皆是血上攻之候也。上二味参考用牡蛎一味则云烦，而不云狂躁，用龙骨一味则云失精而烦。下陷之血者，气郁不循故作烦也；上攻之血者，气不郁滞故无烦也。欲循不能循者必为动也，下陷之血从胸必作动，牡蛎之主也，上攻之血从脐下作动，龙骨之主也。

䗪虫治干血也　**虻虫**治瘀血也　**水蛭**虻虫、水蛭之分未详

大黄䗪虫丸证曰腹满不能饮食，肌肤甲错，两目黯黑，下瘀血汤证曰腹痛，土瓜根散证曰经水不利，少腹满痛，是干血之候也。异其瘀血者，虽满不硬，虽痛不狂，是其别也。抵当汤证曰其人发狂者，少腹应硬满，又曰小便自利，其人如狂云云，又曰其人喜忘者必有畜血，又曰消谷善饥，至六七日不大便者，又曰经水不利，是瘀血之候也。经水不利，干血与瘀血何以别之？干血也者，肌肤甲错，或身体羸瘦，无血色，不狂、不硬，不能饮食也。瘀血者如狂，或喜忘，或硬满，小便自利，或大便色必黑，或食谷喜饥，必有大便之变也。（干血者无大便之变）

血部　外位

栝蒌根治血凝气郁滞者　**葛根**解急迫之凝血也

栝蒌桂枝汤证曰身体强，几几然，脉反沉迟，柴胡桂姜汤证曰小便不利，渴不呕，栝蒌瞿麦丸证曰小便不利者，有水气，其人若渴者，柴胡去半夏加栝蒌汤证曰疟病发渴者。见几几然者，是血凝之证而未甚，故有身体也。渴者血凝剧而气郁滞，逐水故必小便不利，其位在里也。土瓜根散证曰经水不利，小腹满痛，是血滞气郁滞也。异于栝蒌者，血不滞凝，故不渴、不强，

气郁滞，虽满其气自痛，故作痛也。桂枝加葛根汤证曰几几，葛根汤证曰项背强几几，又曰气上冲胸，口噤不能语，又曰下痢，葛根连芩证曰下利不止，喘而汗出，是因上冲血窘迫也。故此血在表则项背，在里则口，若咽，其位在上也。异于栝蒌者，因气血迫不得循环，故致不利。

赤石脂　代赭石用二味稀其能未详

赤石脂禹余粮汤证曰利不止，桃花汤证曰下利，便脓血，又曰腹痛，小便不利，下利不止，便脓血，是下血有气逆状。旋覆花代赭石汤证曰心下痞硬，又曰噫气不除，而不曰下利。血上攻有气急状，是其别也。

当归血滞气逆也　芍药血滞气急也

当归建中汤证曰腹中刺痛，又曰痛引腰背，当归芍药散证曰腹中疠痛，当归生姜羊肉汤证曰腹中痛及胁痛，芎归胶艾汤证曰漏下、下血、腹中痛，奔豚汤证曰气上冲胸，腹中痛，当归四逆证曰厥寒，芎归胶艾汤证曰漏下、下血，奔豚汤证曰气上冲胸，是气逆之候也。桂枝加芍药症曰腹痛，小建中汤证曰腹中急痛，枳实芍药散证曰腹中烦满，芎归胶艾汤证曰腹中痛，大柴胡证曰心下满痛，芍药甘草汤证曰脚挛急，桂枝加芍药生姜人参新加汤证曰身疼痛，桂枝汤症曰身疼痛，又曰头痛，又曰恶寒，乌头汤证曰疼痛，真武汤证曰腹痛，又曰沉重疼痛，附子汤证曰身体疼痛，又曰恶寒，芍甘附汤证曰恶寒，黄芪桂枝五物汤证曰身体不仁，是血滞之候也。小建中汤证曰悸衄，又曰烦热，又曰急痛，枳实芍药散证曰烦满，芍药甘草汤证曰挛急，桂枝加芍药姜参汤证曰发汗后身疼痛，芍甘附汤证曰发汗病不解反恶寒，大柴胡证曰满，又曰心下急，桂枝汤证曰发热汗出，乌头汤证曰拘急，柴胡桂枝汤证曰肢节烦疼，是气急之候也。下之后恶寒，或由之疼痛者，必去芍药。是气逆者，不可用之法也。

桔梗治肿脓之血　本盖咽肿而痛者也，肿痛

桔梗汤证曰久久吐脓，又曰咽痛，桔梗白散证曰久久吐脓。排脓散、排脓汤证缺。

以法名观之治脓也，明矣。诸肿痛在上者，虽脓不成者，用之必有效。至痈疮之类，必用之也。

栝蒌实血滞在胸，作痰饮之变者，气逆之状也　**薏苡仁**血滞不行，气急毒在肌表也，故云腹皮、云身

小陷胸汤证曰结胸，按之则痛，栝蒌薤白白酒汤证曰胸背痛，栝蒌薤白半夏汤证曰心痛彻背，痛者是血滞之候也。栝蒌薤白白酒汤证曰喘息咳唾，栝蒌薤白半夏汤证曰胸痹不得卧，枳薤桂汤证曰胸下逆抢心，是痰饮之变也。小陷胸汤（证缺），方中有半夏，则当有痰饮之症也。薏苡附子败酱散证曰身甲错，苇茎证曰胸中甲错，麻杏薏甘汤证曰一身尽痛，是血滞不循之候也。薏苡附子散（证缺），然云胸痹，则血滞之明矣。薏附酱散证曰腹皮急，苇茎汤证曰咳，有微热，烦满，麻杏薏甘汤证曰发热，日晡所剧，是气急之候也。

滑石血涩而不循水滞也　**泽泻**血急滞而逐水也

猪苓汤证曰渴欲饮水，小便不利，滑石白鱼散证曰小便不利，蒲灰散曰小便不利，此三方载在淋疾之部。淋之为病，小腹强急，或挛痛，或尿血，是血涩之候也。猪苓汤证曰咳，是水滞之候也，其渴者水不循环也。泽泻汤证曰冒眩，五苓散证曰小便不利，微热消渴，又曰汗出而渴，又曰水入则吐，又曰癫眩，茯苓泽泻汤证曰吐而渴欲饮水，八味丸证曰小腹拘急、小便不利，又曰消渴、小便反多，猪苓汤证曰渴欲饮水，小便不利。云眩，云渴，是血急之候也；云汗出，云水入则吐，云吐而渴，云消渴，是逐水之候也。泽泻之渴者，非热渴，故五苓散证曰微热，猪苓汤证曰发热，是示内部有热。云渴，云汗出，云水入则吐，云吐，审明逐水而非热渴也。泽泻之证渴则不眩，眩则不渴，眩者剧症也。

人参血凝结气不得畅逆状也　**黄芪**血滞气急也

木防己汤证曰心下痞坚，桂枝人参汤证曰利下不止，心下痞硬，半夏泻心汤证曰呕而腹鸣，心下痞，生姜泻心汤证曰心下痞硬，干噫食臭，胁下有水气，腹雷鸣，下利，甘草泻心汤证曰腹中雷鸣，心下痞硬而满，干呕心烦，又曰不欲饮食，恶闻食臭，小柴胡汤证曰默默不欲饮食，心烦喜呕，又曰胁下痞硬，吴茱萸汤曰食谷欲呕，又曰干呕，又曰吐涎沫，大半夏汤证曰呕，心下痞硬，茯苓饮证曰满不能食，干姜芩连参曰食入口则吐，人参汤（理中丸）曰喜唾，久不了了，又曰多寒，六物黄芩曰干呕下利，生姜甘草曰咳唾涎沫不止，柴桂曰心下支结，干姜参夏丸证曰呕吐不止，黄连汤曰心下痞硬，

嘻气不除，大建中曰大寒痛，呕不能饮食，桂加芍姜参曰身疼痛，附子汤曰恶寒，又曰身体痛，四逆加参曰恶寒，白虎加参曰恶寒。其曰心下坚，曰硬，曰支结，曰腹中痛，曰疼痛，是血凝之候也；曰痞，曰噫，曰烦，曰寒者，是气不得伸之候也；曰喜唾，曰下利，曰雷鸣，曰不能饮食，曰咳唾涎沫不止，是以血气不伸，饮食停滞，水自滞也；曰呕，曰吐，曰沫，曰食入口则吐，不得伸之气，逆而上攻也。芪桂苦酒汤曰身体重，防己黄芪曰身重，防己苓曰四肢聂聂动，芪桂五物曰身体不仁，桂枝加芪曰腰髋弛痛，又曰身疼痛，是血滞之候也。黄芪芍药桂枝苦酒汤曰发热，汗出而渴，防己黄芪曰盗汗出、恶风，桂枝加黄芪曰盗汗出，又曰从腰以上必汗出，又曰黄汗，是气急之候也。云不仁，云疼重，皮肤不有水气则有黄芪而无防己。云身体肿，云四肢肿，水气在皮肤中，则必加防己。黄芪治血而不治水，可以知矣。

水部

甘遂血分结实之水也　茯苓血分动摇之水也

十枣汤曰心下痞硬满，引胁下痛，大陷胸曰心下痛，按之硬，又曰心下满而硬痛，又曰自心下至少腹硬满而痛，大黄甘遂曰少腹满如敦状，是结实之候也。痛者以水结血也，满者以气不能进也。苓姜术甘曰身体重，又曰为振振摇，又曰短气，苓桂甘枣曰脐下悸，防己茯苓曰四肢聂聂动，茯苓四逆曰烦躁，苓杏草曰心下悸，真武汤曰心下悸、头眩、身瞤动，又曰小便不利、四肢沉重，葵子茯苓丸曰身重，小便不利，又曰头眩，桂枝去桂加苓术汤曰心下满微痛，小便不利，茯苓饮曰心胸中有停痰宿水，自吐出水，栝蒌瞿麦丸曰小便不利，茯苓泽泻汤曰吐而渴，五苓散曰脐下有悸，吐涎沫而癫眩，又曰水入则吐，又曰小便不利，猪苓汤曰小便不利，桂枝茯苓丸曰胎动。其曰聂聂动，曰瞤动，曰振振摇，曰烦躁，曰眩，曰悸，是水动摇之候也。动摇水甚则作身重，作心下满也。

瓜蒂治胸中之停水攻心也　巴豆治腹中之停水攻心也

瓜蒂散证曰胸中痞硬，气上冲咽喉不得息，又曰邪结在胸中，心中满而烦，是胸中停水，攻于心之候也。走马汤曰心痛腹胀，大便不通，备急圆曰腹胀满卒痛，是腹中停水攻于心之候也。曰腹胀，在水也。

薤白治痰饮在胸闭血气也　**葶苈**治水在胸血气急者

栝蒌薤白白酒汤曰喘息咳唾，胸背痛，栝蒌薤白半夏汤证曰胸痹不得卧、心痛，枳实薤白桂枝汤曰胸痹，心中痞，喘息咳唾，在痰饮之候也。其胸痹曰痛，在闭血气也。葶苈大枣汤曰胸满胀，又曰咳逆上气，喘鸣迫塞，又曰喘而不得卧，又曰支饮不得息，大陷胸丸曰结胸在项，又强。云喘，云咳，云支饮，云胸满胀，云结胸，是水在胸之候也；云不得卧，不得息，云迫塞，云项亦强，是血气急之候也。

贝母未详治痰急于咽喉也　**半夏**治痰饮在逆状也　**枳实**水结实而气急也

大半夏汤证曰呕吐，小半夏汤曰呕吐，又曰心下有支饮，半夏厚朴曰咽中如有炙脔，半夏泻心曰呕而腹鸣，甘草泻心汤曰雷鸣，又曰干呕，小柴胡曰呕，又曰咳，又曰胁下硬满，大柴胡曰呕不止，小青龙曰心下有水气，干呕发热而咳，又曰喘，葛根加半夏曰不下利但呕，黄芩加半夏生姜汤曰呕，越婢加半夏曰咳而呕，茯苓甘草生姜五味细辛半夏汤曰呕，黄连汤曰欲呕吐，附子粳米曰腹中雷鸣，又曰逆满，呕吐，甘遂半夏汤曰心下结，坚满，半夏干姜散曰干呕吐逆，半夏散证曰咽中痛。其曰心下有水气，曰胁下有水气，曰心下有支饮，曰心下坚满，曰胁下硬满，曰腹中雷鸣，是留饮之候也。曰咽中如有炙脔，曰咽中痛，是痰饮之候也。呕气逆无水有生姜主之，由水气逆在半夏主之，咳喘在痰饮之候也。枳实汤证曰心下坚大如盘，枳实芍药散曰腹痛烦满，桂枝枳实生姜汤曰心悬痛，大承气汤曰腹满痛，又曰腹胀，又曰心下必痛，又曰心下硬，又曰胸满、口噤，厚朴三物汤曰痛而闭，厚朴七物汤曰腹满，栀子大黄豉曰热痛，大柴胡曰心下满痛，又曰心下痞硬，枳实薤白桂枝汤曰胸满，栀子厚朴汤曰腹满，小承气汤曰腹大满。其曰心下坚，曰硬，曰满痛，曰悬痛，曰热痛，是结实之候也；其曰烦满，曰胀满，曰腹满，曰胸满，是气急之候也。

防己治血气不循而水滞在　**麻黄**治表之瘀水也

木防己汤证曰支饮喘满，心下痞坚，防己黄芪曰身重汗出，又曰下重，防己茯苓汤曰四肢肿，水气在皮肤中，己椒苈黄丸曰腹满，口舌干燥，肠间有水气。其曰支饮，曰身重，曰下重，是气不循而水滞之候也。防己之水在不为瘀，不为痛，气不急也，血气不为主也。故有表则合黄芪，在里则合人参也。麻黄汤证曰身疼痛，又曰无汗而喘，又曰身疼痛，麻黄醇酒汤证曰黄疸，大青龙曰身疼痛，越婢汤曰一身尽肿，不渴，续自汗出，越婢加术汤曰一身面目黄肿，麻杏甘石汤曰汗出而喘，葛根汤证曰无汗，乌头汤证曰历节疼痛。曰身疼，曰无汗而喘，曰黄疸，曰一身肿，是瘀水之候也。麻黄合杏仁则疼痛、喘，合桂枝则治恶风无汗，合石膏则治汗出也。

柴胡

小柴胡曰往来寒热，胸胁苦满，又曰胁下硬满，又曰腹中痛，又曰呕而发热，又曰心烦喜呕，柴胡姜桂曰腹胸满微结，又曰往来寒热，又曰心烦，大柴胡曰呕不止，心下急，郁郁微烦，又曰心下满痛，又曰往来寒热，柴胡桂枝曰心下支痛，柴胡加龙骨牡蛎曰胸满烦狂。曰胸胁满，曰腹下硬满，曰胸满，曰微结，曰支结，曰心下急，曰满痛，是水外袭之候也；曰往来寒热，曰腹中痛，曰心烦，是血气逆之候也。

茵陈蒿治黄疸之水也　**瓜子**治肠痈或鼓胀之水　**芫花**治胸胁水也　**大戟**同上　**五味子**治小便有变或咳或冒在

以上五味，症候未详也。

医论医案篇

『医断』

日·吉益东洞　著
日·鹤冲元逸　编

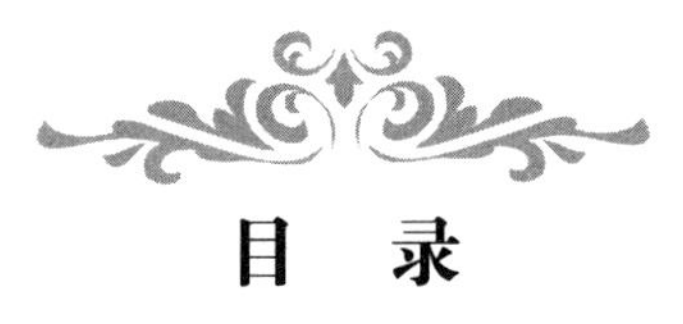

目　录

序 一

吉益君为医也，稽古立极，明今御方。盖其所祖述①，特在张仲景氏云。乃至其发奸诛邪，排固解难，确乎不可拔，凛乎不可动，譬犹执钺旄②制阃③外命也。是以世之疑且惧者多矣，而至众工无措。见以为游魂行尸者，得君能起，则世不可以无君也。平居谓为世之疑惧，吐刚茹柔，阿媚希售者，奚其无特操乎？且也予生之初，裸虫④耳，藉令术之不行，亦岂失为裸虫乎，何媚世之为属者？其门人辑录师说，命曰《医断》。此书之行也，疑且惧者，亦益多矣。而后，识者左袒⑤君也，犹瞿圃之射⑥焉尔。

长门泷长恺弥八父序

①祖述：效法遵循前人的学说或行为。

②旄：古代用牦牛尾装饰的旗子。

③阃（kǔn 捆）：统兵在外的将军。

④裸虫：此处指普通人。

⑤左袒：古代礼仪，脱左袖，露出左臂。汉高祖刘邦死后，吕后擅改，大封吕姓以培植势力。吕氏死，太尉周勃谋诛诸吕，行令军中说：“为吕氏右袒，为刘氏左袒。”军中皆左袒。事见《史记·吕太后本纪》。后称偏护一方为左袒。

⑥瞿圃之射：清朝乾隆年间，有位状元年轻有为，官场得意，不过文理不通，曾将“孔子观射于矍圃”中之“矍”读成“瞿”，故出“瞿圃之射”。

序　二

今之学古方者，譬犹叶子高好龙乎？毒药中于疾则瞑眩，瞑眩则舍匙股栗，遂弃其术，从后世方也。呜呼！如此人，奚以古方为？书曰：药不瞑眩，厥疾弗瘳。苟处其谬，毒中肯綮，则无弗瞑眩，亦无弗瘳矣。若虽不瞑眩而瘳者，似好古方而非好古方也。是非明谓子高之好乎？彼不能御真龙，卒以豢龙氏之术为拙，反唇相毁矣。呜呼！如此人，奚以古方为？友人鹤元逸，脱后世窠臼，学是古方于东洞先生，盖有年矣，乃记平日所闻，号曰《医断》，欲示之同志也。余嘉其笃志，于是乎序。

备后　原行子藏撰

自 序

余自成童学医，钻研其道者，十年所于兹矣。每病其诸说冰炭，施治隔靴搔痒。乙丑之秋，游于京师，达观于诸老先生之所为，犹未足以解此惑也。后侨居仓街，与北奥孔泽氏相知，遂缔交莫逆，胶漆以视。孔泽氏学于东洞先生，劝余执贽①从学焉。盖先生之术，一据仲景，试以奏效，其教明辨详实，行事为先，诸空言虚论者，斥之不言。余侍帐前，得闻其说，则如冰解而炭灭，如撤靴以搔痒，前之病者、惑者，一扫都尽。遂记其说，辑以为一小册子，求正于先生，请评于诸友云。

延享丁卯冬十月

西肥鹤冲元逸书于洛西侨居

①贽（zhì 志）：古代初次拜见尊长所送的礼物。

医　断

司命

古人谓医为司命官者，盖本诸扁鹊之言，是不知道者耳。扁鹊之言曰：疾在骨髓，虽司命无奈之何。是谓虽司命，而不谓己为司命也，可以见已。夫死生有命也，命者天之令也。孔子之所罕言，诸子之所不得闻也。医其如夫命何？盖医者掌疾病者也。谓之掌疾职则可矣，谓司命官则所以诬扁鹊，惑来学者，莫斯为甚矣。学者思诸。

死生

死生者命也，自天作之。其唯自天作之，医焉能死生之哉？故仁不能延，勇不能夺，智不能测，医不能救。唯因痰痛致死非命也，毒药所能治已。盖死生者，医之所不与也；疾病者，医之所当治也。故先生曰：尽人事而待天命，苟人事之不尽，岂得委于命乎？是故术之不明、方之不中，而致死者非命矣。执古之方，体今之病，能合仲景之规矩而死者，命也。质诸鬼神，吾无愧尔。世医动辄预定其死生，彼其意谓毙于吾手，则害于名矣。间有一二中者，益信其臆不爽也。夫察声气色，眡①其死生，周官所命也，岂不可乎？虽然，察之以臆、曦之以臆，使其生者辄编之鬼籍，恝②乎？束手以待其毙，是岂仁人之用心乎？故既眡其死，犹且尽吾术以望其或生，古之道也。然而不生，然后可谓命也已矣。唯重其名，故唯眡其死，不能忘死生于执刀圭间，所以惑也；唯重其仁，故唯眡其生，所以世医所谓死者，闯有起者也。故曰：死生者，医之所不与也。

元气

元气之说，圣人之所不言，六经莫有焉。盖自汉儒创也，下至唐宋大盛，

①眡（shì）：同“视”。

②恝（jiá）：无动于衷；淡然。

遂为医之恒言。曰元气虚，曰元气衰，曰补元气。夫元气者，阴阳一元气也，天之所赋，人之所生，所谓先天之气也，是岂可虚衰者哉？亦岂可补乎哉？若夫随年齿而旺衰者，天地之道、万物之常也，非人力之所能挽回矣。如其当强壮而衰弱者，则有所抑遏也。除其所抑遏者，则自复其常矣。彼不辨之，妄以为虚衰而欲补之，可谓愚矣。又曰：行气则痛自除，盖本之《素问》曰百病生于气。虽然，病之者毒也，毒乘之也，岂气特痛乎？又岂毒自除乎？说者不论及此，误矣。

脉候

人心之不同，如其面也，脉亦然。古人以体肥瘦、性缓急等为之规则，然是说其大抵耳，岂得人人而同乎？医谓人身之有脉，犹地之有经水也。知平生之脉，病脉稍可知也。而知其平生之脉者，十之一二耳。是以先生之教，先证而不先脉、先腹而不先证也。扁鹊曰：越人之为方也，不待切脉、望色、听声、写形，言病之所在，可以见已。且如留饮家脉，千状万形、或无或有，不可得而详矣。夫脉之不足以证也，如此。然谓五动或五十动，候五藏之气者，妄甚矣。如其浮、沉、迟、数、滑、濡，仅可辨知耳；三指举接之间，焉能辨所谓二十七脉者哉。世有隐其病，使医诊其脉，以试之者，乃耻其不知之似拙，以意推度，言其仿佛，欲以中之，自欺之甚矣。医其思诸。

腹候

腹者有生之本，故百病根于此焉。是以诊病必候其腹，外证次之。盖有主腹状焉者，有主外证焉者，因其所主，各各殊治法。扁鹊曰：病应见于大表。仲景曰：随证而治之。宜取古法而求其要矣。

脏腑

《周礼》曰：参之以九脏之动，而不分腑也。仲景未尝论矣，无益于治病也。《伤寒论》中适有之，然非仲景之口气，疑后世搀入也。夫汉以降，以五行配之，以相克推病，且曰：肾有二；曰：脏五而腑六；曰：脏六而腑五；曰：有命门，有心包，有三焦。其说弗啻坚白，要皆非治疾之用矣。

经络

十二经、十五络者，言人身气脉通行之道路，医家之所重也。然无用乎治矣，是以不取也。如针灸法，无一不可灸之穴；无一不可刺之经。所谓所生、是动、井、荥、俞、经、合等，亦妄说耳，不可从也。

引经报使

《本草》曰：某药入某经、某脏。又曰：某药治某经病，某药某经之药也，某物某脏之剂也。其分别配合，历历乎如可据者。若其如此，谁失正鹄？然而不可以此治病，则其为牵强可以知已。古法唯因上下表里所主，而处方不同焉耳。

针灸

针灸之用，一旦驰逐其病，非无验也。唯除本断根为难而已。如痼毒，灸之则动，动而后攻之易治。故针灸亦为一具，而不必专用，亦不拘经络分数。毒之所在，灸之、刺之，是已。

荣卫

荣卫者，气血之别称也。所谓荣行脉中，卫行脉外；行阳二十五度，行阴二十五度，亦理而已。非疾医之用也，不可从矣。

阴阳

阴阳者，天地之气也，无取于医矣。如表里为阴阳，上下为阴阳，犹可矣。至如朱丹溪“阳有余”、张介宾“阴有余”之说，穿凿甚矣。后人执两家之中，以为得其所，所谓子莫之中耳。其他如六经阴阳，不可强为之说，非唯无益于治，反以惑人。学者思诸。

五行

五行之说，已见《虞书》及《洪范》，下至汉儒，炽言之。《素问》《难经》欲由是以总天下之众理，穷人身之百病，说之若符契然。虽然，要皆论说之言已。今执其说施之匙术，则致谬千里，是吾党所以不取也。后人增演其说，以夸穷理，可谓无用之徒也已。

运气

五运六气者，无验于病也。考司天在泉①，推太过不及，定寒热温凉，按主病，试应脉者，无有其验，可谓迂矣。要是阴阳家之言矣，取于疾病医乎？

理

世之好言理者，必物推事穷，至其所不远，凿以诬之。盖理本非可恶者也，恶其凿焉耳。故虽口能说百病之理，而难其治者，为其凿也。夫理无定准，疾有定证，岂可以无定准之理，临有定证之疾哉？故吾党论其已然者，不论未然者，又不论其所以然者。盖事理相依不离者也，故事为而得之，理默而识之。

医意

医意之说一出，而世之狡儿以为口实。曰：医之道，唯意以推之，何必读书受业，此而后为之邪？吁！妄哉、陋哉，岂可与言道哉。盖医之为道，自有一定法，何凿推妄行之为？其如是也，不由规矩，以拟方圆；不用绳墨，而置曲直，岂得不差乎？学者思诸。

痼疾

世医以痼疾名持病，而难乎治矣。至如中风、噎嗝、胀满、痿躄②等，难之益甚。是无它，方不得法也。盖方法不愆焉，则无病不愈也。今从法处方，其所难者，得治不少矣。彼已不能治，则虽千百人中起一人，不亦善乎。此非入门同道，不易论焉。

---

①司天在泉：司天与在泉的合称。司天象征在上，主上半年的气运情况；在泉象征在下，主下半年的气运情况。如子午年是少阴君火司天，则阳明燥金在泉；卯酉年为阳明燥金司天，则少阴君火在泉。司天与在泉，可推算一年中岁气的大体情况，及由于气运影响与发生疾病的关系。《素问・至真要大论》：“厥阴司天为风化，在泉为酸化。”

②痿躄：病名。痿之又名。主要指四肢痿弱、足不能行。《素问・痿论》：“五脏因肺热叶焦，发为痿躄。”《顾氏医镜》：“言五脏之痿，皆因于肺气之热，致五脏之阴俱不足而为痿躄。五痿虽异，总曰痿躄。”

《素》《难》

《素》《灵》二书，古人以为先秦之伪作。周南①先生曰：六朝以降之书。然其中间有古语可法者，学者择焉。《难经》传以为越人书也，而其言理最胜，故害道亦多。考之《扁鹊传》，亦唯伪作而已。

本草

本草妄说甚多，不足以征也。然至考药功，岂可废乎？宜择其合于仲景法者用之。至如延龄长生，补元气，美颜色，入水不溺，白日见星，殊不可信也。其非炎帝书也，不待辨而明矣。后世月民食家说，搀入《本经》，不可不择焉。

修治

后世修治之法甚烦，如煨炮炒，中黑微炒，酒浸酢浸，九蒸九曝等，与作饭作饼，为羹为胾②之法何别乎？去酷烈之本味，偏性之毒气，以为绽弱可狎之物，何能除毒治病哉？盖毒即能，能即毒。制以益毒则可也，杀毒则不可矣。

相畏相反

相畏相反之说，甚无谓也。古人制方，全不拘于此。如甘草、芫花，未见其害也。其他亦可以知已。

毒药

药者草木，偏性者也。偏性之气皆有毒，以此毒除彼毒耳。《周礼》曰：聚毒药以供医事。又曰：以五毒攻之。《左传》曰：美疢③弗如恶石。古语曰：毒药苦口利于病。《内经》曰：毒药攻邪。古者以药为毒，可以知已。后世自道家之说混于疾医，以药为补气养生之物，不知其为逐邪驱病之设也，

①周南：著名儒学复古派人物。

②胾（zì）：切成大块的肉。此处指肉菜。

③美疢（chèn）：《左传·襄公二十三年》："季孙之爱我，疾疢也；孟孙之恶我，药石也。美疢不如恶石。夫石，犹生我；疢之美，其毒滋多。"后把溺爱、姑息称为"美疢"。

可谓失其本矣。甚则至有延龄长年、还少不死等之说，庸愚信之煅炼服食，以误其身者多矣。悲夫！

药能

诸家本草所说药能，率多谬妄。故先生壹皆考信于仲景氏云。参观其方，功用可推也。今举本草所载，不合仲景者一二。如人参治心下痞硬，而彼以为补气；石膏止渴，而彼以为解热；附子逐水气，而彼以为温寒。其相龃龉者，大抵为尔。先生别撰《药征》以详之，故不赘于此。

药产

药产有某土宜处，某土不宜处，其土之所生，性之所禀，不可不详也。

人参

人参有数种，今观清韩贾舶所载来者，皆非古也。盖参本味苦，治心下痞硬之物也。仲景之书及《千金》《外台》方中所用，可见已。自服食家之说行，有补元气、益精力之言，于是浸甘草汁，甘其味，加修饰，美外形，以街贵价也。人以为救死之良药，医以为保生之极品。承误以传，眩赝而失真矣。贫贱而死者，以为不用参之尤；富贵而毙者，以为参不及救之，唯遁辞于彼而已。且今用之，心下痞硬不治，和参①能治之。是其由制造，可以知也。

古方

方者莫古于仲景，而仲景为传方之人，非作方之人也。盖身为长沙太守，博集群方，施之当时，以传后世，而其书具存焉。故欲用古方者，先读其书，方用可知，然后药能可知也。未知方用，焉能知药能乎？虽然，未知药能，则方用亦不可知也，况方意不可解者甚多矣。盖虽仲景，亦或有不解者。虽则或有不解者，而昔人所传，既用有验者，又奚容疑焉？降至《千金》《外台》书，方剂不古者居多。其可取者，不过数方而已，概多味者可疑矣。世有欲以数药兼治数证者，自谓无不中也，亦唯暗投瞑行也已。学者思诸。

---

①和参：生长在日本的人参。

名方

世俗所谓名方者，间有奇效，故医传之，非医者亦传之。不审其所出，而一时施用有验者，相传以为名方也。盖载书籍者，未必佳；传俗间者，未必不佳。宜博求普问，以辅其术矣。

仲景书

仲景书，有《伤寒杂病论》《金匮要略》《玉函经》。共论伤寒及杂病，甚详悉焉。然如《要略》《玉函》，伪撰已。先生辨之，故不赞也。虽《伤寒杂病论》，独出于仲景，然叔和撰次之，加以己说，方剂亦杂出，失本色者，往往有之。且世遐时移，谬误错乱，非复叔和之旧，不可不择也。后之注家皆为牵强附会，不可从也。故先生之教，其理凿者，其说迂者，一切不取之，所以求其本色也。学者宜审焉。

伤寒六经

《伤寒论》六经，非谓病在六经也，假以为经也已。及其施治也，皆从证而不拘焉。如后世谓“某证在某经”“某经传某经”，及“误下”“越经传”之说，皆非矣，不可从也。

病因

后世以病因为治本也。曰：不知之，焉得治。予尝学其道，恍惚不可分，虽圣人难知之已。然非谓无之也，言知之，皆想象也。以想象为治本，吾斯之未能信矣。故先生以见证为治本，不拘因也，即仲景之法也。今举一二而征焉：中风，头痛、发热汗出者；下利后，头痛、发热、汗出者，皆桂枝汤主之。伤寒，寒热往来、胸胁苦满；中风，寒热往来、胸胁苦满，或疟或腹痛，或热入血室，有前证，则皆小柴胡汤主之。伤寒，大烦渴；中热，大烦渴，皆白虎汤主之。是虽异其因，而方则同矣，可见仲景从证不拘因也。

若不得止论之，则有二矣：饮食、外邪是也。虽然，入口者，不出饮食，盖留滞则为毒，百病系焉，诸症出焉。在心下为痞，在腹为胀，在胸为冒，在头为痛，在目为瞖，在耳为聋，在背为拘急，在腰为痿躄，在胫为强直，在足为脚气，千变万怪，不可名状矣。邪虽自外来，其无毒者不入，假如天行疫气，间有不病者，天非私，人非不居气中，是无毒也。然则一也，故仲景随毒所在而处方。由是观之，虽曰无因亦可。是以吾党不言因，恐眩因失治矣。后世论因，其言多端，不胜烦杂，徒以惑人，不可从焉。

治法

治有四，汗、吐、下、和是也。其为法也，随毒所在，各异处方。用之瞑眩，其毒从去，是仲景之为也。如其论中所载，初服微烦，复服汗出，如冒状，及如醉状得吐，如虫行皮中，或血如豚肝，尿如皂汁，吐脓泻出之类，是皆得其肯綮然焉者也。《尚书》曰：若药弗瞑眩，厥疾弗瘳。可观仲景之术，三代遗法也。今履其辙而尝试之，果无有不然焉者也。于是乎，吾知其不欺我矣。然而世人畏瞑眩如斧钺，保疾病如子孙。吁！其何疾之除哉？甚矣，其惑之也。

禁宜

人性之所好恶不同，称口腹者为宜，不称者为不宜。古者养精以谷肉果菜，未尝言禁宜也。后世严立禁宜，曰：某物增病，某物胜药也。然其为物所夺者，非药也，何以胜彼病之为哉？立禁宜之弊，至进其所恶，禁其所好，不亦左乎。

量数

铢两升斗，古昔所用，甚密矣。虽然，年世悠久，不可得而审也，如其概则可推知已。先生乃有所考略此，后世彼方，一贴之重，大率不下数两。今见华客来长崎者，所用亦然。此方有以一钱为一贴之说，轻重仅出入此耳。夫以杀性之药，作如此小剂，且其煎煮之法，不一而止，再煮其滓服之，何其治疾胜毒乎？是故先生之教，专守方书，轻重必校、多少必量。如其再煮，则古所无也，故不为矣。

产蓐

产蓐之法，方士所习各殊。其有害者除之，无害者从之。勿为收生家法所拘束焉，恐反生它病已。盖产后困倦，欲眠且卧，而今京师俗，数日戒之，甚不可。若血晕，欲以参芪之剂防之，妄矣！宜审证治之。又生的辰腹带之法，中华古无之，本邦有之者，世谓神功皇后征韩，妊娠擐①甲，故用之。非常法也。

初诞

初诞之法，务去胎毒为主，且不早与乳可也，二三日为度。若早与之，其毒难去。如朱蜜、夜苓、五香等，何毒之逐，不用而可。至其有病者，莫令绵延，须急攻之。今人动辄谓：人之禀性，古今自有厚薄，今也薄矣，故不胜攻击也，宜补之。恶！是何言哉？夫人者与天地参焉，天不裂，地不坏，何唯人之异哉？虽草木亦然，以今之药攻今之疾，何畏怖之有。

痘疹

痘疹之证，古籍不概见焉。东汉初，始有之。本邦则圣武帝时云。盖天地人物，无古今，一也。岂古有之者，无于今；今有之者，无于古哉？意者自古有之，不传其名已。其为病也，始与痈疡无异矣，治法亦以除毒排脓为主。如补泻二法，则不知者之所立耳。盖见毒酷而死者也，未见毒尽而毙者也。其毙者，是酷毒壅塞之所致也。医其详诸。

攻补

医之于术也，攻而已，无有补矣。药者一乎攻焉者也，攻击疾病已。《内经》曰：攻病以毒药。此古之法也，故曰攻而已。精气者，人之所以生也，可养以持焉。养持之者，谷肉果菜耳。《内经》曰：养精以谷肉果菜。不曰之补，而曰养，古之言也。盖虽谷肉果菜乎，犹且难补之，而况药乎？岂人力之所能也哉，故曰无有补矣。后世并论攻补，岐药二之，专为补气之说，曰：病轻则攻之，重则补元气。若强攻之，元气竭死。夫药者，一乎攻焉，岂得能补之哉。元气果可补，则人焉死？妄诞特甚矣。

虚实

夫正权衡，而后轻重可较也；审平常，而后虚实可论也。盖人自有常焉，失常然后有虚实矣。于精气，谓之虚；于邪气，谓之实。何以言之？《内经》曰：邪气盛则实，精气夺则虚。夫精气者，人之不可无焉者也。唯惧其虚，

---

①擐（huàn 换）：穿，贯。

故言之虚，又言之夺。邪气者，人之不可有焉者也。唯惧其实，故言之实，又言之盛。是故虚以养言，实以攻言。攻之者毒药，养之者谷肉。此古之法也。故虚实皆可由平常而论焉。有人于此，体甚羸弱，所患最多，问曰：仆免身至今，如此其患。众医咸曰：如尔此天质之虚症也，病不可治矣。若欲强治之，其毙也必矣，不若补以全生也。

乃以药代饮食，无一日废之。虽然，尚仍旧。子之所见，亦如之乎？愿闻其说。曰：岂其然乎！以余观之，子之所患，是乃实也。其人愕然曰：子何言之妄？瘦瘠如此，加之以病，人咸为虚症，何谓之实也？曰：吁！何此之谓哉。夫虚实者，失常之名也。于邪气谓之实，于精气谓之虚。子已有病，何命以虚乎；又岂得谓之天质乎哉。是当其胚胎之初，受疾而生。精气为其所抑压，而不能充畅者耳。《内经》曰“邪之所凑，其气必虚”是也。然则审其术以攻击之，饮食随其嗜欲，则病去而精气自充畅矣。

夫然后，肥瘠强弱，是其性已。于此乎，可谓天质而已矣。彼不由平常，而论虚实也，纷纷乎不知所适从矣。故目不见其病，唯羸弱是视，遂名以虚症，不亦谬乎。虚不正权衡，而较轻重者也。且夫所欲补之者，非药乎。药者，偏性之毒物耳，是以虽能拔邪气，而不能补精气也。若唯精气之虚，盍以谷肉养之？彼既欲补不能也，竟使人不免瘁尔怀疴，以终其身也。悲夫！要之坐不辨其为失常之名焉耳矣。又如谓气虚、肾虚、脾胃虚之类，亦率准之。皆不因疾命名，愆之所创焉。

后　序

鹤元逸①业游学京师，于今七年，世医所为不屑属也。闻余唱古方，束脩请诲，舍其所学，日新一日，乃识余常谈，积为小册子而请正。余曰：无违夫仲景者医宗也，历代医人孰不尊奉，然谓古不合今，而异其方法焉，余窃疑之。

夫今天地异古天地，人物亦然，故六气之于变也，饮食之于养也，无一不同矣，岂特至治疾异之哉？于是考之仲景，以其法施方，而皆有验，见果无古今也，遂信笃行之。虽然渐习之久，人多惧矣，夫非常之原，众之所惧也。今子务录此书，可谓笃志矣。若其或者垂乐后进，惧者愈多，盖君子功成而名随之，名随而人不惧勉焉哉。子勿以力不足为辞，余引领以兹众不惧之日矣。

宝历壬申春

吉益为则

①鹤元逸：鹤冲元逸，在文中多处简称为鹤元逸。

吉益子请书此序曰：今子九旬而矍铄，其谁不钦羡，以故烦子耳。予不能固辞，乃书。

宝历戊寅春

从四位下行甲斐守大江朝臣秋成

题医断后

西肥鹤元逸，世以医仕佐贺大志多久氏。曩岁来于平安，受业东洞先生焉。乃述其说，著《医断》。既而归矣，亡策而就木。先生为之哭泣，曰：惜哉！鹤氏之子，天若假之年，补翼吾道，无或增然也已，何其不幸也。今乃倾装以谋刻此书，使鹤子不朽也。死者而有起，来谢机前欤？余虽谫①劣，亦以与在末列，取而校之，且补其遗漏也。如“攻补”及“虚实”，则明更撰已，愿继其志云尔。

宝历己卯春二月

平安　中西惟忠子文影

①谫（jiǎn 剪）：浅薄。

医论医案篇

『续医断』

日·吉益南涯 著
日·贺屋敬恭安 辑录

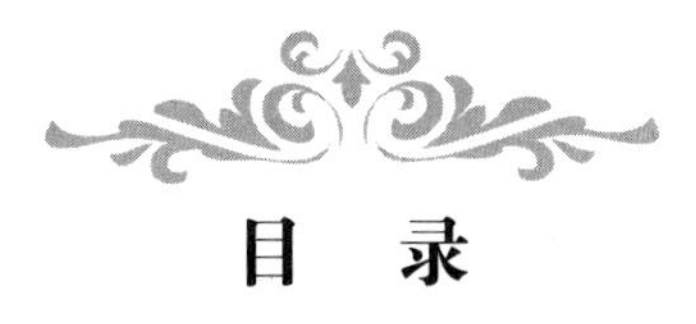

目　录

序

戡乱、伐逆、诛恶、除暴，谓之武也；守成、养众、肥税、育贤，谓之文也。譬之人身，则守养肥育者，五谷、菜蔬、禽兽、鱼鳖也；戡伐诛除者，毒药、针石、熨蒸、按摩也。有武官，并文官，而后国安焉；有疾医，与食医，而后身安焉。《周书》之语治国，论保身，如此甚善。后世显疾医而弃食医，显攻城之武人而弃养国之儒者。

今之流谓儒非武官也，亦非文官也，非待之为治者也，特句读之浅而已。甚言饵饮之事则医者唾且骂曰：是庖厨小丁之流能为而已，何必咨医而后参乎？言安富之事则儒亦唾且骂曰：是庸耎①贱吏之所能知而已，何必询儒而后为乎？古之医卑甚，今之医尊甚，既尊，故不与饵饮之末；古之儒贵甚，今之儒贱甚，既贱，故不与安富之本。是以餐与医分派，政与儒异流，俾医派而之贵，儒流而之贱。夫疗君病者，医也，是其人与其事相适，所以日日贵也；肥君国者，非儒也，是其人与其业不相适，所以日日贱也，故医富而儒贫甚。

长州医官恭安贺屋君求生于医家，又幸寓于大国，又求显技于京师，取重于今日，是既贵且富且荣者也。余居怕妒医已甚，而如君则又性善属文寺，乃其耀名于后世也必甚。是当大媢疾而深怨骂焉，然反相乞，所以然者，君之于数出而天寒。为疾医者，断而浅焉；为疾医者完而后为食医者，亦断而浅焉。疾医与食医断然是医局复古也。医局复古而后寻句之儒，弃治安之儒弱，亦断然复古也。儒局复古而后必弱不发，医独擅富贵荣耀也。于是欣然序其《续医断》。

辛未之夏
青陵海保皋翰撰

---

①耎（ruǎn）：古同“软”。

自　序

吾观天下之文章，其华者，敷芳蕤之馥郁，播荣葩之娇媚，芬藻烨发，益赡而益健，乃抽秘思，以骋丽辞，新奇清灵，章章可喜也。其实者，核的质直，韬光收炎，遒笃而带艳，平淡而晫①味，乃合于事，以体于物，雄特确伟，句句可嘉也。妍而不靡，巧而不纤，素而含彩，简而有余。摸拟剽窃之弊，既已扫尽，彬彬乎备矣哉。吾视天下之医流，其外者，切鲜真之肉，接败列之痍，刺筋脉，明矇翳，割胎以拯艰娩，补缀剥断，莫所不至焉；其内者，幽玄深邃，语体理之微，纵横攻击，投酷烈之毒，浚凝结，摧沉痼，可谓能极其思矣。惨而施养，猛而取缓，诞而不伪，剧而不伤，五行经络之臆，既已泯绝。嗟乎！其亦备矣哉。

抑文则吾素好也，医则吾素业也，生遇今之时，何不可成乎哉？况六经以还诸家之所言。越人而降，长沙之所述，莫非吾师也。然而要不得其法，则意窒而辞窘，证暗而方不中。辞窘者，固不能成一篇之章。乃不能成一篇之章，亦唯其人言辞之窘，非有害于他人之性命也。医则不然矣，生民之安危系焉，岂与浮夸超逸之词同也哉？只方之剂，半刀之割，一误则华实散落，害如反掌也。文之未熟，习之习之，不过费毛楮已；术之未至，试之于生灵，以砺己之业，是亦非不仁之甚乎？故大匠授人规矩，规矩既立，而后习熟可得而语也。以此临事，或大或小，孰不方圆，夫然后可以察证候转变之机也，乃亦可以得意贯辞真之会也。

诗云：天生蒸民，有物有则。则者法也，法也者在我者也，一事一物彼岂显然视法于我哉。而且有法者，我立其法也，随事物之性，以立其法，法不离事物，事物自存法，故既有疾病，则必不无其法矣。昔者东洞先生，明古传之教，辨后世之妄，以立疾医之极，于是乎《医断》出矣。今也南涯先生，执法于《伤寒论》，以示视病之规矩，外施蕤葩新清之术，内藏光炎雄确之道，盖亦备矣哉。余之不敏，亦不可不以素好传素业焉，乃述其言，以为《续医断》。

文化八年辛未春三月

荻府　贺屋敬恭安撰

---

①晫（zhuó）：明。

卷之上

方法

药曰方，治曰法，法定而后方定矣。方法之义，不可不知焉。方也者，方隅之方，不可变易者也。麻黄汤治表水，而不能治里水；柴胡汤治里水，而不能治表水。药定于一方，不可变易，故药以方而言也。法也者，法则之法。孔子曰：制而行之，谓之法，法必得其人而后成焉。法在医而不在病也，所以推证知物、辨顺逆、明虚实、定所在、分主客者，是之谓法也，施治之规矩也。法立而后转机可见焉，药方可处焉。不知法者，不能得病之条理，故治以法而言也。法成而事从焉，出于一而协于万，统之者谓之道，道者人人之所由是而之也。虽愚夫愚妇，可学而行焉，岂必竢①神明妒之智哉？故法立而后可授可受矣，持有限之方，而临无涯之病，然犹绰绰有余裕者，机变百出，驰驱于法中也。是之谓能用法也，道之大成也。

证

证者，证验也，我以此为证据也。在病者，则谓之应也；在治病者，则谓之证也。《扁鹊传》曰：病应见于大表。《伤寒论》曰：随证治之。是也。以此征之，而知其物，故此谓证，推显以知隐也。徒固执其见证以施治，则非我所谓法也。

物

物者，何也？气、血、水是也。体中之物，有斯三而已。其状可知焉，其形可见焉。汗也、小便也、衄也、下血也，是皆目之所能睹也。气也者，精气也，非元气也，非神气也。精气即谷气，故此亦为物。《易》曰：精气为物，游魂为变。是也。凡入口者，不出乎饮食之二，化为三物，常则循行为

---

①竢：同“俟”，等待。

养，变则停滞为病。其俾①病者，谓之毒也，毒不见于证，乘物而后见于证，故不可不知物焉。病无定证，证有定义，知物以证，论证以物，物之与证，相依不离，犹影之于形也。形方则影亦方，形圆则影亦圆，依影以推形，得形以论影。形之方圆，未必一其物焉。同其影而异其形者有之，犹冰炭同形而冷暖变异也。然方形终不见圆影，圆形终不见方影，所以不得不依影推形也。形一定，而后条理可得而判焉。虽影与形相依不离，然有形而后有影，影必不先于形也。故《医范》曰：证缘物而生，物随证而分。证者末也，物者本也。故不知物，则不能推定义，何以能论其证乎？不论证而处方，我谓之暗投瞑行也。所以分气血水之法，既详见于《医范》。今之所言，唯其绪论而已。

一毒

万病唯一毒之说，本之《吕氏春秋》“精郁”之论，有所为焉而言之，示治之非可补益也。夫既示之，治术宜攻之。人参、当归之于血，附子、干姜之于气，亦唯以此毒攻彼毒而已。气血水有急逆凝滞，毒乘之也。岂敢以此药行彼物乎？一者对万之称，诸病皆唯毒之谓，而示其所归一也，非各病有各毒也。病必害性，故谓之毒。毒者无形也，物者有形也。毒必乘有形，既乘有形，然后其证见矣。所乘者一，而所变者物三二也。故曰一毒，曰三物。

俾病者毒，而所病者，即气血水也；唯知其为毒，不知所以毒之矣；唯知攻其毒，不问毒去之状矣。盖万病一毒，有所为焉而言之，非事也，非法也。然事与法，必繇②此而出焉。一毒犹易有太极，太极非事也，非法也。然阴阳之义，事物之理，咸莫不繇此而出焉？太极生两仪，既有阴阳，阴阳之外，非叜③有太极也。太极从物而分，故一生二，二生三，然后妙用可言矣。有气血、有水，一毒必乘之，故言三物者，三极之道也。

毒药

毒药之辨，既见《医断》，无复异论焉。然别之则毒者无形也，药者有

①俾（bǐ）：使。
②繇：古同“由”，从，自。
③叜：同“更”，《说文·攴部》：“更，改也，从攴丙声。”

形也。偏性之气之谓毒，偏性之物之谓药。郑玄曰：药之物恒多毒。是也。司马贞《三皇本纪》：始尝百草，始有医药。《急就篇》注：草木、金、鸟兽、虫鱼之类，堪愈疾者，总名为药。药者语其形也，毒者语其气也。《博雅》曰：恶也，害也。病者害人身，故谓之毒；药者存偏性，故亦谓之毒，皆以无形言之也。《说文》以药为治病草，以毒为害人草。非古也，不可从焉。

急逆

急逆者，病之态也。急逆虚实，谓之四态。病必有四态，不知四态，则不能论证，故设之以立其法矣。循行者常也，急逆者变也，失常而疾行之谓急，失常而却行之谓逆。《医范》曰：急者顺行而进之谓也，逆者却行而退之谓也。盖三物皆有急逆，然必以气为主，水血之急逆，亦不得不由气。

气者以腹为本，而所在者心为极位，故以此立其本。自上而逆，自下而急，急则逆，逆极则急，物理之常也。如水滞者不汗出，血滞者不发热，则物之义也。如水气之变自上来，血气之变自下来，则态之义也，故证必有定义矣。虽证不异，态异则治不同。故先生曰：顺逆同证而异治方，所以急逆之法，既详见于《医范》，不复具焉。是故推类知物，分其急逆，而后治术不谬矣。

虚实

虚实以精气言之，非谓元气之旺衰也。《医范》曰：虚者亏而不足之谓也，实者盈而有余之谓也。急逆虚实，谓之四态，皆失常之谓。而虚亦毒也，实亦毒也。有毒而失常，为此虚，为此实，所虚实者精也，所俾虚实者毒也。

《内经》曰：攻病以毒药，养精以谷肉果菜。是分常与变而言之，毒药者攻病之具也，非保常之物也；谷肉者养精之物也，非制变之具也。故欲以药物补虚者妄矣，欲以谷肉养虚者亦差矣。若夫以虚属元气者，固后人之愆而已。元气者天之所赋，非人力之所能挽回也。先生尝譬之灯火，火者元气也，油者精气也。灯草有长短，犹年寿有长短也。风吹而挠，蛾入而昧，沉滓焦着黏凝，此为疾病也。故寿非医所与也，元气不可补也。精气存在，则元气寄在，精气不自虚，必毒之所致，毒去则精气复焉，元气旺焉。《素问》曰：邪之所凑，其气必虚。故不出乎以此毒攻彼毒之外也。盖虚者，病之态也，不知之，则不能分证。虽证同乎，虚实异，则治不同，故必说此虚实也。所以知虚实之法，既详见《医范》，不具于此。

所在

所在者，病之所在，即病位也。所在有三，以表里内外分之：一身头项背腰，此为表也；外体面目鼻口咽喉胸腹，此为里也；心睛舌骨髓，此为内也。四肢属于里，手足反在深矣。外也者，对内之称，自内而言，则表里皆外也，故所在唯有三而已。《说文》曰：内自外而入也。《韵会》曰：外内之对，表也。故自外而内陷者，以内言之；自内而外出者，以外言之。内外者，出入之辞也。

《伤寒论》不言脏腑，唯言心与胃而已。胃者精气之所由生处也，故有胃气之言。饮食之道路，而在血外者乃亦属于里。所在唯以心为极位也。所谓无表里证者，示病在内也。所谓外证未解者，谓外行不解。病之所在，即毒之所在也。毒之剧也，或发之于所在之外。如桂枝汤之不畅于表位，而里位上冲，大陷胸汤之结于胸而心下痛，瓜蒂散之病在胸中，而心中满，可以知已。头痛者表也，发热亦表也，然有自里迫者，有自内迫者，宜详其所在也。不分所在，则不可处方。虽证同物同，然所在异，则治不同。观《医范》而可见矣。

主客

证之有主客，即物之主客也。治其主者，而客者从焉，故治法宜分主客也。主者先见，而客者后出。故吐而渴者，以吐为主；满而吐者，以满为主。桂枝汤，有头痛有干呕；吴茱萸汤，亦有头痛有干呕。桂枝汤，头痛主，而干呕为客，故头痛在首；吴茱萸汤，干呕主而头痛为客，故头痛在末。

凡客者动，而主者不动。汗出、下利、雷鸣，皆不水为主也。水为主，则或硬满、或支结、不汗出、不下降，为凝滞状也。泻心汤、桂枝汤之于治衄亦然，衄者气逐血之证，动而不为变者，故亦血为客也。气为主者，则动而不凝滞，有其状而无其形，气散则证自退，是气与水血之别也。成形者，亦未必悉以为主。假令水肿，亦有气不循而水滞者，有水滞而气不畅者。是故欲分主客者，亦必以明义知物为要也。

剧易

证有剧易，知义分物，则剧易辄可预知焉。证虽万变不出乎定义之外。

大柴胡汤证，易则心下急，郁郁微烦，或心下满痛，剧则心下痞硬，呕吐而下利；芍药汤证，易则悸而烦，剧则悸衄；吴茱萸汤证，易则呕而胸满，剧则干呕吐涎沫，头痛，又进一等则吐利，手足厥冷，烦躁欲死；桂枝汤，头痛发热，或身疼痛，则不上冲。若气不能外行，则气逆上行，致上冲证，此为剧也；虽致上冲，遂不为腹痛；虽致衄，遂不为下血，物与态定也。故知义分物，则预知证之剧易转迁也。凡自觉其苦者，皆其易者也，剧则不自觉焉，犹痹剧而为不仁也。故毒之剧也，或发于所在之外。物与态，则同证而异治；剧与易，则异证而同治。故先生曰：顺逆同证而异治方，剧易异证而同治方。不可不知也。

有无

证之有无，办法之所由存也。今举其一二：桂枝汤有恶寒无喘，麻黄汤有喘无恶寒。桂枝汤有发热则无身疼痛，有身疼痛则无发热；麻黄汤则发热而有疼痛。如发热恶寒，身疼痛者，大青龙汤证是也。葛根汤无发热，桂枝汤无几几，此皆以其物异也。发热证，有头痛恶寒，则桂枝汤；有呕，则小柴胡汤；无他证，则调胃承气汤。此以其所在异也；汗出有发热者，表候也；汗出无发热者，自内急迫也，此顺逆之别也。是故有无亦法之所由存，不可不知焉。

原因

司马相如《封禅文》：尔陿[①]游原。《注》孟康曰：原，本也。《字典》：因由也。《邹阳上梁王书》：夜光之璧，以暗投人于道，莫不按剑相盼者，无因至前也。故因也者，病之所由来也。原也者，本也。本者，所病物也。因虽不可睹，而原自见于证。因者想象而已，取之臆以求想象，欲莫缪盭[②]而得乎？可得亦终无益于治术。执法临病，以毒攻毒，何为治彼因乎？故因也者，废而不论。

脉候

古者脉分阴阳，而不论三部。《伤寒论》之举脉，莫不皆然。上部为

---

①陿（xiá）：古同“狭”。
②盭（lì）：古同“戾”，乖违。

阳，下部为阴，以切总身之脉也。故《扁鹊传》曰：阳脉下遂，阴脉上争。自叔和氏以降，盛论寸关尺，而其所谓寸关尺，亦既非古之寸关尺也。寸关尺在三所，上部为寸，中部为关，下部为尺也。《素》《灵》所言，亦非以手高骨脉分之者。《难经》曰：譬如人之有尺，树之有根（滑伯仁曰："譬如"二字当在"人之有尺"下）。荀悦《申鉴》曰：邻脐二寸，谓之关。关者所以关藏呼吸之气，以禀授四体也。是可以知已，然而别无明征，诊候难复详焉。

盖脉亦物之应也，阳脉诊气为主，阴脉诊血为主。阳者升，阴者降。升者气也，降者血也。气无质，故升矣；血有质，故降矣。犹火之升，水之降也，此其所以配气血也。凡《伤寒论》中举脉者，以此示病义，以此分疑途。示病义者，置之证首；分疑途者，置之证末。证者先也，脉者后也，证具则不待脉而物可知焉。若见一证者，必征之脉，此亦所以论证也。无脉之可征，无状之可候，则先气后血，水次之，古之法也。

病名

人之道，谓之名教，立而名之，以教人也。礼云义云，皆非名乎？夫既有名，名宜有义。礼不可以名乐，义不可以名仁。故庄子曰：名者实之宾也。疾病独可无名乎？亦咸有所以为名已。伤寒不可以为中风，太阳不可以为阳明。古者以病状为名，或以病义为名。后世多取诸病因，遂致眩名而失实。故以因名之者，悉删而不取焉。盖证在彼焉者也，法在我焉者也。法犹然况名乎？我察之状，我设之名，治术岂凭病名哉？教证授义不无病名也。故我执此法，以临彼病，至其断然下治，则既离法矣。方是之时，其何拘拘乎病名哉？此东洞先生之所以削名也，乃亦所以立极也。

死生

死生有命，圣人之言，不可诬焉。命，天之令也，自天作之，故谓之命。疾病者，医之所治也，医之所治则人事也。人事与天命判然不可混焉。医而欲司死生，以天命为私有也，不亦傲乎？《医断》既言之颇著，而世人犹或惑焉，以不知治疾之要也。夫医之于死生，犹将之于胜败也。死生胜败，共在天，非人之所司也，唯尽其术而已，唯精其谋而已。源廷尉逆橹之诤，韩淮阴背水之阵，能堪顷暂之苦辛，则得永久之荣吉，所谓瞑眩而疾瘳者邪。故将之良者，忘于胜败；医之良者，忘于死生。得之于法，成之于习，功用既就，心不为之乱，坦然安于命，谓之得道之真也。所以尽人事而待天命也。盖察声气色，视其死生，周官所立，固无不可，然亦非疾医之要务也。《医断》曰：唯重其仁，故唯视其生。是故学者不以知死生为务，特以安于命为要也耳。剧毒不除，因疾病致死者，非命之命欤；不遇良医，而毙于粗工之手者，亦非命之命欤。孟子曰：尽其道而死者，正命也。盖先生尝作“医非司命官”论，其论死生尽矣。

邪

邪者，正之对也。不正之气，谓之邪，其状逆也。逆者病之态，且有逆激之义。邪者指所病而言之，外袭之状也。若以此为外气入体中者，非也。我所病，则一而已，但以病义不同，故有种种之别也。

寒

寒者病状也，非病形也。冷者形也，抚之觉其冷。寒者病人唯觉其寒耳，恶寒、厥寒、手足寒类，皆然。凡冬曰寒，不曰冷；水曰冷，不曰寒。其别可以知矣。故寒为闭塞紧缩之义，伤寒之寒亦然，其状逆也。如曰寒去，则言所闭者解也；如曰胸有寒，则言水见闭于胸也。若以寒为外气入体中者，则亦固非矣。

脏腑

脏之为言藏也，腑之为言府也。藏蓄血液者，谓之脏；受盛饮食者，谓之腑。《字汇》：脏者藏也。《周礼·天宦疾医疏》：以其受盛，故谓之为府。又《春官·天府疏》：在人身中，饮食所聚，谓之六府。今解体家之所征，亦是而已。腑其中空也，脏其中实也，故脏育精物，腑传化物，此脏腑之别也。脏名既见于六经诸书，而未有腑称。《周礼》有九藏之言，《庄子》有六藏之言，《扁鹊传》有五藏之言。所谓九藏对九窍而言之，谓藏在内已，固未分脏腑为两也。《吕氏春秋》《列子》，亦言脏而不言腑。《淮南子》及《文子》，以肝肾胆脾肺配风雨云雷气，去心加胆亦不言腑。《扁鹊传》则曰肠胃，曰三焦、膀胱，然不见六腑之言。《仓公传》亦然。《抱朴子》亦曰：破积聚于府藏。前汉《艺文志》曰：五藏六府。《白虎通》曰：五藏六府。《难经》曰五藏五府，曰六藏六府。自此之后，益密益紊。要之，皆无裨于治病也。《伤寒论》不说脏腑，独言心与胃者，可因以知其证也。病之迄心也，必系神识矣；

病之在胃也，必有谷气之变矣。以证分之，此乃实言，非如它空论也，是故疾医之所道，特贵治疾之用。

续医断卷之上终

卷之下

长门医官　贺屋敬恭安　著

伤寒论

传《伤寒论》成于东汉，仲景所手著也，此以序文为据已。然其序文者，亦未可知真赝虚实也。况仲景事迹，史传无所载。若身果为长沙太守，其所著者，亦有益于世如斯，则史恶舍之乎？全书既溷①于叔和之撰次，而今之所传，则亦非和之本色。狗尾续貂，鱼目淆玉，然其真璨然，终不为之掩，此亦所以为古先纯粹也。史迁之所记，既有六经之目，而与是书所设三阴三阳自别矣。所谓三阴三阳，固非经名也。《扁仓传》好言脏腑，而是书不言之。其立论之意，大有径庭也。太阳、少阳、太阴、少阴之言，始见于《子华子》。《易》曰四象，而不分太少阴阳。三阴三阳者，他书无所见，是必医家之所立，设以辨病者也。

盖医书不遭秦火之厄，则未必无古籍传于世者焉。《艺文志》载方书不尠②，而无《伤寒论》，有其书而异其名，亦未可知焉。要之，持论简明，绝非汉末之书也。盖上古之遗，�湮潜不著，至仲景始施于世者邪。其曰“金匮”，曰“玉函”，旧与本书一物，而非别有其书，皆《伤寒论》之美称。其所以名“伤寒论”者，以主论伤寒也。论者伦也，伦次辐辏，旧非一事。所以有中风、三阴、三阳之分也，犹有父子、昆弟、夫妇之别以称人伦也。

伤寒

伤寒者，取义于病状，以命之名也，非为寒所伤之谓也，故曰名为伤寒，未始曰伤于寒而所致者也。伤也，戕害也；寒也者，闭塞之义也。风寒皆外

①溷（hùn 混）：肮脏，混浊。此处引申为混淆。

②尠：同“鲜”，稀有的，罕见的。

袭之状，故假外气之名以名病矣。伤寒之病，带阴阳状，水血共被闭塞，热结难发，必恶寒体痛，不痛则身重。来于里则逆满结实，必致紧缩状，其病笃剧，异于他病。忽在表，忽在里，又忽在内，变态百出，机宜不一，非詹詹之所能尽也。其义明具于本论，其说详见于先生著书。

中风

外袭之状两途，其一伤寒也，其一中风也。中风亦取义于病状，以命此名已，亦非为风所中之谓也。故曰名为中风，未始曰中于风而所致者也。中也者，当也；风也者，发动之义也。伤寒者，水血共闭；中风者，上血气动摇耳。故不热结，发热汗出，不汗出则烦躁。来于里，则下利呕逆，必致骚扰之状。其病终不离太阳状，不至阴，不成实，故独《太阳篇》论之。而必冒太阳字，所以与伤寒异也。伤而闭焉，中而动焉。寒与风，摇塞自殊趣也，譬戈之草木之叶，摇落于秋风，凋残于冬寒。风则触之，寒则犯之，凄烈自异向也。是故在风则曰中，在寒则曰伤，其名义不亦皎然昭著乎？

阴阳

阴阳者，莫所不混成者也。天地之间，何物不有阴阳？况人者小天地，其疾病之变，亦岂可不由阴阳乎哉？非阴则阳，非阳则阴。有太甚者，有微少者，有暴剧者，于是六义分矣。是故三阴三阳者，袭其病状，设其病名者也。以此示病之大体，而论伤寒已，绝非谓经络部位也。故称某病，而未尝称某经焉。风寒者，自彼来之状也；阴阳者，自我出之状也。气盛而进达之谓阳，气衰而不畅之谓阴。进者动而窒，不畅者静而滞；进者升，不畅者降。热而发，寒而退，为实状，为虚状，皆阴阳之定理也。阳病多水气之变，阴病多血气之变，盖阴阳之名，莫所不之焉。如男为阳，女为阴，手为阳，足为阴，可见矣。故在脉则上为阳，下为阴；在病位则表阳也，里阴也；在气血水则气无形，故为阳也，水血有形，故为阴也。气为奇数，水血为偶数。在水血则水阳也，血阴也。水之沾物，干则无色；血之染物，干亦作色，是其有形质也。故血者从静，水者从动，此乃阴阳病所以有水血之异也。以气血言之，则气为阳，血为阴，水乃从而之焉。故以气语阴阳者，此阴阳之源也。

太阳病

太者，太甚也。阳气盛于表位者，谓之太阳。脉浮，头项强痛，此其候也。气盛而血窘滞，故致强痛焉。发出则项不强，不恶寒，发热汗出也，经日则或迄内矣。盖表位者，气之末也。末者，气常乏焉。今气盛于其末者，此阳气太甚状，因名曰太阳。阳曰太，阴曰少，阴阳之义存焉。故太阳与少阴，自为阴阳大体。

少阳病

少者，微少也。阳气盛于里位者，谓之少阳。口苦、咽干、目眩，此其候也。曰口，曰咽，曰目，皆里也。曰苦，曰干，曰眩，皆热气上进之所致也。气稍盛于里，而不能畅达于表者，此阳气微少状，因名曰少阳。

阳明病

明者，离明之明，示阳实也，取照临四方之义矣。热气充实，表里内外，无所不在者，谓之阳明。在外则见潮热，在内则致谵语，此其候也。大便硬，或燥，汗不出，则发黄色。其病起于内，急迫发出，水血为之郁结，此阳气明实状，因名曰阳明。

少阴病

“少”与少阳之“少”同。表位气不畅者，谓之少阴。脉微细，但欲寐，始得之，反发热，或不发热，而无里证，此其候也。气不循畅，故背恶寒，手足寒，来于里，则作下利矣。其血滞者，恶寒，身体疼痛；水滞者，四肢沉重疼痛，以阴气不甚，故时有变作阳状者。盖表位者，气之末，素不能盛满，今气不畅于其末者，此阴气微少状，因名曰少阴。

太阴病

“太”与太阳之“太”同。里位气不畅者，谓之太阴。腹满而吐，食不下，自利益甚，时腹自痛，此其候也。血气不循，水滞而作腹满，水降而作自利，血滞而作腹痛。盖腹内者，气之本也，本者气常旺焉。今气不畅于其本，此阴气太甚状，因名曰太阴。

厥阴病

厥者，顿也，发石也，谓其病暴迫也。血气暴迫，上攻内位者，谓之厥阴。消渴，气上撞心，心中疼热，饥而不能食，此其候也。阳明与厥阴，均是暴急者也，蹷①起上行，直在内位，外气不循，四肢厥逆。此阴气暴剧状，因名曰厥阴。阳明者，阳气明实，故曰阳明，不曰明阳；厥阴者，厥而有阴状，故曰厥阴，不曰阴厥。

过经

过者，经过之过也。《字典》：古禾切，音戈。经也，书禹贡，东过洛汭②，北过洚水，是也。《正韵》：经过之过，为平声也。经者，经络之经，经脉血道也。其病过经脉，而迄内也。故带表里证，而及于内者，谓之过经。所以分病状也。以经为经历之经，则似稳当也。然而至“伤寒十三日，不解，过经谵语”章，乃窘碍矣。如再经说，固经络家之妄焉耳。

转属

转者，动也，旋也。其病自彼所在转旋，而属附此所在者，谓之转属。过经者，有表里证而及内焉；转属者，至于内而离表里焉，此其别也。阳病属阴，则不言转。阴与阳别物，而非旋转也。太阳属少阳，则曰转入，自表直入里也。独在阳明，则曰转属，表证转而属内也。阴病一途，故无有阴属阴者。

合病

合者，合混也。二病若三病，其证合混者，谓之合病。转属者，彼病转属此病，证有先后；合病者，同时齐发，其发交见，此其别也。阴病一途，故不言合病焉。如并病，则经络家之掺入而已。故全书并病章，无一处方者，非本论之例也。

坏病

坏者，颓坏也。汗吐下误治，病态颓败者，谓之坏病。顺逆失义，异变错出也。凡曰过经，曰转属，曰合病，曰坏病，皆设斯名以判病状已，此亦所以详区别证义也。

续医断卷之下终

---

①蹷（jué 决）：同“蹶”。

②汭（ruì 锐）：河流会合的地方或河流弯曲的地方。

跋 一

神州钟秀之土，捷智敏慧之民，其于外国之训并技，汇泽受流者，皆遂得以选择折中，出于其上一等，无事不然也。古者盖于武事，优于其所学孙吴等，犹蓝出焉。今也，其于教事，亦将然矣。或文或武，治乱之异也。夫医事，亦采西土之善，其所选择且折中，以得粹美者，比鸲脱蓝出。自东洞吉翁以来，如其胤修夫及其弟子良之业，此三人之实，然矣。然而言犹必推张机氏，盖谦类也。机岂贤于三人乎？呜呼，所谓扁仓，何人也？以吾邦人之智，且长便宜也。何使彼独步子于二三区土之间哉？我所以承吾神明，且报其土中正者，于训于技，不修则已，苟修将必之矣，乃吾邦人之能也。予言之必有验者，请自今以后，更历数年，可以益信也。

相知荻府医官，贺屋君恭安，已受吉子之技，因有著，以为《续医断》。《医断》之为“医断”，人莫不识，予不更论焉。君只承之，才如锐脱，壮骥视天末，犹以为迩，不惟述吉二子焉，则附以其所见者，有之。东坡有言，蜀谚云：学书者纸费，学医者人费。以人为腐楮，岂学医者之本意乎？故其试之未暇，何能早有著，以施之人乎？如君，盖灏有意为吉子之忠臣矣。予为君解之。然而君必不费人，亦可以见。非才锐而何？噫，予又推邦土之美，人智之捷云尔。

时文化八年辛未夏四月
洛阳命处士　泽谊拜识

跋 二

匠欲作其事，必先磨其器。化之以斫锯可以载，铨之刺，鉴之穿，规矩准绳之拟，方圆兼存，各致其用，而栋、楹、梁、桷、板、栏之属，必得极虚焉。贺屋恭杰医之道也，覃思于长沙，尝采众法于其中，揭其名而精其义，备其物而处其用，操此能治则犹匠以磨其器之用，而后廊庙宫室每观者称之美，可谓言而善构焉。是故刻之书也，可谓断磨医道之名物者耳。

文化八年四月

至管属子至跋

医论医案篇

『辨斥医断』

日·田中荣信 愿仲甫 著
日·菅原成美 福冈贞胜
田中荣恒 编校

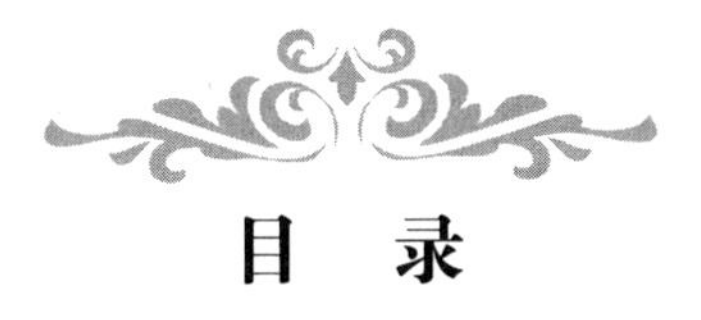

目　录

序

古云：世必有非常之人，然后有非常之事。有非常之事，然后有非常之功。余谓医亦然矣。盖秦张及华佗之后，天下未尝闻有非常之人。

吾邦升平之化，德日阐月隆，于是乎有如东洞翁，比肩于三子，实吾邦医学复古之开祖也。虽然，非常之事，常人异之，及臻于厥，起废肉骨，天下晏如也。余友愿仲子，游于其门有年，古医之术颇究其蕴，然后正论、排痼、解难，人焉廋①哉！人焉廋哉！《传》曰：《诗》《书》者，义之府也。余亦曰：《伤寒论》者，方法之府也。诚治兹在兹，不治兹在兹，习兹在兹，教兹在兹。然后世说其书者，谬妄相承，阿己之所好，亦惟空理之论，而其实无益于术。譬诸赵括谈兵，亦惟胶柱已。大于二子隔霄壤也。顷，其门人持《斥医断》来，就子而正焉。子曰：吾先师尝有言：非我而当者，吾师也；是我而当者，吾友也。意谓豫为《斥医断》道乎？且子有所未达，请为子发惑，遂著《辨斥医断》。余卒业击节叹曰：有是诚青出之于蓝而青于蓝；冰，水为之而寒于水。今于子见之。其如产蓐、阴阳、医意等之说，翁之所未言至。其他，如治痈疔金疮类，大异于近时外科者流所为也。余以为胜于蓝、水者非欤？翁若于地下有知，必当召唤。余之于医，滔滔庸人也何。何足尽子焉？虽然，今乐此书成，大为众人解惑，岂不愉快乎！于是略记所亲见者，为之序云。

安永庚子岁春正月

吏部郎中菅原善继叙

①廋（sōu 搜）：隐藏，藏匿。

凡　例

一、《斥医断》之为，固不解《医断》，不稽古，妄逞己所习，而夸其徒。然而毛嫱、西施，善毁者不能蔽其好；嫫姆倭傀，善誉者不能掩其丑。今也畑子虽善毁东洞者，不能蔽其功；世医虽善誉畑子者，不能掩其诞。故论不当于事实者，不足信焉。

二、此编本答客难，一时仓卒之作，故所引诸书，或有鱼鲁误焉。观者以文莫害意。

三、编中若产蓐之说，古今未发之论。往订诸东洞先生，先生以为可矣。故及于此。

四、卷尾一篇，虽先生少年说，皆系于事实，于疾医有可取者，故请以附录于后云。

五、《斥医断》书，全文繁杂，故惟抄紧要处，以辨之。从简而已。

门人　菅原成美　记

辨[1]斥医断

总　论

田子一日间居，小子侍坐，田子曰：夫疾医之为道，上古邈矣，不可得而详也。其惟扁鹊乎？自扁鹊没而来，各执其技，以其道分裂，于是乎疾医之道泯焉。及至汉有仲景张氏者，得其道而其论定焉。其书虽存，而知者鲜矣。

吾东方承平百年，主运之所蒸，有吾东洞先生者出，独能拔乎其萃、出乎其类，以《伤寒论》为学，以扁鹊为归，以随证处方为规矩准绳，而不取《素》、《灵》、《八十一难》、阴阳五行、补虚益气之说，而疾医之道炳焉乎万世之下，其功岂不大哉?! 虽然，世医闻道大笑，讥俏无息，而于先生何病焉？余游于先生之门，盖有年矣。请授疾医之道，因举《医断》语之曰：此书也，廑廑[2]论说之言，何足为多乎。然登高必自卑，此学疾医之荃乎。小子谨诺。时有客怀《斥医断》来语余曰："此平安柳安畑君所著，其文昭明、其事适实、所指斥诚，适《医断》之膏肓，应吉益氏之徒箝口默止矣。而今子授小子以《医断》，惟有其说乎？"余喟然长息仰，而应之曰："此书固先生之绪余，岂足尽先生哉？"虽然，为子举其所斥以辨之。

《斥》曰：余读鹤氏所编吉益子《医断》，废书而叹，可为大太息者三；可为流涕者二，云。

夫彼所谓经也者，《素》《灵》《八十一难》《神农本经》乎？其书为先秦六朝之伪作，不待余辨而明矣。而彼云"古今医虽有卓识俊才，迥出于人者，然其论辨取舍，一皆折中于经，而终不能更其辙也"。呜呼！扁鹊没而来，医流不入阴阳，则入神仙；不入神仙，则入五行，而不得出其窟。二千有余年，

---

①辨：在古代汉语中，"辩"与"辨"属于同源字，音义皆近。"辨"又有分析、明察的意思。为保留古书原意，《辨医断》中"辨"皆不改为"辩"。

②廑（jǐn 仅）：又作"厪"，同"仅"。

天下滔滔医流皆是也，宜哉不能更其辙也，是吾东洞先生之所以独步于古今也。呜呼！如彼则以鹧鸪而笑凤凰，执蜓蜓而嘲龟龙者也，不亦悲乎？余亦可为叹息者一也。

《斥》曰：虽以仲景明敏，犹质信于《素问》《阴阳大论》。此书虽称取方于仲景，然取舍任意、加以妄说。

夫仲景《伤寒论》者，疾医之规则也。然至叔和于撰次之，加以己说搀人，不可不择也。尽信书不如无书也，而况于《伤寒论》乎。

《斥》曰：谓人参无补而治心下痞鞕，附子非温而逐水气。然则仲景何不合人参用枳实，代附子以甘遂乎？可谓无稽之言矣。

读至此，不觉失笑曰：痛夫畑子解药品也。夫人参自人参，附子自附子，枳实自枳实，甘遂自甘遂，各有一定之主治，决不可代用也。岂人参、枳实、附子、甘遂然乎？诸药皆然。若夫一药治数证，草木、金石、鸟兽、虫鱼类，何多撰之？为乎从简可也。宗奭曰：盖人心如面各不同，惟其心不同，脏腑亦异。欲以一药通治众人之病，其可得乎？若夫番椒也、蜀椒也、胡椒也、生姜也、芥子也，均是辛物也，是不择别乎？则调和羹，必失盐梅。况于其治病乎？然则人参自人参，附子自附子，何可代用乎？甚矣哉。彼无稽，是可为叹息者二也。

《斥》曰：夫政有王、霸之别，吏有循、酷之异，医道亦然云。

神农氏尝百草，始有医药。然后草木、金石、鸟兽、虫鱼之类，堪愈疾者总名为“药”。夫医者，仁政中之一事也，故列《天官》，掌养万民之疾病。是以疾医以此毒药除彼病毒、去彼痛苦、全其生也耳，是仁之术也。而彼以酷吏譬之，可谓鲁莽矣。孟子曰：矢人岂不仁于函人哉？矢人惟恐不伤人，函人惟恐伤人，巫、匠亦然。故术不可不慎也①。岂以毒药用诸平常之人乎？宜哉如彼而不败者几希也，可叹息者三也。

《斥》曰：死生虽有命，医事所与亦大矣云。

其惟因疾病致死，非命也。是故术之不明、方之不中而致死者，皆非命

---

①语出《孟子·公孙丑》。“矢人”做箭，“函人”做铠甲。“巫”祝人，望其生，“匠”做棺，盼其死，虽皆彼此对立，但无所谓何者不仁。

矣。孔子曰：死生亦大矣[1]。圣人犹此，而况众人乎？死生者，医所不与也，惟尽人事而待天命耳。是中人以上为知道者言之，岂为庸医粗工言之乎？而彼为庸愚，可为流涕者四也。

《斥》曰：其最胜悲者，初诞婴儿不辨禀赋，渥薄一切攻击之施云。

既有胎毒，除毒之外，何问其他？去之为善矣。若有病而绵延引日，则轻者至重，重者则至死，仁人何束手以待其死乎？彼以谓忍之何耶？可为流涕者五也。此五者，诚以为天下滔滔医流之患也，岂独畑子乎？虽然，三军之徒，非匹夫所能止之，姑书以待后之识者也。

司命

《斥》曰：司命出《周礼》，星名也。扁鹊引而谕之，思邈借以名医，犹管子以谷米为民之司命，孙子曰：将者，人之司命。可以征也云。

夫人一日不再食则饥，实谷粟者王者之大用、政之本务，谓之司命可矣。将者，亦士卒之存亡偏赖将之术，则为之司命亦可矣。又孙思邈、陶弘景等学于道术者也，故动则作炼丹为补剂，论养气谈延命，宜哉借之以名医也。惟扁鹊、仲景者，疾医也，非疾医之法言不敢道。故《医断》之所述，亦疾医之余论也，与阴阳、仙家医之言大异矣。诚自其异者视之，肝胆楚越也。善熟仲景之言，而后始可与言疾医已矣，其惑来学者谁乎？

死生

《斥》曰：死生有命，出子夏之言。又曰：惟刑官与医者决不可言命也，言必有害乎物焉。何则？医与刑官皆与生杀之事者也云。

死生有命也者，是为世医专以死生为己任，言命也、命也者发之，岂好言命哉，而彼自言医与刑官皆与生杀之事者也，我请辨之。夫《周礼》刑职以诰邦国、以刑百官、以纠万民、以除盗贼。司刑，掌五刑之法，以丽[2]万民之罪。若司寇，断狱弊讼，则以五刑之法往诏刑罚，而以辨罪之轻重。吁，甚矣哉！畑子之言也。既有罪而后刑之，尚且辨轻重。虽入于五刑而情可矜，

[1]《论语》中有孔子曰："朝闻道，夕死可矣。"程子对此注释谓："死生亦大矣，非诚有所得，岂以夕死为可乎？"然至清代御制《日讲礼记解义》中则直变为"孔子曰：死生亦大矣。惟明乎死生之理者，而后可与言仁"。所谓"圣贤之言"在流变过程中，也多有以讹传讹者，读者要灵活理解。

[2]丽：有结、缠、系、附等诸义。

法可疑。《书》曰：钦哉！钦哉！惟刑之恤哉①。则可以见圣人好生之本心也。五刑之属三千，可谓明且审矣，慎之至也矣。《传》曰“文王视民如伤”，而况有疾病者乎，不胜哀悯也。《礼记》曰：养鳏寡孤独废疾者乎。是故古先圣王，制医药、设医职矣。而彼言与生杀之事者也，可谓不仁之至矣。夫疾医者，惟治其病毒、去其痛苦，而欲全其生耳。《书》曰：罪疑惟轻，功疑惟重；与其杀不辜，宁失不经；好生之德，洽于民心②。而况病者固无辜，医焉用杀矣。孔子曰：子为政焉用杀？③ 彼以生杀为重任，则片纸具案、一匙药剂，杀无辜而折多寿，得罪于造化者为谁也？苟能除疾病，则医之事毕也。质诸鬼神，无愧尔矣。庸医凡工，藉以为口实，不堪捧腹。

《斥》曰：天地大德曰生，圣人为医药济民夭死。

夫天地大德曰生，是生生而不息之谓也，非死生之谓也，济民夭死者，济民有疾病者也。所谓寿夭强弱者命也，虽圣人奈命何也？夫人必不可免者，死也。故医药者死，不医药者亦死，则彼皆取以为己任乎？如彼者所谓充类至义之尽者也，孟子之所恶也，我亦恶焉。

《斥》曰：《书》称天工人其代之④云。

盖圣天子为政于天下也，必求代天工之人，而任之事也。何可假之医事乎？

《斥》曰：《周礼》载：凡民之有疾病者，分而治之，死终则各书其所以，而入于医师。岁终则稽其医事，以制其食禄。先王所以慎死生者，至矣、尽矣云。

凡《周礼》，盖上自家宰，下至士农工，各有其掌。岁终则稽其功绪、纠其德行，书其能者与良者而以告于上，制其食禄而诛赏之。岂独医职然乎？是先王重政之至也矣。而死终则各书其所以而入于医师者，郑注云：谓治之不愈之状也。医师得以制其禄，且以为后治之戒。所以纠术之工拙，上中下也。今以郑注观之：死终，犹治终，可知已矣。

《斥》曰：盖本诸扁鹊之言也，然亦不知本者已。扁鹊之言曰：越人非能生死人也云。

是尽人事而待天命之谓也。故吾医惟以治病为事，未尝言死生。彼云：

---

①语出《尚书·虞书·舜典》。

②语出《尚书·虞书·皋陶谟》。

③语出《论语·颜渊》。

④语出《尚书·虞书·皋陶谟》。

"若使齐桓蚤从扁鹊之言，则病可已也，身可活也。"有病不治而死，不可谓命也。虢太子待扁鹊而苏，可以见也。畑子于此窥疾医一斑。然又云：见不可治而欲治之，愚也。古人不为之，非为害于名，治之无益也。是自不觉其言相矛盾也。又云：此以未入骨髓者与既在膏肓者言之矣，是何言邪？仲景深叹越人入虢之诊，然太子死，其死未能半日也，太子为不入骨髓，谁为入骨髓也？

《斥》曰：医当以可治为可治，以不可治为不可治，何必言命耶云。

吁！甚矣哉，此言也乎。以可治为可治，以不可治为不可治者，是众医之所言。痛哉！终身守拙也。自吾观之，死生者命也，天下无不可治之病，惟在受其治与否而已。是所谓庸医凡工不论己术之粗妄，藉以为口实，信以为实然，无少顾疑。可不谓忍乎？此谓自暴自弃也。

《斥》曰：知人死生，决嫌疑，定可治，医之能事也，古之道也，工拙之所以分也，何尤世医之为哉。

夫伯乐不可欺以马，而君子不可欺以人。今察之以臆拙，眡之以臆拙，其不得不违，是欺谁？欺天乎？

《斥》曰：呜呼！视不可治而治之，愚也。古人不为之，非为害于名，治之无益也。是扁鹊所以视桓侯之不可药，而逃去也云。

齐桓有疾，不信扁鹊之言，且曰：医之好利也，欲以不疾者为功。是以扁鹊已逃去，齐桓遂死。是无它，由信与不信也。苟使齐桓信扁鹊，则疾可治也，是其不受治之所致也。《盐铁论》曰扁鹊不能治不受针药之疾①，可以见矣。彼所谓死不治者，有治之往往起乎，岂得谓治之无益乎？如果信其说，吁使人君亲抱疾而超然，束手待其毙，是岂忠臣孝子之所忍乎？

元气

《斥》曰：元气之说虽不具于六经，其义则备焉云。

夫惟天地之大德曰之"元"。资之始生，盖曰之人，已为人则有体，物亦然。有体则不可不以养，乃养精以谷肉果菜是也；有所抑遏则速攻之可也，乃攻病以毒药是也。已去之，则盖元与体共充，而终所禀之数。"元"又曰之精气，则曰之元气亦可也。盖元气者无形也，岂有虚衰乎？又岂可补益焉者乎？所谓气衰者，圣人体天地之元德，设令百姓慎德运化于天下之教也。

---

①"扁鹊不能治不受针药之疾，贤圣不能正不食谏诤之君。"语出《盐铁论·相刺》，是古人所谓"缘医以知政"——以浅显的疾病、治疗肉体之理，比喻治国大事的典型表现。

《易》及《书》《礼记》等亦可以见。彼不知之，取之人身，以为可补益者，可不谓昧乎物乎？先生于《药征》详之，因不赘焉。

脉候

《斥》曰：古人以四诊病，自望始焉，盖诊外及内也。彼盭经旨及古法，谁入不由户？其以人心之不同，比脉之有异，可谓非类矣。云。

甚矣哉！畑子之不解文字也。人心之不同如其面也，脉亦然也者，是言千岁无同面，万人无同脉也。而其臂不为桀短，不为尧长。然尧自尧，桀自桀，其面固不同，脉岂独不然乎？

《斥》曰：扁鹊欲奇己术，故张言以夸中庶子。其不待切脉望色，听声写形者，此夸张之言耳云。

夫中庶子曰：臣闻上古之时，医有俞跗，治病不以汤液醴酒、镵石跻引、案扤毒熨，一拨见病之应，因五脏之输，及割皮解肌、诀脉结筋、搦髓脑、揲荒爪幕、湔浣肠胃、漱涤五脏、练精易形。先生之方能若是，则太子可生也。不能若是，而欲生之，曾不可以告咳婴之儿终日。以余视之，是夸张之言而嘲弄扁鹊也。故扁鹊仰天叹曰：夫子之为方也，若以管窥天，以郄视文。越人之为方也，不待切脉望色、听声写形，言病之所在。闻病之阳，论得其阴；闻病之阴，论得其阳。病应见于大表，不出千里，决者至众，不可曲止也。子以吾言为不诚，试入诊太子，当闻其耳鸣而鼻张，循其两股以至于阴，当尚温也。扁鹊之所言，总是见证，而固疾医之龟鉴也。何以谓夸张之言乎？今畑子以中庶子之所言，俞跗之所为，为施诸病者乎？认影响失其实者为谁也。彼既不能读书，亦可笑矣。夫脉之详也，《素》、《灵》、《八十一难》、叔和《脉经》至矣，尽矣。然以此当病，则十失七八。何如，可类推。是故吾侪先腹、先证，而不先脉而已，是疾医之规则也。

腹候

《斥》曰：视疾之法，背腹手足上下无所不诊焉，如仲景所谓结胸病正在心下，按之则痛，但满而不痛者以为痞云。

既云有主腹候焉，有主外候焉，因其所主，各殊治法。扁鹊曰：病应见于大表。仲景曰：随证而治之。壹是皆举一身言，畑子不知乎？世医久舍证而探因，泥脉诊、遗腹候，故先生忧之，以救其弊。今忘其本而饰其末，我不知其可矣。且言背腹手足胸、心下肾间丹田元，所不诊也，噫！是何言邪？

是所谓数车无车，除日无岁也。若逐一数之，则遂无全体矣。至此章绝倒甚矣。

脏腑

《斥》曰：甚矣哉！吉益氏之解医也。以《周礼》不分脏府，非医书之言。《周礼》之书，非为治疾而设其言，何一一尽医理乎？”

圣人既制医药、设医职，济世民之疾苦，其仁不可胜言。盖《周礼》者，周之政令，先王之法言也，医亦仁政中不可阙之一事也。故使医师掌医之政令，岁终纠其工拙，制其食禄，其事至矣、尽矣。而彼言《周》书非为治疾而设，吁！亦甚矣。至治疾，医人之任也，非礼之所与乎，不可混淆也。

若夫脏府之说，近岁吾邦山胁君所著《藏志》，言之明且著矣，不赘于此，足以征《素》《灵》之惑矣。虽然，无取于疾医，仲景未尝论，无益于治疾也。且以眉发譬之，亦堪笑焉。夫医之于病者，以此毒药治彼病毒，惟在术之工拙如何焉耳，脏府眉发何与之有？设有人于此，曰：一人存九脏欤，据《素问》，不足也；一人存五脏六腑欤，据《周礼》，有余也。岂徒眉发之于身，然无害其为人也。若使其人有疾，解而观之，而后为治之乎？抑亦正名为治之乎？是可异也。彼医之言不可以不取则焉，夫如之何？夫如之何？至于此，满坐哄堂不息。

《斥》曰：且仲景曰：清邪中于上焦，浊邪中于下焦云。

是“辨脉法”中语，而非仲景之言。夫“辨脉法”“平脉法”“伤寒例”①，为叔和撰，明矣。无取于疾医，其妄可知矣。

经络

《斥》曰：扁鹊曰：中经维络，别下于三焦、膀胱云。

是论说之言，不足信焉。至扁鹊治其疾，则外用针熨、内以药剂。所谓经络，无取于治，可以知矣。太史公如《扁鹊传》惟记世传，太史公非医，孰知疾医之正路而择之乎？故为医者不择而取之，焉知扁鹊之为扁鹊乎？

《斥》曰：夫经络于人身也，辟诸枰之有罫②枰。今以经络为妄，不取，犹对无罫枰云。

---

①“辨脉法”“平脉法”“伤寒例”：传世本《伤寒论》前有此三文，因语气、内容与《伤寒论》有较大区别，故研究者多视其为王叔和掺入。

②罫（guǎi 拐）：围棋上的方格子：“所志不出一枰之上，所务不过方罫之间。”

世有不幸而刖者，又有患脱疽而腕脱去者，又有因蝮蛇咬膝胫脱去者，然无害于寿命，惟不具耳。此数人者，余之所亲视也。如此人者，为对折枰欤？将为对半枰欤？抑亦为对无罫枰欤？不知所对，焉可怪矣。

引经报使

《斥》曰：医之用药也，犹将之用兵欤，强弱安危之术，死生起活之机，不可轻也云。

至此说，似小知疾医之术也。药犹兵欤，然兵者不祥之器，非君子之器。医药亦不祥之物，非平常之用，不得已而用之者也。故曰：兵可千日而不用，不可一日而不备。药亦然，岂保生长寿之具乎？大凡生于天地之间者，不能无疾病，岂独人已矣哉？有疾病则有医药也，不明于斯，论医药者妄也。

《斥》曰：仲景之论医也，方法有经，逆顺异治，机变不可穷也云。

吁！仲景者，疾医也。此非后世医流之所能知也。夫代大匠斲①者，稀有不伤手矣。

《斥》曰：然仲景之方，亦皆以桂枝、麻黄发太阳，葛根解阳明，柴胡和少阳云。

呜呼！于此章，果知畑子不知仲景之书。如此章所云，皆系事实，非畑子所知也。太阳证、阳明证、少阳证，其他伤寒、杂病，有桂枝、麻黄证，必用之。葛根、柴胡亦然。呜呼！彼何如知此意。

《斥》曰：而药气之所赴趋，如鼓进金退、左摩右指，运诸掌上，则有此甚于彼者云。

凡药有君臣，法有汗吐下和之四，故察其证、用其药，则无不处而行。堇也，桔梗也，有时为主，何足怪？能读仲景之书，而后可与言而已。

针灸

《斥》曰：灸针之有经纪，《内经》之法古也云。

针灸亦治疾之一具也。惜哉，古之法如砭针、烧针、温针，失其传，不可得而审矣。今世所用金银铁针耳，惟从毒之所在，灸之、刺之而有术，何拘经络分数耶。其他如凝血、瘀血，刺之取血，数合有术。余属用诸。又按，今外科家所用称火者，古之烧针欤。

---

①斲（zhuó 卓）：古同“斫”。

《斥》曰：呜呼！弓矢不调，则羿不能以中微；六马不和，则造父不能以致远，此之谓也。

夫弓矢不调、六马不和，犹曰药不善、针不锐，必先利其器之谓也。岂经络分数之谕乎？引譬非类，可谓卤莽者矣。

荣卫

《斥》曰：荣卫者，水谷精悍之气也，不可直指为气血之别称也云。

人身之所以活动，是气血耳。然则气血体，而荣卫用乎。然气血之外无荣卫，水之外无流，则为别称何害也？此无益术也，因措而亡论可矣。

阴阳

《斥》曰：夫天者，气而不质；地者，质而不气；人则气质合焉。气，阳也；质，阴也。此人身阴阳显然者也。彼吉益子者，体不具阴阳则已。

噫！归于何言之鄙陋。虽然彼好阴阳，请以阴阳辨之。夫人者一个小天地也，而头圆象天，阳也；足方形地，阴也。腹阳、背阴；左手阳，右手阴；表阳，里阴；腑阳，脏阴；魂阳，魄阴欤。则无一不配阴阳焉，鸟兽虫鱼亦尔。然彼娶妻交会，而后生子焉，至鸟兽虫鱼，牝牡雌雄偶合，而后生子焉。彼若此阴阳具体，无所不足焉。何则独居不能生子，却为娶妻求牝雌乎？可怪矣。以余观之，则曰男阳而已，无有阴；女阴而已，无有阳，可矣。牡雄、牝雌，亦然。《易》曰：乾道成男，坤道成女。又曰：乾，天也，故称乎父；坤，地也，故称乎母。又曰：有天地，然后有万物。有万物，然后有男女。有男女，然后有夫妇。有夫妇，然后有父子。有父子，然后有君臣①。此可以征矣。

《斥》曰：然彼既谓今天地，即古天地，人物亦然。如果不具阴阳，则人物亦非古之人物也，何言之相矛盾乎云？

夫今天地，即古天地，人物亦然也者，天，日月星辰系焉，万物覆焉；地载华岳、挔②河海，万物载焉。如四时之错行，日月之代明，雨露霜雪之坠焉。人如饮食之于养，裘葛之于体，疾病之于身，男女之于事也。物至飞者飞，走者走，禽兽草木虫鱼之类，亦无一不同矣。管子曰：天不变其常，地

①以上分见《周易》“系辞”“说卦”“序卦”。

②挔（lǚ）：“振（旅）”的讹字。

不易其则，春秋冬夏不更其节，古今一也①。可以见矣。

《斥》曰：扁鹊谓以阳入阴，所以治虢太子也云。

所以贵扁鹊、仲景者，以论能惬方，方能惬疾也。纵令扁鹊、仲景之方，不惬其疾，则何用之有？故阴阳五行等之论，所以不取也。

五行

《斥》曰：医书以五行配五脏，以辨其用与其位，其来也尚矣云。

彼称医书者，《素》《灵》《八十一难》耳。而此书恐是阴阳家之所著乎，故全篇不过阴阳五行、生克配当之说焉，奚取于疾医乎？

《斥》曰：如《周礼》食医，春多酸、夏多苦、秋多辛、冬多咸，调以滑甘，是以五味配之也云。

盖自天子以至于庶人，养精保身之事，故四时分谷肉果菜五味之正不正。择之不可，不以供膳具矣。语曰：不时不食，失饪不食②。可以见矣。是养精之道，而礼之大者也，然非治疾之用焉。

《斥》曰：运气司天、在泉之说，无益于治疗，有误乎来学云。

彼既取阴阳五行，而不取运气，所谓知二五，而不知十也。然其不取之，犹贤取之。

理

《斥》曰：孟子曰：所恶于智者，为其凿也。如智者若禹之行水也，则无恶于智矣云。

理学之弊也，甚矣。然理本非可恶者也，恶其凿焉耳。盖事理相依，不离者也。若先理后事，则上智不能无失也；执物载言，则愚夫有所立也。事不可诬，理本无定准，疾乃有定证。夫以无定准之理，临有定证之疾，是犹不正权衡而较轻重，其不差者几希矣，危焉哉。

医意

《斥》曰：夫医之术也，出于法而入于意，得于手而应于心。故其精微之极，有不可以言者也云。

---

①语出《管子·形执》。

②语出《论语·乡党》。其中所言“不食”者，还有许多，如“割不正不食”“不得其酱不食”等。

子华子曰：医者理也，理者意也；药者瀹①也，瀹者养也。《郭玉传》：医之为言意也。唐许胤宗善医，或劝其著书，答曰：医者意也，思虑精，则得之。吾意所解，口亦不能宣也。其然，岂其然乎？盖医之为道也，非圣人不能创焉。故自古有方法，确乎不可拔，凛乎不可动，而不能更其则也。乃以随证为规矩准绳，可以见矣。若夫用意用思，凿推妄行，自以为得之，不师古人之言，不则先贤之法者，假饶有所偶得，只是一个之私意，非疾医之所为也。呜呼！甚矣哉，世医之惑也。《风俗通》曰：医无方术，云吾能治疾。问之曰：何用治疾？曰：用心意。病者必不信也②。由此观之，言医无方术，而以心意治疾，则病者安肯信向？孟子曰：公输子之巧，不以规矩，不能成方圆；秦张之术，不以汗吐下和，不能治病起废。《诗》云：不愆不忘，率由旧章。遵先王之法而过者，未之有也。可以征矣。

痼疾

《斥》曰："医之治痼疾也，瞑眩攻击，或可除之，然犹眎③其元气如何云。"

夫药瞑眩，则病去复故，是古之遗言也。医之事毕矣，又何之加焉？而彼云：痼之久也，虽良医不能拔而去之。其已入骨髓者，虽卢扁亦不能治焉。呜呼！是不顾已术之浅陋，上则诬卢扁，下则令世医文过者也。虽天下有难治者，莫若哑。吾先师尝治哑者数人，载在于《建殊录》。扁鹊起虢、先师治哑，将为未入骨髓乎，抑亦为入膏肓乎？其他兴废肉骨者，不可举而言焉。彼至言著病，论治验，亦可笑之甚矣。

《素》《灵》

《斥》曰：《内经》之为书，不知出于何人之手，亦无古文可以征焉云。

为后世之伪作！先辈既已辨之，何足怪乎？假令出于轩岐之手，亦惟阴阳五行、生克配当之说耳。

《斥》曰：然于今可见古义者，独赖此书之存云。

呜呼！同气相求、同类相聚。是以好言阴阳、五行、经络之徒，习以为常、信以为实，推尊至于今二千有余年，不亦久乎？久则难变，类众则多助，

---

①瀹（yuè 越）：疏导、疏通。

②医无方术……必不信也：语出王充《论衡·量知篇》，而非《风俗通》。

③眎（shì 示）：视。

学者岂可不思诸。

《斥》曰：彼既非《内经》，又言有可法，不免首鼠两端云。

夫《素》《灵》之书，虽阴阳五行之说，其源就古医道而敷衍之者也；其书虽后人之伪作，亦古书也。故可择而取者多矣。如其曰“邪气盛则实，精气夺则虚”；又曰“攻病以毒药，养精以谷肉果菜”；又曰“毒药攻邪，五谷为助、五畜为益、五菜为充”；又曰“妇人重身，毒之有故无殒”等，盖古言而可法者也。夫论不问新故，贵于有事。《语》曰：夫子见人之一善，而忘其百非。岂可以小善为无益而弗取也乎？彼耳止一善之尚存，欲万恶之皆备也，哀哉。

本草

《斥》曰：诸家本草，博采众说，旁及道家方士之言，而尤杂无统也云。

彼曰自试有术，了然自得而后用以治疾也。香川氏《药选》亦曰“试术”。虽然，吾斯之未能信。何则？无正鹄发，其不知中否，愈试愈违。其中者，亦偶然尔，岂可以为法焉哉。夫药，毒物也，故用之中疾则瞑眩，瞑眩则为汗、为泻下、为吐、为微烦，或如冒状、如醉状，得吐如虫行皮中，或蒸蒸振欲发热汗出，或血如豚肝、尿如皂汁，吐脓泻出之类不一，是皆得其肯綮之所致也。而后数年，病毒一时去，若弗瞑眩，则厥疾弗瘳，可以知矣。然则不履扁鹊、仲景之辙，而自试之为有术者，多是瞑眩之状，认以为发汗药、为泻下药、为吐药，甚者至以为温药、为寒药、为补药焉，岂可同日论乎？故自试无考征，又无正鹄，吾所不取也。

《斥》曰：仲景之法有㕮咀者，各别捣者，臼中杵之者云。

《药征》曰：大凡药制之，而其毒益，则制之。制之，其毒杀，则勿制。是毒外无能也。制者，各药条载其法，不然者慎不可制也。

相畏相反

《斥》曰：古人制方也，妙义精术，试诸千载之下，见奇奏术，应验合辙云。

夫古人制方之意也，此非汝辈阴阳、仙家医之所知也。陶弘景言：古方亦有相恶、相畏、相反，并乃不为害，非妙达精微者，不知此理，可以见矣。

《斥》曰：凡物之决然畏灭者，蟹膏消漆、枳椇化酒、羚羊能碎金刚、胡桃亦割铁钱，岂抵是已哉？磁石引铁、琥珀拾芥，及彩也、染也、任也，得法而出色云。

《淮南子》曰：磁石之引铁、蟹之败漆、葵之向日，虽有明智弗能然也。又曰：天下之物莫凶于鸡毒①，然而良医橐②而藏之，有所用也。又曰：宋张牧当为狂犬所伤，食虾蟆脸而愈。又曰：狸头愈鼠、鸡头已瘘、蛇散积血、斲木愈龋。人食礜石③而死，蚕食之而不饥；鱼食巴菽而死，鼠食之而肥。类不必推。蝮蛇螫人，傅以私堇则愈。又曰：天雄、乌啄，药之凶毒，良医以活人。又曰"大戟去水、葶苈愈胀"之类，可以见也。是皆药能之术验，疾医之龟鉴也，可以征矣。而畑子误认各能，以为相畏、相反，然则以何治彼病毒乎？意者往古之治病，惟移精变气，可祝由而已。今也畑子以此术治今疾乎？抑亦以病者所好之物治其疾乎？此犹救火而沃油也。吁！甚矣哉，如子之不解医也乎。今夫有患漆疮者，傅蟹膏愈；患酒毒、宿酒者，食枳椇愈；铁钉误刺深入肉者，以磁石当创口引出之即愈，是皆药能显然者也。本草所载相畏、相反，岂此之谓乎？可笑之甚矣。

《斥》曰：譬如贤佞不相容，宽猛难并行，何曰甚无谓也？

引譬亦非类。夫药者皆偏性毒物，与谷肉果菜异也，故同气相求、同类相聚，岂有不相容又难并行之理乎？视方剂可以知矣。

毒药

《斥》曰：以毒除毒，犹以兵攻兵耶。然兵有攻有守，或奇或正，及虚及实云。

兵岂汝之所知也乎！子罕曰：兵之设久矣，所以威不轨轨而昭文德也，圣人以兴，乱人以废，废兴存亡，昏明之术，皆兵之由也④。老子曰：兵者不祥之器，非君子之器，不得已而用之，恬淡为上⑤。药亦尔，不得已用之者也。

《斥》曰：百战百胜，非善之善者也。惟医亦然，虚虚实实，缓急成败，

---

①鸡毒：即附子。

②橐（tuó 驼）：此处义为：口袋。

③礜（yù）玉石：矿物名。有毒，苍白二色之入药。诸礜石生于山，则草木不生、霜雪不积；生于水，则水不冻冰。古人以为骊山温泉由其下有礜石所致。详见《证类本草》卷五。

④语出《左传·襄公二十七年》。

⑤语出《道德经·三十一章》。

惟法是依、惟机是察。治法必以除毒一法，非善之善者也。

夫医者，以此毒药除彼病毒，无他，欲全其生焉尔。岂非善之善者也乎？《周礼》曰：十全为上医①，而彼欲破彼生，又欲遗其病毒乎？可恶莫此为甚！臧孙曰：季孙之爱我疾疢也，孟孙之恶我药石也。美疢不如恶石。夫石犹生我，疢之美其毒滋多。孟孙死，吾亡无日矣②。今疢子之爱病者也，固季孙之爱，而病者之不幸也。

药能

《斥》曰：甚矣哉，吉益子之好奇也。君子一言以为知，一言以为不知，何其言之疏且妄也？仲景未尝言人参非补、治痞鞕；附子非温、逐水气。可谓诬也云。

呜呼！自仲景没而来，及唐、明，专以医为主死生，以药为补气血，而其惑一至于此。醉生梦死而终不知反焉，岂独畑子然乎？滔滔医流皆是也。可胜叹哉！见彼所引诸方，皆不知本功者也。惟附子温中、人参补正、石膏解热之妄说之睹，而其功为一足此也。今显然有言附子、人参、石膏之本功者，则矞③然视之曰：此怪也！宜哉，为其所习之蔽也。夫入昆仑袭燕石④者，如子之谓乎？先生有《药征》详之，今不胜枚举焉。

《斥》曰：其他治渴者，有五苓、柴胡、猪苓、承气等法，岂石膏而已哉？卤莽灭裂，不顾纰漏，遂尔排击世医云。

吁！卑陋哉，畑子为言也。治渴方，各有主治，岂一途乎？夫白虎汤，治大渴引饮、烦躁者；五苓散，治消渴、小便不利、水逆者；小柴胡汤，去半夏加栝蒌根，治胸胁苦满，或寒热往来而渴者；猪苓汤及散，治呕吐而病在膈上思水者；至大、小承气汤，决而无渴证，《伤寒论》中不概见。偶有阳明病云云：欲饮水者，与水则哕。其后发热者，必大便复鞕而少，以小承气汤和之。然此渴，非承气之所主可以见矣。余尝撰《长沙类证》详之，不赘

①语出《周礼·天官冢宰》。即根据治疗业绩评定医生水平，决定俸禄多少。原文谓："岁终则稽其医事，以制其食。十全为上，十失一次之，十失二次之，十失三次之，十失四为下。"

②语出《左传·襄公二十三年》。

③矞（xuè）：警视貌。

④燕石：燕石似玉，不识者宝而藏之，故为人所笑。故事详见《后汉书·应劭传》。然后世多用于自谦，谓物之鄙，不足称道。

于此。以若卑陋毁吾师，多见其不知量也。呜呼！燕雀何知鸿鹄之志乎？井蛙疑大海，亦固其分也。何尤之为哉？

药产

《斥》曰：橘踰淮为枳，鸡舌不产倭华，及韩参之甲天下也，实土宜之异产，地方之界物哉。又曰：往年朝鲜贡人参实，官园种之，于是此邦有韩参，实济民之仁泽哉。余尝得其实而种之，花实根形与本草说符云。

夫地方之界物，则所种之人参与韩参比之，犹橘与枳乎，自言而自违，自受其螫痛哉？畑子！

《斥》曰：不然则汉以降，医方之言岂无验而言之乎云。

畑子不知乎：自古得医道之正路者，扁鹊与仲景也，岂言其他乎？故人参治心下痞鞕，取之仲景。盖仲景之为法，有攻而无补，故凡言补正者，实不知医也。毒药岂为补乎？

古方

《斥》曰：仲景之论法设方，明白精正，千载一人，于斯为盛。又云：且言虽仲景，亦或有不解者，此有何所见、何所征而言之邪？肆口之甚，一至于此也，可谓妄矣夫。

凡事虽预知之，得事而后实知之。夫仲景之传方，亦然乎。今虽似不解其方意而用之，而后知其必然，而传之奚容疑焉？乃如桂枝汤、越婢汤之类是也。且如天雄散，未解其方意，而古人言主之，则序之失精梦交之次以示其意，故曰：虽仲景，亦或有不解者。然瞽者无以与乎文章之观，聋者无以与乎钟鼓之声，故阴阳、仙家医者，无以与乎仲景之方意。痛矣哉。

名方

《斥》曰：本邦医俗传称名方者，盖本邦上世之遗方欤，又云友俗方，是问之为哉，可谓貂不足狗尾续已。

方无古今，以治疾为方。夫好古法，而恶后世之法，非方之谓也，谓法也。法也者何？曰：病应见大表云，随证而治云，毒药攻邪云，是谓之古法；补元气云，益血云，养气云，是谓之后法也。故功于治病者无古今，取以救疾苦，是吾所以汲汲于治疾也，岂庸医之所知乎。

仲景书

《斥》曰：《伤寒杂病论》，仲景手录书已亡矣。今之存者，晋王叔和所诠次，非复长沙之旧也云。

东洞先生尝曰：盖仲景无《金匮要略》。何则？《文献通考》谓《伤寒论》为《金匮玉函伤寒论》，由是观之，金匮、玉函共美称，而非书名也。今考之《千金方》《外台秘要》中引《伤寒》《金匮》，皆曰《伤寒论方》，然则无《金匮》也明矣。虽然，方无古今，以能治而为方，则里巷之方可取，况于《金匮要略》？今为畑子言之。

伤寒六病

《斥》曰：扁鹊曰：疾居腠理也，汤熨之所及也；在血脉，针石之所及也云。

世医总称“伤寒六经”，然仲景未尝称“经”，惟称太阳病、阳明病、少阳病而已，余有说别具焉。若夫后藤氏虽未达古法之真意，然非墙外之人，大出滔滔医流之域，况其所为有可见者乎。实一世豪杰哉，岂汝辈之所可否乎。

病因

《斥》曰：医病求因，治术要领，古之法也。《素问》曰：治之极于一，一者因得之。又云：大阴之见证，而用太阳本病药，非治因而何也云。

夫仲景未尝言所谓病因焉。今举一二以指挥，曰太阳证，曰柴胡证，曰桂枝证，曰观其脉证，知犯何逆，随证治之，未尝言因焉。今彼举本因之二字以证之，如牵强何。彼未知所谓因与证者耳。若夫如彼所言太阴之见证，而用太阳本病药，则仲景胶柱鼓瑟之人也。噫！此非汝辈之所知也。《吕氏春秋》曰：譬之若良医，病万变，药亦万变；病变而药不变，向之寿民，今为殇子矣①。可以见耳。彼所谓医不执方，合宜而用者，如珠走盘，如盘走珠，无不可者也，果何日也？可怪矣。

治法

《斥》曰：治法以汗吐下和为限者，张戴人之糟粕，而后藤氏之唾余已云。

---

①语出《吕氏春秋·察今》。

夫医之为法汗吐下和也，随证以移。惟其于同也，虽万病，治之必以一方；惟其于异也，虽一病，治之必以万方。故鸡壅、猪苓，时为帝也；堇及桔梗，互为宰也。临机应变，奇乎正乎，纵横旋转，无不行而汗吐下和，彼何知此意也。是故法可以传，略不可以传也。此非入室同道者，不易论焉。如彼之言，吾党五尺之童皆能知之，岂取之于张戴人、后藤氏乎哉。

禁宜

《斥》曰：古人设禁忌甚严矣。《伤寒论》桂枝汤方后曰：禁生冷、黏滑、肉、五辛、酒酪、臭恶等物。又云：圣人乡党之教。何言古者未尝言禁宜也？作此谀言取容于世，可谓陋矣。

世医设禁忌甚严矣，此坐于不知养精与治疾也。夫养者，平常也，故随好恶；治疗者，变也，故不避畏恶也。且若患邪热者，口燥、舌胎[①]，虽平常所好饮食无味，况于其所恶物乎？可谓忘养者也。盖圣人之教，莫重于礼，而礼之初，始诸饮食。《礼记》《周礼》《乡党》等可以见矣。圣人岂为病者设礼乎？甚矣哉，如子之愚也哉。《曲礼》曰：和“居丧之礼，头有创，则沐；身有疡，则浴；有疾，则饮酒食肉；疾止，复初。不胜丧乃比于不慈不孝，五十不致毁，六十不毁，七十唯衰麻在身，饮酒食肉处于内。[②]”《礼》曰：亲疾色容不盛，此孝子之疏节也。养有疾者不丧服。又曰：酒者所以养老也，所以养病也。又曰：身有痼疾，不可备礼也。[③] 夫古者居丧，尚且有疾则饮酒食肉，而况其他乎？可以征矣，而彼云作此谀言取容于世。吁！圣人亦岂作谀言乎是？实可谓狎大人、侮圣人之言者矣。

量数

《斥》曰：度量衡三者，圣人所制，经济所先。古今沿革，史书可以征也。岂为不审耶云。

夫度量衡者，固所言也。而彼所言或太氏或凡耳，一皆无所定言，而非仁之中也，则其言不若默也。吾邦先儒往往有度量考，乃东洞先生亦有所考略此。不得其门而入，不见方剂之美、毒药之功。宜哉其疑焉？

《斥》曰：凡古之方药，剂大而服小。以《伤寒》《外台》《千金》等：

---

①舌胎：疑为“舌干”。

②语出《礼记·曲礼上》。

③以上分见《礼记》“玉藻”“丧服小记”“射仪”。

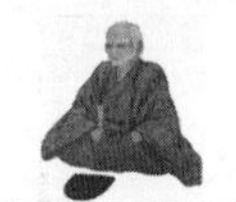

疾差，停后服，不必尽剂，或服不尽剂；服一剂尽，病证犹在者，更作服等语，而可知也云。

吁！是衡诚县，不可欺以轻重。其汉世，汉量衡，汉人服之。何以谓剂大而服小乎？彼以本邦今秤量拟汉制乎？不经殊甚。痛哉！夫古人服药治疾，疾差不服药者，无他，其惧有毒也。《礼记》曰：君有疾饮药，臣先尝之；亲有疾饮药，子先尝之。医不三世不服其药①。《论语》曰：康子馈药，拜而受之曰：丘未达，不敢尝②。于此可以见矣。若夫如后世医，以药为补虚益气物，此何惧之有？以是观之，疾差劝服药者，后世之妄可知也。毒药何补之有？

产蓐

《斥》曰：临蓐之法，医所当审密看察也，岂可必术习俗乎云。

余尝曰：古今和华，妊娠镇带、产蓐之说纷纷，是皆不知其本者也。惟当随方土之所适，与其人之所宜。《易》曰：有天地，然后有万物。有万物，然后有男女。有男女，然后有夫妇。有夫妇，然后有父子③。又曰：天地大德曰生④。然则古今有形者，自男女、雌雄、牝牡，以至虫、鱼、介、甲、草、木，生生化化而不息者，天地之常也。而万物各有胎生者，有卵生者，其至大者，犀、象、虎、豹、牛、马、熊、罴类；其小者，兔、猫、鼬、鼠、腹蛇类。各胎生而无一镇带之所赖，古今未尝闻有产难也。是随其所宜也，而况人者万物灵，而天地间无贵于人。天地独私于斯人，使有产难乎？是余之所不信，而为人妻妾者之忧也。

呜呼，业医者不知其本，妄作为镇带、产蓐枕□法，以刺缚妊娠产妇，而待之若病者于此乎。若初妊者，其心恐惧，常怀百忧千虑焉，是以临产分身时，或心身困倦而却致产难，反生他病；或至血晕气绝等。是皆平常使妊妇待之若病者，其心怀忧之所致也，习俗之所积耳。哀哉，是故绝镇带，弃产蓐枕法而人尽安产，无有产难血晕。此谓之从天地生物之德也。吁，独和于斯人使产难乎？不思之甚矣。故余家属无有产难焉。平日使妊妇忘其为妊，而动作、态度无异于平常也。且吾邦王侯大人及富豪之家，最为产难多；下

①语出《札记·曲礼下》。

②语出《论语·乡党》。

③语出《周易·序卦》。

④此语并不见于《周易》经、传之文，而是宋代注释之语。

至贱民无有之，是无它，以汲汲乎贫贱而忘其为妊故也。是生生之自然，而天地大德也。可以贵哉，冀无愧于造化也矣。

初诞

《斥》曰：初生医法，《千金方》有拭法，以拭取舌上恶血；甘草汤又云：天地之气有盛衰，草木有苗而不秀，人生亦有禀赋强弱云。

夫禀赋强弱，性也。小年不及大年，有夭殇者，有长寿者，医其如之何？彼已论婴儿弱强，比而同之，欲使之共寿夭乎？呜呼，亦愚哉。夫物之不齐，物之情也，虽仁人如之何哉？医惟去胎毒之为善矣，禀赋强弱寿夭者，天也，医之所不与也。

痘疹

《斥》曰：痘疹治法，大要与痈疽无异者，薛立斋之言也。又云：若果除毒一法为能治痘，治亦易哉云。

是何言邪？夫医之于治疾，惟除毒一法而已。岂徒痘疹尔乎？诸病皆尔。彼以痘疹为婴孩保生第一关隘，乃是也。余尝视患痘者，十而五六平痘、顺痘，而无毒，非医药之所与，惟调养之可矣，未见一人之死亡者。或其死亡者，所谓逆痘、危痘、险痘、难痘，十而三四而已。是皆酷毒壅塞之所致也。能使良医得早从事，则疾可已，身可活也。痛矣哉，治疾之术岂一途乎？吁，甘藜藿者，不足共论太牢滋味焉。

《斥》曰：是古者医学之所以分科习业，贵乎精专也。

噫！浅矣哉畑子。昔时扁鹊之于邯郸也，为妇人带下医；过雒阳也，为老人耳目痹医；入咸阳也，为小儿医。呜呼，如畑子者，知其为上手，而不知所以为上手者也。如能治病毒，则老人、妇人、小儿何择焉？浅矣哉，畑子。

攻补

《斥》曰：夫事物之理，势二，曰利，曰害。而利或生害，害亦生利。

呜呼悲哉，欲以利害施诸病者乎？夫医之于病者，利害固无所用，惟治其病，欲全其生而已。然庸医不与焉，而疾者罗彼灾，亦生民之不幸哉。仁人不患诸，孟子所以叹也。

《斥》曰：凡人身所患，惟邪盛正虚耳。攻之去邪，将大利于人身者也。

然图之不审，害旋随之云。

畑子畑子，何读书之疎①矣。盖虚盛之起，自何为之者乎？邪盛则实，精气夺则虚。夫精之虚，一自疾病之毒。此毒不去，则用所谓补药千斤，何虚之补？又彼之可攻、不可攻之时，何时乎？夫行攻之为法，有本末，有轻重，有缓急，千变万端，临机应变，畑子安知之乎？凡一言以为知，一言以为不知。今于畑子乎，见之。

虚实

《斥》曰：以尫羸言虚实者，犹以皮相分贤愚，凡庸之见已矣。

彼之所笑我，亦可不笑乎？夫形之强弱，自天禀者也；而非虚实尫羸者，自病毒者也。天禀谓之虚者，谁是治之？治之者，造化而已。然彼云：主天禀谓之虚。天禀岂可治乎？养之而可也。已云虚则治之乎，补之乎，是代造化者也。彼而代造化，则天下何人不代造化，岂可不笑哉？若欲知病之虚实，当见仲景防己汤之证焉。

孟子曰：孔子登东山而小鲁，登泰山而小天下。故观于海者难为水，碍于圣人之门者难为言。其尔，任于疾医之事者，难为医论。今也若畑子之《斥医断》，犹螳螂之怒臂以挡车辙，不知其不胜任也。惜乎，使彼登高山，知天之高也；使临深溪，知地之厚也；使入疾医之门，知治病起废也。噫，仲景没，微言绝；东洞丧，而大义乖。今也一犬吠形，则众犬吠声。恐后死者不得与于疾医之术也，悲夫。客惊曰：善哉，愿子笔以示小子，予乃略次其语，厘为一编，名曰《辨斥医断》，庶几莫畔东洞先生之意而已。

时安永九年庚子孟春上元日书于温故堂

①疎（shū书）：同“疏”。

题《辨斥医断》后

予尝闻之东洞先生之为医也，祖述卢扁，宪章张仲景，废《素》《灵》《难经》，及东汉以降阴阳神仙之说，而荡洗后世之陋习。向者著《医断》而为欲学舌医法者之阶梯矣。近畑氏者不觉所其为道，方枘圆凿，北辕行越者，不顾其学之浅陋，为取名于世，妄著《斥医断》而排击先生，四方之门人闻之而如见越人之眼癖，无辨之者。我友人回愿仲，喟然叹曰：忽然舍而不辨之，脱①遇先生于地下，则谓之何？举其所非斥者，逐一辨破之且发先路之所未发者，而解世医之疑惑，为先生雪冤也。若先生有知，则吐气于地而欤。余虽不知医事，然善其辨论的当，痛快而缀虚辞于卷属云尔。

本店仲连　撰

①脱：倘若，或许。

题《辨斥医断》尾

夫《医断》之为书，决于后世医流之弊而溯于千古源之舟楫也。故学吾古医方者，必先自《医断》始焉。洛有畑子者斥之，作《斥医断》播之，田生砭之，又著《辨斥医断》。田生者，吾友也。顷者，田生之门人菅成美，袖《辨斥医断》来，为田生请一言，且告田生悃悃①之情，余受读而卒业其砭而愉快如爪痒而痛快，其辨而沛然如决河而引下。于是乎拍然而抃②，善田生之勇于吾道，嗑尔而笑知畑氏之无所逃遁，故知欲学古医方者一读此著直知《医断》之书，溯于千古源之为舟楫而无容狡童之欺云。

安永九年庚子十月初五之日书于皇都赞化堂

石阳　中邨贞治识

①悃（kǔn 捆）：至诚，诚实，诚心。

②抃（biàn 变）：拍手，鼓掌。

医论医案篇

『建殊录』

日·吉益东洞　著
日·岩恭敬甫　辑录

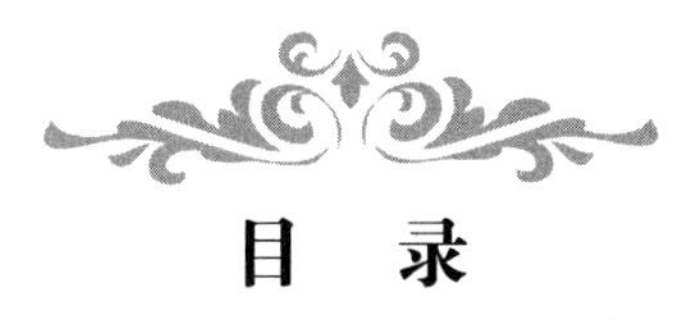

目　录

武钦繇序

友人岩生，受刀圭之术于吉益翁。其肆业之余，锐意操觚①，又就余而正焉。可谓笃志也已。一日，子手册请余序曰：此编虽小也，录我先生所治。其疾若固若奇，皆世医所不能下手也。其佗谓病在膏肓者而起之，不可胜数也，乃别录之，不在此数。王充曰：微病恒医皆巧，笃剧扁鹊乃良。若我先生者，可不谓良也乎。先生常谓曰：何病不可愈？其不愈也，亦惟医之所为之。然而不能生死人，起自当生者耳。所谓死病无良医者，非不可愈焉，命之尽也。死生天也，非人也。命之未尽也，何病不可愈矣。果信乎？先生华于枯，肉于骨，亦惟古方之用。其所用也，运用应变，卓然自为一家。所谓药不必出扁鹊之方，合之者善，可以为法者乎。非妄言古方之伦也，盖不能用古方也。唐而后邪，即有用之，亦晨星耳，不然则画蛇添足也。

金・张元素曰：运气不齐，古今异轨，古方新病不相能也。其说浸洽后世医流之肺腑，至乃不惧病而惧药，使轻病而渐深勿论。己所不能愈，辄命为废痼，滔滔皆是也。此乃先生所为友愤有慨也。噫，后之医，胡不思也！今之天地，古之天地，阴寒阳温，日居月诸，东方自出。人字育其中，奚古与今异之有？而古今异之论，犹言卵有毛、蛇长于龟、公孙白马之说乎。不然则据佛氏之说乎。勃窣②理窟，论愈凿、术愈拙，不徒饰言乱实，乃为害不鲜矣。故此举也，录经实得验，以为同好之弦韦已。

余闻其言，读其书，欣然而谓曰：善哉是举也。余自交东洞翁后，先耳目其术奏术也。以语人，则不信者谓阿其所好，或谓诪张③其事、溢美其言；不然则愕然吐舌，以为不近人情也。此编出，则疑余言者，暸然如观火，知非无稽之言矣。其犹为世医投良药矣乎？除泄其固习之旧毒乎？其惟于今乎？天下后世盖闻风焉，兴者亦或有之。亦惟东洞翁之赐，而岩生受而施之者乎。非邪，为岩生请其序，书其所论以赠之云尔。

---

①觚（gū 瓜）：古代写字用的木板。操觚，即写文章。
②勃窣（sū 苏）：犹婆娑。形容才气横溢，词彩缤纷。
③诪（zhōu 周）张：亦作“侜张”，欺骗、作伪。

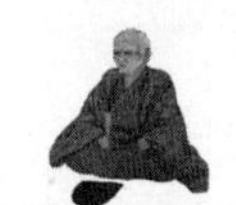

自 序

君子行而言焉，恶利口之覆邦家者。仲景之授也，医异其学。滔滔乎天下惟理是凿，硁鋞[①]乎惟论之争。后之读其书者，亦朦然也，愈探愈远。《书》曰：静言庸违。信有是也。岩生恭在余左右也，疾人匄[②]治者，于是居多。恭执管以记之，堆而成卷，曰《建殊录》。盖谓其术之殊于论理之人也。余顷者将梓《类聚方》《方极》也，恭请刻其书。余善推功之实、审事之情，以结狡儿之舌，以刮朦士之目，使与吾同志者愤然起也，遂许就工云。

宝历癸未孟春

东洞主人　撰

①硁鋞（kēng xíng）：中国典籍，没有“硁鋞”连用的先例，或为“硁硁”之误。硁硁，形容浅薄固执。

②匄（gài 盖）：亦作“匃”。同“丐”。此处是“乞求”的意思。

岩恭敬甫序

夫医之为职也，固人生之所恃，则其于术，岂不大乎。然上古邈远，其事靡闻，周官列其职，其人无传矣。战国之时，有越人者，而后世传其籍，亦皆妖妄，非其真也。及东汉之时，有张仲景者，身为长沙太守，忧道之长废，博术古训，选述方法，自著论。降及后叶，无能传其道者矣。于是唐有王、孙，元有李、朱，纷然迭起，各自论驳。惑阴阳之理，溺五行之说，则末义徒务，而至吾道遂熄矣。呜呼！孰能力披其艵悸，复之其初者乎。

我东方之盛也，文运郁兴，鸿泽沛溢，四海欣，黎首兴仁。于是有我东洞先生者出焉，忧凡民之固废，原长沙之遗躅，潜心焦思，覆研推究者三十年于兹矣。盖其在初年也，人尚抱疑，鲜能信者，而及今论益笃也，凡四方之士，皆莫不造其门者。于是，古道大辟，榛蔽尽除矣，则上古之不详，周官之元传，越人之籍之乱其真，斯皆可以推知，而无后疑矣。

嗟呼，先生之业不亦伟哉。不佞恭，曩①者寓先生之塾，盖有年矣。有来请治者，则先生必命我辈，志其证候。于是恭窃录其治验之最著明者，辑为一卷。间者上梓，欲传之同志。盖余闻之，巧其言，虚其行者，其论虽美，未足与权矣。昔赵括学兵法，云兵事，以为天下莫能当，而及其自率兵与秦战也，一旦亡数十万之众，身以倾覆。以此观之，医徒诵方籍，守脉候，空论以夸其伎，非要之治验、征之实术，则安足定其优劣，亦徒不免为赵括耳。是乃先生之所持论，而恭之所以有此举也。

宝历癸未之秋

播磨　岩恭敬甫　撰

①曩（nǎng）：以往，从前，过去的。

凡 例

往者恭，寓先生之塾，窃睹其治验卓绝，心欲录其方证，辑成一书，以备后进之龟鉴矣。而先生则以务在济世，不屑琐琐录其迹，凡其既往之事，皆已茫昧，无所准据；加之恭谒先生已晚，得执杖履仅六年，且其中间，又数归省，疏阙之日居多，无奈其所茫昧与不可得而知者。故今第从恭耳目所及，抄成此一册子。然此仅仅者，固属豹文之一斑，尚且怏然不慊①吾志。愿待他日，旁叩审问，补其缺云。

先生之术，专述长沙，不自立方。虽一药增减，必据仲景。而其有实验者，宋元诸家固无论，虽俗间所传，不必摈弃。务在于取实术，何必拘名之为乎。故虽为仲景之方，或征之治验，而未见其术者，亦皆斥之，不妄收录。凡若此类，先生别有论述，今不具赘。

凡阅此篇，如或拟取法者，必先审方主治、别药真赝，然后可以施其治。一不精较，或恐误人。师塾亦有《药征》《方极》之诸书，未阅此类者，请且勿妄谈。

先生诸治，唯从见证，不取因脉。乃此篇止录证候者，以此故也，学者幸勿为疏漏。

居处、姓名，虽不雅，必记之。而如狂癫、癞风，人所隐忌，故至此二病，率皆除之。其他一二准之者，又以有所避，凡每条亡姓名者，皆效此。

先生尝谓：经穴、病名，多是后人妄撰也。此真发千古之梦梦，可谓确言矣。而此篇或犹用之者，盖欲人易晓，姑仍其旧耳。非敢矛盾也，幸勿讥乖戾。

此篇诸治，率每诊一病，并用三方。盖其先后进退，各有定法，今兹详录备左券②。凡欲取法者，或阅本文，遇不知其用度，须按此例知其准的。曰某汤者，日必三服；曰某丸若散者，临卧必服一钱；曰时攻之者，十日若二十日必一用之。而其欲用之时，须必止他剂，独别用之，次日即复故。

---

①慊（qiè）：满足，满意。

②左券：原版竖排体，故在“左”。

诸汤剂量，轻重虽不同，大抵以三钱为一帖；有时至十钱、二十钱之重者，别于方名下注之。

此篇方名，有长沙及诸家方书所未载者，此皆系师家旧传之禁方也。然有恳请者，则不必靳秘[1]矣。故唯录其目，至其药剂，不复开列。

附录一卷，长门儒官鹤台先生者，行余用志于济世之术，录其无治验者，正诸我先生。先生乃因其证候，考其主方，论之当否。所往复者，总若干篇。虽未涉其实，诚能悉长沙之秘奥，无复遗憾矣。学者或熟之，未必无少补也，因附录于后云。

①靳秘：吝惜、保守，不让人知道。

建殊录

癫哑

山城淀藩士人山下平左卫门者，谒先生曰：有男生而五岁，哑而痫。痫日一发，或再发。虚尪羸惫，旦夕待毙。且其闷苦之状，日甚一日矣。父母之情，不忍坐视，愿赖先生之术，幸一见起，虽死不悔。先生因为诊之。心下痞、按之濡，乃作大黄黄连汤饮之。百日所，痞去而痫弗复发，然而胸胁妨张、胁下支满，痖尚如故。又作小柴胡汤及三黄丸与之，时以大陷胸丸攻之。可半岁，一日乳母拥儿倚门，适有牵马而过者，儿忽呼曰：牟麻。父母喜甚，乃襁负俱来，告之先生。先生试拈糖果，以挑其呼。儿忽复呼曰："牟麻"（本邦甘美之味，总谓之"牟麻"，马亦谓"牟麻"，国语相通）。父母以为过愿，踊跃不自胜。因服前方数月，言语卒如常儿。

目痛

越中二口誓光寺主僧某者，请诊治曰：贫道眼目非有外瘴碍明，然但望物不能久视。或强之，则无方圆大小，须臾渐杀，最后如锥芒辄射，目中则痛不可忍，如此者凡三年。先生为诊之。上气烦热、体肉瞤动，为桂苓术甘汤及芎黄散服之，数十日，其视稍真，无复锥芒。于是，僧归期已迫，复谒曰：越去京师也，殆千里，且道路艰险，度难再上。病尚有不尽，愿得授方法以归也。因复诊之，前证皆除，但觉胸胁苦满，乃书小柴胡汤之方以与之。僧归后，信服之，虽有他证，不复他药。一日俄大恶寒、四肢战栗、心中烦闷、不能气息，弟子惊愕，谋延医治。病者掩心徐言曰：宁死无他药矣。更复为小柴胡汤，连服数剂，少焉蒸振烦热、汗溢腹背。至此，旧痾百患一旦顿除，四体清快，大异于往常。僧乃为之作书，走一介，谢先生云。

足跟痛

云州医生祝求马，年可二十。一日忽苦跟痛，如锥刺、如刀刮，不可触近。众医莫能处方者。有一疡医，以为当有脉，刀劈之，亦无术矣。于是迎先生诊之。腹皮挛急、按之不弛，为芍药甘草汤饮之。一服痛即已。

脚痿骨突

京师御幸街贾人菱屋五郎兵卫妻，年可三十。分身之后，通身洪肿。肿已则腰脚委①，不能起居。而阴中有二骨突出，左右相支，百治不收。遂不去蓐者，凡七岁矣。闻先生之名求诊治。心下痞硬、脐旁有块，大如覆杯；其脊骨戾曲，右挑腰眼上者寸许。为硝石大圆，饮之十余日，阴中大下臭秽。三日所，痞去块解。于是脊骨复故，突出之骨忽亦没失，则能起居。

食茄腹痛

浪华士人某者，患腹痛可三年。性素嗜茄子，尝大食之，其痛益甚，殆不自胜。尔后每食必然，以故不复食。谒先生求诊治。时适夏天，乃煮熟茄子数枚，强饱食之，已而心腹果大鸣动，痛倍于前日，极吐下而后已。如此者凡三次，能食茄子，而不复痛。

目翳失明

膳所侯臣服部久左卫门女，初患头疮，瘳后两目生翳，卒以失明。召先生求诊治。先生诊之，上逆、心烦、有时小便不快利，为桂苓术甘汤及芎黄散杂进，时以紫圆攻之。障翳稍退，左目复明。于是其族或以为古方家多用峻药，虽障翳退，恐至有不讳也。久左卫门亦然其言，大惧之，乃谢罢。更召他医，服缓补之剂，久之更复生翳，漠漠不能见。于是久左卫门复谒曰：向我女赖先生之庇，一目复明；而惑人间阻，遂复失明。今甚悔之，幸再治之，先生之惠也。请甚恳，先生因复诊之。乃服前方数月，两目复明。

疝瘕

京师界街贾人井筒屋播磨家仆，年七十余。自壮年患疝瘕，十日、五日必一发。壬午秋大发，腰脚挛急，阴卵偏大欲入腹，绞痛不可忍，众医皆以为必死。先生诊之，作大乌头煎饮之（每帖重八钱）。斯须，瞑眩气绝；又顷之，心腹鸣动，吐出水数升，即复故，尔后不再发。

---

①委：古同“痿”。

狂疾

某生徒读书苦学，尝有所发愤，遂倚机废寝七昼夜。已而独语妄笑，指擿①前儒，骂不绝口。久之，人觉其狂疾。先生诊之，胸肋妨胀，脐上有动，上气不降。为柴胡姜桂汤饮之，时以紫圆攻之，数日全复常。

痳②疾

豫州今治林光寺主僧某上人，积年患痳疾。先生诊之，心下痞硬、腹中雷鸣，为半夏泻心汤及三黄丸饮之。三十日所，诸症全退。

头疮有时

京师东洞街贾人大和屋吉五郎。每岁发生之时，头面必热，头上生疮，痒瘙盛，搔之即烂。至凋落之候，则不药自已者数年。来求诊治，先生诊之，心下微动、胸胁支满、上气殊甚。为柴胡姜桂汤及芎黄散饮之，一月所，诸症全已，尔后不复发。

耳聩

京师郊外西冈僧有良山和尚者，年七十余，其耳聩者数年。尝闻先生之论，百疾生于一毒也，深服其理，因来求诊治。先生诊之，心胸微烦、上气殊甚，作桂苓术甘汤及芎黄散服之。数月而未见其术，乃谢罢。居数日，复谒曰：谢先生来，颇得通听，意者上焦毒颇尽邪。先生诊之，曰：未也。试再服汤液，当复不能听，然后更得能听，其毒信尽也。因复服前方数月，果如先生之言。

痫

京师室街贾人升屋德右卫门家仆宁右卫门者，年二十有余。积年患痫，一月一发，或再发，或不发，然间三月必发。先生诊视之，胸腹微动，胸下支满，有时上冲。乃作柴胡姜桂汤及滚痰丸饮之，时以梅肉散攻之。出入一岁所，不复发。

---

①擿（tī 踢）：挑剔；指摘

②痳（má 麻）：古同“麻”。痳疾，指疝病。

吐血

京师乌街贾人泉屋伊兵卫，年二十有余。积年患吐血，大抵每旬必一动。丙午秋大吐，吐已则气息顿绝。迎众医救之，皆以为不可为也。于是家人环泣，谋葬事。先生适至，亦使视之，则似未定死者。因著绵鼻间，犹蠕蠕动。乃按其腹，有微动。盖气未尽也。急作三黄泻心汤饮之（每贴重十五钱），须臾腹中雷鸣，下利数十行，即寤。出入二十日所，全复故。尔后十余岁不复发。

天行痢

京师麸屋街贾人某者，患天行痢，一医瘳之，虽度数颇减，尚下臭秽，日一再行，饮食无味，身体羸瘦，四肢无力，至其年月益甚，众医无术。先生诊之，作大承气汤饮之，数日全治。

脊痛

丹波、青山侯臣蜂太夫，疾病而胸中烦闷、短气有渴，且其脊骨自七椎至十一椎，痛不可忍。众医皆以为虚，作独参汤饮之，凡六日无其效。先生诊之，作石膏黄连甘草汤饮之（每帖重三十五钱），尽一服，痛即已。入出五十日所，全复常。

脐痛

京师河原街又兵卫者，年八十余，恒以卖菜出入先生之家。尝不来者数日，使人问之，谢曰：顷者病愊郁，以故不出。居数日，复问之，脐上发痈，其径九寸许，正气乏绝，邪热如燩①。先生愍其贫困不能药，乃作大黄牡丹汤及伯州散使饮之。数日，脓尽肉生，躩跞②能行。

足疔

京师九田街刀屋平八者，壬午秋，左足发疔。疡医治之后更生肉茎，其状如蛭，用刀截去，无知所痛，随截随长。明年，别复发疔，治则如初。尔后岁以为常。生肉茎者凡五条，上下参差，并垂于腔上焉。众医莫知其故，

---

①燩（què 却）：烤干。

②躩跞（jué lì 决力）：走路轻盈，跳跃自如。

进药亦皆无术。先生曰：我亦不知其所因矣，然至其治之，岂不能乎。因诊之，心胸微烦，有时欲饮水，脚殊濡弱，为越婢加术附汤及伯州散饮之，时以梅肉散攻之。数日茎皆脱下而愈。

忧恚

京师士人某妻，善忧恚，甚则骂詈不绝口。如此者十有余年，某医瘳之，无其效；更迓先生求诊治。先生诊之，心胸烦闷，口舌干燥欲饮水，作石膏黄连甘草汤饮之。数月，诸症皆除。前医闻之，嫉其术，谓士人曰：妇人久服石膏，则绝子种矣。余非不能为之，恶其不仁也。士人亦因其言大憾之，来诘先生。先生答曰："夫妇人之孕与不孕，固非人事之所及也。况乃草根、石屑，何能制之？且彼于积年已然之疾，犹不能治之，焉知其未然乎？"士人叹服而去。明年其妻始娠。

哑痫

江州大津贾人钱屋七郎兵卫男，生而五岁，病兼哑痫。痫比日必发，且其骨体痿弱，不能自凝坐。先生诊之，胸胁妨张、胁下支满，作小柴胡汤及滚痰丸饮之，时以紫圆攻之。数月，稍能用手足，痫不复发。先生曰：更服之，哑亦可治。然而贾人以其暝眩颇甚，而疑惧不能决，托事故谢罢。

天行痢

京师数屋街贾人近江屋嘉兵卫男，年十有三，患天行痢，里急后重、心腹刺痛、噤口三日、苦楚呻吟、四肢扑席，诸医无术。先生诊之，作大承气汤饮之（每帖重十二钱），少焉蒸振热烦，快利如倾，即愈。

发狂

越中医生某男，年三十所，发狂，唤叫妄走，不避水火。医生颇尽其术而救之，一无其效矣。于是闻先生之名，详录证候，恳求治方。其略曰：胸膈烦闷，口舌干燥，欲饮水无休时。先生乃为石膏黄连甘草汤及滚痰丸赠之。服百有余剂，全复常。

痿躄[1]

丸龟侯臣胜田九八郎女弟，患痿躄，诸治无效。先生诊之，体内瞤动，上气殊甚，为桂苓术甘汤饮之。须臾坐尿二十四行，乃忽然起居。

肘骨突出

京南东福寺塔头松月轩某长老，病后肘骨突出，不能屈伸。先生诊之，腹皮挛急，四肢沉惰，有时上逆。为桂枝加附子汤及芎黄散饮之，时以梅肉散攻之。数十日，肘骨复故，屈伸如意。

四肢痒痛

一贾人，面色紫润，掌中肉脱，四肢痒痛。众医皆以为癞疾，处方亦皆无效。先生诊之，胸肋妨张，心下痞硬。为小柴胡汤及梅肉散杂进数十日，掌肉复故，紫润始退。

怀孕体痛

京师生洲松屋派兵卫妻，胎孕二三月，腰背挛痛，四肢沉重，饮食无味。先生诊视之，为桂枝加附子汤饮之，时以十枣汤攻之。每攻诸症渐退，及期母子俱无损伤。

忧虑生热

大炊相公臣田大夫，忧虑过多，久而生热郁，四肢重惰，志气错越，居常不安，灸刺诸药并无效。先生诊之，作芍药甘草附子汤饮之，数十日，更又为七宝丸服之。如此者凡六次，而全复常。

其父甲州君，年已九十余，生来不信医药，以为无益。至是大崇先生之术，谓家人曰：予如有病，其所赖唯有东洞而已（东洞者，先生别号也）。后数年，患伤寒，心胸烦热、谵言妄语、小便不利，不进食者凡六日。家人乃召先生视之，心胸烦满、四肢微肿，乃作茯苓饮饮之，吐出水数升而愈。初，甲州君自年及六十，虽盛夏，重衣犹寒，以为老而衰也。自是之后，更服绮绨[2]，与少壮之时不异矣。以此视之，盖病也，非老衰也。

---

①痿躄（ bì 必）：下肢萎弱不能行。

②绮绨（qǐchī 起吃）：绮：有纹彩的丝织品；绨：细葛布做的衣服。

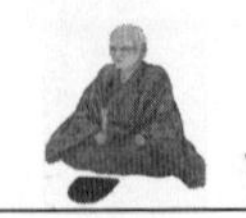

霉疮喉肿

一妇人患霉疮，差后，结喉上生血肿，大如梅子。自以为若急，腐溃则呼吸漏洩，恐至性命。来求诊治，先生乃作七宝丸饮之，一剂其肿移者寸许，再服至天突，三剂则至华盖之上，乃腐溃而愈。

病后怯悸

京师智恩街纸铺政右卫门者，病后怯悸。畏障户之响，其所抵触皆粘纸条防之，居常饮食无味，百事皆废，然行步不妨，但过桥梁则乘舆犹不能过。百治无术，如此者凡三年。先生诊之，上气殊甚，胁下拘满，胸腹有动，心中不安，作苓桂术甘汤及芎黄散饮之。数日，上逆稍减，又为柴胡姜桂汤饮之，数月诸症皆除。居二三日，家召盖匠，政右卫门正出庑下，自指挥修葺。遇有不如意，走而上屋就之，而不知其蹈梯之易焉。久之自觉，语之家人。余闻之其家人云。

脐下发痈

一京人，素刚强，脐下发痈，使疡医治之，无其术矣。乃自用刀剜之，且针灸其上，汁出而愈，而按之硬如石。无何之东都，道经诹①访浴温泉，即大疼痛不可忍。于是自以为初剜犹浅，而其根未尽也。更又剜之，灸其上数十壮，少焉肠烧烂，水血迸出。然其人能食，食则清谷出，故常以绵萦其腹。先生诊之，乃为大黄牡丹汤及伯州散饮之。数日全愈。

脚气上冲

京师油街界屋新七，通身浮肿，脚气上冲，心胸热烦，甚则正气乏绝，昼夜倚壁不能卧，进汤即吐。众医皆以为必死，先生作越婢加术附汤饮之，吐尚如故，而益饮之不止。居五六日，心胸稍安，药不复吐。于是又作十枣汤饮之，吐下如倾，诸症倾退。

心腹切痛

京师四条街贾人三井某家仆三四郎者，四肢惫惰，有时心腹切痛，居常

①诹（zōu 邹）：在一起商量事情，询问。

郁郁，气志不乐，诸治无效。有一医某者，以先生有异能，劝迓之。贾人曰：固闻先生之名，然古方家多用峻药，是以惧未请尔。医乃更谕，且保其无害。遂迓先生诊之，腹中挛急，按之不弛，乃作建中汤饮之。其夜胸腹烦闷，吐下如倾。贾人大惊惧，召某医责之。医曰：东洞所用非峻剂，疾适发动耳。贾人尚疑，又召先生，意欲无复服。先生曰：余所处非吐下之剂。而如此其甚者，盖彼病毒势已败，无所伏，因自溃遁耳，不如益攻之也。贾人乃服其言，先生乃还。翌早病者自来谒曰：吐下之后，诸症脱然，顿如平日也。

肿胀

有恕首坐者，伯州人也。游京师，与我辈善。首坐一日诵先生曰：顷者得乡信，贫道戒师某禅师者病肿胀，二便不通，众医皆以为必死。将还侍汤药，愿得先生备急圆者而往矣。乃作数剂与之。比及首坐还，禅师仅存呼吸，即出备急圆服之，下利数十行，肿稍减。未及十日全愈。于是其里中有患癞疾者，见其有奇术，谒首坐求之诊治。首坐乃谢曰：京师有东洞先生者，良医也，千里能瘳疾，无所不治。向所进禅师固其药也，今又为汝请之。其人亦恳托而退。首坐复来京师，则辄谒先生，详告其证候，且恳其治。先生乃作七宝丸二剂赠之其人。其人服之，而全治矣。其明年来京师谒先生，则已如未病者焉矣。

霉疮鼻坏

京师岩上贾人某者，患霉疮。差后，鼻梁坏陷，殆与两颊等。先生为七宝丸饮之，其鼻反肿胀，三倍于平人。及尽二剂，则稍缩收，再见全鼻。

病后失明

越中僧，僧扑者，病后失明，先生为芎黄散饮之。僧喜其快利，乃不论量度，日夜饮之，久之大吐血。而性素豪迈，益饮之不已，卒以复明。僧语于人曰：当服药之时，每剃发必闻芎䓖之臭。盖其气能上达也。

角弓反张

篚山侯臣河合九郎兵卫者，一日卒倒，呼吸促迫，角弓反张，不能自转侧。急为备急圆饮之（每服重五钱），下利如倾，即复故。

脚弱

先生门人备中足守中尾元弥，觉脚弱之状。自服平水、桃花之辈，而其脚益弱。然尚服前方不止，遂以痿弱不能起居。于是先生诊之，为十枣汤及芍药甘草附子汤杂进（芍药甘草附子汤每帖重十五钱），时作矾石汤，浸脚数月，未见其术。生犹服前方不止，出入一岁所，全愈。

生而病哑

越中小田中村胜乐寺后住，年十三，生而病哑。其现位来谒曰：余后住者不敢愿言语能通，幸赖先生之术，倘得称佛名足矣。其剂峻烈，非所畏惧，纵及死，亦无悔矣。先生诊之，胸胁妨张，如有物支之，乃为小陷胸汤及滚痰丸与之。月余，又为七宝丸饮之数日。如此者凡六次，出入二岁所，乃无不言。

霉疮

一男子患霉疮。瘥后，骨节疼痛，不可忍。先生诊之，为七宝丸饮之，喘沫如流，齿缝黑血出，已而牙齿动摇，遂以脱落，其人患之。无何，血止疾瘥，其齿复生。哺啖①健于前云。

死而无憾

京师乌街贾人菊屋清兵卫者，年可三十，雅崇先生之术，而其家人无一肯之者。贾人尝病，心中烦悸、饮食不进。先生治之，数日未见其效。于是家人固谕清兵卫召他医。则病势愈加，心闷肩息，旦夕将死。清兵卫乃叹曰：死则命也。弃先生之术死，于世医之手乎？呜呼已矣，夫如斯岂天哉！于是复召先生，时者余亦从往。先生诊之，出而谓余曰：死生有命，吾非所知也。非快药救之，则彼不足安也。而家人知之，必复难之。夫清兵卫者，信乎我者也，余岂可以家人而已乎？乃为走马汤饮之，下利数十行，气息稍安，饮食随进。然而翌早复迫，其后三日，竟至不可救矣。然家人因知先生能守义，不拘名利，大信先生之术矣。嗟呼，如清兵卫者，可谓能尽人事者矣。

---

①啖（dàn 但）：同“啖”。

劳瘵

京师河源街贾人升屋传兵卫女病。众医皆以为劳瘵，而处方亦皆无效。羸瘦日甚，旦夕且死。贾人素惧古方，然以不得已来求诊治。先生既往诊之，知其意之不信，即谢归矣。逾月其女死。其后二年，其妹亦病。贾人谒曰：仆初有五子，其四人者皆已亡。其病皆劳瘵也。盖龄及十七，则其春正月，瘵必发；至秋八月，必皆死矣。向先生所诊此其一也，亦已死矣。而今者季子年十七，亦病之。夫仆固非不知古方有奇效，惧其多用峻药也。然顾缓补之剂救之，不见一有其效矣。愿先生瘳之，纵死无复所悔矣。先生为诊之，气力沉溺、四肢惫惰、寒热往来、咳嗽殊甚，作小青龙汤及滚痰丸杂进。其岁末至八月，全复常。

肿胀

京师木屋街鱼店吉兵卫男，年十四岁，通身洪肿、心胸烦闷、小便不利、脚殊濡弱。众医无术。先生诊之，胸胁苦满、心下痞鞕、四肢微热，作小柴胡汤饮之。尽三服，小便快利，肿胀随减，未满十服而全愈。

积病五年

京师富街贾人堺屋治兵卫妻，积病五年。首疾腹痛，诸症杂出，无复定证。其族有医某者，久疗之，未见其效。最后腹肚妨胀，倍于平日。医以为必死，因谢退。于是召先生，先生为大承气汤与之，其人未服。某医复至，闻先生之主方，因谓贾人曰：嗟呼，如此殆速其死也。夫承气之峻烈，譬犹发火铳于腹内，惧之不已。而贾人以其初久无术，竟不听，医退，连服数剂。坐厕之后，心腹顿安，而胸中尚觉喘满之状。先生又为控涎丹与之。其人未服，医复至，谓贾人曰：承气尚恐其不胜也，况此甚于彼者乎，必勿服。再三叮嘱而去。贾人复不听，其夜辄服之，翌早吐下如倾，胸腹愈安。医复至，见其如此，叹服去。后数日，全愈。初治兵卫者，患腹泻，恒非稀粥不能食。然未尝服药，以为无益。见先生殊效，始知医药可信。乃叹曰：先生良医也，岂可病而不治乎？遂求之诊治。为半夏泻心汤饮之，数月腹泻止，而能吃饭。

足屈缩，不能行步

越中僧玉潭者，病后左足屈缩，不能行步。乃为越婢加术附汤饮之，时以紫圆攻之。每攻其足伸寸许。出入三月所，行步复常。而指头尚无力，不能企立。僧益下之不止。一日遽起取架上之物，已而自念，其架稍高，非企立不能及。因复试为之，则已如意矣。

痘疮

京师木屋街伊贺屋久右卫门家婢，患痘。布根稠密、起发不快、烦热痒渴，无少安。已而疮窠黑陷，无复润色。众医皆以为必死。先生诊之，为紫圆饮之。下利数十行，翌早尽红活，诸症皆退。

痘疮

京师界街儒生曾内记男，生而三岁，痘前大热，喉干口燥，有物自脐下上，已冲心胸，则咬牙喘渴，不胜闷苦，痘亦灰色无光。众医皆谢去。先生为紫圆饮之，坐厕之后，忽发红泽，诸症顿退。

恶疾

凡患恶疾者多由传继而有，其身发之，而诟辱及祖先者。江州一贾人患之，谒先生求诊治。先生诊视之，面色紫润，身体处处烂，按其腹，两胁拘急，心下痞鞕。先用小柴胡汤和解胸腹，后为七宝丸饮之。半岁所，诸症全退。

肿胀

丰后光西寺主僧某上人，一身胀肿、小便不利、心中烦闷、气息欲绝、脚殊濡弱。一医为越婢加术附汤饮之，数日，无其效。先生诊之，按至小腹，得其不仁之状，乃为八味丸饮之。一服心中稍安，再服小便快利，未尽十剂而全愈。

大热不解

某士人，恶寒发热、四肢困倦、热日弥盛、心胸烦躁，已而绝食，不坐厕十余日，按之腹皮挛急，有物如柱，自横骨达鸠尾。乃为大承气汤饮之，以芍药甘草汤杂进（每帖重各十钱）。五日、三日仅一行，久之大快利，诸症顿退。

嗝噎

泉州佐野豪族食野喜兵卫家仆元吉者，年二十余。请治曰：嗝噎二年所，十日、五日必发，顷者胸腹胀满，举体愈不安。众医皆以为不治，无一处方者。盖闻先生之论："死生者天之所命，疾病者医之所治也。"等死，愿死于先生之治，幸为瘳之。先生为大半夏汤饮之，饮辄随吐，每吐必杂黏痰。居八九日，药始得下，饮食不复吐。出入二月所，全愈。

哮喘

奥州仙台长井屋甚七，积年患哮喘。大抵每月必发，其疾苦甚则热烦怔忡，绝食废寝，喘咳殊甚。先生诊之，为小青龙汤及滚痰丸饮之，时以紫圆。服百有余剂全治。

中风

势州白子久住庄右卫门，伏枕可三年。其为疾也，口眼㖞斜、四肢不遂、居常唾涎、语言难通。先生诊之，为桂枝汤加术附各三两饮之，时以平水丸杂进。出入半岁所，全复常。

臂痛筋起

京师郊外并冈法金刚院主僧大千长老，有时左臂上忽痛，俄顷紫筋凸起，益痛甚，彻指头，昼夜废寝食，殆不自胜。或五日已，或三日已，已则筋随散如平人，患之三十余年。谒先生求诊治。先生诊之，为桂枝汤加术附各三两饮之，时以梅肉散杂进。久之虽颇奏效，而未全治。已而每尿必头眩，几欲倒。又为苓桂术甘汤饮之，一月所，头眩止，筋不复发。居无何，有井筒屋幸助者，室街贾人也，闻长老疾已治，谒求诊治。其证候虽率类长老，而当其发时，生血色瘤，紫筋不起。乃为大黄牡丹汤及伯州散饮之，凡服一百剂全治。

腹满

浪华梶木街贾人尾路屋传兵卫女，患腹满。浪华医尽其术救之，一无其效。于是就于先生于京师。先生诊之，为大承气汤饮之。二月所，腹全减如平人。而按之，脐旁有块，尚未解，以故与前方不已。贾人乃以为无所病，托事故谢罢。居六月所，大便渐燥结，饮食颇减。一日忽腹痛，连呕吐。于是始服先生之明，更求诊治。为大半夏汤饮之，数日痛止，不复吐。乃复为大承气汤下之，十日、五日仅一行，块尚如故。久之阴中下臭秽，下利日十余行。如此者三日所，利止块解，顿如平日。

痘疮

先生令子千之助，四岁而患痘，证候甚急也。为紫圆饮之，虽颇奏其效，病势转迫，卒至不可救焉矣。后数年，其妹四岁亦患痘，疮窠穊[1]密，色亦紫黑，牙咬喘鸣，不胜闷苦。先生亦为紫圆饮之。于是，族人某者谕曰：向者或訾先生曰，东洞之处方也，不论内外，诸疾必下之。是以竟杀其子矣。而今亦下之，如有不讳，则得无不慈之讥乎？先生曰：方证相对，其毒盛死者，是其命也。岂拘毁誉而变吾操乎？益饮之不休，诸症皆退，全愈。

---

①穊（jì剂）：稠密。

附 录

鹤台先生问东洞先生书

病者自小腹脐左右或腰寒战。稍觉寒，则心下痞塞，胸背刺痛，或嘈杂吞酸，或吐水。足厥冷必欲卧，或得食止，或得酒止，或得温药稍止，或得莪术、香附子辈稍止。病发则气力沉弱殆欲绝，须臾诸症悉退，如无病人。或日四五发，或一二发。或有腹痛甚，拒食，数日不食者。或有十余年者，六七年，若二三年者。妇人产后如此者，有经闭如此者，有经行如常如此者。男子酒色过多患此者，有霉疮愈后然者。虽其证有轻重，大略同证。有冷气游走者，或有水气上下者，妇人或有水血相交者，何方主之？有产后新得此病，以来二三月者，初用槟榔、苏子加大黄汤十帖，诸症皆止。后用半夏泻心汤，数日而不再发。本草升麻条下有形证稍似者，伏乞辨考。

病者觉有物，小腹或脐旁奔上，则膈中逼喉下，如云烟充塞，胸背走痛，烦闷沉昏。须臾如云烟者下收，则忽然复常。平居体中寒冷，虽夏月着袜重衣。常多忧思，恶不能安眠。或时觉如梅子物自膈中临喉门，又觉一物如梅子大，由皮肤中，自胸上达肩，至第七八俞边止。凡所患时时变换，证候不一，然大略如上。而饮食如常、形色不衰。凡患此证甚多，虽轻重不同，大率如此。要之，属痫证。何方主之？鹧鸪汤、三黄、白虎、铁砂大黄散、桔梗白散、大陷胸汤类皆无效，间有久服桂枝加龙骨牡蛎汤，稍□□①。

妇人年可三十，患腹胀七八年，二倍于临产妇，而青筋凸起，其硬如石。其初一年所，饮食不进，气力沉弱。二三年后，饮食如常，起居动作粗如平人，远步大动作稍难耳，二便亦如常，病来经水不来。今春初诊之，用桃仁承气、抵当、甘遂、大黄、赤丸、鹧鸪、铁砂大黄、双紫圆、平水丸类，虽稍泻下，腹全不减。用巴豆则必吐逆。又用鸡屎白霜散亦不应，此病当如何？妇人间有此病，或十年、二三十年，而犹不死。一妇人有患此证十七八年，

①□□：因原书年久，墨迹模糊，此处缺二字。疑为症状好转之意。

梦中有异人授方，服之，黄水自脐漏出者四五日，而腹减复常。其方别具，铁砂、忍冬二味煎服。

妇人年可六十，去夏患自汗如流，日夜不止。至八月，左右手足不仁，腰背麻痹，灸灼不知痛。诸医以为痱证，百方无效，日甚一日。至十月请余，余以为脚气蓄水所为，用槟榔苏子加大黄汤。二三日，则觉腰背手足皮中如虫行状，指端最甚。数十日而稍知痛痒。于是，用黄芪防已加麻辛桂虎骨汤。至腊月中旬，手足如常，诸症皆已。其初大便结涩，舌有黄苔，右胁有块，时时奔动，动则胸痛心闷。

男子年可六十，初患麻疾，十年所。愈而后患腹中疞痛，又十年所。饮食如常，外无所苦，食后步行则吐水，如此者其常也。去秋至冬初，因监田租，日在郊野，侵寒触冷，食不进。于是每朝喫①酒一大碗，以当朝食，数十日以为常。至腊月中旬，觉左乳下有物悬著，饮食皆停滞乳下，不下胃中。食后二时所，吞酸，吐鸡卵臭数十回，而后稍觉入胃中。胸背大痛，口渴引饮，便秘減。正月中旬余诊之，以为澼饮所为，与吴茱萸硝石汤三贴，乳下稍开。乃与小陷胸加枳实汤三帖，乳下洗然。乃与半夏泻心汤，二三服后泻水，日数十行，觉肩上膈间滴滴有声，须臾胁腹鸣动，则洞泻。凡如此者七八日，饮食日进，证候日快，而与药如故，稍稍泻止，诸症悉失，壮健如十年前。

鼓胀兼劳瘵者，未见有治术。凡察病人水气为患者十居七八。于是观仲景方，治水之剂，亦十之七八。乃知水之为患，大且多矣。为医者留意于此，分别表里、高下、胃中、胃外、伏流、散凝等，从证治，起死回生之功亦十之七八矣。

诃黎勒，人唯知止泻，不知逐水。《法苑珠林》引《分别功德经》云：佛弟子博罗疗一比丘，常苦头痛，与诃子一丸，所患遂已。其论谓，膈间有水上攻，故头痛。诃子除水，故愈。此余所暗记，大意如此，非彼文者。

凡中风寒邪者，有水迎之。故其候有头痛、恶寒、汗出、痰涌、目泪、鼻涕、一身走痛等类。逐水则邪除，故汗出而愈。于是乎桂枝、麻黄、细辛、半夏、干生姜辈才能可得而知已。牡蛎、龙骨亦治之之药。

蝮蛇、箱山锡杖实二味，酒浸日干，细末，糊丸，以酒送下。主治水血相结，冷气走痛，心胸痞塞，虚羸乏力者。名二轮丸。

---

①喫（chī吃）：同“吃”。

鼹鼠霜，能治癫痫吐涎沫者。

东洞先生答鹤台先生书

病者自小腹脐左右或腰寒战云云。此证甚多，是留饮病也。其处方也，假令小腹绞痛，腰挛急者，乌头煎汤主之；心下痞鞕者，附子汤主之；胸背刺痛或嘈杂吞酸，或吐水，或嗜卧，兼心下痞鞕，则人参汤；兼胸胁苦满，则小柴胡汤；心下痞鞕腹鸣，则半夏泻心汤；心下不痞，雷鸣切痛，则附子粳米汤；心下不痞，上逆甚，则桂苓术甘汤；上逆而吐水，则五苓散也。而不问男子妇人，产前产后，过酒过色，唯随证治之，是古之道也。足下用槟榔苏子加大黄汤、半夏泻心汤二方者，治则治矣。虽然，方者有主药、主治，知其主药、主治而用之，则为古今之法。否则，虽治不免仲景非其治之议也，足下谅察焉。来谕曰：本草升麻条下，有形证稍似者。按本草升麻葛根汤，异仲景所用也。今读其论，以想象推病，以不可知为知，焉能得功？纵有其功，偶中耳。此方主治头痛发热，项背强急等之证也，时珍不知焉。有此证而用之，是升麻葛根汤之功也，非时珍之功。

病者觉有物云云。此证亦水气之变而上逆病也，故往往与桂苓术甘汤、桂苓味甘汤、苓桂甘枣汤辈。胸背走痛者，每夜用滚痰丸一钱；若痛剧者，间用控涎丹；其如梅子物，自膈上绕肩也，亦唯控涎丹主之；若毒着背俞，凝然不动，则灸如九曜星，或五日、或七日，以散为度，而控涎丹逐之；然后至自膈中临喉门之物，半夏厚朴汤主之。如夫平居苦寒，夏月着袜重衣，忧思悲恐者，兼之于诸病也，则非证之确者矣。足下以此为属痫证，非矣。夫痫间也，病有间隙之谓也。大抵杂病皆有间也，然则何言乎痫，何言乎非间？且名实之宾也，名不尽物之状，不如数数焉推实著明也。余不名已久矣。

鹧鸪汤云云。方各有主治，非其证，则无功。鹧鸪汤主治吐蛔，三黄汤主治心下痞而悸，白虎汤主治烦渴，桔梗白散主治黏痰或臭脓，大陷胸汤主治结胸之疾，足下所用无此证也，宜哉其不得功？桂枝加龙骨牡蛎汤主治胸腹有动上逆者，今无上逆而用之，故虽有小功乎，不全愈也。如铁砂大黄散，余未试之。

一妇人年可二十，患腹胀云云。腹满者，枳实、厚朴之主治也，大承气汤主之。近者得一禁方试之，血小溲而解。今传之足下，足下试之。大凡足下所用，皆不得方意如此，而后有功也，偶中不可为法矣。桃核承气汤方，不自大承气汤来，自大黄甘草汤来，故主治少腹急结者。足下失其本，何以

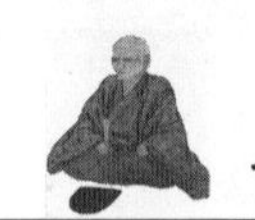

得效乎？诸方皆然，足下察诸。辱异人之方治腹胀者，试以告效。

一妇人年可六十，患自汗云云。此证足下以为脚气也。夫脚气者，病特在脚之名也，不知大兄何以谓脚气也？若使余从事，初大黄附子汤，后黄芪桂枝五物汤乎。方不稽古而处，则虽治乎，不可为法。足下思诸。

一男子年可六十，初患麻痪云云。呜呼得其治哉，呜呼得其治哉？昔仲景之为方也，从证以处，亦不问其所因，今足下有焉。

鼓胀兼劳瘵云云。后世劳瘵之论，不知疾医之道者之所为焉耳。足下所谓劳瘵者，不知何等证，请再闻其说。

凡察病人水气为患者云云。夫人之为病毒也，无不水谷，何则？人生入口腹者，唯饮食也。而其水毒流行一身，谷毒止于肠胃。故毒物动显证，十七八者水也；十二三者谷也。足下之论实然。世人尝闻余说者，面谀腹非，无一可与语者，如足下可谓知音矣。

中风寒邪者，有水迎之云云。此论千载卓见，可谓能知仲景之方矣。然不得药能，不能治之。得之有道，参观加减之方是也。余向录《药征》，以备高览。来谕曰：牡蛎、龙骨治水，是盖非不稽之论乎？仲景以牡蛎主治胸腹之动，以龙骨主治脐下之动，未见其治水，足下别有所稽乎？请重诲之。

蝮蛇、鼹鼠二方，吾其试焉乎，意必有效。

文政八年乙酉九月发行

书林　大阪心斋桥通安土町

加贺屋善藏制本

医论医案篇

『续建殊录』

日·吉益南涯 著
日·武贞恒志 辑录

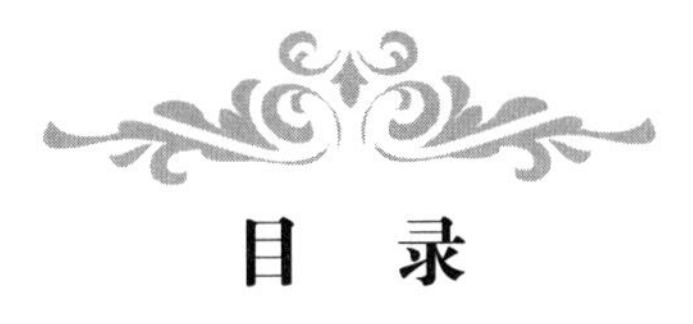

目 录

序

夫孙子、吴子世之善用兵者也，能学其法者，临战必胜。若使不学者强承军则军覆顷败，无其法也。扁鹊仲景古之善起痼者也，能得其术者，刀圭必灵。若夫不学者强疗疫，疫荐人仆，无其术也。虽然无利兵则孙吴不能胜敌，无良药则扁鹊仲景不能愈疾。夫有利兵之战焉，胜不胜则依帅之精与不精也。医岂不然乎？夫有禁方良药而临疾，愈不愈则在医之巧否矣。由是观之，欲为军者，当先学军法；欲疗疾者，当先学其术也。法之与术，岂不大哉！我皇和吉南涯翁之疗疾乎，可谓能得长沙法术者也矣。方今医道陵夷，习俗颓败，口徒诵长沙之规，手不能行其法，恐古医之道遂废。余坟①修业之躯，辑录翁所得治验，余所睹之方证，名以“续建殊录”，以藏子家。如能熟读习味，则庶几得长沙法术楷梯乎。

文政纪元戊寅三月

津阳　武真恒德夫　撰

香川徽　书

①坟（fén）：古同“坟”。

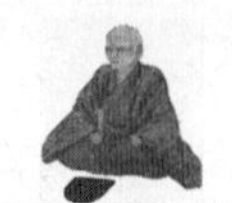

凡　例

—— 昔时余游于翁之门，窃视其治验超于众，则援笔便录，以辑成一册子。尔后余间读之，不免三豕[1]鱼鲁[2]，主客乱证是多。于是治疗之暇，删繁补阙，以备于后进之龟鉴。今所录，漆桶扫帚虽未尽其全象，然集录余耳目所见闻，而后进规矩所尤易觉者而耳。

—— 病客居处姓名，有记与不记者。余造次颠沛之间，有闻则执笔而录方证，于是遂至失其姓名。夫失姓名，于事虽粗，要之无益治术，不录亦可。其他偶有识姓名者，其疾人或所隐忌，于是除之。见者皆效此。

—— 此书固欲有益于日用治术，不欲必设怪谲之辞而骇人，置奇字奇句而文之也。学者幸勿讥其陋矣。

武贞恒志

---

①三豕：《吕氏春秋·察传》："子夏之晋，过卫，俗读史记者曰：'恶师三豕涉河。'子夏曰：'非也，是己亥也。夫己与三相近，豕与亥相似。'至于晋即问之，则曰晋师己亥涉河也。"后多以喻文字的讹误。

②鱼鲁：义为将鱼误写成鲁，泛指文字错讹。

续建殊录正文

京师木屋街贾人津国屋某者之仆，谒曰：吾疾常起于薄暮，逮于初更而止矣。其初起乎，横骨下边有声，渐升至于心下，此时胸痛大吐水，而后如平日也，他无所苦。众医交疗五旬不差。先生诊之，与桂枝枳实生姜汤，三服病顿除。

一妇人患胃反九年，于此经众医未尝些取其效。因迎先生诊之，其腹挛急，上下相连，虽吐，然不渴也，食触口不爽快。曰：此心胸间有支饮故也。则与茯苓饮，服数日愈。

浪华岛之内贾人伊丹屋某者，尝患腹痛。腹中有一小块，按之则痛剧，身体尫羸，面色青，大便难通，饮食如常，乃与大柴胡汤饮之，岁余少差。于是，病者徐怠慢不服药，既而经七八月，前证复发，块倍于前前日，颇如冬瓜，烦悸喜怒，剧则如狂。众医交疗不差，复请治。先生再与以前方，兼用当归芍药散，服之月余。一日大下异物，其形状如海月，色灰白，形有似囊内空虚，可以盛水酱。其余或圆，或长，或大，或小，或有似纽者，或黄色如鱼馁，或如败肉，千形万状，不可枚举。如此九日，而后旧疴顿除。

一客某尝患头痛，既痛则呕，其发也，语言不出，但手自打其首耳。家人不知其头痛也，皆以为狂矣。先生诊之，腹大挛恰如线引傀儡之状也，盖头痛之甚，有如狂状也。急与吴茱萸汤二帖尽之，疾即愈。

岛之内人周藏者，患腹痛，或时忧惨愦愦，如此数年也。来谒求治，先生诊之，疾在胸胁，且心下有物几如将成块者，按之痛，身体羸瘦，面如菜色，大便硬，饮食减半。先生与大柴胡汤。服岁余，病稍退，以故停药。居半岁，病复发，彼心下之毒果成块，其大如瓜，硬且满，病者苦而喜怒之状恰如狂。他医治之无效，复迎先生，因又服前方，兼用芍药散。服可三月，大下臭秽，病全愈。

一男子患消渴，日饮汤数斗，小便称之，而食亦倍平日。先生与之以五苓散，月余而奏全效。

加贺侯臣某谒曰：余在国便脓血，既五年，众医不能治也，故来浪华求医，医疗之殆三年，然不治矣。有友人善医痞，投以桂枝加术附子汤及七宝丸，亦无效矣。先生诊之，腹满挛急，腹底有物，按之刚则痛，柔则痞，先生与排脓汤，服药数旬，沉疴得瘳。

有一妇人两脚酸痛，自腘至膝膑见紫色筋。其妇曰：脐下之悸有时上突于胸间，剧则精神变乱，方其时彼紫色者，忽焉去已则倏焉复来矣。先生乃服黄土汤，得之下血，疾全解。

浪华久太郎街贾人大和屋某妻，年三十余，经闭二年许，形如枯蛙，咳吐白沫，饮食不进。众医疗之，百力无效。一日发干呕，饮食药汁不得下，以故诸医束手，因迎先生诊之。其脉沉微而数，蒸蒸发热，四肢困倦，而懒动作，乃令服参夏丸及汤。五日干呕殆已矣，然困倦转甚，不能自转侧，更服当归芍药汤，兼以前方。后十余日，便闭五六日，屡登厕而不得利，自欲服通剂，一医以为可矣，因请先生。先生不可，益与前方。二月而后得快利，然诸症仍未除，反脐旁见块，胸腹生动，心下痞塞，不能饮食，与以柴胡姜桂汤。数日病减半，时偶恶寒，甚忽焉咳倍于始，昼夜吐白沫二三合，乃作小青龙汤与之。经二旬余，咳大减，于是再服当归芍药汤，旬余经水始来，尔后经百余日而瘳。

一男子某患肺痈，其友人佐佐氏投药，尔后脓出于口鼻，两便皆带脓，或身有微热，时恶寒，身体羸瘦，殆如不可药也，乃来求治。先生与以排脓汤及伯州散，经日瘳。

京师备前屋某，仆年十有三，患腹痛，面无血色，按其腹如虫行皮中，气力羸弱。先生与以鹧鸪菜汤，且以暖水送下紫圆，吐蛔数十头。又服汤，下利蛔数百头，经日复常。

一老妇脚足疼痛十余年，遂挛急为痿躄，身体羸瘦，腹中拘挛，胸张如龟背，仰卧不能转侧，唯饮食如常，以故气力不衰。先生与当归建中汤及硝石丸，逾月得步行。

天崎侯臣堀氏某，卒然发干呕，医与小半夏汤。七日不差，其声动四邻，于是迎先生请治。诊之心下痞硬，四肢厥冷，乃与吴茱萸汤饮之，三帖疾全治。

浪华伏见堀贾人平野屋某男，年十八，尝患痫。发则郁冒，默默微笑，懒与人应接，故引屏风垂帐避人，蒙被而卧。方其时，大汗出，大烦渴，饮汤水数十杯，小便亦称之。先生诊之，心下痞，腹中雷鸣，乃与半夏泻心汤及紫圆，发则别服五苓散。大渴顿除，小便复常，续服半夏泻心汤，久而痫减七八，尔后怠慢停药。

京师河东泉屋某母，年四十余，患外邪三日，舌上燥而黑，独语不能食。医下之，下利日十余行。家人惧而更医，医与养荣汤，下利顿已。尔后汗出，而大渴引饮，又更医。如此仅十日间，更医五六人，愈病愈变。于是病势渐衰，饮食不进，每郁郁懒言语。经十余日，大便始通，其色黑而滑，居三四日，形体羸弱，殆如不可救，举家益惊怖。迎先生诊之，心下急迫，腹微满，舌上深红，干燥而渴，大汗如流，足胕微肿，大便黑滑犹未已，乃与桃仁承气汤。须臾下燥屎如漆者数块，三日诸症顿除，但心下痞硬，不能饮食，更令服人参汤，至明日食渐进，经月复常。

僧某者肥前人患鼓胀，其始一医攻以大黄剂，病状自如，反短气、腹痛矣。此僧宿患伛偻盘散，起居不安也。今春乘舆而来，于京师谒先生曰：众医皆弃我，我以为犹有命矣，此疾可得愈乎否，当得先生一诊而决焉。先生诊之，胀自胁肋起，而及于小腹，逆气沸腾撞于胸，恰如波涛也。先生问其他，僧曰：热之炽每以日晡，大便硬，或咳，或目眩，饮食如平日也。先生与当归芍药汤，僧赍药去。服三日下利数行，腹胀既减半，然逆气未全愈。倍与前方，兼以消块丸，数日而瘳。

京师一女子，年九岁，有寒疾，求治先生。门生某诊之，蒸蒸发热，汗出而渴。先与五苓散，服汤渴稍减，然热与汗尚如故。其舌或黄或黑，大便燥结，胸中烦闷，更与调胃承气汤。服后下利数行，而烦倍加，食则吐，热益炽，将难救疗。先生曰：调胃承气汤非其治也，此为桃仁承气汤之证矣。服汤全瘳。

浪华人忠二郎者，其顶生疡，医针之治焉。其明日如寒疾状，发热炽盛，或恶寒。尔后疮根亦凸起，自项至缺盆悉见紫朱色，谵语，大便不通，病状最危笃。一医以为温疫，疗之不治，乃请先生。先生曰：是非疫，其所以似焉者，以疮毒上攻也。乃与葛根加桔梗汤，兼以梅肉散。得汤稍差，后再诊之，转与桃仁承气汤，以梅肉散峻下五六行，热乃退。盖此人谵语烦闷，眼中碧色者，此血证候也。

浪华一大贾辰巳屋某仆卒然咽痛，自申及酉忽四肢厥冷，口不能言，气息如存如亡。众医以为必死，举家骚扰，及戌时迎先生请治。诊之脉微细，身体厥冷，呼吸不绝如缕。急取白散与之，下利五六行，痛大减，厥复气爽。其明日与桂枝桔梗加大黄汤，须臾下黑血，咽痛顿除，数日复常。

摄都船场贾人某者之女年十八，大便秘难通者有年于此，近日经闭及三月矣。其父母窃疑奸通也，乃使医察焉。医曰：怀妊也。女不肯复，令他医察焉，医不能察知之，乃使先生诊之。按其腹脐下有一小块，手近之则痛。先生曰：此为蓄血，非变身也。乃与大黄牡丹汤。服汤三帖，下利十行，杂黑血，尔后块减半，又兼用当归芍药散，亡几[1]经水来，大便如平日。

京师吉田直之进妻，患脚气，众医疗之不治，乃迎先生诊之。两脚及口吻麻痹，脚微肿，胸中悸，大便秘涩，心下石硬，乃与防己加茯苓汤，兼用硝石丸。不几日肿消散，口吻及脚麻痹治，以故将停药。先生曰：毒未尽，恐后必又发矣。其人不听，而停药，后果再发，短气鼻迫，凶证渐见。乃迎先生，谢曰：妾方命停药疾再发，先生不弃，幸赐诊，死不忘也。乃与前方，下咽则吐，故与茯苓饮，呕稍罢，又与前方，兼以参夏丸，徐徐瘳。

艺州人某患腹痛，来谒于先生，自手按其腹，良久而谓曰：仆自得斯疾，索医于四方，吐下针灸无不极其术，虽然，百事无效，旷日七年。今来浪华，赐公一诊，虽死无怨矣。先生诊之，从脐旁至胸下挛急疞痛，日夜无间断，乃与当归芍药散，三日沉痾顿去。

妇人年二十三，左足挛急百日许。一日上攻吐，不能语言，医为脚气疗之，不治。先生诊之，胸腹有动，从小腹至胸下挛急，小便不利，乃作当归芍药汤与之。二帖，上攻稍弛，言语复常，腹痛仍依然，因与硝石丸。食顷，二便快通，尿色如血，诸症渐除，月余全瘳。

岛之内贾人木邑屋某者，患头痛。发则头脑如裂，烦闷不食，众医交疗之，百方无效。如此经数年，来请治。先生与桂枝加术附汤，兼用应钟散，时以七宝丸攻之，数剂旧痾不亦发。

今桥贾人升屋某者之男，年十七岁，毒发于脑户，十余日后，针之脓出。肿减，寝食稍复平日。然疮口不闭，脓水如涌。一日大战栗，身热殊甚，肿复凸起，施及颜颊，疮头结口，脓滴不出，谵语烦躁，大便秘涩。众医以为伤寒，治之无效，因迎先生请治。其父问曰：儿病众医皆为伤寒，不知先生所见亦然乎？曰：否矣，此疮毒所致而已，非伤寒。乃与葛根加桔梗汤及应钟。下利三四行，诸症顿减，尔后困眠，脉细数，热不去，饮大减。于是与梅肉散，大便快利，热去肿减。居之半日许，渐错冒不识人事，唇燥舌干，时狂言妄语，坐为演戏之状。乃以桃仁承气汤攻之，下利臭秽，而后微觉人事。三日之后，下黑血，饮食渐进，神气爽然。服之二月余，后转当归芍药

[1]亡几：不久；很少。

汤，数日全瘳。

京师三条贾人近江屋嘉某者，仆一日患头痛，状如感冒，及次日谵语烦躁，而不得眠，其翌周身厥冷，于是求治。先生诊之，脉微细欲绝，眼中赤，四肢强直，口不能语言而呕，乃与当归四逆加吴茱萸生姜汤。食顷呕止，诸症稍差，但心下石硬，按之则痛，不欲手触之，依更与桃仁承气汤二帖。大便快通，硬痛顿除，于是复与前方，数日而全瘳。

浪华一大贾岩城氏，仆初患头痛，次日腹痛而呕，手足厥冷，大汗如流，正气昏冒，时或上攻气急息迫，不能语言，先生与以吴茱萸汤。诸症顿除，既而困倦，四肢掷席，乃更与当归四逆加吴茱萸生姜汤，经数日而瘳。

门生某患脚气，其始两足微肿，通身麻痹，而口吻最甚。自作越婢汤服之，尔后两脚痿弱，不能步行，头发热而汗出，心下痞硬，食渐不进，胸中悸如奔豚之状，有物升降于其中。先生使之服木防已加茯苓汤，烦、悸、呕而不能下药汁也。门生自以为难治，依请先生诊，乃与茯苓饮，得汤呕逆烦悸即已，但两脚痿弱不差，更与桂枝芍药知母汤，徐徐复常。

甲州人某尝侨居于京师，患疟。其初医以为外邪也，与药而差矣。既而病者栉头疾复发，烦渴引饮，胸腹有动悸，明日又愈，愈又发，如此间五六日矣。众医数治数发，皆不知为疟，以为邪热依沐浴所致也，遂求治。先生曰：此医之误也。乃与柴胡姜桂汤，服药仅数帖，疾去如洗。

摄州吴田人吉田某者患疫，迎先生请治，诊之脉微细，身热烦躁，时时谵语，口燥而渴，大便秘闭。乃与桃仁承气汤，尔后大下血，家人惊愕，而告于先生。先生恬然不省，益服前方，不日而全愈。

尼崎侯臣猪濑氏女有宿痾，一时患疫，众医疗之不差，乃迎先生请治。诊之其腹有动，头汗出，往来寒热，燥结便秘，时时上冲，昏冒不识人，日夜如此两三度。乃与柴胡姜桂汤，以紫圆攻之，不几日诸症尽瘳。

贾人和泉屋某母年四十有余，患寒疾。经三日，舌上黑苔，独语绝谷。家人愕然，迎医诊之。医与三消饮，下利十余行，而病妇不知其下剂，惊愕更医。医诊与人参养荣汤，服一日下利即止，而自汗出，烦渴引饮，病状尤似危笃者。因又迎医，医与柴胡白虎合方，诸症稍差，食亦少进，病妇少安，以为渐愈。亡几日险证复发，殆如不可救也，又更医诊之。医曰：此为虚，乃与真武加人参汤。尔后下利黑血六七行，余证自若。凡更医十余，无微效。后请先生诊之，腹微满，舌尖赤，微带肿，大便滑而渴，乃与桃仁承气汤。服数帖，下燥屎如漆者数枚，经三日，诸症大差，但心下痞硬，不欲饮食也，

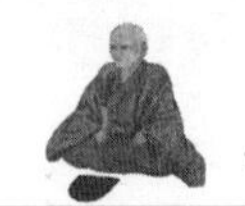

因与人参汤，数日复常。

淡州人某患恶疾，一身不知痛痒，两便失度，其面微肿有光，眉毛脱落。先生与桂枝加术附汤，兼用应钟散及七宝，服之数月，疾自若不差。更用白丸三钱，服五日小便悉血，后二日又吐沫，臭不可近，尔后寥复常。

一妇人小产后胞衣不下，忽焉上攻，喘鸣促迫，正气昏冒而不知人事，自汗如涌，众医以为必死。因迎先生诊，视之心下石硬，少腹濡，眼中如注蓝，乃与桃仁承气汤。须臾胞衣忽得下，至明日爽快如常。

滩横田某者患奇疾，事事怵惕，凡目所见，虽书画器物，视之从方圆曲直，悉如枭首，或如鬼怪，以故不欲见物也。然有过客则待之无新故，恳到如一，其人去则恋恋悲哀，瞻望不止。如此者数月，百事咸废，于是迎先生求治。诊之胸腹有动，心下硬满，大便不通，剧则胸间如怒涛，其势施及胁肋，筑筑之状形于皮外。乃与大柴胡加茯苓牡蛎汤，服数剂，而后下利秽物，疾大减。尔后头眩尤甚，于是与苓桂术甘汤，兼以紫圆，不几旧疴得瘳。

摄州荒陵山吹籁①工林氏之妻，病后脚生微肿，良久一身面目洪肿，小便不利，短气微喘，不能自转侧。求治于先生。诊之，与木防己加茯苓汤，日服七帖。经数日而小便快通，徐徐瘳。

一妇人浪华人，患鼓胀五年于此。近日病势最危，医以为不治，求治于先生。诊之，腹大满为凸，脐旁见青筋。先生曰：此非不可治，然如此痼疾，非一日、二日而可奏效。凡疾为痼者，非服药之久未可有效也。病妇曰：妾得此疾已五年，百方无效，今危笃，命在旦夕。幸而得救，死则足，唯先生命之从，岂有他乎？因与大黄牡丹汤。十余日小便大通，尔后小便快通，胀大减，尚与前方数旬，疾去复常。

和州人某来谒曰：仆年五十有余，从来未尝有疾。今虽既老犹矍铄，饮食倍于少壮时也，自以为昔时好角抵戏，故血气周流如此矣。自客岁丁巳春，食饵又三倍于少壮。至今年添渴，饮水数升未尝满腹，顷自警以数合为度。能食能饮如此，理当肥，而瘦日甚，他无所苦。先生诊之，而问其他。答曰：唯腹皮麻痹，小便频。乃与五苓散，服之渴愈。

浪华贾人某者，一身面目洪肿，小便不利，腹胀满，短气不得卧，其水漏滴于皮外，以故日夜易衣者数回，饮食大减。众医以为必死，因迎先生求治。先生与之以木防己加茯苓汤，数日小便快利，徐徐瘳。

①籁：古代的一种箫。

摄州荒陵山伶人某氏妻，患脚气水肿。众医尽伎，百方无效。其病妇周身有水气，目胞塞，小便不通，短气冲心，求治先生。诊之，与以木防己加茯苓汤，八九日未有效。门人某窃意非平水丸桃花散等无奏效矣，乃问于先生，先生曰：夫冲心之证，凡以气上攻所致也，然以峻下之剂，譬犹救火负薪，救溺授石也。何啻不利乎？其势益甚，不若用前方也。尔后病势渐进，命迫于旦夕矣，先生依然用前方不止。旬有余日而小便快通，疾差复常。

加州士人某者来在于浪泊，患麻疾七年，百治无效。其友人有学医者诊之，与汤药兼以七宝丸、梅肉散，久服不治，于是请治于先生。先生诊之，小腹挛急，阴头含脓，疼痛不能行步，乃作排脓汤与之。服汤数日，旧疴全瘳。

浪华道修街贾人备前屋某，仆年十余岁，腹痛不能卧，数日面色如瓜，其腹胀大，恰如群蛇之满囊中，按之则作声。先生与之以鹧鸪菜汤，尔后吐蛔数十头，逮四日又下百余头，数日瘳。

浪华道修街清兵卫者，仆年十余岁，有寒疾，初二三日服药，发汗不解，热反倍于前日，眼中赤，短气躁烦，手足厥冷，大便秘涩。众医皆以为元气虚，曰：非参附及白术等，不可以补其虚。因与理中汤，得汤疾弥进，因求治于先生，诊之曰：此所谓厥阴症，而血气迫于内所致也。乃与桃仁承气汤。其翌下利如倾盆，续服数帖，尔后厥冷甚，殆如将死者。更与当归四逆汤，厥冷即愈，再用前方，疾全愈。

阪南一旅客某者尝游学在于浪华，通刺谒曰：吾尝有湿疮，百方无效，荏苒至今。其始也，身疼腰痛，四肢不仁，状类于瘫痪，不能危坐，唯趺跏①如僧，以得安息。今又加咳一证，其咳不轻，依之昼夜不能安卧。医以为劳瘵，束手不疗，故来请诊治。先生诊之，曰：此血咳也，非劳瘵也。乃与桂枝加术附汤，服汤得瘳。其人谢曰：吾向委庸医，殆将不救死，幸有先生，得免人于鬼录矣。

浪华筑地贾人播磨屋某者，两足强直，不能步百余日，众医交疗之不治，因迎先生诊之。腹挛急，时时上逆，乃与桂枝加术附汤，兼用应钟散。服之月余，心下硬满而痛不可忍，更与大柴胡汤，时以紫圆攻之，数日硬痛尽除。尔后挛急倍，初不能仰卧，强仰卧则头不着于枕也，于是与桂枝加芍药术附汤，时以七宝丸、紫圆之。数十剂而其足稍得屈伸，尔后服药二百余日，疾

①趺跏：佛教徒的一种坐法，即双足交叠而坐。

去复常。

一老夫大便不通数日，上逆目眩，医与备急圆。自若因倍加分量而投之，得利，尔后身体麻痹，上逆益甚，而大便复闭。更医，医诊与之以大剂大承气汤，一服不得下利，服三帖下利如倾盆，身体冷痛而不能卧，大便复结。又转医，医作地黄剂，令服之，上逆尤剧，面色如醉，大便益不通。于是请治于先生，先生诊之，心下痞硬，少腹无力，即与桂枝加芍药生姜人参汤，服之三帖，冲气即低，大便快通。经二三日，冷痛止，得卧，大便续快通。二旬后，诸症去复常。

京师辰巳屋某者，仆当食时，忽咽痛，少间，手足厥冷如死者状。使二医诊之，一医为寒疾，一医为缠喉风，曰：此证宜备急圆。然未尝试，故辞不疗。乃迎先生，审语之，先生曰：备急圆固的当。与之一时许，大便快通，疾如洗。

一妇人年二十余岁，左足挛急，百日许，忽上迫抢心，且大吐，语言不出。医以为脚气冲心，与药不治，乃迎先生诊之。虽上冲心下，然从少腹至胸下挛急，小便不利。乃与当归芍药散，挛急差，口能言语，但加腹痛。更调下承气丸，小便快通，其色淡红，尔后疾瘳复常。

续建殊录终

附　录

以下诸症，先生自记，以所视于诸子者也。

一男子胸中烦闷，反覆颠倒，愠愠不能食，腹微满，小便不利，一身微发黄色。与以茵陈蒿汤，两便快通，诸症顿愈。

一男子卒然气急息迫，心下硬满，腹中挛痛，但坐不得卧，微呕，小便不利。与以大柴胡汤，诸症悉愈。

一妇人每好饮酒，一日大醉，忽然妄言，恰如狂人。后卒倒直视，四肢不动，吸吸少气，不识人事，手足温，脉滑而疾，不大便十余日，额上生微汗，面色赤，从胸中至少腹硬满不能食。与桃核承气汤，服五六日，瞳子少动，足得屈伸。至七八日，大便渐通，呻吟。十余日，诸症渐退。

一妇人年九十岁，患赤白痢，日七十行，舌上黑苔，身热如灼，时时谵语，渴欲饮水，绝食数日，腹皮着脊，息则摇肩，从脐旁至心下按之如石，动气尤甚。与调胃承气汤，数日诸症渐退。后腹痛，小便不利，清谷下利，手足微肿，疲劳尤甚，则与真武汤，诸症全得瘥。

一妇人产后忽烦闷，二便秘闭，少腹硬满，按之则痛，手不可近焉。两足洪肿，不得屈伸，干呕短气，命迫旦夕。与八味汤，兼用大黄甘遂汤，两便快利，小便昼夜六七升，恶露续下，尔后少腹满大减，按之不痛。经日浮肿不去，乃与木防己汤，兼以夷则丸，诸痔症全愈。

一丈夫患疫二十余日，谵语不识人，舌上黑苔，遗尿，不大便数日，午后烦热，剧则闷乱，食谷不下，两脚痿弱微生肿。与白虎汤，兼用解毒散，诸症渐愈。

一男子郁郁不乐，咳嗽短气，动摇则胸悸甚上气，微呕不欲饮食，小便不利，微盗汗出，时时抢于心下，或胸中痛。与苓甘姜味辛夏汤加人参，服药诸症渐退，逾月全愈。

一妇人胸中痛，烦闷不可奈何，切按摩之，则其痛移背，饮食药汁不下，若下咽必痛甚，一身肉脱，脉微细。与栝蒌薤白白酒汤，服二三帖而痛大退，饮食得下咽。尔后经十余日，痛再发，以粉蜜汤作丹，兼用之，不几日全愈。

一男子左足挛急，不能屈伸，时时转筋入腹，从少腹至胸下硬满，上冲不得息，自汗如流，两脚厥冷，二便秘闭，微渴，食如常，昼夜不眠，仰卧不能转侧，舌上微黑。则与乌头汤，服汤日八九帖，自汗止，厥愈，转筋大缓。两便不通，硬满如故，因兼用桃核承气汤二帖。经二三日，大便快利，续得小便通，尔后十余日，下利黑物，而诸症悉退。

一童子年八岁，大吐食后，发热微汗出，其明日无热，谵语咬牙，烦躁尤甚，呕不能食，四肢擗席，胸肋妨胀，按之无腹力，两便不通。与桃核承气汤，服药后神气复常，诸症悉退。

一妇人年二十余岁，去春以来绝食。谷肉之类，一口不能食，若食则心下满痛，或胸中满痛，吐之则止。每好饮，或热汤或冷水，若过饮则必腹痛，而吐水颇多。腰以下羸瘦，胸以上如平人，行步不异于常，按腹脐旁少腹坚恰如石，大便秘结。若用下剂则徒水泻而已，月水不来，其妇自言苦腹满，按之不满。则与茯苓泽泻汤，兼用硝黄汤，服之五六十日，渴少减。少食糖果，腹痛如故，微咳吐络血。后投当归芍药散，兼用蜃虫丸，诸症渐退。

一妇人足指疼痛，不得步行一日，腹中挛急，上冲于心，绝倒不知人事，手足温，脉数，两便不通。则与当归芍药汤，尔后小便快利，色如血，诸症顿除。

一妇人面发小疮，其色赤，眼中每生黑华。仰卧不得起，剧则从脐下至于心胸动悸，时时心中烦，不能奈何，足冷时疮色尤赤，经水如常，大便秘闭。则与奔豚汤服之，诸症渐退。

一男子患大头痛，心下坚满，按之痛，时时欲呕，眼中赤眩，不能视物，舌上黑苔，不大便十余日，不欲饮食。则与大柴胡汤，大便快通，诸症虽稍退，头痛如旧，后兼用七宝丸，全愈。

一男子腹肚胀满，脚以下洪肿，小便不利，不大便十余日，舌上黑苔，唇口干燥，心烦呕吐，饮食反如平日。与调胃承气汤，秽物大下，小便快利，胀满减如常，余症全得瘳。

一妇人月经数日不止，或月再见。肩背凝，腹中挛急或硬满，饮食大进，大便秘结，时时阴门痒，患之数年，百治无效。与当归芍药汤，兼用蜃虫丸，大奏治效。

一妇人卒心胸下硬满，痛不可忍，干呕短气，颠转反侧，手足微冷，且言患项背强，按之则坚，恰如入板。与十枣汤服之，才一帖，痛顿止，下利五六行，诸症悉愈。

一妇人常患郁冒，心中烦悸但欲寐，饮食或进或不进。一日卒然如眠，不识人事，脉微细，呼吸如绝，血色不变，手足微冷，齿闭不开，二时许气复，呻吟烦闷，言胸中有物，而苦胸腹动悸甚，胁下挛急。则与桃核承气汤，服汤一昼夜十二帖，下利数行，诸症渐退，后与茯苓建中汤，全治。

一男子腰以下痹，手足烦热，舌上黑苔，饮食如常，腰冷痛，则与八味汤，诸症悉愈。

一商夫志气郁郁，呕不能食，平卧数十日，从心下至胁下硬满，按之则痛，时时吃逆，夜则妄语，无热，脉沉微。乃与大柴胡汤，服后下利黑物，诸症全愈。

一男子年六十有五，常患喘息咳唾，不得平卧数十年，一日有身热，或休或作，数日不愈，痰带血出。翌日齿缝出血，连绵不止，其色黑如絮，以手引之，或一二尺，或三尺，剧则从鼻穴、耳穴少出，大便下黑血如齿缝，日四五发，一身无血色，处处发班①，其色紫黑。如此三日三夜，绝谷好饮，正神如有如无，平日所患之喘息顿止，得平卧，然不能转侧。乃与桃核承气汤，不几日而愈。

一妇人身体羸瘦，腹中挛急，经水少而不绝，上逆目眩，饮食如故，大便秘结，唇口干燥。乃与桂枝茯苓汤，兼用䗪虫丸，经日诸症全愈。

一男子心下硬痛，手足厥冷，汗出，呕吐，不能饮食。服紫圆二钱，下利数行，痛益甚如绞，冷汗不止。乃与大柴胡汤，硬痛益甚，更作乌头汤服之，诸症顿退。

一丈夫恶寒身热而呕，腰痛，口干燥一日，振寒发热，汗出而渴，如疟状，朝发，夕发，夜又发，脉缓，恶寒。尔后呕止，身热，腰痛，口干燥如故五六日，振寒再发，其状如初。则与当归四逆加吴茱萸生姜汤，诸症少退，经八九日发悬痈，痛不可忍，与大黄牡丹皮汤，脓溃，数日愈。

一男子患疫四日，发狂不识人事，妄言，大渴，不欲食，下利日五六行，腹皮着背，状如虚脱，胸中烦悸，脉微弱。乃与白虎加黄连汤，服二三日，妄言止，不下利，经六七日，诸症全愈。

一男子一身梨黑，少带黄色，至夜而身痒，搔之则终夕不得止。每月下旬振寒发热，腹中挛急，上冲于胸。一医以为黄胖病，不腹胀，胸无悸，饮

---

①班：古同“斑”。

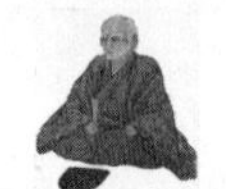

食如平日，则与葛根加大黄汤，服后黄色大减，痒渐瘥。

一男子卒患腹中痛，渴而时时呕，不大便数日，小便快利，短气息迫，头汗不止，舌上黑苔，心下硬满，按之痛，不欲近手，四肢微冷，脉沉结。乃与大柴胡汤，服之大得治验。

一男子患久咳，尝吐血，尔后气力大衰，短气息迫，胸中悸而烦，腹挛急，不能左卧，寝则汗出，下利日一二行，目上、足胕生微肿，咳不止，饮食少减，羸瘦尤甚。则与黄芪建中汤，盗汗止，挛急渐缓，得左卧，不下利，微肿散，咳依然。更兼用解毒散，经日诸症全退。

一男子尝患头重而微痛，鼻中寒，清涕不止，有年于此，按其腹从少腹至于心下挛急，脉微细，饮食如平日。则与桂枝加苓术附汤，兼用应钟散，诸症得治。

一男子两脚疼痛，不得屈伸，手足寒，腹中拘挛，饮食大减，羸瘦尤甚，时时痔血出二三升，他无所。乃与附子汤，兼用解毒散，尔后疼痛退，拘挛渐缓，饮食大进，经日诸症全治。

一大夫患疫，其初四肢隋①痛，身热恶风，干呕不能食，头汗出，腹挛急，按之则痛经日，五六日不大便，小便赤少，昼夜才三四合，谵语烦闷，咳而喘，时时发潮热，心下硬满，舌上黑苔。则与当归四逆加吴茱萸生姜汤，诸症少退。然心下硬满、潮热、便秘依然如旧，更作大柴胡加芒硝汤与之，全得愈。

一男子初患头痛恶寒，手足隋痛，干呕不能食，至四五日手足寒，喘急息迫，一身冷汗出，下利日四五行，脉微细，但欲寝。则与当归四逆加吴茱萸生姜汤，服之旬余，诸症悉愈。

一丈夫恶寒发热，头面肿痛，起则目眩，呕不能食，大便秘闭，小便不利。则与桂枝加苓术附汤，兼用紫圆，尔后诸症全愈。此病所谓头瘟者也，患之者顷日颇多，若剧则口眼㖞斜，肿痛尤甚，目眩，以上之诸症非于主症也，若认为小柴胡汤或茯苓甘草汤之症则误也。

一男子眩不能立，胸下硬痛，肩背强如入板，饮食如常，大便秘结。则与当归芍药汤，服之数日，诸症悉愈。

一男子短气息迫，喘不得卧，面色纯青，胸中悸，脉沉微。则与茯苓杏仁甘草汤，服药三日，诸症全愈。

---

①隋：古同“堕”，垂落。

一妇人腹痛，按之硬满挛急，时时发热，小便不利，手足微肿，咳，目眩，患之百余日。一医投大柴胡汤，下利日甚，热益炽。则迎予，与以真武汤，服一二日，热退利止，经五六日，小便快利，肿去，食大进，腹不痛。虽起不眩，硬满挛急如故，乃兼用当归芍药散，诸症渐退。

一禅师平日饮食停滞，胸腹有动悸，雷鸣呕吐，腹中痛，志气郁郁不乐。一医与附子粳米汤，或半夏泻心汤不愈。一日呕吐甚，累日绝食谷，呕吐益甚，服小半夏汤或小半夏加茯苓汤，疲劳日加，烦闷而欲死。予投茯苓泽泻汤，呕吐止，翌日啜糜粥，不过十日，诸症全愈。

一男子恶寒身热，头痛四肢惰痛，恍惚如梦，微渴微呕，胸肋挛急，引胸下痛，咳嗽而吐痰血。则处之以当归四逆加吴茱萸生姜汤，兼用解毒散，服之诸症全得愈。

一小儿年四岁，病痘疮后，虽经三十日，头面不落痂，疮痕含脓，小便不利，身有微热，头汗出，腹硬满，大便不通，烦闷难得安眠。则与葛根加大黄汤，服后下利，臭恶秽物过多，小便如红，二三日疮痕脓去而结痂，诸症悉退。

一丈夫年五十有余，手足麻痹，不觉痛痒，头重，小便不利，舌上黑苔，饮食如平日。与以桂枝加茯苓术附汤，兼用应钟散，服之月余，诸症悉愈。

一妇人患胸痛一二年，发则不能食，食则食不下于咽，手足微厥，心下痞硬，按之如石，脉沉结。乃与人参汤，服之数旬，诸症渐退，胸痛全愈。

跋

家君尝辑《续建殊录》矣，人或欲梓焉。家君曰：譬之资章甫而之越，越人断发文身①，谁承用之？知其不用，而徒罪李枣，非余志也矣。遂不许焉。顷书肆某来，恳请上梓于宪，宪熟思夫章甫用舍在人，无患于世，今此举之明益于后氏也大矣。宪闻医也者，仁术也，与其有益而秘之帐中，非宪志也，公之于世亦非仁之一端乎？乃以数言记于卷尾。

文政五年壬午三月朔

武贞宪识

①断发文身：古代吴越一带风俗，截短头发，身刺花纹，以避水中蛟龙之害。借以指未开化的民族。

医论医案篇

『东洞先生答问书』

日·吉益东洞　讲述

日·尾台逸士超　校订

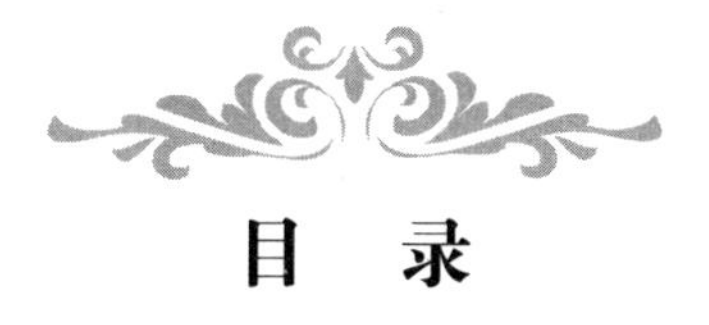

目　录

东洞先生答问书

万病一毒，无病不怠，不愈而死，何?

问曰：先生常曰：万病一毒、众药皆毒，以此毒攻彼毒，毒去复故。故方法不愆焉，则无病不愈也。小子执杖履，从先生数年，谨观先生处疗之法，无论世所谓劳疗、膈噎、喘息、痿躄、瘖症、盲聋、黴癞之类，其他一切沉痼废疾，皆为万病一毒，疗之而无不愈焉者。于是乎知先生不欺我也。然间有病不愈而死者，亦似难云无不愈者，何如?

答曰：善哉问也，此吾子以未达疾医之道也。夫死生者，天命也；疾病者，人事也。余故云，疾病者医之所当治也，死生者医之所不与也。疾医之为职，唯在治疾病。治疾病，在除其毒。故万病视毒之所在，投毒药之剂，以驱除之。则病毒去，而疾苦尽解。若夫病毒去、疾苦解，而后死者，是命也，无奈之何也。苟为疾苦死者，岂得委命乎? 盖方证相对，病毒无不除，复无不愈。若夫虽病稍差，其毒未迨全除而死者，多治疗失时机者也已。若使病者预知微，能使良医得蚤从事，则疾可已、身可活也。奚不治之有? 吾于其思之。

医不预死生，何《周礼》稽其事?

问曰：疾病者，医之所当治；死生者，医之所不与，既闻命矣。然《周礼》曰：岁终则稽其医事，以制其食，十全为上。何如?

答曰：是稽医事之当否耳，非稽死生多少也。若谓以死生制其禄，恐非圣人之意也。郑玄以全为愈，殊属误解。全，非愈之义，医事会而无失误之谓也。盖治法十全，疾苦已解，而尚有不得生者，是命也。岂可以死生多寡论医术精粗乎? 疾医条曰：死终则各书其所以，而入于医师。可并观矣。

死生者医之所不与者，似非古义?

问曰：《周礼》疾医职曰：以五气、五色、五声，眡其死生。然则先生云：死生者医之所不与者，似非古义。何如？

答曰：察声与气色，眂其死生，而命不可如何也。故曰：死生者命也，医之所不与也。医唯以治疾病为己任而已。是天人之分也。夫《周礼》之书，成于汉儒之手，故虽有古言、古义存焉者，而不可尽信。故余于《周礼》取一二策耳。郑玄不知医事，谩为之解。其言宜取舍，吾子察之。

四时气不伤人，悖《国礼》哉？

问曰：先生常曰：四时之气不伤人；然《周礼》曰：四时皆有厉疾，春时有痟①首疾云云。何如？

答曰：是不知医者之言也。今观四时之疾，未必如其言，则可以知其妄诞也。是皆因阴阳、五行，生克、配当之理为说耳。盖人之所以患疾病者，其人素有郁毒，与外邪相感应而发者也。是故邪气虽自外侵，内无郁毒者，不病。所以一乡成病，而有不病者；一家成病，而有不病者，或所病有轻重也。非天私，非人不居气中，内无郁毒也。孟子曰：人必自侮，然后人侮之；家必自毁，而后人毁之；国必自伐，而后人伐之。苟如此，则虽无外患，其究必有内乱。其义岂不昭然乎。

疠疫内毒，当何治之？

问曰：先生常曰：世俗所谓伤寒、疠疫者，非特外耶，内毒为之感动而发。然则治之，何如？

答曰：善哉问也。夫伤寒、疠疫之为病，其证千变万怪，不可名状也。然能诊察其腹证与外证，审视毒之所在与邪之所凑，以处方剂，或汗、或吐、或下、或和，则其毒咸除。向之千变万怪、不可名状之患，应手而消。岂特伤寒、疠疫，诸病皆然，此之谓万病一毒。

疾退欲食，先养再攻，可否？

问曰：病人绝食垂死者，投汗、吐、下之剂，疾苦稍退，欲饮食，则暂止药剂，以进食滋，将养调护，而后攻之。何如？

答曰：此姑息之爱也。若病人欲食，则可药食并进。《素问》曰：药以祛之，食以随之。盖虽药御其肯綮，苦楚稍退，而病毒未至全除者，若止其药，

①痟（xiāo）：头痛；酸痛。

则邪势再张，终至不可救。伍员①曰：去疾莫若尽。斯语可以为治疗之法则矣。

有不能食而死，是命乎？

问曰：病人有不能食而死者，是命乎？将有救疗之术乎？愿闻其义。

答曰：非命也，以有病毒也。若无病毒，以天数而终者，至死必不绝粒也。故内有病毒，而不能食者，能除其毒，食气自生。是以医之于病人也，不惧其不食，不忧其羸惫，唯恐毒之不除也。盖大病向死，呼吸、色脉已绝，而腹中动②未绝。能观病之所在以处方，能命中，则必瞑眩。或战汗，或吐泻，或半日，或一日，其所疾苦脱然愈，是余四十年来所亲试实验也。故为不能食而死者，非命也，病也。夫方证相对，则无病不治。故为医者，技术不可不精究，方法不可不谙炼。其术已精究，其法已谙炼，而不能活死人，是命者，医之所以不可如何也。故扁鹊曰：越人非生死人也；此自当生者，越人能使之起耳。

大病绝食自死，峻剂可用乎？

问曰：大病虽精神衰耗、肢体羸瘦、绝食向死者，若有其证，峻剂尚可用乎？

答曰：疾医之门，无峻剂之目。众药皆偏性之物，加之以剂和之妙用，能奏理外之术。故如甘草、大枣，本草以为平和之药；小麦、蜂蜜，平素食料之品，然如甘草粉蜜汤、葶苈大枣汤、甘草小麦大枣汤，用之能中其病，则瞑眩吐泻，而病即瘳。虽本草称大毒者，不中病，则无有瞑眩，亦无有瘳。神气之衰耗、肢体之羸瘦，皆剧邪烈毒之所致也。故能驱逐其邪、荡涤其毒，则饮食自进，神气随旺，羸瘦渐复常，何顾忌之有？治验载在《建殊录》，可熟读以理会治法矣。

先妣尝患痰喘胸痛，时年七十有三，病革矣。余曰：死，命也，不可如何。虽然，所忧如此，岂可委于命乎？请见予之所为。众皆栗栗怀疑惧。余曰：病势峻急，死生在于瞬息。药难再，非一举以歼酷毒，噬脐不及。乃作

①伍员：即春秋时期的著名人物伍子胥。

②腹中动：当是指对脐旁腹主动脉的诊察。《难经》以脐为中心，分别言“动气”在上、下、左、右各如何。此虽属附会五行，但日本医家禀此而建立了以注重诊察腹主动脉的“腹诊”流派之一，并被当代腹诊研究者名之为“难经派”。

南吕丸，倍甘遂以进之。顷发瞑眩，吐泻数回，脉息微微，如死状者一昼夜。至明日，爽然如宿醒之解，而复常，其后壮健无病，以天年终焉。是当时子弟所亲见也。

望闻问切，不俟何为?

问曰：《素问》以望、问、闻、切，为诊候之法。则中庶子所言，亦无非此义。然扁鹊独曰：不俟切脉、望色、听声、写形，言疾之所在。其言水炭不啻，愿闻其详。

答曰：不候，非舍而不取之谓也。扁鹊亦曰：闻阳、闻阴；又曰：病应见于大表。可以见矣。唯固执四诊，以求病施治，必不能无模糊拘滞之愆。后世之医，皆坐此弊耳。夫病证有主客，有标本。何谓主？何谓本？病之所在是也。达者之于诊按，直视病毒之所在，以治之。是以百般客证，皆随而治。犹伐本干，则枝叶自枯；斩首魁，则群贼从败也。故曰：物有本末，事有终始，知所先后，则近于道矣。中庶子不知病有本末，又不知治有先后，欲屑屑乎因四诊以求疾情，数数焉内外本末齐治，是扁鹊所以发叹也。

何以能直诊病毒之所在?

问曰：先生云：达者不俟切、望、听、写，直诊得病毒之所在。然其术固非容易可得，如何？

答曰：此非言语文字可遽谕者。吾子能守余教，亲验之疾疢①，切试之事实，积以岁月，则默识神契，自然可了会矣。要在专心解悟已。

执扁鹊言，殆似已甚，何如?

问曰：勿论《素》《灵》《难经》，虽仲景之书，亦有似以病因、病状为治疗之目的。而先生确乎执扁鹊之言者，殆似已甚。何如？

答曰：《素》《灵》《难经》，其说脉理、论病由，可谓神妙不测矣，而无方剂之可以供处疗者。徒论其义理，亦何为？况其义、其理，多出臆想悬度乎。余尝谓《素问》，病论之书；《灵枢》，针刺之书；《难经》，脉理之书。俱后人之伪撰，唯《素问》有一二古言存焉者，举在于《医断》中，其他皆无用之论，一扫之可也。仲景之书，其论因、说脉者，唯示其梗概耳，固非

①疢（chèn 趁）：热病，亦泛指病。

以此一为治法之规矩者也。且其言因与脉者，后人搀入居多，不尽可信也。是余所以从事于见证，而不拘泥因与脉也。

随证处方，何不取真名？

问曰：先生疗病，唯随其证而处方剂，不取其名。愿闻其义。

答曰：凡治疾之法，视邪之所凑、察毒之所在，随其证而处方，不拘病名、病因，此则仲景之教也。故其证同，则万病一方；其证异，则一毒万方。能达仲景之旨者，自知之。

据腹症以处方，何有不治者？

问曰：小子奉先生之教，一随腹症以处方，而有治者、有不治者。何如？

答曰：此术之未熟，而方之不中也。当病证错出、苦患竞起之际，有主客、本末难辨认者；而治之前后，亦不易断决。是以处方一差，不特疾不治，或致不起，可不惧乎。然而治疗之妙处，固非言诠、指画之所遽能论也，要在体认自得。吾子居之无倦、行之不惰，则技术自然圆熟。诊疾施治，心应手随。官知止而神欲行，决疑似、断趣舍，不害思虑，自无不中矩度焉。其于救危济急乎何有。请勉之。

先生施治，何异扁鹊、仲景？

问曰：先生施治，多用副方。或汤，或丸散，是扁鹊、仲景所不为也。何如？答曰：然。此余多年精思研虑之所发明也。盖诸病险证错出，为苦患者，本方攻其本，副方制其末，掎①桷②以击之，其功甚速。夫能攻而拔病毒者，秦张之徒也。谓之与秦张同归，不亦可乎。

读《伤寒论》，有法乎？

问曰：读《伤寒论》，有法乎？

答曰：有之。《伤寒论》虽成于张仲景之手，叔和诠次之，加以私说，方剂亦杂出，失其本色者，往往有之。且历世之久，讹谬错乱，非复叔和之旧。辨其真赝，非容易也。且成无己以来注家，皆不得仲景方法之旨；又不试之事实，徒以《素》《灵》《难经》之意，释之、疏之，以致方枘固凿。读其书

---

①掎（jǐ）：拖住，牵引。

②桷（jué）：方形的椽子。

者，所以益读益误也。故先就良师，学疾医之道，能通晓古今医道之变乱，然后临其书。譬犹悬明镜以照奸媸，邪正真赝不可得而掩，而后方可以见仲景之真面目矣。此之谓读法。

何以酒客病，不可与桂枝汤？

问曰：《伤寒论》曰：如酒客病，不可与桂枝汤。以酒客不好甘故也。此言何如？

答曰：是后人搀入耳。有其症而投其药，何避好恶之为？凡酒客之病尤多毒，余常不论药之甘苦，随证处方。至药之中也，必致瞑眩。或吐出苦酸水、败血，或泻下陈腐臭秽之物；随投，随吐泻；宿毒尽而后已，无不得全治者。古人曰：酒烂肠之食。信夫。

攻疾养精，《周礼》何云养病？

问曰：先生云：疾病云攻，精气云养。然《周礼》曰：养万民之疾病。何如？

答曰：精气者，人所以保生也，可养以维持焉。滋养之者，谷肉果菜已；病毒者，人之所以受害也，可攻以芟①夷焉。攻击之者，毒药已，毒药何养之有。《周礼》兼言之耳。观谓以五味、五谷、五药养其疾可见矣。自道家修养之道混于疾医，以药石为补元、养精之品，至不知为逐邪、驱病之物。故见病人精神衰乏、饮食不进、羸惫日加者，欲以参、芪、苁蓉之类补之，徒舞弄病者，终无寸术焉。夫病人精神衰耗、不食羸惫者，以有毒也。故药以逐除其毒，食以滋养其精，则精神渐旺、羸惫日复。《素问》曰：药以祛之，食以随之；又曰：毒药攻邪，五谷为养，五果为助，五畜为益，五菜为充。是以可见其义矣。

方用五谷，五谷毒乎？

问曰：众药皆毒。既闻命矣。而方剂有用五谷者，五谷亦有毒乎？

答曰：药者，攻病之器；食者，养精之具。故养精，随其所好恶，谨节食之；攻病，不避其所好恶，从法用之。故虽五谷，配之药方，则为逐邪、除病之良材，而攻伐之意，自在其中矣。岂特五谷，酒、酢、饴、蜜、圭、

---

①芟（shān 删）：割草，引申为除去。

姜、枣、肉，亦日用之食料也，然供之药材，则剂和之妙用，反为攻病之利器。此所以不可以饮食之理论也。诸家本草，不知此义，遂致后人之谥谬，不可不辨也。

方不得法，死非命焉？

问曰：孔子曰：人有三死，而非其命也，己自取也。敢问方不得其法而死者，何如？

答曰：方不得其法，方证龃龉而致死者，非命也。故技术不可不锻炼，方法不可不审明。苟术之不精、方之不中，而致死者，医之罪也。能从扁鹊之法，而用仲景之方，则疾苦无不治也。若疾苦已治而死者，是命也，不可奈之何也。孟子曰：尽其道而死者，正命也；桎梏而死者，非正命也。吾子思之。

季康馈药，丘何不尝？

问曰：季康子馈药，拜而受之。曰：丘未达，不敢尝。其意何如？

答曰：《周礼》曰：聚毒药，以供医事。药皆毒也。孔安国曰：未知其故，故不敢尝，礼也。按古无馈药之礼，以其有毒也。馈毒于人令死，古谓之馈药。所以无馈药之礼也。周之末，礼失俗变，贵人问疾，或馈之药。孔子以为非礼，然却之则不恭，亦非礼也。故以丘未达其礼为辞耳。

医需有恒，真理何在？

问曰：南人有言，人而无恒，不可以作巫医。何如？

答曰：此语又见《礼记·缁衣》篇。郑玄曰：言巫医不能治无恒之人，可谓善解矣。考亭①之说误矣。盖无恒之人，中无所守，随人迁转。今日尝甲药，又明日尝乙药，前医未及奏术又自疑。或闻人言，变动不定，虽有卢扁，未由施其术。夫子尝曰：得见有恒者，斯可矣。可以见其义矣。

造化人事，其详何如？

问曰：先生常云：务人事，而不论造化。愿闻其详。

答曰：人生于两间，具四肢、百体者，皆造化之为也。故目之视、鼻之

---

①考亭：宋代理学大家朱熹晚年徙居建阳考亭，故亦称考亭。

嗅、耳之听、口之言、四肢之动作，以至肤而汗、前而溺、后而屎，孰知其理？饶使强穷其理，要不过臆揣也。是论造化之所以为无益也。若其生病也，诸症杂出，或为聋、或为盲、或为鼽①、或为喑、或为偏枯、为四肢不遂、为黄汗、为盗汗、为二便涩闭、为自利，变幻百端、无有底止，是之谓病应见于大表。夫人之视听言动，皆造化之所为也；变视听言动者，皆病毒之所致也。病毒者，毒药之所为制。而疾医之任也，诊其腹证、观其外证、察邪之所凑，与疾之所伏，处其剂以驱除之。则视听言动，皆复其常。犹伐根柢，枝叶自枯，斩酋魁，党羽随亡也。此之谓万病一毒也。人事之务，如此而已。吾子勿混造化之与人事矣。

方证相对，不治者何？

问曰：先生常云：万病一毒。方证相对，无病不治。弟子拳拳奉教，每疗沉痼废痾②，极力攻之，尚有不治者。何如？

答曰：方证相中，岂有不治之理乎。然至沉痼废痾，假使方证相对，难以一旦荡涤积年之痼毒。苟至的知此方治此病，若一年，若二三年，不治不措，攻疗之久，遂中肯綮。则病毒溃败，若吐泻、若战汗，至其甚，有如死状者。不惧其瞑眩，仍用前方，则病毒咸除，疾苦如失。其征载在于《建珠录》《医事或问》。然眩惑死生者，不能学也。吾子勉之。

守方无术，当守当更？

问曰：疗病者，有或一月、或数月，而无寸术；转其方速愈者。然则固执一方，而期术于久远，亦似守株。何如？

答曰：否，是胸中无定见，治法无条理也。是以动辄转其方，假使其中，亦偶中耳。前方之失，后方之得，共非汝力也。故不足记以为后图，不足传以为遗范，则亦何矩则之有。是皆坐术之未熟、法之未明耳。盖处方之始，慎审其证，以为措置，是医之要道也。书曰：慎厥终，惟其始。此之谓也。夫治法之失规矩二千年，各自作为方剂，欲多其物以中之，尚且不慊③叨为去加增减。其临病处方也，朝更夕改，以希其瘳，是皆无规则，以臆想为治故也。呜呼！二千年来，不幸死于晦昧之手者何限？岂不长太息哉。

---

①鼽（qiú 求）：（鼻孔）堵塞。

②痾（kē 科）：古同“疴”，病。

③慊（qiàn）：满足，满意。

预知死生，果如是焉？

问曰：世医有以知死生为第一义谛者，何如？

答曰：是司命自居、圣知自夸，敢妄为大言耳。是不啻欺人，亦自欺也。夫以凡庸之知，勇断其死；曰药无益，望望然舍而去之，可谓医乎？太仓公①终身以知死生为事，犹曰所期死生时时失之，不能全。仓公犹然，况于今医人乎。其妄诞可恶哉。

医称仁术，其义何如？

问曰：医称仁术，其义何如？

答曰：天地大德，曰生；又曰好生之德，圣人则之，以安天下之民。仁者，圣人之大德也。后之君子，学圣人之道，以成其德者，仁为至焉。孔子曰：君子去仁，恶乎成名。所以命君子者，以仁也。故孔门之学，必依于仁。夫先王制礼乐、立刑政，以养斯民，无所不至。然至疾病夭横，礼乐不能治、刑政不能救，故立疾医之职，以疗万民之疾病。是亦安民之一端，所以称之仁术也。故为医者，深体先王安民之意，常持恻隐之心，不为名动，不为利疚，唯以救人之疾苦为己任，而后足以称仁术。汝曹宜体此心焉。

扁鹊仲景，何不复出？

问曰：扁鹊、仲景之后，疾医之道熄，世皆阴阳医而已。何以不复出扁鹊、仲景乎？

答曰：道之兴废者，命也。虽圣人不能奈之何也。故曰道之将行也与，命也；道之将废也与，命也。疾医之道熄焉不行，亦命也。夫太仓公挟术数以骛诡辩；皇甫谧、王叔和，专论经脉以饰其技；葛、陶、巢、孙，杂神仙养性之说唱吾道；至宋，理学盛行，医人皆舍实事而谈空理，以荧惑后进。虽有俊民，惯童丱②所习，漫不之省，终身不能出其范围，数弊相承，坏乱极矣。恭惟照代文远大开，仁政溢于四海。如不才为则，幸藉天之宠灵，得窥千岁不传之道于残简蠹篇之间。以扁鹊之法，执仲景之方，试之事实，四十年于兹。药之瞑眩，无病不愈者。千岁虽复矣，万里虽遐矣，圣贤之法言、

①太仓公：即西汉名医淳于意。

②丱（guàn 惯）：儿童束发成两角的样子。

良医之方法，如合符节。于是乎知先贤之不欺我矣。然继绝迹、兴废道，命也、时也，何有乎我哉。今也四方之生徒，受业而归者，皆施斯术于其邦。则疾医之道，已行于海内。二三子益愤悱碎励，缵①翼余业，以传之于天下后世。余蚤死焉，尚不死也，岂不愉快哉。

①缵（zuǎn）：继承。

小池泝跋

东洞先生以卓绝之资，崛起于千岁之下。超然远缵秦张之绪，以明疾医之道。其仁于天下后世者，不广且大乎哉！泝往年游于东都，从于榕堂尾台先生而学焉。一日先生出《疾医答问》一卷，谓泝曰：斯书虽成其门人手录，其说皆出于实践亲验，无非真理活机者。是以片言只语，足以为吾道之楷则焉。虽然，以写本传之久，舛讹错乱不鲜，余将校订以为初学人路之标榜矣。无几，泝辞而北归，顷者校订始成，改题《东洞先生答问书》。邮赐一本，盥手焚香读之，其所校勘补订精到缜密，能使东洞先生微言奥旨，炳乎详明焉。呜呼！微榕堂先生，殆使千古宝典空饱蠹蟫矣。则所以羽翼东洞、教诲后学者，其功不亦大乎。志济世者，善熟读翫①索，则于疾医之道，思过半矣。

天保十二年龙集辛丑夏六月

门人　会阳医员　小池泝　谨识

①翫（wán 丸）：同“玩”。

水野清跋

一世之所趣而舍之，一世之所合而趋之。挺然特立，回狂澜于既倒，非豪杰之士不能也。昔东洞先生于五运六气之说盛行之世，卓然独从事于古医方，不顾笑侮。人侧目视之，久之海内靡然从之。及先生谢世，高足弟子亦从就木，古医方稍衰。榕堂先生有慨于此，继遗绪、修废坠，以底柱急流，于是其衰者复兴矣。呜呼！东洞唱之于举世不唱之日，先生和之于举世不和之日，以振起后进。其所抱负，非有大过于人者，恶能如此哉。余少孤，无所依归，幸因乡之先辈，私淑东洞。既而闻先生之风，而心窃向往焉。及游江户，获列门下，益服先生之术异于他人之选焉。适《东洞先生答问书》校订成，余捧读玩味，不忍释手。先生常语余曰：吾子不为医则已，苟为医，当精究古疾医之道，以对扬国家安民之政。余敬奉教，日夕讲究，期于有成。俄而遭母氏病，仓皇北归。徒碌碌乎阿母膝下，无复为已，可胜欢哉。顷日适读此书。追忆往时，倾慕无已。谨书一言，以附卷本。

天保十有四年岁在癸卯春三月

门人　会阳医员　水野清　谨识

医论医案篇

『东洞先生遗稿』

日·吉益南涯　吉益清
吉益辰　辑

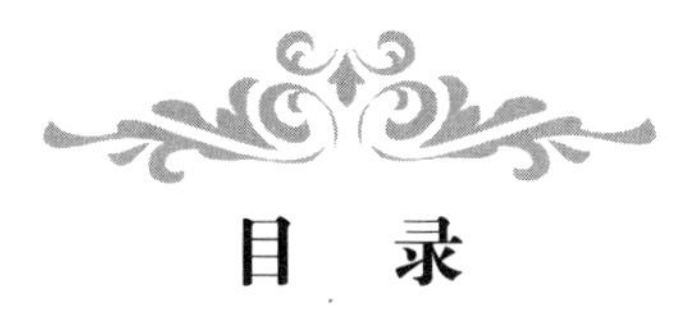

目　录

序

君子豹变、大人虎变①，德不可敛、道不可掩，室内密议，海外称之，维我先考。尝废寝食，窃思济世，遂复秦张之术，以拯疾人之毙；疾人再起，欣喜欢愉，无不永葆肢体，唱者和之、麾者随之，率来受惠；声誉洽施，众庶奉币；帐前弟子，拱手列立，趋进翼如，唯先生所制也。乃授之道，确焉凛凛、溶焉潜潜，维此先考。谤毁亦多，山陵树高，风或拨之；廊庙爵高，士自妒之。其何之咎？云从龙、风从虎，矍圃②之业，识者先赴，先考毁誉，可以观矣。如何旻天，俄降薤露，魂气俱谢，身形复故。今维嗣嫡，命于厥父，梓刻遗文，传于千古。总匪揄扬文藻，观志言语。名曰《东洞遗稿》。先考姓吉益，名为则，字公言。东洞，其号也。

宽政元年己酉孟春

男　清　子直　谨序

---

①君子豹变、大人虎变：宋·陆佃《埤雅》、清·陈大章《诗传名物集览》分别引用此语谓："《易》曰：君子豹变、大人虎变。豹变，言变而为豹也。杨子曰：狸变则豹，所谓豹变，故《象》曰：其文蔚也。虎变，言变而为虎也。杨子曰：豹变则虎，所谓虎变，故《象》曰：其文炳也。"《埤雅》概其义谓"教而驯之，盖亦有道矣。"

②矍圃：《礼记·射义》曰："孔子射于矍相之圃"，后世遂以"矍相圃"或"矍圃"为其地之名。

东洞先生遗稿

书　一

与鸥渚书

不佞为则尝在艺之时，既知足下豪杰之士。心窃向往，未由往谒。今为贵体有恙，千里命驾，俨然辱临，幸于是乎甚。日所视赠藤兰嵎书，尊信古学、排斥宋儒，益信足下豪杰。足下艺藩山斗，是以足下所善，国中必善焉。夫言古者，必有所征矣。故曰：非先王之法言，不敢道。不佞向往于足下。其唯是欤。

又闻，吾友惠美三伯①亦足下之一相知也，彼亦一俊人。苟非豪杰，若足下者，必不能喻之。是所有术于足下也。三伯于吾技乎不疑，唯虚实补泻，或不能无之。夫精气夺为虚，邪气盛为实；攻病必以毒药，养精必以谷肉果菜。是古哲之言，信而有征矣。

洁古、东垣之辈，言仲景、言古方，未始知其用古之方法也，则安知其立论处剂，非自我作古者也哉。语曰：同道相谋。足下好古，不佞亦好古，岂可不谓同道哉。是所有术于足下也。孔子曰：足则吾能征之。仲景之书，彰明较著，足以征矣，何必外求。不可改作，固也。今闻足下归国，乃此言以及三伯，彼一俊人，必有所喻。唯足下之力是依。颛此奉恳。

复田龙介书

孟夏辱赐书，审悉近状。而知足下浴药汤，头痛发热、咳嗽倚息、起居不安，瞑眩之与邪毒状。一则以喜，一则以惧，尔后奈何，请详示焉。来谕所云，鄙意有不安者焉，故聊述而请正。夫医属方技，固贱业也。虽然，圣

①惠美三伯：即惠美三白（1708－1781），门人辑录有《吐方私录》。

人安天下人民，以礼乐刑政，而其犹有所病，故周公置大医职，使之掌养万民疾苦，是亦安民一端矣，而其治疾有所由。夫道者，有所由之谓也，故虽不敢比圣王之道，而谓之道不亦可乎。

中叶以来，与古异术。不佞一意从事仲景氏，洗挽近之秽，谓之起废道，不亦可乎。不佞虽业医，而亦王者之民也，故学先王之道，以修身、齐家、超乘而上。欲卷怀之。子游曰：君子学道爱人，小人学道易使也。《传》曰：一家仁，一国兴仁。礼也者，先王所定。大则经礼三百，小则威仪三千。是皆先王之道之标准也。仲虺云：以礼制心，故恭俭庄敬。礼，教也；乐也者，圣人之所乐也，而可以善民心。庄子云：致乐以治心。故广博易良。乐，教也；中和者，德之至也。礼以教中、乐以教和。礼乐不言，而能养人之德性，能易人之心思。故道在身，则言自顺，而行自正，事君自忠，事父自孝，与人自信，应物自治。贤者识其大者，不贤者识其小者；君子以成其德，小人以成其俗。先王之教、之术，神矣哉、至矣哉。此不佞所以被服《诗》《书》也。

夫人情好恶各别，试用而知之矣。盖先王之教以物不以理，教以物者，必有事事者，久之其心实知之。虽试于事，非依于人情，则亦不可行也。是古圣人之道、古哲之言，述而不作于我。我既及桑榆，挥戈之力不可及。然止自止也，天幸假余年，则学以开知、以养材、或迁善、或远恶，然其成德与否，是命也。于我可自止哉。徕翁之所谓勿以他善饰厥身者，盖有为而言耳。徕翁者，儒者也。安不欲以善饰厥身乎。如我学文，则亦欲记方术传之后世耳，此不佞素志也。是唯人心不同如其面。抑足下心所谓危亦以告焉，为则虽不敏请改焉。唯书不尽言，足下上游之期未也，再会于洛是祈。

复山内左龙书

不佞将辞大阪，还帝京。足下赠言，以及古医方，可谓同道也。夫仲景述而不作，信而好古，方从证而调剂。到于今得视古方者，仲景之力也。盖先王之道，亦术而已矣。礼乐刑政是也。孔子终不得位，而后修六经以传之。老氏贬圣人之道为伪，故思孟著书折之。论及于心，后世心学根于此耳。医道亦然，岂不其然哉。夫医古今异也：太仓公学，术数以混；陶弘景、孙思邈，学仙以杂，疾医之道熄，古方废矣。自是以降，刘、张、李、朱出，而自作为方剂，到于今，天下滔滔皆是也。足下大阪之豪杰，其唯大阪而已乎，亦天下之豪杰也。苟非豪杰，以如此滔滔者，何能相谋。抑又虽无仲景，犹兴之人乎？子张问善人之道，子曰：不践迹，亦不入于室。先王之道礼乐也，不践迹则不可以入室也。古医亦然，岂其不践古方哉。足下谅察诸。

复木龙介书

季秋再赐书。开缄读之，谠①言切思，有犯而无隐，有过则告焉，永矢无相谖②，是所以不敢不复言也。来谕曰：安者，安而不乱也。不佞私窃谓，安者危之反，无患难也。夫先王之道者，安民之道也。其建道也，率人情，以命官司职，是皆为安民耳。故职各有所由而行矣。天子者，以安天下为道也；医者，以安人疾苦为道也。谓之安民之一端者，果误乎，岂其误乎。盖安天下也，其本在敬天命，足下所知也。夫自天子至庶人，各有职也，是命也。苟能治其职，是谓之敬天命。以相亲相爱、相生相成、相辅相养、相匡相救，则安岂唯其不乱哉。足下唯恐不佞蹈香川子之辙，故谆谆然示焉，详且尽矣。喜可以改焉。

虽然，如其曰《素》《灵》，则全篇不过阴阳五行、生克配当之说；其曰本草，则不过道家仙术、避谷长生之方；其曰扁、仓、张、华，则其论不正。自汉唐以降，及宋元明清，上下古今二千年来，医书虽多，与吾圣人之旨不相违者，则全然无有也。但为其无一书、一人之可祖述宪章者，遂乃自我作古，创为一家言也。彼者所谓豪杰之士，虽无文王犹兴之人乎，抑非不知而作方者乎，未可知也。夫作者孔子犹不自处，而况望孔门者乎。是不自揣之甚也。如吾医术，随证而调剂，不论其因；试其事而攘浮说，师古而征之，则虽《素》、《灵》、本草孟浪不经之说，亦有可取者。如曰邪气盛则实，精气夺则虚；曰攻病以毒药，养精以谷肉果菜。盖古言而疾医之大要言，可以宪章者也。又如本草先辈用药之陈迹，举在于斯，知彼毒解此毒，而不拘寒热温凉，则足以征也。医者治病而不主生死，扁鹊足以征也；随证而不论因，仲景可以祖述也，则不敢擅以我意造言也。

今我据周官为疾病之医也，故非先觉法言，不敢道也；非先觉可征，不敢为也。为其可为，不为其不可为。然思之又思，思之而不通。神其通之，则病者告病变，毒药奏治功，日新一日。譬如雾海得南针、夜途见北斗，不可为亦可为。即谓之神通，不亦可乎。然后毒药攻病，谷肉养精，执证不论因，而后仲景可能为也。即谓之格物致知，不亦可乎。夫能为仲景者，乃能

①谠（dǎng 党）：正直的（言论）。

②谖（xuān 宣）：欺诈，欺骗。

不为仲景者。岂其无一书、一人可祖述者也哉。若乃夫已氏则以古论为不正而并舍之，遂乃谓自我作古，譬如不用雾海南针、夜遂北斗，取诸其臆为正，可不谓妄哉。夫儒与医，其事自别，虽然医者列于周官，是亦俟其人而共天职者也。君子思不出其位，思之又思，神其通之，则医道自明也。虽其事自别，其道则一耳矣。足下以为如何？前书谓送中邨贞治序，复山内左龙书，应需为赠矣。今探筐犹在于此也。昔闻忽怳子，今吾真忽怳子乎。以目易心，遂乃赠焉。虽然，不谖矢、不顾忌避，述所怀，万万容恕容恕。

复有马云凤书

早春赐书。中以死生之论，何尝学之甚也。向足下游于京师，受业于丹山先生，先生者名家也。海内从风而靡，受业者日多一日，先生选于众，乃悉取禁方，尽传与足下。弟子亦师之矣，有若也哉。足下议论该博、术业精研、调陈脉理、区别阴阳。要事数岁。尝已治人诊病，决死生，日暗一日，路穷矣，故欲尽弃其业。适逢陶山生，故闻古方宜于今，兴起访余，期年于兹。信古方有征，疑死生不拘，近者多类足下之疑者，然其所习本殊，故不佞不敢答。殊则不通，不通则窒，窒则争，争者君子所戒也。足下乃吾党之士，是以可相为谋焉。

夫医者掌疾病也，未能治疾病，焉能论生死也。术之不修也，是吾丑也。不佞昔年答问云：尽人事而俟天命；又云：死生者天之与人半，医者治疾而不主生死。不佞窃以为汉唐以降，二千年来，医者以知生死为第一义也。后世无良工，职此之由。何则扁鹊望见桓侯而逃去，桓侯遂死，名誉闻古今？虽则名誉闻古今，然医者之与病者，有何益乎。唯医者掌疾病，未能治疾，名誉之勉，穷措大哉。故子路问鬼神生死，孔子不答。若使孔子不知，《易·大传》奚论。君子有益则言，否则否。此孔子所以不答也。若有益则教焉，为则虽不敏，请事其事矣。且夫足下以死生有命，为盛衰兴废之命；曰医者以此断死生，则疾病不医，唯命之俟而已。是足下误矣。

子夏闻司马牛之忧，谓人之死生有命，而不可辞也。夫以命自命、疾自疾，故谓尽人事而俟天命也。来云：因疾病之治不治，而谓死生也。是至疾已治，而死而穷矣。如谓桓侯自取毙，则其说是矣。如疾可俞，至其死也、生也、命也、非命也，则我未知焉。又云：有病已治而后死者，是因毒不尽也。爰言之谬也哉。又云：病在骨髓，治之不治，然强攻之虽病已治，而藏气虚而死。今治亦死，不治亦死，等死死治可乎。此强攻二字，知足下微言

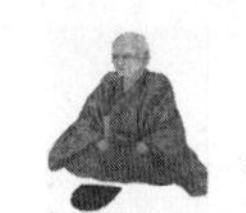

也。然足下生死之义未明，古方之术未详，故遂有此迷矣。迷则不明，不明则不通，不通则窒，窒则争，争者君子所戒也。凡人之知，有及焉有不及焉。为所及不为不及。譬如儿之匍匐日新一日，故君子于其所不知，盖阙如也。

又云：《内经》大毒、常毒、无毒之论，治不可以若是其几也。盖非良医之言乎。毒药者古言也，能即毒、毒即能，无毒何功之有？且夫仲景对证而用方，无证则无方。古皆然。可见非良医之言也。又云：以治、不治而去就者，吁亦路傍人哉。去就者，在信、不信耳。不佞唯疾汉唐以降二千年来，医者以知死生为第一义也，是不可知而为知也。不由古人规矩准绳，卒尔与毒药。故曰：死生者天之与人半焉。辟使病，医知生死，于医者之与病者，有何益乎。有益则教焉，为则虽不敏，请事其事矣。

今观来谕，学问而用讼者之道也，是将不置对也。虽然，足下吾党之士也，何有此事哉。意者，是世医妒忌予者之言也。而足下苦于答，故发问，不答则非忠。虽然，此论为足下不取。夫生死、鬼神、天道，孔门不可得而闻也，而况常人乎。问则失矣，答亦未为得也，是争之道也。争者，讼之事也。是欲使不信者而信也，吁亦难哉。唯医者掌疾病也，未能治疾，焉能论生死也。故云：医者治疾而不主生死也。颜渊曰：术之不修也，是吾丑也。足下思之，书不尽言。它面晤，不备。

寄长门县次公书

洛下医生艺阳吉益为则，西向再拜，钦奉书长门明伦馆祭酒县次公先生几下。盖尝闻之，学于古训乃有获。仆少事于医，而医道多歧。张仲景及孙思邈、王焘者有焉，刘完素、张元素、李杲、朱震亨者有焉。其子其孙，副墨洛诵不可枚举也。初仆为刘、张、李、朱之术，而病不治；乃更为王焘、孙思邈，为仲景，而犹未也。忽觉夫副墨之子、洛诵之孙，扰扰相聚，屋上架屋，塞井为臼。向所谓仲景，非真仲景，因退审察，自击其塞者、去其架者，而始豁然见其法度备具焉。于是乎知古今治异，乃信学于古训有获，遂好古矣。而诸家不必辨髢①之善，无常主也。独恨仆不文，未能或论撰一书，就有道而正之，与天下同人共济民疾苦也。

夫以医虽列于周官，而敌一人，贱业也。虽则贱业，仁政中一事。未能知仁之为仁焉，知医之为医也。圣人治民，其疾之忧而使之列于春官，掌养

①髢（dí 迪）：古同“鬄”，假发。

万民疾苦也。夫欲治万民疾苦，非一人所遑及也，故无若治治者，治治者则多多而益治耳。治之奈何？在由古训，虽由古训，天授有焉，人力有焉。治之与所治，天而非人也。故撰集《素》《灵》中之古言，及秦汉以上之医语，与治同道而不与乱同事。用古御今，同人门，门而能治。唯嫌于宗，故欲出门同人，则世之高名，非刘、张则李、朱，乃言用古方治今病，正如折旧屋揍扑新屋。或曰东洞（予今居于东洞）之医，有泻无补，疾治而死矣；又曰执方不博；又曰不拘生死，则任不重也；又曰东洞之医，荒年之谷。又有唱古方者曰：二千年来无可祖述宪章者，遂乃自我作古。

仆甚惑焉，傥所谓由古训，是耶？非耶？于是乎会先生之门人曾子泉浦淳夫县鲁彦而谋焉。佥①曰：徕翁先生共由古训，非法言不敢道。今世学者宗焉，事必师于古。时哉，命哉？是复古之秋也。故益由古训。《书》不云乎：惟新厥德。终始惟一，时乃日新。儒则儒，医则医，乃一德一心，立定厥功，泽润生民。则民心无常，惟惠之怀；人情罔极，国手惟归。何猷同心多寡哉。既会此复古之秋，为善不同，获同归于治乎。且夫折旧扑揍新屋，虽再历人手，而则绳墨如故。且补泻者，针刺之术；药皆惟毒。故古言曰：攻病以毒药，养精以谷肉果菜。且好博，失于博，非敢疾博也，为得也。唯明我识而求不止，焉能为博，焉能为狭？且医者治人之疾苦。虽知生死，而不能治。何重之有。欲能治之，则莫若古方也。夫古方者从见证，而不拘病因；惟问于治之，不问所以治之之故，是古方也。且仍旧贯，何必自我作古。疑之则理学之蔽也，我乃不疑也。学于古训乃有获。

果然先号咷者有后笑者，是同心断金，其臭如兰。于是乎将求大同之道，欲赖三子通刺，束脩以跪帐前，请教左右。唯父在堂，年八十有四，故不能远游。因裁一尺，以陈鄙素；且送序二篇、尺牍三篇。钦奉帐前，庶几高明一顾，直指示其是非。为我俦小人，无啬齿牙之余论，幸甚。惟时祝融之权，未代蚊子逼人，为道为国保护。

为则顿首再拜敬白

①佥（qiān 千）：众人，大家。

奉答南部源侯书

辛未正月，南部源侯有病，使侍臣某详其状、问治方。其言曰：寡君往有堕坠，其后两腿痛，及腰难屈伸。为则曰：打掷坠堕痛，唯在其时。宅时发者，皆宿疾。何则或其时痛甚而不复发，或不甚而复发？是有宿疾集其痛所耶，故古人不拘于因也。今审侯之近状，则仲景所谓脚气也。夫脚气危笃疾，美疢不如恶石。乃献治方，服则瞑眩，痛益甚，如醉如痹，而侯可。而愈服愈下，诸症尽治。为则喜，至不知手足舞蹈焉。是唯吾党愉快哉，实国家一大盛事也，隔千里而不疑如是，信哉；夫药瞑眩而不惧如是，勇哉；夫自试而将施诸民如是，仁哉。夫仁且勇，于治国家何有于戏乐。只假令卢医献方，为桓侯，则何益之有也。是亦为则之幸哉。

今又使问服桃花之古例及经验，为则东向再拜，稽首谨对曰：尝闻于高贵唯无言。言必尽礼也。盖陶弘景曰：肘后方云，服三树桃花尽，则面色红润，悦泽如桃花也；《千金方》曰，治大便艰难、腰脊作痛；《外台秘要》曰，治脚气肿痛。本草所载，治产后秘塞，或疟疾不已，或痰饮宿水。为则试之，皆有术矣。独时珍曰：桃花性走，泄下降利大肠甚快，用以治气实人病，水饮、肿满、积滞、大小便闭塞者，则有功无害；若久服即耗阴血、损元气，岂能悦泽颜色耶。是陶氏不用而言耶，李氏用而言耶，不可知也。今为则试之，如陶氏之言，则李氏之言唯理耳。盖宋儒以来，穷理学盛而无事事焉；虽则事事焉，唯事穷理，而不本于人情。不本于人情，则事不成焉。此谓之“静言庸违”乎。圣人之道则不然，本于人情、道之以德、齐之以礼，有耻而事成焉。医道亦然，本于病证，不论于理；治之以方，正之以事，有征且明。不耗损元气，可以知已。

为则试之，老人起卧不安、难屈伸者，数庸数利，从利而丰腴矍铄，月新一月。又试之后世所谓虚劳肿满，则大下利、困倦，一日不食，如死之状，次日气爽然食进。其后用之，则快利困倦一日如前，从利而诸症尽治，复常。由是观之，时珍之谬也明矣。古语曰：有故无，损亦无，殒也。此语不试事者，岂可得而言乎。古昔学者耻其言之过其行，得于已而后言，故言可复也；今学者不试事而言之，其言也理而已矣。故“静言庸违”，是穷理学之流弊也。为则小人，虽其言难信也，述古方不自作。侯既已庸而不违，则古语可以征也。于戏侯者，天下之望。待其能问乃告焉，其言不可复，则为天下笑。为则不耻为天下笑，唯耻言不可复，则辱父母遗体。今告于侯，言听药用而无术，则不忠。不忠不孝，则不人于天地。虽降天诛，为则岂敢辞哉。故举于故实乃告，不可不言，言必尽矣。

为则诚恐诚惶谨言

宽延辛未年夏五月

寄鹈士宁书

为则向遭遇时变，材朽行秽，文雅道绝，家贫无甔①石之储，汲汲乎奔走东西，故旧相遗，素志将变。幸藉天宠灵，得全身事父母耳。顷游学之徒来曰：东都有一俊士，志事冉仲，文挈班马，而师古御今，经济之勉。试问其人，则君也。为则东向再拜，贺其志，大乐国家有若而人。为则往遇时变，衣食不足共亲也。呜呼！我一人则何为屈。贫者士之常，岂为鄙哉。虽然，父母在堂，如何饥寒之，仅代衣以葛、足食以菜。葛敝菜尽，则仰视父母，俯思时运，握拳瞋目，无奈何。

盖闻小人穷斯滥矣。为则虽不敏，何其滥焉。又何抱父母，贸贸然饥寒乎。于是乎，常鬻偶人假食，或为之以木、以土、以纸，夜以继日，苦劳三年，筋力竭矣，心形俱疲。乃梦木偶人谓土偶人曰：我性直，我体质刚柔相兼，且不施粉而清洁，故王公大人手而不舍。汝质孔之卑。土偶人曰：不然。我性敦厚，我体广大，载华岳而不重，含蓄万物，稼穑爰成，制之不用刀锯，产于莱薪莫速焉。汝虽美质，唯是色而已。何功之有？争而不止。侧有白皮翁，冠椅皮，衣缣白，方正端严，坐曰：今闻二子讼，木偶固失矣，土偶亦未为得也。夫木之质直、土之敦厚，皆各天性也。土则土，木则木，不可以代也，人亦然。人性多端，得彼失是，然则尽其天性而共天职耳。天不贼固不可愧，天赋岂可骄哉。今尔不见天乎，照照乎无穷，万物覆焉。莫上焉、莫大焉，而不骄也。唯其骄也，足见其不足矣。《诗》曰：维天之命，于穆不已。于穆不已，是天也。禀天命而生，天禀是勉勉之不已，是奉天职。虽则奉天职，非我也，天也。故《语》曰：如有周公之才、之美，使骄且吝，其余不足观也已。

时晓风破梦，残灯欲灭，土偶、木偶侍坐，彼白发翁者，纸偶人也。仆有感于纸偶人之言，于是乎勉而不已。父母无恙，家族遂生。到于今，继先

①甔（dān 丹）：坛子一类的瓦器。

人之业，始唱古方于洛；今已盛行，岂不愉快哉。医虽贱业，列于周官。君经济是为。不佞虽不敏，医事是为，是我任也。敢告：友人浦卫兴、字淳夫者，石人也，初学长门周南先生，近岁寓洛而教育生徒。今年以五月，计东马首，固慕君之高谊，以不佞为绍介，希相见。是亦不佞愿也。它浦生言之。

为则再拜顿首

与鹈土宁书

向者使浦生致尺一，赐高明一顾否。今复有友人西生者，名惟忠，字子文，京师人也。惟忠为人信而好古，从余为古方医；从曾子泉，修古文辞。盖闻君有经济之志，兴曰：盍归乎。来谋余，余尝闻，以善先人者谓之教。二子皆往请教，则君之为善，可以知也。夫造父善御也，输子善巧也；无舆马则造父不能御，无材则输子不能巧。善政者善用人也，无人则善政者不能用。若俟良马、良材、良能而后善者，非善之善者乎。善之善者，无弃物哉。盖经济也多端矣，人性也多能矣。各任其能，则何多端乎不成。经济也，多端矣，故不厌多。希相见。它西生述焉。

与县次公书

为则白：时是溽暑，路是千里，年是高，疾是古，而不避。仆惧。别后西望而思，日甚一日。浪华之惠书达自贵国邸，奉诵三复。悉知舟中气益健、利益减，思少安焉。犹思驿路无恙，近状如何？使令胤得闻详审，则何赐如之。向辱拜尊体，奉毒药，仆所愿足矣。而有所不反足也。先生虑每岁秋冬之间病甚，今兹亦然，而促归。仆春时偶有北奥之行，而归迟，故亲炙日少，用药不收十全之功，是仆所以不厌足也。秋暑未退，长途辛苦，高年保养，古疾调治，避之劳之，慎之治之，复故是祈。

为则顿首敬白

与泷弥八书

浪华书至，谨开缄，捧读再三。闻周南先生淀川舟中，气益爽然，利益减少，且足下及波生辈无恙状，恭喜恭喜。为则唯忧忠先生高年古疾，不避千里险难，且炎热如焦而归。近状如何？冀速闻焉。为则少业医，虽信好古方，仲景逝矣，千岁不行其术，故病无师友可正是非。为则尝读《荀子》曰：非我而当者，吾师也；是我而当者，吾友也。至此雀跃不息，乃谓得师友之道也。君子非我而当者，敬之；是我而当者，交之。四海之中皆师友也。君子何患乎无师友也。于是有得则记之，求是非于四方，未得一人是非当者也。呜呼，是何谓也。有其语无其人乎？若虽有其人，其求之也，非求之道乎？惘惘不分。向得曾子泉一人而驭焉。今年拜谒先生足下，吐露肺肝，得与闻其是非之当，谓得贤师友不可诬也。《医断》气病之论有所龃龉于仲景之意，故改以请正。且冀冠一言。不备。

答秦与一书

仲秋之书，季冬而达。俗冗殊剧，未报。近复得辱谕，其每至，未尝不感谢不弃之厚也。尝闻：人者可以赞天地之化育。可以赞天地之化育，则可以与天地参矣。诚哉。徕翁出，文武之道复古；周南先生缵绪，国士敦化。四方莫不西向望霸城。为则也幸拜谒先生，亲受其教诲也。远之则有望，近之则不反。君子诚如此乎。儒、医虽不同道也，其复古一也。哀哉，亡何先生逝矣。呜呼！就何人而正焉。始知昔慕弗如今。呜呼！如何？夫生生化化者，天地之道也；教道者，人之道也。赞育之师，先生有焉；缵绪之士，足下诸君子有焉。仆也幸承社中诸君子之交谊，乃致高明若足下，亦远赐教谕。书中叮咛告诫，悉承命。不日，泷子、县子书亦并至，皆赞育之意盈简，是皆莫非我周南先生赞育之余泽也。厚哉，君子不弃人也。可谓三君子善缆绪矣，此足以与天地参矣。先生虽没，诸君有焉，何忧无就正。然过意推赏，仆也何敢居之。闻贵国西村医生，信而好古，专为疾病之医。仆也雀跃不止，岂不相与谋哉。墨迹之命，仆未学也。虽然以拙辞之，亦有嫌其人。故卒尔书以塞命，但泚颡已。远惠贵国海产，受以拜辱。万竢嗣音。

复惠美三伯书

初秋再致书，每到，拜以捧读。乃审足下近状，欣喜曷竭。弊庐大小皆安，幸勿劳挂念。承谕，诚一以向病者，则胸中自仲景生焉；向书，则书中自仲景生焉。又曰：有能一日用其力于仁，则何人不为仲景哉。呜呼卓见哉，谁敢间然。然以诚一为医道，少异于鄙衷，请以鄙说，简有足下。夫医者掌养疾病，欲养疾病者，先诊察胸腹病态，而后方定。治疾病唯方已，医教亦唯方已。方有主治，药有主能，详布在《伤寒论》。心与目谋，研究切磨，而

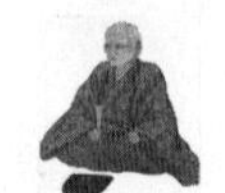
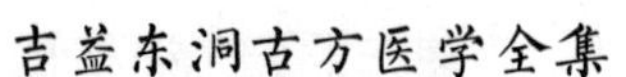

能治之，则医事毕矣。何论其他。

然非君子，则不能为良医。君子知命，故不处毁誉之际，见义而勇，临危而安，万死见一生，唯疾病是治。小人否，是小人之所以不能为良医也。夫以天下医道为任，使后世率由其教者，足下其人也。何诚一云乎。夫诚者，天地鬼神之德也，不可以为教也。以其不可为教之教为之教，使后进率由于何哉。且言能一日用其力于仁，则足下之言诚一者，非言忠信乎。何则？诚者自然之德，言不勉而中，不待勉强也。用力于仁，勉强也。勉强主忠信，诸道不忠信则不成，故忠信可以为教也。足下天下良工，明鉴识朗，故布区区。足下其思旃①。时收零毁物。为道自爱维祈。

---

①旃（zhān）：文言助词，相当于“之”或“之焉”。

书　二

复田季三书

初冬辱书，初夏到自秦生，捧读拜不弃之辱。悉知足下近状无恙，欣慰曷竭。为则不佞，如昔日，勿劳思虑。日周南先生物故，悬鲁彦、秦与一各亦就木焉。呜呼！吾道不行乎。使为则无辅，惟所赖有泷生在焉。今又足下寻旧盟，是天未弃乎。承谕《医断》欲上木未果，《长沙类聚方》《方极》《药征》皆既成稿，而未欲出焉。余谓生不用，孰与死无遗害乎。周公九思，况于吾侪乎。《药征》他日寄泷弥八，足下共正之。是吾之愿也。时是蒸暑，为道自爱。它秦玄昶言之。

与泷弥八书

一夏不候安否，足下近状如何？今也秋风索莫，思慕怅然。《医断》一通致之，赐一顾幸甚。《医法古言》亦有上木之意，于是出其所辑录者，合而观之。自三代已上。其事确矣。当周之隆，有疾医之职，其论卑而易行，乃非独为医方，古昔诸道皆然。故圣人曰：吾不若老农、老圃。此言恶空论而贵功实也。及汉之时，诸子不能稽古。如仓公之伦，犹尚受其弊，拘阴阳之因，讨温凉之味，好持议论，愊于治术。乃漫言曰：老农、老圃皆不如我也，是非空论乎。昔者扁鹊之为医方，则不然，万病一毒，不论其因也；治术是攻，不及议论也；药能是试，不问温凉也。是非贵功实乎。是以扁鹊已下得疾医之道者，特有张仲景氏，其彰彰乎著明者，存诸其事确矣。其论卑而易行，而未闻后世诸子有知其术传之者，则疾医之道虽曰灭熄不亦可乎。顾诸道湮晦，亦如斯乎。今见汉儒注，不稽无术，则儒道亦得无其弊乎。足下以为如何？

复山伯起书

为则曩①之河内也，过浪华矣。足下辱讯不佞于西氏，雄谈移晷，非所谓倾盖而故乎。属者西生致足下之书，析缄拜诵，乃审足下近状，并闻尊翁无

①曩（nǎng）：以往，从前，过去的。

恙，欣慰曷胜。承指摘《医断》中数条，文理周悉，议论精窍，不佞敢不三复。然古之修道也，先其事而后其义，故义从事而申也。后世不然，先其义而后其事；其事非真义，则虽事从义而屈也，不亦左乎。且论说也者争之楷也，争言几几，君子恶之。不佞虽无似亦然，私以为不答可。虽然通家也，意者足下无争心，姑言其概。

《扁鹊传》曰：虽司命无如之何。指司命星言之，足下以为良医之谓，沿晚近诸子之误也。来示曰：能眂死生，则为良医也；不能眂死生，则不足为良医也。夫医之为任也，唯疾病之治而已。而有功、有拙，必系于术矣，故术不可以不修焉。术已修焉，治无弗中。虽不能视死生，亦能救病患也。非良医而何？假令能视死生，其治不中，则何足为良医？何则相家亦能视死生，而不能医疾。谓之良医可乎？故仆尝以为能视死生，于医无有损益矣。要之钓名与利己。又曰：死生医之所不拘，则何故。曰察声气色、眂其死生，是周官之所命，何不可乎。夫世医论死生，大抵究阴阳五行之理，其言妖妄，徒动俗耳。如夫察声气色、眂其死生，虽无补医术，非世医论死生之比，则足以解其蔽矣。《医断》曰：因疾病致死，非命也，毒药之所能治也。而足下疑之。昔虢太子死三日，扁鹊能治其疾。当此时也，若微扁鹊则如何？终为黄泉之客。故因疾病致死，非命也；毒药之所能治也。至如其病笃而将不起者，则不肖如余亦颇窥之。虽然，岂私命于我哉，不如我练吾术，以俟天命矣。人之道为尔。夫司命自居，死生自任，修术之害，不为少也。必也临危战栗，不知所出。其术由此屈而无伸矣，所以害也。故曰不知道者之言耳。

来谕曰：千古以疾病死者何限，谓非命可乎。不佞惑之，何者疾病未治而天年尽者有焉，天年未尽而疾病杀之者有焉。所谓以疾病死者天年已尽耶，抑又未尽耶？是未可知矣。然则命也、非命也，何以断之？可谓强辞轧理矣。引《论语·伯牛有疾》章，以亡字为死义。此非古训，徂徕先生有辨，足下详诸。又谕：毒云毒云，非因而何。因者，推其所以然者，谓此病因何而来也。至论其所以然者，皆取之胸臆，言其方弗。虽信如可喜，何必当否。以此临疾，不亦危乎。毒者物也，物自为象，所谓证是也。夫古人之踪可履而行者，独证而已矣。是以余卑卑焉，唯审其证焉已。岂有所不足乎。非谓无因也，拘之则泥，故不佞不取也。足下又以不佞为好下剂者，不佞敢辞之。又岂好居于一也哉。当其可下之证也，熟察何等药物中其证，选练唯慎，岂妄施之哉。足下深罪不佞，不亦异乎。和之名，岂自我昉之乎？是仲景之法言也，而足下疑之。由此观之，足下未熟其书耶，且其所志不在于术而在论说。论说者，争之楷也。争言几几，君子所恶。不佞敢哉？愿足下弃捐之，务以修道。

复藤玄黛书

仲春之书贶①，自小野寺氏来。伏以读之，审不佞以唱古医方，称扁鹊仲景，足下企望之久。赐褒誉之过分，为则不佞，何以当之。顾足下好古医方之深，波及不佞者邪。呜呼卓哉，足下之所好，敢可不贺。夫秦张之道不行也二千余年，阴阳之医行也日盛。万民罂其祸，而时势甚难变。足下忧之，不亦善乎。虽行也、不行也，皆命也，如夫命何。唯术之不修，我忧也；术修而不行，非我所知矣。足下修术焉哉？足下修术焉哉？盖疾病也者，人情之所恶也。若有能治疾病者，四方之民襁负其子而至，犹水就下，谁能支之；人情所归，乃天命所在也。虽欲不行，可得乎？足下度之。承问三条，析微显隐。求道不休止，不亦君子乎。来谕之厚，不得辞焉。一一笔鄙意，陈左。

承问：《医断》曰《素》《灵》二书，古人以为先秦之伪作；周南先生曰：六朝以降之书。然西晋之书引其文，则先秦之说似是。其论简且达矣，夫君子不以言取人，亦不以人舍言。虽古人之书，无益于事业，则舍之；苟有益，则刍荛之言，亦听之。夫《素》《灵》之所论，皆阴阳家之理而已，非疾医之事，舍之可也，焉待论真伪。《医断》中论之者，唯论蒙昧之徒已，何必拘拘乎论之，而况伪作时代之早晚乎。

承问：《医断》曰石膏已渴，而彼以为解热；附子远水气，而彼以为温药。然于《伤寒论》及《金匮要略》《玉函经》中，有不合者。伤寒大烦渴，中热大烦渴，皆用白虎汤，此主热也；干姜附子汤，察身无大热用之，亦主寒也。偏为已渴、逐水者，疑之所存也。夫论药之寒热，皆臆度而已。故本草异说，纷纷扰扰，以此疗病，不亦危乎。足下以石膏为寒邪，至无大热而用越婢汤穷矣；以附子为热邪，至太阳病，其人仍发热者用真武汤穷矣。因此观之，仲景之处方也，不论药之寒热，唯随证而施之明著矣。足下审诸。

承问：大病十八九愈，而食饵失禁宜，殒命者居多。然则不可无禁宜，岂其然哉？凡疾之再发，其毒未尽除故也，岂食物之所为乎。纵严禁宜、慎保护，其毒存焉，得不再发？若乃其毒既除，亦何再发之有。故善疗疾者，必除其毒；疾之再发者，方术之拙也。食物不与焉。足下察诸。

---

①贶（kuàng 况）：赠，赐。

复藤玄常书

八月九日书，十月到。拜以开缄，卷舒数回，始如接眉与语，岂不愉快哉。且承足下欲入于矍圃之射者，自读《医断》而始，此则笃矣。足下尊信古训，波及于我也。医道古今异，古之人归万病于一毒，处方于毒之所在，扁鹊仲景之道也。今则不然，万病万因，以脉以经，以处其方，此袭仓公之妄也。自汉以降，滔滔皆是也。足下以为如何？我使吾司马为足下延射曰：术于议论者，混人事与造化者，从世不从道者，三者不入，其余皆入。足下何不入而观乎。书到，有河内之行，答为之缓。于时寒威荐至，保护。

复合求吾书

为则白：日者令弟见访，并致足下书。仍知足下起居平安，益信前言有术，欣喜欣喜。承足下见余所撰《药征》，此书犹未脱稿，恐有谬误也。顷使门生藤利轨者校之，而足下云云，所谓为年少所窥，误落于人间者邪。又承，《药征》不取诸药有寒热温凉云者，此固当然矣。夫诸药有寒热温凉云者，皆断于其臆也。断于其臆，故本草言之不一。苟言之不一，则见者择而取之也。择而取之，亦断于其臆。夫断于其臆者，圣人言之，吾必不取，况于后人乎。所引《伤寒论》中数条，盖后人儳①入之也，绝非张仲景之古。足下其察诸。又曰，如桃花利水、鹧鸪菜驱虫、轻粉动毒，仲景不独知之乎？夫天地万物，广大无边，非一人之智所穷尽也。故曰，方成于众人也。术无古今，若谓神农制而作之一人而足，则吾所不取焉，况于仲景乎。足下广求试功，吾其善之。岁时既迫，迎新开故，其惟足下行言之为，吾其闻之。苟为舌言之好，吾所不知也。为则白。

复西以章书

六月二十三日书到。爰审足下病状，臂痛眼患，犹如故也。勿疑万病唯一毒也，苟视毒之所在，以处其方，其毒之尽，则诸症随治，夙夜勿懈。秋暑猛烈，遗体自爱。

又承问，万病唯一毒，释迦文、扁鹊，咸同斯道，此出何书？为则尝从学佛之人，闻释迦文之言：病皆饮食之毒。此释迦文之言，不异扁鹊也；中

---

①儳（chàn）：掺杂。

华之书其说万病一毒，见于《吕氏春秋》；扁鹊曰：视病之所在。又曰：病应见于大表。苟非万病一毒，则术不行矣。仲景以降，世皆阴阳之医，太仓公之支流也。无一书一人可祖述宪章者，悲夫。

复松益泽书

八月辱书、辱币，将礼之辱，不自知其所谢也。乃审足下之勤业也，孜孜汲汲焉。申谕，以考《素》、《难》、本草，傍及诸家之说，其不可解也，而纷然矣，是皆淳于氏之支流余裔，而非疾医之道也。疾医之道，从扁鹊而仲景，而其传亡矣。其书存矣，辄为阴阳之医所害也，非疾医之古也。未闻兴者。为则不佞，乃考诸疾医之道以治病，以为万病唯一毒，视毒之所在而不拘因也；必知此方之治彼毒，而不及议论也。行而言，故言有信也；言有信，可以学矣。圣人之道为然。今世之为医者不然，不行而论焉；造化之与人事，混之纷如。故其论可闻也，其事不可学矣。足下学乎不可学矣，择乎勿为劳而无功矣。医事纷冗，作答仓促，失礼有恕。

副启

痘疮，《病源》名、义之论，蒙赐寓目，何幸若之。因是乃知足下苦思之至、信道之笃。吾试妄言，足下妄听。夫汉以降诸医之论，以不知为知，故臆而无功。如疾医之道则不然，必知此毒之治彼病。诊其腹以视毒所在，以处方而去其毒也。千状万怪之病，皆可得而治矣。是以疾医之道，不可以议论言语而谕也，不如见之于行事之深切著明。我门之士，东都有田良延、山常卿、福辅世、山笃雅辈，足下若有疑乎，视其所为，必有所取也。是以圣人贵不言之教，而先行于其言。如足下所谓交会之说，如何则清、如何则浊？而后使症尽轻也。足下幸教示，我请试学焉。

承谕，名义由疮形而出也，固然。古人曰：名者实之宾也。苟有此实，则有此名。是以得其实，则不问其名足矣。乃观夫疮之以豆名，而治之不可施。可以见已。

复医官一甫屈君书

斗柄建寅、大簇报时，景福之贺，都鄙一般贵家之于盛业也，可权知尔。仆闻高谊，又知其笃于古医方，企望之切，中夜耿耿。日者门人福生传大雅之音也，拜而奉之，吟而复之数回，喜动于中，色舒于外，如亲见缔交乎一

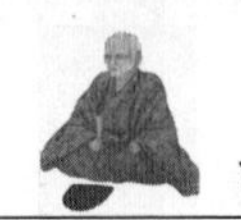

堂之上。周还而观也，屈君足下，知阴阳医之不能治疾，阙洄乎二千年之上，何其卓然。仆也无似，无一可与谋矣。虽然，默而不言邪，似有所吝者，请言我所学、所习、所得，受正于足下，其才也乎。曰：病源无二，万归于一。何以言之?《吕览》之所论，诸病为郁毒。是故仲景之为方也，不拘伤寒、中风，视毒之所在。扁鹊曰：言病之所在。仲景之术不其然乎？所谓风寒暑温，天之政令也，奚伤人为？其以为见伤者，毒为之动者焉耳。去其毒则愈。故曰：病源无二，万归于一也。屈君足下，疾人是闵，博窥古今之事，其所得者，幸示诲之。俟之俟之。

复宗梅谆书

向辱赐书，即当作答，于时俗事纷冗，失敬于左右，多罪多罪。今又赐书，惊以开缄，因知贵兄近状无恙，多幸多幸。夫医道难获也，不可以言语而论，在默而知之尔。且夫生死者人之大节也，生既成，变则死，我若昏惑生死乎，则不能为其治也；苟欲不昏惑生死，在笃信死生有命之义。能审此二者，而征之于己，则获焉；若有少未决于此，则难乎其成之也。医道难获，于是乎可知已。盖《伤寒论》虽云仲景之作，虽云疾医之道，后人儳入居半矣。太仓公以降，天下滔滔，皆阴阳医也，不知疾医之道也。故其所儳入者，失古意甚矣。名《伤寒论》，或以六经分篇；或一病之上，冠以六经之名；或并病、合病；或痓湿暍篇、阴阳易篇、霍乱篇，是皆非疾医之言也。况于其辨脉、平脉、伤寒例乎，况于其辨不可发汗诸篇乎，此皆儳入不可取者也。今欲学疾医乎，扁鹊所谓视病之所在，而诊病应见于大表。能知万病唯一毒已。今般辱赐贵国名产，调味尝之，敢不拜大惠。它俟嗣音。

复棚有庆书

有庆足下，继祖先之业，欲明医术，有年于兹；虽然，纷纷扰扰，无奈之何。于是知足下好学之厚、求道之深，钦羡钦羡。昔者吾祖之如唐也，传医而归，世以为业；予缵其绪，而学之愈殆、行之益罔。虽以予之不肖也，亦有诿矣。阴阳之医，始盛于汉之时，况以唐与宋乎。疾医之道，熄焉弗炳，而二千有余年。于是予阶我家学，而修疾医之道，稍有得于扁鹊之意也。学之颇信，行之颇验，门人严恭在膝下，记其治功，名曰《建殊录》，盖谓我能缵先绪也。足下见之，有所兴起邪。曰方有记者，又有可疑者。足下何其好学之厚，求道之深也。乃命门人，一一记之。以复案下。

答山恕庵书

谨奉二月二十六日书，披缄捧读，乃审足下龄踰七十，孜孜敬业之状，何其壮也。并示以所撰《元气论》，理义深奥，可谓过后藤氏之说远矣。但恨世无扁鹊，虽有龄踰七十，孜孜敬业如足下者，将谁适从。亦唯是人心不同，其犹面邪。乃不佞所见有与足下异者在。今妄言之，请足下妄听之可：夫医者，治疾者也；不辨其理、不推其因，特视病应见于大表者，以知毒之所在以治之，则何病不已？是扁鹊之教，而不佞所奉以周旋也。乃气者造化之主，非人所为，则直而不论焉，不亦可乎。放奈自汉以降，方技之士，喜以阴阳家言为口实，而使扁鹊之教几乎不明矣。足下思诸。维春且暮，意足下浴诉[①]之雅。会生不啻。加餐自爱。不备。

呈山崎侯执事书

哀公问政，子曰：文武之政，布在方策。其人存，则其政举；其人亡，则其政息。人道敏政，地道敏树。夫政也者，蒲芦也。故为政在人，取人以身，修身以道，修道以仁。夫道者，先王之道也。《传》曰：《诗》《书》，义之府也；《礼》《乐》，德之则也。礼以制心，义以制事；礼以守常，义以应变。故先王之教唯礼乐为本。故孔子之周，问礼于老聃，之郯、之杞、之宋，亦唯礼之求。先王所制之四术、六德，是乐之教也。颜渊问仁，子曰：克己复礼为仁。一曰克己复礼，天下归仁焉。为仁由己，而由人乎哉？颜渊曰：请问其目。子曰：非礼勿视、非礼勿听、非礼勿言、非礼勿动。颜渊曰：回虽不敏，请事斯语矣。

夫为政在举其人，非身成其德，不能知人。成其德，在学先王之道。先王之道，正心、修身、齐家、平天下之道也，而学之皆由格物始。物也者，先王之教之物也。乡有三物、射有五物。《记》曰：言有物而行有格也。物也者，亦谓先王之法言也。君子守之，非方行之，不能有诸其身。故格物，德之基也。无物何学，不格何行？有物有则，民之秉彝而行，亦先王之礼乐也。故曰：礼乐，德之则也。天地大德曰生，圣人大德曰仁。自天子以至于庶人，一是皆以行仁为本。克己复礼者，纳身于礼也，非谓克己复礼即仁也。欲行安民之道，必先纳身于礼，见听言动，非礼不为也。视听言动以礼为之而身

---

①诉（sù）：亦作“溯”、“迎”。逆水而上，引申为迎、向，寻源推求。

安，而后安人。盖圣人不言之教，非礼何为？圣人之道，唯礼乐而已矣。安身在兹，成德在兹，为仁在兹，德成则乐，乐则安，安则久，久则天，天则神，神则不言而信，神则不怒而威，故曰礼乐德之则，此之谓也。

复芦桓书

日者，贵国守邸野村生，致足下之书。拜以读之，审知贵恙日愈一日，欣慰欣慰。足下少学儒书，旁及百家之说，尤好医事，因患医书议论纷纭，无归一之论，其诚然哉，其诚然哉。战国以还，圣人不复出焉。诸道失人，唯议论是务，不躬而口之，户听途说，事实不行，疾医之道亦熄焉，终为太仓公之流。至于今日，虽有扁鹊之方，莫有遵用。余生其家，深忧药功不可知也，疾病不可治也。夕考朝试，乃知药功不异于古也，而方法出于扁鹊也。知则可知，行则不可。故今闻足下之有取于仆，赧颜特甚。噫！圣人之道，亦如兹乎。牡蛎一斤，达之于野村生。于时俗务纷冗，书不尽言。顿首。

复藤长达书

向令胤讯问，今辱赐书，更悉知足下近状，欣喜欣喜。予生于医家，思之益殆，学之益罔，于是溯游之矣。溯洄之矣，未得雾海之南针、夜途之北斗也，茫无定极，于是稽诸圣经，论于人事，而遗于造化。则遂辑略先秦之医语：遗于造化，取于人事，敏于事验于实。就病而正之，知信与不，而后书始可读，读而可解，解而极建，极建而知万病唯一毒。知万病唯一毒，则免乎太史公所谓“人之所病，病疾多；而医之所病，病道少”之患。于是雾海得南针，而夜途见北斗。足下以为奈何？时惟秋冷日至，自爱。

序

设日课序

夫孝者百行之始也，为人子者，不可不勉焉。故父母在，则不远游，礼也。今生徙去父母数百里而游，元乃违礼乎？虽然，不学则不知，不知则不能事父母以道，修遗体以道矣。故唯为道，则可以免矣。若乃逸乐旷日，忘父母而不学，则奚得免乎？幸而人赦之，天岂不罚之哉。余为书生悯之，设日课而劝其学，欲以使不陷罪戾也。夫天地生才各异，而不率其性，则屈而不伸。故有道者，知其性如何，而后教之，是以能成其才，此师之道也。故余不以右所好而强诸左，不以左所好而强诸右，唯率其所好成之。虽则率其所好，不先外而后内矣。内者何也，本业也。吾党业医，故以明辨《伤寒论》《金匮要略》，熟览《类聚方》《方极》《药征》，诊病者先焉。而后有余力，则可论辩六经，涉猎百家之书，学诗文矣。成童以下者，日投《孝经》、六经之句读，使之翱翔乎文雅之苑，上下乎礼乐之场。皆以朔始之，以晦计之。

夫欲为良医者，必先求为君子，非君子不能为良医也。为君子有道，必先修身。好学譬犹登高必自卑，勿以善小不为，勿以恶小为之，日知其所亡，月无失其所能，夫然而后能为君子矣。余窃观今之欲为君子者，动则说气象，曰无是则大器不成，是以养其骄奢、荒其实业，安得为君子乎。吾党小子，勿学焉。盖医之任也，掌治疾病。治疾病也，方而已矣。方也者，无贤愚，传之一也。君子为良，小人为不良者，何也？君子知死生富贵有命，而不惑焉，唯道是行；小人眩死生富贵，而不能行之，为是而已矣。故余告塾中书生曰：汝为君子医，勿为小人医。且为君子，则其德及人，美名日盛，而能显其父母也。如斯则虽去父母数百里而游，罪可以免矣；若道德不及人，美名不显，则实毁法之罪人已。天岂不罪之哉？可惧矣，可惧矣！

送山礼助归东都序

山礼助武州之产也。谨厚笃实，从余学古医之术，敏于事，试于功，有年于兹矣。将归，请言于余也。余乃告之曰：凡人之贵也，以赞天地之化育，故成三。天地既生人，而不能治其病，于是乎神圣继天而兴，曰神农，大聚其法；扁鹊传之，仲景述之，以应天地之化育，以赞之也。自汉以降，道非

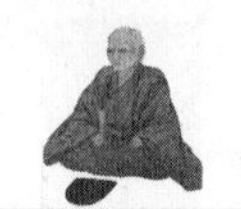

其道、学非其学，记之、诵之，不行而言，故天地化育之欲赞也，益害而已，坠民于涂炭。夫医之为道也，治其疾而已，学其方而已。是以秦张之为方也，曰万病一毒；曰视毒之所在处方，故诊腹为先，见证次之；故知彼毒解此毒，医事毕矣。礼助归乡乎，以万病一毒而治其疾乎。斯乃赞天地之化育，辅神农之道，而为秦张之方也。往矣，勉哉！

送郇子亨还石州序

在昔孔子欲无言，盖非不言而知，则不能实知。故圣人之教，礼乐不言，举行事以示之而已矣。石之郇子亨，问古医方于我者，三年于兹矣。夫古医方有三焉，曰疾病、曰仙方、曰阴阳。如仲景，则周公所谓疾病医是也。疾病医者，从证而施方剂，不论所因，又不论药之寒热，唯知彼毒解此毒耳。故学古医方者，必置诸吾术中，优游涵养之久，则耳目心思非旧，而能知其治矣。天何言哉，四时行焉、百物生焉，言置身术中也。今年七月，有定省之志，临别请言。孔夫子云：不愤不启，不悱不发。古方医岂不其然乎？子亨既于吾技不疑矣，若其有可疑乎，毋以置矣。往矣，往矣，我何言哉。

送河志生归丰州序

非常之原，黎民惧焉。及臻厥成，天下晏如也。昔者黎民婴非常之疾，患及祸至，横夭莫救。神农氏戚之，乃鞭草术、尝百草，制医药施济，更传之于世，而庶民永宁。当斯之时，岂唯毒药哉。斫揉木为耒耜，以垦草莽，而五谷兴，厚生之功大矣。故种德于无穷，遗泽浃乎今。且夫后贤之践迹也，岂恃细碎局促，拘阴阳，牵经络，饰诈钓名，当世取说云尔哉，必将留神医药、精究方术、迈迹垂宪为万世则。故稽首诲言，而勤思于神农。且《书》不云乎：能自得师者王，谓人莫已若者亡。好问则裕，自用则小。是以乃勤求古训、博采众方、翕受敷施，而有不能观虢之诊、齐之色者，明哲耻之。

向仲景好问，而不自用，师古而起废，成中肯綮，靡有遗漏矣。降至宋元之世，一不师古，古方罕庸，诊候未传，医风颓败，行之则泥参，畏附子、大黄，论之则刘、张、李、朱，错乱古方，方证不对，毒药失能，父兄不起、幼孤归泉。涕泣长潸，悲不能止，仰天而怨曰：盖闻古昔有名医焉，诊详而方正，疾靡有不得其治；今世曷为丕降，举头怨慕，蠢愚为之焦思，况明哲乎？又恶能已。

于是，乎吾东方出后杰辈，上据张氏之书，以征和缓扁仓；中行王氏之术，黜刘、张、李、朱。四方风化，生徒鳞集，愿得受业者，不可胜计也。吾友河志生者，丰人也，游学京师，三年于此，来访古方于余。余常称：有非常之人，必有非常之事。有非常之事，必有非常之功。非常者，固常之所异也。志生归于乡，欲行古方。夫宽裕得众，则人信任我；为术有功，用毒而不惧，而后古方可得而行也。且夫服李、朱于彼，甘烈毒于此，近说远来，废疾复故，不亦乐乎。夫拯人于尸蹷①，奉炎黄之湛恩，反衰世之邪风，继张氏之绝业，斯乃医家之急务也。毒药瞑眩，又恶可以已哉。勉哉。遂书为赠。

送原子臧归备后序

颜渊曰：道之不修也，是吾丑也。夫道既已大修，而不用，是有国者之丑也。不容何病，不容然后显君子。医道亦然。夫医之为道也，掌养万民之疾病也。疾病之所以为疾病者，以有毒也。毒之所以为毒者，以有水谷外邪也。解毒之所以为解毒者，以有毒药也。故曰：聚毒药以共医事。夫医之为术也，在治万民之疾病耳。未治疾病，焉能论医道。夫能攻病者，用毒药。其用之也四，曰汗、曰吐、曰下、曰和。而毒中肯綮则瞑眩，瞑眩则各从其部而为汗吐下和，疾乃愈。愈则疾者自东西南北来。虽则来，瞑眩则股栗去。去而不用，是非吾丑也。

原子臧备后，人志大而不事小技，游学于京师，有年于兹，自谓颜子既曰，圣人之道至大，故天下莫能容，今亦然。唯人不可无业，教育生徒乎，治万民之疾病乎？今医失其道也尚矣，医虽小技，救人功多，于是从余修古方。今年伯兄有疾，将归定省，临别请言。余曰：何言哉。平生所言、所行是已，它何言哉。夫医之为道也，掌养万民之疾病。能治疾病而不用，是非吾丑也，子能大修之。术之不修，是吾丑也。故以此为贶。

送谷子荛归赤穗城序

夫古昔医者，书籍无传。有唯《伤寒》《金匮》耳。其书虽缺，然古昔医者可知也。谷询字子荛，赤穗人。从余游，其为人浑厚，切问近思，笃信好古。盖其名字取义于板三章也。子荛尝谓：学先王之道也，正义于《诗》《书》，养德于《礼》《乐》。故入其道者，以此为准也。医亦不可无准，否则后进何据。余曰然。夫医之失则也，尚矣。自唐以降，正义于《素》《灵》，

---

①蹷（jué）：摔倒。《史记·扁鹊传》述其诊虢太子之疾谓“尸蹷”。现多写作“厥”。

养德于道家，索药于本草。盖《素》《灵》六朝伪作，道家遁世之道，本草孟浪之说，皆不足以征也，且非疾病医之事。

夫疾病医之为道也，掌养万民之疾病。不养疾病，何谓医哉。是故欲养疾病者，先正方法。欲正方法者，先详药能。欲详药能者，先读《伤寒》《金匮》。

《伤寒》《金匮》者，古书也，不学古文辞者，不能读也。知古文辞，而后读《伤寒》《金匮》。读《伤寒》《金匮》，而后详药能。药能详，而后方法正。方法正，而后疾病养，医事毕矣。自伤寒以至杂病，一是皆以方法、药能、腹诊为准。自唐以降，不知此义，以阴阳五行生克为准，论高无功。如仲景氏，论卑易行，先王之道亦然，贤愚可与共行也。不可与共行，非道也。而患者从行，贤者能行。虽则能行，仰高钻坚，终身不可极也者，其唯古昔医乎。

于是辑《类聚方》《药征》，以详方法、药能，以为吾党之准，皆祖述宪章仲景，不敢自作。吾子勉焉，拾遗补缺，使后进据之，在吾子也。子荛今年十月将归，临其发也，诸僚友送之鸭水之浒，赠以言者有焉，遗以物者有焉，独为则无加于子荛。以其切问近思、笃信好古，余嘉其志，故告善学仲景之方而别。

送南元珠还北奥青森序

南元珠者，北奥青森人也，世业医。以父命负笈至于京师，索道于诸家，《素》、《灵》、本草，莫不研究，自谓诸生莫相敌者。虽然，丈夫何安小成哉，勉不止矣。尝学长门洙川县子。县子，吾知己也，故数称吾术。不肯倍陈经络浮沉、阴阳五行、五运六气，而欲治疾病，论高而庸违，于是有惑焉。遂从余而游，昔所恶，今善之，不啻水炭相反。论《素》《灵》之非，辨本草之妄，父母数召，不听曰：既命为医，未熟古方。始以医而来，卒以庸医而还，非孝也。勉不止矣。今年频召来，余曰：始索道而惑，故命之不从；今获道而不惑，故命之从。不俟驾而往，可矣。始不从孝也，今从亦孝也。

夫医之为道也，治疾而已。治疾在方，其方尽传。其得与不得，在其人。或用毒药而知瞑眩也，或治疾病而知方意也，虽欲极之不可极也，故医者终身之术也。夫父母之寿有限，以有限之父母，学无限之医道，何日事父母？吾子还而事之，夙夜勿懈。夫孝者百行之始也，居则致其敬，养则致其乐，病则致其忧，是圣人之教也。能忧其病，能治其疾，能安其起居，以其意能施人，则人悦从，悦从而请治，则何术不行。行之能治，则病状、药能可默识也。至默识，则疾病多多益辨。往矣，往矣，元珠勉矣！

送长君玉还备中足守序

孟子曰：尽信书不如无书。夫医列周官，虽有和、缓、长、扁，其书不传，唯有仲景氏书焉。然世远人亡，后人杂以阴阳道术，故虽仲景之书，不可尽信，况于《金匮要略》乎。盖仲景无《金匮要略》，何则？《文献通考》谓《伤寒论》为《金匮玉函伤寒论》，由是观之，金匮玉函共美称，而非书名也。今考《千金方》《外台秘要》引《金函》，皆曰《伤寒论》，然则无《金匮》也明矣。虽然，方无古今，以能治而为方，则里巷之方可取，况于《金匮要略》，故视之取二三策。

夫《礼》也者，三代圣人所定，孔子索之不获，文献不足也。《书》也者，三代圣人所治，孟子言之而有不信矣。王者之迹如斯，况于杂技。夫学问之道无他，其知行兼备而为得，是谓之德慧、术知。长君玉，备之足守医官也。尝为刘、张、李、朱，而有不信矣，故从游于余，为长沙古方。今年十月，将定省。临别请言，余曰：学问之道，知则行，不行则不知。君玉业已为其术，吾何言哉。如《金匮要略》，已知其非仲景之旧，亦不须言。然教也者，中人以下之事也，故为其不能知者而言之。吾子归乡，导遵后进，必勿以高远进之。是为赆。

宝历癸酉冬十月

文

祭安艺严岛大明神告文

阿岐严岛大明神者，祀典所秩。其所由祀者尚矣。魏魏宫殿，峙于大海之中；逶迤长廊，负山浮水；赫赫神明，昭于古今。庶民是敬，明祀虽多，而大观之孚，无出其右者。小祭岁七十有二，大祭三。其最大之显者，六月十七日也。为则幸生斯邦，获观大礼。雅乐互奏，管弦同发；远迩趋拜，舳舻相接；来往络绎，众声动山；海潮绝响，呜呼神哉神乎。人船百万，勃焉出，忽焉去，孰所使然，不可得而测焉。今兹延享三年，岁在丙寅。为则不肖，请画师正五位下土佐光芳，正六位下土佐光淳，写大纳言藤公任所选，善于国风者三十六人之像。请前右丞相花山藤公，皆以其歌，各书其上。揭诸神祠，以布报赛之心，以祈昭鉴，其文曰：

窃惟，昔者周之有天下也，周公立百官，立医师职，掌疾病，是为疾病医。其后有医缓、医和、长桑、扁鹊，皆传疾病医之道。而其书不尽传，为则窃惜焉。及汉有张机者，为长沙太守。机之为医也，随证投毒药，不敢拘病因。为则不肖，以大明神之灵，幸知从事其教，亦随证投毒药，莫不瞑眩，而疾乃瘳。《书》曰：药弗瞑眩，厥疾弗瘳。为则窃谓，张机之为方，实三代遗法也，何必惜其他不传乎。自汉以降，王叔和、葛洪、胡洽、陶弘景、巢元方、孙思邈、甄权、王焘之论，皆不专从古方，杂之以仙，又加之以阴阳之说，而疾病医之道熄焉。阴阳五行之医隆盛，殆已千年矣。

为则之家，幸以大明神之余福，而名在医流也久矣。而传本邦之故，亦与张机之术不异也。于是好古而修疾病医之道，理瞑眩剂以与人。夫非常之原，庶民惧焉，况于毒药瞑眩乎。为则不肖，膺非常之原，则人畏我甚于虎狼。曰：以毒药治病，病治而死从之。其果然乎，其果不然乎？是大明神所照鉴也，为则安敢与于此哉。为则幸以大明神之灵，信而好古，庶可以能治疾病。医而畏人之言，而失古方，则不如死矣。且明知今方之不可以能治疾，古方可以能治疾，而以人之恶瞑眩，而更其途，则不仁也。为则不逊，窃自谓：天命我为医，而卒以不仁，是戾大明神之所祐也。

为则闻之，神道依于人而行，众庶所惧，神亦不听乎。文王幽里之拘，商臣守之；武王牧野之陈，商臣倒戈。设若文王之德，不如武王乎。孔子乃何称文王哉。商臣亿万，周臣三千也，设若商获天命，周不获天命乎。亿万之师，乃何倒戈哉。由是观之，武王之时，殷既失天命。亿万之师，所以不从也。敢昭告于大明神，医虽小道，其所为者非道，则必害于人。为则既传古方于四方，设若为则所传非其则，则万人为之，日害万人也。大明神其正之。为则不肖，志既决矣，求道而得道，死而后已，是吾任也。敢昭告于大明神，若吾道不违仁，则神尚助我，传之于后世；若夫非道，则是害神之主而乏祀也。神其诛我，诛一人而除万人之害，则固吾之愿也。神鉴是祈。医生吉益为则诚恐诚惶，顿首、顿首。

祭南部源侯文

宝历三年癸酉四月朔丙戌，越四日己丑。皇都医生吉益为则，敢昭告于南部侯之神灵曰：岁序流易，讳日一周，追远感时，昊天罔极。呜呼维侯，治国抚民、举贤措愚，使人维仁。虽先王法、虽孙吴术，冥冥决事，则侯不敢。厚生之道，余波及医。既知古方可以治疾，乃使侍医来学吾塾，躬尝毒药，试诸左右。于医如是，况国政乎。呜呼维侯，尝婴于疾。虽笃不惧，谓其人曰：死生有命，与其死于非治之治，无宁不治。纵幸不死，其奈非道。呜呼维侯，克勇且智，可谓尚道。济济多士，谏争不止，进以时医，请招典药。君慰谕曰：谏非不听、义非不善，汝不知医。乃请招余，君曰：善哉。遂召余，曰：疾既危笃，委以死生。余对曰：诺。

仆唯治疾，不知其他。济济多士，皆疑予言，蹶然不肯。余复言曰：医司疾病，不司天命，唯尽人事。于是进剂，君则瞑眩。小溲快利、肿减吐秽，乃始安卧，气体爽然。济济多士，其心乃安。维此南部，天下寒地。孟夏之月，不脱寒衣。今兹四月，气候异常。蕴蕴虫虫，暑热如焚。气候之变，不唯疲倦，手腕发疔，不寝不食。君苦三日，乃更进剂，脓血溃，肿痛两减，气亦爽然。君劳侍臣，赐之以食。多士问曰：疾可治与？余曰：可也。气之变，非我所知。暑复如初，君大烦闷，心下苦满，撞撞发动，呜呼命哉，遇斯变也。君命召余，叮咛永诀，服药如故。次日荐馔，安然逝矣。呜呼哀哉，君决死生，确乎不拔。天人之别，凛乎不动。克明明德，非常英灵，天下希比，四方有则。呜呼哀哉，君信吾道，毙于吾药，非药无功，命不长也。天乎？人乎？辨在明道。众人之惑，不亦宜乎。夫神也者，聪明正直，不听淫辞。呜呼维侯，信予知予，于医于道，必听卑辞。尚婴薄奠。呜呼哀哉。

祭儿璇文

予既葬儿璇于惠日峰下庄严院，乃设薄奠而告之曰：呜呼儿兮！维延享丁卯夏六月十三日，尔生于皇都东洞寓居。父母亲戚，欢娱罔疆。余乃谓汝母及亲戚曰：之子之生，惟天赐也。生医、育医、死医，念哉。念兹，在兹。为甘草黄连大黄汤与之再周时，颜色憔悴、视深，佥曰：夫人古今异矣，恐不能乳。余曰：毒尽矣，奚不饮哉？且古人有言曰：人无于水鉴，当于民鉴。夫治法之戾古，千有余年于兹。今欲试之于人，人惧不服。今天赐此儿，将使试之。天赐不受，必有蘖益。与前方，至十五日夜半，唯下药汁而无他物。余曰：毒既尽矣，乳之可也。乃复戒慈母曰：惟古今不异，此儿而有块，则吾道熄矣，敬哉勿怠。自是后边溲鞕则以毒药利之。若是四岁，口无择食，壮健赫赫。

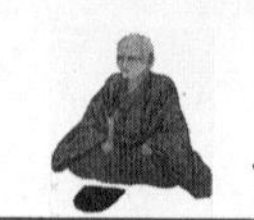

今年八月，痢疾大行，尔亦罹患。初血痢八十余行，因为泻心汤与之。次日六十余行，而血止，唯下秽物，不能食，唯饮砂糖水。五日痢减二十行，歠稀粥少许。次日又减二十行，饮食复常。冬十月六日，尔发热。八日，战栗抽搐，叫号失神一时所。余曰：儿无痢，必痘也。乃为葛根汤与之，九日痘初出，色灰白。十一日出齐，痘陷下，不后溲一日，为承气剂与之，不利。十二日，痘变黑色，间如蛇皮状，与承气汤如故。十三日，小溲亦不利，至戌少利，至寅后溲大利，痘黑变成赤，食进回浆。十四日午后，贯脓，食进，咬牙不愈。五、六、七日自若，声嗄嘶，痘凸出，水流漓。十八日戌刻，寒战、咬牙，呼余，声嗄难辨，微听之，则腹痛乞药也，乃与熊胆而止。诊腹中生块，因作承气大剂与之。二时所而大利，色如绿青，块乃解。又气急而喘，如马痹状。余曰：亡之，命矣夫。门人曰：药可止乎？曰：吁。病未解也，死者命也，治疾者医也。乃为走马汤与之，不彻。又合三剂与之，数吐白沫，气急喘息乃愈，莫所复苦。至十九日申而没。

呜呼儿兮！尔向乞药，其声在耳，今奚不答乎？仰视袘①枷，俛见器械，其物存，其人亡，心神恍惚，身体解㑊，不知所归也。始予之于痘，不别胎毒与天行。其论曰：生涯一发，非胎毒而何。比屋时患，非天行而何。今吾儿无胎毒也，汝若不死，我归胎毒乎？归天行乎？不可知也。余窃谓天地之间，有此毒而行，譬如草木有花而实者，有花而不实者，有实而不花者，有实而枯者，亦不可知也。唯医治疾，治痘之道，在解毒耳。人芪何补，明之在汝。汝不死，则我何以明我不明?！汝有功于医，莫以加焉。使父起予，孝哉。始余谓人而无毒，何有痘患。二三子皆曰：然。信之者亦多。吾过矣！吾过矣！予喜汝之孝，汝安我之喜。丧祭之礼，适以有亡。吾何悲兮，薄祚。汝何恨兮，夭折。是皆命也夫。呜呼儿兮！尚飨。

①袘（yí夷）：衣袖。

赞

河豚鱼赞

越州井上忱，寄书问曰："友人关丹庵谓忱曰：'子食河豚鱼乎，否?'曰：'未也。'丹庵曰：'何故不食?'曰：'有毒矣，故不食。'丹庵曰：'我自少嗜之。及其时，日日食之。今年六十余，尚然。子不食，何也?'忱不能答。"窃意食河豚鱼，有即死者，于是忱也惑。敢问。忱复乞赞，因以即答之辞为赞：

"兽名而鱼，毒之何神？毒毒于毒，不毒于人。"

神农扁鹊仲景图赞

医药之试，聚自苍生。神农之圣，疢疾之平。嗟呼扁鹊氏乎，毒之所在，闻阳知阴。何其攻疾之不僭于古今乎。宪章扁鹊、祖述神农，嗟呼仲景氏乎。何其贻方之不慙于医宗乎。肥后宗梅谆，令画工图为则寿像，请赞之。书以与之：

"死生有命，救疾之慎。万病一毒，毒去元疢。"

扁鹊赞

维扁鹊之为疾医，见毒解毒之谓治。随病应见乎大表，移方之妙屏私知。

杂　著

书于《类聚月》《后由民》之后，与门下“范学”一则

告二三子：学之有之，不思也不得焉。思之有之，不学也不得焉。吾睹学之者，未见能思之者。管子曰：思之思之，又重思之。思之而不通，鬼神将通之。非鬼神之力也，精气之极也。小子思诸。

臀痈一则

今兹冬十二月中旬，余臀肉大肿起。其痛大剧，卧不能少动摇。大便秘结，药之不下。此世所谓臀痈也。其月二十二日早晨，肿破脓溃。午时，脓又大出。凡两度而脓尽，按之不痛，起卧如常。有顷，燥屎将下而不下，窘迫苦痛，乃命门人作大黄牡丹皮汤。末大黄、芒硝，以煎汁饮之。饮已二时许，燥屎又复将下，而其鞕特甚。挑而勾之，取其数枚，然后屎始和。其翌二十三日，诸症皆治。从此以来，步行壮健于十四五年前。又患脱肛三十年，今并全愈复常。

于是门人问曰：“尝闻臀痈难速治。今先生所患者，何其奏效太速也?”余曰：“善哉问也。凡学之道，必学先觉之规矩准绳。既而欲为之，而有不能为，则以问于其师。其师自为之而有得于己，则以对之也。故其言信而有征矣。今也不然，其问之者，以其不知而惘然问之。而其对之者，亦不自为之，而书籍以对之。故其言不信而无征，命之曰空言虚论。治疗亦然，盖世人谓臀痈为难治者。其言曰：‘疮口向下，气泄难愈。’是皆臆见也。失其治疗之法，故肉腐而脓难成，故难治耳。今予所患肿虽大，而其脓快成。是以其苦痛十日许，及脓出，仅以二日而全瘳也。古昔名医以为万病唯一毒。去其毒，则诸病疾苦即瘳。岂不信乎?

子等详视其前后，今予臀痈，从初至终，一是用巴豆、大黄，以解其毒。其毒甚盛也，大便闭而不利，苦痛难忍，乃以针铍破之，血出无脓，于是煎蒴藋[①]莲叶，渍绵蒸之半时许，肿痛益倍于初时，此是瞑眩也。到其明早，肿破、脓溃大出，肿痛减半。二时许，脓又复大出。于是验其所肿之处，无复

---

①蒴藋（shuòdiào）：中药名，高大草本灌木，浆果球形，野生山地，全草入药。亦称“陆芙”“接骨草”。

所凝，按之不痛，起坐如常。又二时许，燥屎窘迫，其痛亦还难忍，立而不立，卧而不卧。既而觉大便小利，见之但窘迫于内耳，乃作大黄牡丹皮汤服之。又二时许，燥屎窘迫大异于初时，乃挑之得燥屎大者六七枚，然后屎始和，遂得少安卧。又一时许，大便大下利，以此之故，终得安眠。至翌日，始觉起居之安非如近时矣，壮健犹如十四五年前。又患脱肛三十年，近日欲治之，日服大黄剂，十治其七八，而脓汁未止，于是脱肛亦并全治而复常。此岂非万病唯一毒乎！二三子其勿疑。二三子其疑其愈之太速，而治之异常耶。是治方之得与不得也。治法之善者，终始解毒是也，故治必速。治法之不善者，不解毒是也。不解毒，则彼毒自尽而治，故其治必迟。非医治之，是其肿毒自尽自治也，诸病皆然。”

门人问曰：“凡缓病之治，虽使先生为之，其治太迟。或五六月，或二三年。而世所谓伤寒、时疫、痢疾之类，凡危急之病，先生为之，其治反太速。何谓也?”

对曰：“万病危急之证，其毒之动，必十分也。其毒之动十分，则其去毒，亦得以十分为之。此其治之所以速也。若其缓病，则其毒之动亦必微，故治亦必迟。《书》曰：‘若药弗瞑眩，厥疾弗瘳。’瞑眩者，即其毒之动也。故今有一病人于此，虽与之以大毒之药，苟其毒之未动，则必弗瞑眩。及其瞑眩，则治必速。二三子居，吾语汝：夫医之为方也，虽愚夫愚妇，犹可以传也。至修其术，则其人非君子，难乎为医。君子知命，故不惑乎生死也。苟惑乎生死，则可攻而不能攻，可守而不能守。譬如军阵，虽则知军法、知队伍，能布其阵，而将非其人，惑乎生死，则可进而不进，可击而不击，终必败其军。故曰：非君子则难乎为医。二三子懋哉懋哉！《书》曰‘惟其人’，是之谓也。”

《扁鹊传》评

庄周有言曰：“道为天下裂。”岂唯圣人之道而已？疾医裂，而阴阳医作。阴阳医裂，而神仙医作。自扁鹊没，数千载于兹，道之云废，茅塞之矣。悲夫！疾医则扁鹊，阴阳医则淳于意，神仙医则葛洪、孙思邈，皆其选也。而淳于、葛、孙之为方也，无益于治疗，有害于古训。故今之人，非质辨三家者之异同而明解之，务披荆棘而脱陷泽之厄，虽欲以身寘①彼周行，岂得乎

①寘（zhì）：放置。

哉？周行也者大道也，疾医之道也。是《扁鹊传》其言与事，不可属诸疾医，而属诸疾医者有之。是非班固所谓疏略抵牾者邪。盖太史公不知扁鹊之为方与淳于意相反，必谓无大径庭。方其撰《传》也，亦唯采旧记书序列之耳，未遑是正。至若乳长桑君之药，卜赵简子之梦，太史公岂不知瞽说也。信者亦存焉，疑者亦存焉，是其所以驰骋古今上下数千载间而成博大也。即班之反唇庸伤乎。虽然，信信疑疑，辨真与伪，而后《传》可读也。《传》可读而后道可明也。学者思诸。

"扁鹊"至"为名耳"，为第一段。长桑君事固不足信，若曰饮彼怀中药，因得以圣于医，则今之人非遇神人，不可得而为扁鹊也必矣。孔子曰："道不远人。人之为道而远人，不可以为道。"又曰："夫妇之愚，可以与知焉。及其至也，虽圣人亦有不知焉。夫妇之不肖，可以能行焉。及其至也，虽圣人亦有所不能焉。"即扁鹊圣于医，亦学而至焉耳。何用恋恋愿念神为。

"为医"至"四万亩"，为第二段。赵简子事即孟氏所谓齐东野人之语也。

其后至"使起耳"，为第三段。中庶子之言，即阴阳医之言。宜哉扁鹊不取也。切脉望色、听声写形，是《素问》所重望问闻切之四术也。乃扁鹊则曰"不俟四者言病之所在"，可见《素问》之说不与扁鹊相曶①合。并与"闻病之阳论得其阴，闻病之阴论得其阳"，及"病应见于大表"，皆疾医之古训，而扁鹊之所以圣于医也。其说疾医之道，至矣、尽矣，莫以尚焉。乃今之人不古训是依，而欲直为扁鹊，多见其不知量也已。何谓病之所在，所谓阴阳及见于大表者皆是也。人告我以显于外者，我乃诊得伏于内者；人告我以伏于内者，我乃诊得显于外者。

阴阳两得之，随证理剂，则其于已病，犹承蜩②也。但其言云云，疑非疾医辞气。诊论相似，无乃文讹乎。"尸厥"说，亦阴阳医之言，并与治方皆不足信矣。至曰"越人非能生死人"云云，何其言之愿款③也。乃葛、孙之徒，真人自视，猥以长生可致，何其言之诈谖也。

"扁鹊"至"侯遂死"，为第四段。亦齐东野人之语。

"使圣"至"静治也"，为第五段。盖记者因事立论以垂戒也，秦汉文多

---

①曶（hū）："忽"字之隶变。疑为"脗"（吻）字之误。

②蜩（tiáo）：即蝉。"承蜩"语出《庄子》，谓以胶杆粘取蝉，所失只在锱铢之间。

③愿款："款"字当为"慤"（悫，què）之误。"慤"者诚实，"愿慤"意谓谨慎、朴实。

此例。“人之所病病疾多，而医之所病病道少”，是必古语。何则？病状之为变也，其丽弗亿，莫有底止。苟非知所以为毒也一，则其于已病犹拾瀋①也。或观于医乏承蜩之术，因发此叹也。第四不治说，亦阴阳医之言。

“扁鹊”至“扁鹊也”，为第六段。按《周官》医科有四：曰食医、曰疾医、曰疡医、曰兽医是已。若夫疗带下、疗小儿、疗耳目痹，是非皆关疾医手者邪，岂可区别哉。后世拙工立科名家，沾沾自喜，至相谓曰某疾吾长于疗之，某疾彼良于疗之，各得扁鹊一体也。夫随俗为变，自称某科，淳于意犹所不屑也，而况扁鹊乎。道听途说，卑卑陋识，此不可不察。

凡六段中间，疏略抵牾不为不多矣。余尝谓：信者亦存焉，疑者亦存焉。使后生得疑中索信，略识疾医之道者，非太史公邪。则其为赐也大矣，乃班之反唇庸伤乎。

家约

吾生于艺，医之子也。弱冠缵业，冀幸得其正路，救万民之病患，有年所矣。独奈疾医之道，说之以阴阳，饰之以神仙，茫茫昧昧，往而不复，扁鹊之术，汉后扫地。悲夫！吾乃发大愿心，有以祈于严岛明神。及吾去乡来京也，复有以祈于五条天神。一日，悟万病唯一毒之理，以是试事，得扁鹊之术于心。以是讲业，传疾医之道于人。抑以吾质之鲁，而技至于斯者，神助之于冥冥之中必矣，何有于我哉。呜呼！吾子吾孙，其审听之：尔所学古疾医之道，是乃公千辛万苦，克己祈神，而后得焉者也。创业实难，守成亦不易，要须体认乃公千辛万苦，克己祈神之心。子子孙孙，勿替引之。

万病唯一毒，众药皆毒物。以毒攻毒，毒去体佳。初无益损于元气也，何补云乎哉。而世医好言补者，盖其重精之心使之也，彼岂不知补之无术哉。今夫病者不知医，医曰补则喜，医曰攻则惧。医而好言补者，是以容悦事人也，可耻之甚。医道之祸，莫大于微利；医道之诀，莫先于守廉。戒之慎之！若有拈一补字，以媚于世者，非吾嗣也、非吾徒也。

保家之要，在政。政者，正也。《书》曰：“尔身克正，罔敢弗正。”又曰：“格其非心。”夫心者身之主也，复礼则心正，心正则身正，身正则家正。而夫妇者人伦之始，正家之本也。两仪既判，斯有两仪之法，圣人则之。《记》曰：“男不言内，女不言外。”男不敢助女为内事，女不敢助男为外事，

①拾瀋：“瀋”字当为“瀋”（沈）之误。“沈”者汁液，以喻事情不可能办到，如捡取汁液。

此之谓男女有别。杂而无别，则法不行也。夫妇有法，而后九族亲。九族亲，而后家事齐。孔夫子曰：女子与小人为难养也。近之则不逊，远之则怨。然则如之何而可？不通人情、不识世道，虽欲齐家，不可得也。学诗而通之，接物而识之，则近矣。

齐家之法，可以达之天下焉。其法一而五，五而一，万法之始终也。治法、兵法，皆不外是。《洪范》之九畴，井田之九区，师之一阳五阴，其义一也。立法之道，莫此为善。夫法不正，非法也。立法虽正，错综失宜，则不行。错综者，旌别淑慝之机关也。譬若井田之制，八家同耕公田，而各私一区，以彼监此，以此戒彼，是谓错综之妙。夫圣人先行而后言，其所言乃其所尝行也，故其言也信。自汉而降，儒者各言其所欲言而已，未尝履历，空言著书，汗牛充栋，圣人之道，所以隐也。小子当泝古而求道之真，何翅医事为然。

古语云：上工医人，其次医病。吾其次者也。然以古方教授，三十年于兹，生徒受业而归，活人于其乡者，不为不多，则吾道既行于海内矣。夫京师天下之中也，四方人士，莫不来学。有有才而无资，不终止而反者，不亦可悯乎？安得岁食此辈五十人，使竭其才。时仰屋而叹，亦三十年一日也。尝窃谓：废著聚散，以爱人之诚，寓诸玩世之间者，非陶朱公邪。守钱奴可恶也，陶朱公不可毁也。吾慕陶朱公之为人久矣，是岁明和六年己丑彗星，孛于西方，吾与家人共观，忽光芒荧荧然，来射吾心，悚然却退，不寒而栗，少焉而定，固尔辈所尝惊扶怪视也。彗星不常出，出则人以为凶兆。今兹彗星非为我出也。抑人皆夜观，而我独悚惧者，何哉？即谓天有以诱衷亦可。吾行年六十八，既知六十七年之非也。自克不已，唯慕陶朱公之心，未能自克耳。富而得食人，命也；贫而不得食人，命也。子贡不受命而货殖焉，孔夫子戒之。夫废著聚散，在陶朱公则可，在他人则不可。静言思之，吾过矣，吾过矣。宿昔一片老婆心，感于彗星而洗了，不亦幸乎。呜呼。小子，戒之、慎之，唯技是精，唯命是顺，勿袭乃公之过。为尔申约，其审听之。

医论医案篇

『医范』

日·吉益南涯 著
日·大江广彦 校正

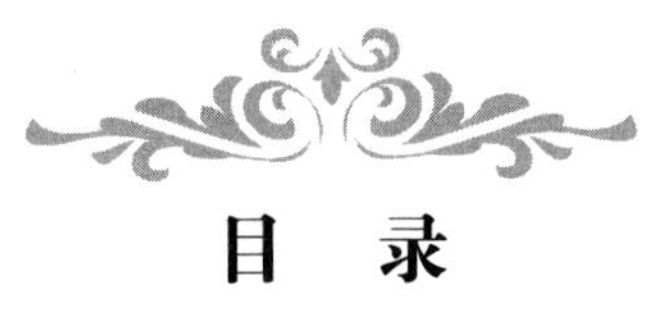

目　录

刻医范序

医之为道，平和攻击，唯视其适，苟遇其症，则剧犹易也。世多畏吉益氏之流误人，惟医者，或至以有惩羹吹齑①，而不克治者。日者予在京，与吉益修夫善，察其为治，轻重有权，莫非良手。如疫证，特其所长，世间大医，退三舍矣。其主张《伤寒论》故也，故知世之畏之者失，将或有彼门人未习熟者之罪焉，莫非吉益氏之冤也。纪伊国医大江广彦，尝从予学，其于医也，师吉益氏云尔。属者欲刊修夫所著《医范》及《非方议》，附其著及横田朗所笔《答武藤生》。如朗亦尝从予学，广彦远致书，请予序，故有为吉益氏雪冤之言，书以赠之。

时文政七年甲申冬至后一日

二本松府文学　源宜撰

①惩羹吹齑：羹：用肉、菜等煮成的汤；齑：细切的冷食肉菜。被热汤烫过嘴，吃冷食时也要吹一吹。比喻受到过教训，遇事过分小心。

医范序

医之为业，岂容易乎哉？夫人生之至重，孰不欲其寿？然及其疾也，刀圭愆术，死亡反手，故非谨厚诚实之人不足与言医也。可不慎欤？予自弱冠好医事，从某氏闻阴阳五行之说，未知所得焉。后游于京师，入于南涯吉益先生门。先生以其所著《医范》及《非方议》示予，予受而读之，则医术之要，诊察之法，言简而意尽，了乎如发矇，予于是乎始似有所得也。盖吾先生之于医也，因一《伤寒论》为之辨说，而开示万世之法则。其教导门生，其目有六焉：曰顺逆，曰虚实，曰所在，曰主客，曰剧易，曰有无是也。天下之学者景慕，而辐凑①者凡三千人，可谓不坠先考之业矣。高足门人贺屋氏，尝为后进，著《伤寒论章句》《续医断》，可谓勤矣。虽然至其精，则让于《精义》《医范》二书多矣。读者验之古今医籍，可以知其说之不谬也。是以吾家常令童子先读《医范》，是予所以尊信先生也。今省誊写之劳，刻之于家塾，以传同好者。

于时文政七年甲申春正月
木国医　大江广彦
谨识于大阪客居择中馆

①辐凑：也作“辐辏”，形容人或物聚集像车辐集中于车毂一样。

医范正文

友人某谓予曰：子顷者示门人，以气血水辨，是背先师万病一毒之旨，可谓孝欤？何不改其过？猷拜谢曰：嗟乎，子尊信先师至矣，非猷之所及也。虽然，其言异于猷之所闻。夫道者，天下之道，而非一人之道也。父所未能详辨，子宜详辨之；己所未能审明，人宜审明之。子思之作中庸也，言孔子之所未言，以发之，可谓不孝乎？先人尝谓猷曰：汝学吾所以学，而勿谬我言。譬如画图，徒摸其所摸，遂失其真。吾之以尊信秦张而学其道，以其征诸事实有治验也。苟有治验，虽非秦张之言，岂可不尊信哉？方无古今，论无新旧，必期之于治验。夫气血水辨，非余之新说，《伤寒论》书莫不由于此。先人亦开其端曰：附子逐水，水蛭治血也。迭之论病症，不以此三物，以何为规矩？三物之变，三极之道也，不可不知焉。今作《医范》，示气血水之辨，固不背万病一毒之旨也。

万病皆一毒，药亦皆毒也。以毒攻毒，是医要道。人之身为阴阳，和平如春，此为常体。若有所偏胜，此其病患，病必害性，是以谓之毒。毒无形，必乘有形，其证乃见。乘气也，气变焉；乘血也，血变焉；乘水也，水变焉。夫血者，水谷之所化血也，是以有三物焉。三物之精，循环则为养，停滞则为病，失其常度，则或急或逆，或虚或实，诸患萌起，各异其状。证缘物而生，物随症而分。证者末也，物者本也。虽有见证，不分其物，何益之有？譬如望云霓而不知晴雨也。凡论病以阴阳古之法也，是分其大体而已，药方未可处矣。

太阳病，有桂枝汤，有葛根汤，有麻黄汤，一病而三方，所以有气血水之辨也。其人，头痛发热，汗出恶风，是气之变，而桂枝汤证也，以其发热知血不凝，以汗出知水不滞。其血凝者，虽自汗出不得发热，项背强几几，葛根汤证是也。其水滞者，虽必发热而不得汗出，身疼喘鸣，麻黄汤证是也。证备如此，则不辨三物，虽曰其汤证可也。或变证出，或见一证，长沙方中无可征证，则其何由论病，何由置方？方此时，聚类推证，以分三物，辨其

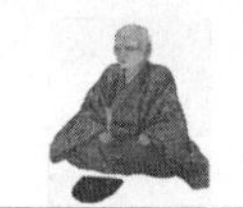

主客，审其所在，知其四态①，是谓之规矩。

何曰主客？黄连阿胶汤、瓜蒂散、建中汤，同治心中烦，而其方异者，以主客异也。黄连阿胶汤，气主而水血为客，故但烦而已；建中汤，血主而气为客，故悸而烦，悸者血也，剧则致衄，不得发热，是其候也；瓜蒂散，水主而气血为客，故满而烦，满者水也，气不发散，必上冲吐水则愈，是其候也。主者先见，而客者后出，是知主客之法也。何曰所在？病位也，表里内外是也。一身头项、背腰，此为表也；外体面目、鼻口、咽喉、胸腹，此为里也。内外者，出入之辞，以睛、舌、心、骨髓，为内极位也。外也者，自内而外出也；内也者，自外而内陷也，对内则表里俱外也。内外者，经也；表里者，纬也。桂枝汤，治一身烦；黄连阿胶汤，治心中烦；柴胡汤，治胸中烦。烦者其气一体，而治方何异，以其所在异也。譬如雨久而虹东见，则为晴候；晴久而虹西见，则为雨兆也。

何曰四态？急逆、虚实是也。急者顺行而进之谓也，逆者劫行而退之谓也，虚者亏而不足之谓也，实者盈而有余之谓也。心烦者物同其所在，而治方何异？以其态异之故也。栀子豉汤证，热气见于外，身热烦热，或头汗出，是急而心烦也；白虎汤证，热气伏于内，口舌干燥或渴，其背恶寒，是逆而心烦也；酸枣仁汤证，表里无热，不得眠，是虚而心烦也；承气汤证，表里有热，大便硬，是实而心烦也。一烦之变，如此多端，万病之变虽难穷极，而要之不出乎三物之变也。三物之变，三极之道也，以此推证，何病不分？证也者末也，物也者本也，不知其本，焉能分其末？子其思诸。

医范终

①态：原文写作“熊”，据上下文可知应为“態”，故径改为“态”。

附 言

《医范》中所云友人某者，是村井琴山也。学医于东洞翁，亦西藩一豪杰也。然其论说，与吾师南涯先生不同，学者惑焉。于是先生为著《医范》《非方议》二篇，以示门人。二家论说，医道要领，在初学尤为读仲景之书之急务。

琴山翁所著之《医道二千年眼目篇》，既行于世，大补翼东洞之道，可谓忠臣也。虽然，其中踳[①]驳亦甚多，故余把笔以评其是非，今附录于此。

琴山门人武藤生，尝以疑事数条，质之于南涯先生。先生事务之繁，无暇于把笔，命门人横田生令就各条下辨之，是皆医事之要务，不可不知也，故附之于此。

自后藤、香川、松原、山胁、吉益五大家兴以来，天下之医，得晓阴阳五行之妄说。自阿兰[②]之说行于世而来，得明脏腑之位置，流物之道路，诸器之条理。虽然，其说或穿凿，有诬妄不鲜，殆近于好事，余惧学者不能察也。因为《西说医事辨》《阴阳与神经同辨》二篇，以载于卷尾。

大江厂彦识

①踳（chuǎn）：古同“舛”，乖违；相背。

②阿兰：指当时传入日本的西方医学，因为是荷兰人传入，故称为兰学。

附 录

非邨大年麻黄汤条辨气血水说

予顷读邨大年所著之《方议》，见“麻黄汤条辨气血水说”，如徒论诸书生未尝施于事实也。其说曰：不论气与水血，随证治之，在驱其毒而已。夫证在彼者，而虽罗列一身，宜以法论之。若不以法论之，其证何由得分，证者何以显知隐也。于医谓之证，于病谓之应，应与证，非其本物。观之有法，阴阳之义，以分形状，此之谓规矩。扁鹊曰：听病之阳，论得其阴；听病之阴，论得其阳。阴阳义也，天地万物，莫离此义。阴阳以分其义，义以推其证，证以知其物，古今之通法也。气阳向无形，水与血阴而有形也。阴者自偶，而阳者自奇也。水气为阳，血气为阴也。阳病者，气有动水血之证也；阴病者，有水血塞气之证也。阴阳之义，以推诸症，则气与水血自在其中也。先师虽说万病一毒，至辨药能则曰：附子逐水，术利水，虻虫、水蛭治血证。是其端也。夫气与水血，虽养身体之物，偏则为害，以其为害，谓之毒。毒也者，伤害物之谓也，我知其为毒，不知所以毒也。其所毒之物三，而至毒于我则一也，是以谓之一毒。一毒之谓，示治病一于攻，而无补益也。岂为治法乎？

夫医之治病，有其证，则用其方，不加私意，从仲景之遗训，此谓之则。虽然，病之于变，异证同病，异病同证，诸症杂出，有如古训者甚稀矣。方此时，以阴阳之义，辨气与水血，推彼知此，定其治方，此谓之法。太阳篇，坏病不举其证，则曰随证治之，无证则以无论之体也。少阳篇，坏病举其证，则曰以法治之，虽证在兹。不以法论则其义不分，徒治其标，不能治其本，不异于小儿捕影也。楚有一将，学兵法，闻鸿雁乱行则有伏兵，而引军入山，猪鹿自深谷出，走军中，不知有伏兵，是学证而不知义也。虽有病证，不论其义，则治之无法。虽万病为一毒，一药所不能治也。有热气，则用逐气之药；有瘀血，则用败血之药；有宿水，则用逐水之药。

虽水血在体中，以其应见于大表，各得其物。凡水之为病，或发汗，或利小便，或吐下水，则其证乃已，以知其为水也；血之为病，或吐血下血，或肿脓，或经闭漏下等诸症动，以知其为血也；气之为病，有其状，而无其形，气发散则其证尽退，以知其为气也。其无征于前者，必有征于后，非空理，非臆见，有所见之实言也。大年不辨气与水血，曰驱其一毒则病愈。譬如家室有灾，而不辨其由，唯曰除灾则家室自安。而水灾不防水，火灾不灭火也，何得除灾哉？若有萌兆，则宜察水火之变，导之灭之。萌兆者证也，水火者物也。虽有萌兆，不辨其物，除灾无由。虽有病证，不知其物，去毒无法也，故三物不可不辨也。

大年曰：水血者一也，故云汗者血之余也。汗亦水也，液亦水也，岂血非水哉？是可谓理屈而不知实也。虽血本为水，水自水，血自血，不可混淆。夫水干则无色，血虽干有色，若染物则不洒之以生姜汁，其血不去。物各有分，若血块用甘遂，水肿用桔梗，岂可获治功乎？大年引证曰：麻黄汤、桂枝汤，虽非治衄方，服之衄即愈。小柴胡汤，虽非治血之方，服之经水来，皆随证而不拘血，仲景之法也，此大年不知论证之法也。衄者血不为主，气逐血之证，故泻心汤主治衄，药皆气药也。桂枝汤、麻黄汤，衄非主证，故服麻黄汤，发汗则衄自止，服桂枝汤，头痛退则衄自止。小柴胡汤证，寒热主而经水客也，故曰适断，曰热入血室，主去则客自散，古今之常法也。大年何读书之粗邪？又引有水毒而不治水之征，以下利腹胀满，身体疼痛者，及服桂枝汤，大汗出脉洪大者。嗟乎！论证之法，何异于古也。下利腹胀满，疼痛者，逆气外行也，里气逆者，四逆汤主之。四逆汤证罢，而身疼痛者，逆气复外行未解也，桂枝汤主之。大汗出者，水脱出之证，脉洪大者，气盛之候，皆气之变病，而药亦气药也，岂得为水毒邪？

又曰：毒竭则气及水血，反其正也。可谓妄说矣。一旦为邪气，为蓄水，为瘀血者，如何邪瘀蓄去，而气及水血，得反其正乎？反其正者，身体所循环之新物，而非邪瘀蓄之旧物。以药攻之，则其所出之物，气与水血之外，未见有他物，何以为一毒邪？

又曰：桂枝汤证，岂无腹候乎？可谓牵强矣。桂枝汤，解表之方，而其证悉表候，何有腹候？上冲者，以其变在腹，为征欤，上冲下后变证，气不能外行，而致此病变耳。非里有病，此气逆上行，表不解之候，而桂枝汤剧证也。头痛、发热、恶寒，或身疼痛，则以其气外行，不上冲也。不上冲则何以知在腹邪，岂以干呕为征欤？干呕者，在胸之客证也。头痛、恶寒者，在表之主证也。桂枝汤，疼痛在身，此表候也，然以身体者误也。身体者，里而附子证也。桂枝汤无胁腹拘急、失溺之证，而以为其征；麻黄汤证，无恶寒及身体疼痛，而以为其征，皆私说而非法言也。孔子曰：非法言不敢言。先师之所慎也。夫《伤寒论》，系证皆出乎实者也，其证之前后，其证之有无，剧易异证，顺逆同证，皆法之所存也，不可忽焉。桂枝汤证，恶寒而不喘也；麻黄汤证，喘而不恶寒也。桂枝汤身疼痛，则不发热。二方证相合，发热恶寒、身疼痛者，大青龙汤证。此证之有无也。头痛而干呕者，桂枝汤证；干呕而头痛者，是吴茱萸汤证。此证之前后也。大柴胡汤证，剧则心下痞硬，呕吐而下利也，易则心下急，郁郁微烦也，此谓之剧易异证矣。桂枝汤治恶寒，附子汤又治恶寒也，此谓之顺逆同证矣。仲景之法，不可不审也。而大年曰随证而已，曰驱一毒而已，曰不拘气与水血，是不知其法也。不知其法而用药方，非暗投冥行而何也？

西说医事辨

有本然后末可研也，有本之善，难矣哉。合天与人，必在实事，是之谓有本之善。本之苟失，万种之迹，逐事而愆，犹无本之不可以称也。西洋医事，解体为本。夫解体以死者，不克以其生矣，岂足以为本乎？人死之谓异物，异物而察，犹察之于鸟兽之间也，何以能医于人哉？人之所以疾，则其阴阳而已矣。今舍其生之血气、阴阳，而解其死之骨节、内景，何以能焉？譬犹登墟者，因念古之全盛与其人，依稀仿仿，亦殆弗得也。又譬犹观黄河之古道，而泛想其洋洋汤汤，激溜苍波，曲折之势，九分一逆，奇怪之状，及舟船溯洄沿流受风回棹之时，岂能合于禹功之水哉？血气之为状也，何异于积石龙门①、孟津陶丘②入海以前之流乎？而今佛之于解体之内景，其为荒径废途也太甚，且也其至以死之后，比之川，为崩岸坏圻壅塞之多，不然，何以毙哉？魂魄相离，亦往来古今之际也，而其间邈乎，何足以推旧也哉？然而彼尚以为本，远矣哉，岂唯是焉？西洋之人，所务无本，竞为利而已矣。岂足以为治化之本乎？悲夫！盖称西洋能天文，其为航海贾沽之用，是以不足论矣。孔子曰：唯天为大，唯尧则之。言则之于政教实事之间也，彼岂与有之哉？亦拙矣！小也！是以医事等不知通人天，言阴阳也，其如性命何。

《易》曰：昔者圣人之作易也，欲以顺性命之正。是以立天之道，曰阴暨

①积石龙门：积石即阿尼玛卿山，在青海省东南部。龙门即禹门口，在山西和陕西交界处。

②孟津陶丘：孟津是古黄河津渡名。陶丘是古地名，在今山东定陶西北。

阳，立地之道，曰柔暨刚，立人之道，曰仁暨义是也。彼不知性命，宜其不能医事之本也。舫[①]舶求利，而不知危，则医何为；虽似精之甚，然断无裨也。虽似智之深，然断未大也。夫大智与小智之分无他，在识本末而已矣。人于末而精，君子不可为也。孟子曰：知者无不知也，当务之为急；仁者无不爱也，急亲贤之为务。尧舜之知而不偏物，急先务也；尧舜之仁不偏爱人，急亲贤也。不能三年之丧，而缌小功[②]之察；放饭流歠[③]，而问无齿决，是之谓不知务。放饭流歠，大也；无齿决，小也。今彼皆反之，大端之昧，而小体或覈[④]，何足据考哉？吾故曰：小智也，无裨也。彼辈或欲由而成大，几许其不却步欲前而自悔也欤，且也其小体之明，足以欺人。昔者宋程子曰：佛法如淫声美色，或未戒之，则浸浸乎人在其中欤。是也！予于西洋医事亦云。吁！人之欲学医，及病家请治，必顾予斯言可也。

一相从受其说，则遗祸而不自救，人亦无由救之，以其蛊也，此犹鸠之于桑葚欤。夫鸠食桑葚，盖醉而伤其性矣。桑葚之味甘也，诗喻之于女之与士耽兮，至矣。今初学之人，其性亦如鸠焉，如西洋之说，甘而伤性，易醉难醒也。虽醒而免，唯贤者之属能之，吾见百员中或有一二人，未见十人中亦有其人也。夫所说似精，故见惑焉，以其小智多称易人，岂知大道或难入，或难研，似迂似疏乎！大道所以若是者，无他，以其广大而本美也。本之美，淡而难味。夫本之美，岂可以比肥甘乎？故曰淡也，又难味焉。唯智者能味之，苟克味之，则则滫瀡[⑤]肥甘，不足嗜也。本之味，犹谷食也欤，吾邦人恒食而活。若夫鲜肉，亦未可恒食也。彼不在鲜肉，殆在酒而已矣，是以益难。夫本之美，难味以知之也。加之以其广大，似迂似阔，是以庸人未克悦此，而去之彼，其为蛊惑沉溺，而不能迁也。悲夫！今本之在阴阳，通天地与人以临疾病，犹恐失之，何况西说？纷纷扰扰，百疾异本，或在上下，或在外内，或肠或液，亡羊迷路，逐末万种，欲以察之乎，倒置失措，怔忪烦苦，终未可以为工也。

仲景氏曰：阴阳，是得其实矣。有本焉，有纲焉，有要焉，美也，大也。

---

①舫：清代一种内河战船。

②缌小功：缌麻与小功。旧时五种丧服中最轻的两种，由亲缘较疏者穿戴。

③放饭流歠：大口吃饭和喝汤，古人认为是对尊长极其不敬的行为。

④覈（hé）：同“核”。检验、查核、核实。

⑤滫瀡（xiǔ suǐ）：古时调和食物的一种方法。用植物淀粉拌和食物，使柔软爽滑。又指柔滑爽口的食物。

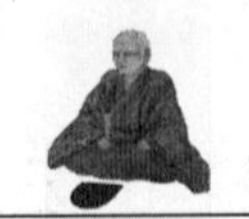

所谓风寒之疾，表里内外之分，皆归为阴阳矣。表与外，犹密析阳之名焉；里与内，犹密析阴之名焉。风寒首云阳，若是者，所归之分明也。本之相通如此，且固取之天地之道，以通之于人身，有以要其疾病，盖无所遗矣。今西洋何所能，何所依，何所通，何所明识哉？是尤幽眇①丛脞②者也。其所长，盖疡医而已，然其内治亦不然矣。汗吐下之法，行其中正可也，犹行大道于天下。夫大道者，何所不通哉？所谓大中至正是也。医以是剂，以是诊，以是处方，病是以除。虽夫疡医、产科、针灸、盐熨、按摩之途，无以中道，无以行正，则为眚③灾不回踵矣。尧舜禹相传云执中，虞夏商周称洪范，皇极为主，周公、孔子作礼，行乎中庸，皆中也。东西神圣之训，正直并义皆正也，岂有所不通于是医事哉？嗟，医之于人身，犹王公之于天下国家也，是以通焉，此亦疏本之谈也。若夫西洋，僻远近北，故其事皆非中正矣。宜其未能本末也，则是赤发碧瞳，左衽之符而已矣。呜呼，病哉！

大江广彦识

阴阳与神经同辨

阴阳也者，本诸血气之名也。神经也者，察诸内景之名也。血气者生，内景者死，其分似霄壤焉。而谓同，盖有所同，其分别之趣而已矣。夫阴阳之名，所以本其本也。其本何也？曰：天地性命之本也。孔子曰：分于道，谓之命。形于一，谓之性。夫道也者，一阴一阳之谓也。孔子又曰：一阴一阳，奇偶相配。然后道合化成，性命之端，形于此也。夫故三阴三阳，克本其本云。今神经者，何神何经？曰：何也，夫神也者，以精气之神，未足也，以不测之神，未当也。盖名之曰神，以握权于臆度，重糈于开体，无所取焉。且也固为大要之言，苟且之目，未足以称也。夫经也者，本末终始，明大可纪者之名也。今神经支别，其本称难举，此岂经乎？曰纬犹未也，盖皆气及液所通达之路也。然而曰经，不亦远乎。孟子曰：不揣其本，而齐其末。方寸之木，可使高于岑楼。岑楼，仲景所谓三阴三阳也；方寸之木，神经也。此公论也。然而彼徒，犹必自信，必用强辨焉。予预抑之以事实，夫三阴三阳，主见病进，故自太阳及阳明，自阳明及少阳，自少阳及太阴，自太阴及

①幽眇：精深微妙。也作“幽妙”“幽渺”。

②脞（cuǒ）：小，琐细。此处引申为渊博。

③眚（shěng）：此处指因过失而造成灾难，疾苦。

少阴，自少阴及厥阴，莫不皆为渐也。医者表明之，然后治法不惑，效验如拾焉。今开体所主，岂在见病进退也与。想象摸索，思议臆度，以待他日之用，似实非实，察之于此，医之于彼，必多差也。平心察之，必知予言之不诬矣。记不云乎。诗曰：伐柯伐柯，其则不远。执柯以伐柯，睨而视之，犹以为远。信矣！西说之迂以此，夫良医之法，于活物乎试之，于实事乎验之，重机会也，取切近也。今开体，察之以死者，为非活物，旦不为实事也。为智乎？为不智乎？旦也其事岂非过察之乎。君子之言也，不下带而道存，今彼屑屑，辨人之百骸，九窍内外，诸器形容，津液肌肤等，何为？夫西洋人之不慧，至此乃穷。其于吾邦人之也，是之谓不宜，其学必不行。

木国医　岩田广彦识

纪藩　稽古馆藏版

文政八乙酉十月刻成

医论医案篇

『观证辨』

日·吉益南涯 著

日·安立椿 校定

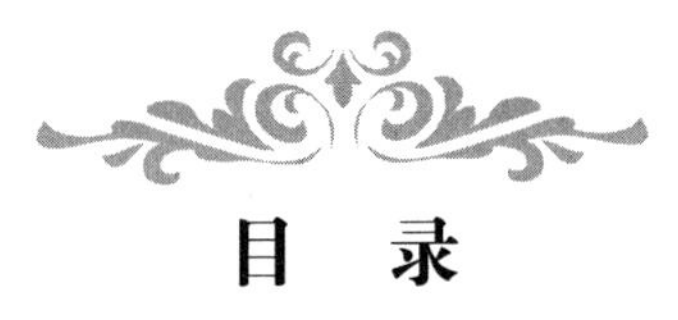

目　录

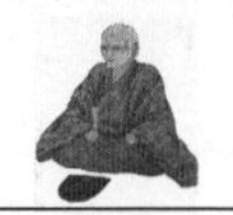

观 证 辨

头痛

血气上行而所致也。血不滞不为痛，气不通亦不为痛矣。有气为主者，有血为主者，有血气俱迫者，有由水血气迫者。

桂枝汤

上一方，气为主，故脉浮，发热，汗出也，若剧则衄，是气盛而逐血也。气为主者，其状急也。

四逆汤

上一方，气不循血滞者也，故脉沉，发热，汗不出，终致厥冷，是血气俱逆也。

吴茱萸汤

上一方，气逆而血气自内迫也。故无热汗不出，甚则吐利，手足厥冷，烦躁欲死，是气逆而血气自内上行也。

麻黄汤

上一方，表水滞而气不能畅者也。曰身疼，曰无汗而喘，是表水滞而气欲畅不能畅者也。

十枣汤

上一方，里水结而血气俱迫者也。曰心下痞硬满，引胁下痛，是水气之证，而头痛不为主，由水血气迫者也。

五苓散

上一方，水竭血气迫者也。占水气行则愈，非头痛为主者也。

项背强　颈项强　身体强

强者，血也。有由气血迫凝者，有血凝气不循者，有由水血气滞或血气急者。

葛根汤　桂枝加葛根汤　瓜蒌桂枝汤

上历观诸症，葛根汤、桂枝加葛根汤二方，由气而血迫凝者也，故曰恶

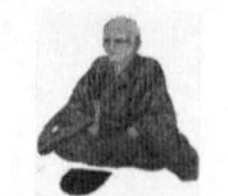

风，强在项背。瓜蒌桂枝汤，血凝气不循者也，故曰脉沉迟，强在身体也。

小柴胡汤　桂枝加苓术汤

上历观诸症，曰胁下痛满，曰心下满微痛，是俱水气也。小柴胡汤，由水而血气不得畅者也，故曰身热，恶风，是水在外，血气不得畅者也。桂枝加苓术汤，水陷滞而血气急者也，故曰头项强痛，曰心下满微痛，是水陷而在心下，血气外行者也。

恶寒

表证有恶寒，桂枝汤是也。伏热有恶寒，白虎汤是也。阴证、虚证俱有恶寒，血证亦有恶寒也。阴证者，附子、人参互有主治，而附子之恶寒，气滞而血亦不循环，故剧则有厥冷之证。人参之恶寒，血滞而气则循环，故始终无厥冷之证，是其别也。

附子汤

上一方，血滞而气不循环者也。

芍药附子汤

上一方，因发汗，精气虚而恶寒者也。

四逆汤

上一方，因吐下而腹中物竭，故利止而恶寒，盖虚寒也。

桂枝去芍药加附子汤

上一方，因下剂而表位气不循，血亦将滞，而恶寒者也，盖附子之证也。

桂枝汤

上一方，血气迸发于表位，而不循环，致恶寒者也。盖桂枝汤之证，恶寒，汗不出，则发热干呕。汗出多，微恶寒则无热也。

柴胡桂枝汤

上一方，伤寒外行而发热，微恶寒者也，与桂枝汤之恶寒同矣。

附子泻心汤

上一方，因汗下而表位气不循，血亦将滞而恶寒，是附子之所主治也。

白虎汤

上一方，血气伏里而不得畅，恶寒者是石膏之所治，而客证也。

大青龙汤

上一方，表邪闭塞，而血气不能发散，因致脉浮紧，发热恶寒者也，以大青龙汤发汗则愈。白虎汤之恶寒，则虽汗出，仍恶寒而不发热，反身热而渴，是其别也。又血证恶寒者，硝石矾石散及大黄牡丹汤、葵子苓散等之所主治也。

硝石矾石散　大黄牡丹汤

上二方，血滞之所致也。曰日晡所发热，而反恶寒，曰额上黑，其腹胀如水状，大便必黑，曰少腹肿痞，曰发热，自汗出，复恶寒，是皆血滞之证也。

葵子茯苓散

上一方，水血滞之证也。曰有水气，身重，小便不利者，水气滞之证。而恶寒者，血滞之所致也。硝石矾石散、大黄牡丹汤及此方虽治血证恶寒，而亦各自有其别，不可不知也。

寒

乌头桂枝汤　乌头汤　大乌头煎　赤丸　附子粳米汤　大建中汤　瓜蒂散

上历观诸症，或曰寒疝，或曰寒而不同。盖本论中谓寒者，皆指水气而言之，然或直指曰水气，或曰寒者，亦有微意存焉。要略中曰寒者，亦指不循环之水气言之。曰寒气，曰腹中寒，曰心胸中大寒是也。又如寒疝之寒，则以沉滞不循者名之，故方中皆有乌头。但如瓜蒂散则水毒结实者，而与彼曰寒者大异矣。然今所刊行要略方者，固非仲景氏之旧，而有后人所附录之方论颇多，虽然不背医经之旨，施而有治验者，录以为治疗之一助，下皆效之。

厥冷

吴茱萸汤

上一方，气逆而自腹迫于上，故为手足厥冷、烦躁等证。

瓜蒂散

上一方，虚弱人被闭塞于寒邪，表位气不能循，因致手足厥冷也，病毒则在胸中。

四逆汤

上一方，因汗下津液脱，血气不循，厥冷者也。

厥逆

白通汤　通脉四逆汤

上二方，少阴病自表退迄于里，血气不能循环，致手足厥逆也。或曰无脉，或曰脉微欲绝者，是虚脱症也。

乌头汤　赤丸　乌头桂枝汤

上三方，得寒疝，血气逆而不能循环，致手足厥逆者也，非虚脱之证也。

苓桂五味甘草汤

上一方，血气不得畅于外，致手足厥逆，气从少腹上冲胸咽者也。

苓蒌术甘汤

上一方，气不循环，故水亦滞，为身体重，腰中冷之证也。

不仁

黄芪桂枝五物汤

上一方，血滞气不循，为脉微，身体不仁也。

乌头桂枝汤

上一方，得寒疝，气逆而及腹中，不得循环，致不仁也。

八味丸

上一方，血滞气急而不循环，故为少腹不仁也。

白虎汤

上一方，曰口不仁者，三阳合病之见证，而非白虎汤之正证也。

发热

所郁滞之热气翕然外发，按其身上不灼热者，为发热也。盖有表证，有里证，有内实证，又有阴证而发热者。

桂枝汤　麻黄汤　大青龙汤　桂枝加苓术汤　麻黄杏仁薏甘汤　小青龙汤

上历观诸症，发热者皆血气将迸发，而为表水被闭塞，不得迸发，激而所出者也。

柴胡桂枝汤　厚朴七物汤　黄芪桂枝苦酒汤　五苓散　猪苓散

上历观诸症，所发热者，虽在表，而自里外发而所致者也。故曰外证未去者，曰腹满发热，曰身体肿，发热汗出而渴，曰发热六七日，不解而烦，有表里证，曰脉浮发热，渴欲饮水，是虽发热，病则在里也。

小柴胡汤

上一方，外袭迄于里，血气郁发而发热者也。

大柴胡汤

上一方，外袭已迄于里，血气外行而发热汗出者也。

调胃承气汤

上一方，发汗后胃气实而急迫者也，故曰蒸蒸发热。

大承气汤

上一方，大便坚，呕不能食者，与小柴胡汤。呕止能食，七八日更发热者，胃气实而迫者也。

栀子柏皮汤

上一方，外袭在表，血气不得循环，里气郁滞，为瘀热迸发，而发热者也。

硝石矾石散

上一方，腹中有瘀血，热气实而发热者也。

大黄牡丹汤

上一方，水血凝滞于少腹，有热者也。曰少腹肿痞，是水血凝滞也；曰时时发热者，是有热之候也。

抵当汤

上一方，气与血不和，气则外行，为脉浮数，发热；血则陷于少腹，凝结为瘀血，消谷善饥。故曰脉浮发热者，所以作瘀血，而非有瘀血之候也。

麻黄附子细辛汤　四逆汤

上二方，阴证而发热者也，盖表位气逆，欲畅不能畅，故发热也。

真武汤

上一方，太阳病发汗，汗出不解，血分水动摇，血气上行而发热也。

大黄附子细辛汤

上一方，胁下有水气，血气外发而发热也。

身热

身热者发热之反对，其热无翕翕之状，，唇口必干，按胸腹如灼手，手足不热，假令虽热，必有休止者也。盖虚气上而身热者，栀子剂主之；血气伏于里不得畅身热者，石膏主之；伤寒邪在表里间，水气不能循，血气急而身热者，柴胡汤主之。

微热　无大热

本论中曰有微热，曰无大热者，皆谓内有大热，而外不见大热者也。麻杏甘石汤、白虎汤、大承气汤是也。如曰身微热，曰身无大热者，则一身中微热。而无大热之谓也。一之身字可味，干姜附子汤、柴胡汤是也。

烦热

烦热者虚热也。谓手掌、足心热而不可奈何之状也。血不足气有余者，多有此证，地黄主之；血滞气急者，亦有此证，芍药主之；亡津液而虚气上急者，亦有此证，栀子剂主之。

三物黄芩汤

上一方，血不足气有余者是也。

小建中汤

上一方，血滞血气急者是也。

八味丸

上一方，血滞气急者是也。

栀子豉汤

上一方，津液竭，而虚气上急者是也。

潮热

潮热者实热也。古今释潮热，曰热如潮信，以时来也，曰晡发热亦以时来也。以何分热状？古人命名也，密矣。若以时名之，何不曰汐热，非潮信之义可以知也。猷按：夫潮也者，充实之义。海水潮则海隅、江曲、穴中、岩间，无所水之不充实也。潮热之发也，身体、手足、胸背、腹腰，无所热之不充满也，故曰潮热者实也。有潮热者，内水走于外，作身重，作腹满，作短气，不能发热，遂致潮热也。故汗出多则其热不潮，以水不实也。其水不实则必作发热也，调胃承气汤是也。其所举潮热者，大小柴胡汤、大陷胸汤、大小承气汤，方中各有逐水之药也。

大承气汤　大陷胸汤　小承气汤　大柴胡加芒硝汤

上历观诸症，曰短气，腹满而喘，有潮热者，此大便已硬也。曰谵语，有潮热，烦不能食者，胃中必有燥屎也。曰大便硬，曰燥屎，曰不大便，曰不大便五六日，舌上燥而渴，曰谵语发潮热，脉滑而疾者，曰潮热者，实也，是皆热实之候也。

小柴胡汤

上一方，阳明病余波，而非潮热为主者，故曰大便溏，小便自可，胸胁满不去者，与小柴胡汤。

往来寒热

外袭迄里，有为往来寒热者。外袭已迄里，血气外行，而有往来寒热者，又血气上行而血滞，水饮亦留滞，气急而有为往来寒热者。

小柴胡汤

上一方，外袭迄里，为寒热者也，故曰伤寒五六日中风，往来寒热。

大柴胡汤　柴胡姜桂汤　小柴胡汤

上三方，或外袭迄里，血气外行而为寒热，或太阳病历日不解，水血结于胁下，血气急而为寒热。故曰伤寒十余日热结在里，复往来寒热。曰伤寒五六日，已发汗而复下之，胸胁满微结云云。但头汗出，往来寒热，太阳病不解云云。胁下硬满，干呕不能食，往来寒热，其义自明矣。

奔豚汤

上一方，血气上行而血滞，水饮亦留滞，气急而为往来寒热者也。故曰气上冲，胸腹痛，往来寒热。

汗出

汗出者，水气外出之候也。有表证，有里证，又有热气内实，而逐津液者。

桂枝汤　桂枝加葛根汤　桂枝加附子汤

上三方，表症汗出者也。

越婢汤　防己黄芪汤　桂枝加黄芪汤　芪芍桂酒汤

上历观诸症，血气从内迫而汗出者也。曰脉浮而渴、自汗出，曰脉浮、身重、汗出，曰从腰以上必汗出，曰身体重、发热汗出而渴，是皆从内急而汗出者也。

五苓散　茯苓甘草汤

上二方，或因发汗汗出，或血气外行而汗出者也。

麻杏甘石汤　白虎汤

上二方，里有伏热而汗出者。

桂枝甘草附子汤

上一方，风湿证里有水气，而里水见于表者也。故曰汗出，身微肿。

葛根黄连黄芩汤

上一方，表气陷，逆气上行者也。故曰喘而汗出。

十枣汤

上一方，血气迫而汗出者也。

大承气汤　小承气汤

上二方，因实热而津液外出者也。

大黄硝石汤

上一方，黄疸病表和里实者也。曰腹满，小便不利而赤，是里水滞，有瘀热之候也。曰自汗出，是表和之候也。

大黄牡丹汤

上一方，曰发热汗出者，明肠痈症之发热，而非外袭病也。

附子泻心汤

上一方，表位气不循而汗出者也，附子主之。

大乌头煎

上一方，寒疝病，血气不循环，水血亦滞也。发则自汗出者，表水不滞，故血气迫则自汗出也。

四逆汤　通脉四逆汤　通脉四逆加猪胆汁汤

上三方，血气逆而外行者也。曰厥，曰厥冷，曰脉微欲绝，曰里寒外热，曰汗出而厥，皆是血气逆而外行也。

小柴胡汤　大柴胡汤　柴胡姜桂汤

上三方，表里水滞，血气上行者也。曰头微汗出，手足冷，心下满。曰胸胁满微结云云，但头汗出，往来寒热，心烦者。曰此为水结在胸胁也，但头微汗出者，是表里水滞，血气上行者也。

栀子豉汤

上一方，因下之，胃中虚，虚气上迫，而头汗出者也。

茵陈五苓散

上一方，表有瘀水，里有瘀热，瘀热迫而不能表发，头汗出者也。故曰：但头汗出，身无汗。

无汗　不汗出

曰无汗，曰不汗出，俱是表水滞之候也。而曰无汗者，表水滞无汗也。曰不汗出者，汗将出而不能出也。

麻黄汤　葛根汤　大青龙汤

上三方，皆表水滞者也，而大青龙汤曰不汗出者，汗将出而不能出者也。

桂枝加苓术汤

上一方，因下之，水陷在心下，无汗，心下满微痛者也。

腹痛

血气欲循不能循，为痛者也，有由水痛者，有由血痛者，有逆气痛者。

大承气汤　厚朴三物汤　枳实芍药散

上三方，由水痛者也，故曰腹满，曰痛而闭者，曰烦满，是其候也。

大乌头煎

上一方，血气不循环，水血滞为腹痛者也，故曰绕脐痛。

真武汤

上一方，气不循水血滞而腹痛者，故曰小便不利，曰四肢沉重疼痛，是水滞为主者也。

通脉四逆汤

上一方，逆气而不循，腹痛者也，曰厥逆，曰脉微欲绝，是其候也。

桃花汤

上一方，气不循水血滞而腹痛，是血为主者也。

桂枝加芍药汤

上一方，本太阳病，医反下之，血气陷于里，欲畅不能畅，腹满时痛者也。

附子汤

上一方，血滞血气迫，而腹痛者也。曰脉弦发热，其腹愈胀，是血气迫之候也；曰腹痛恶寒着，是血滞之候也。

腹中痛

腹中痛与腹痛不大异矣。腹中痛者，虽血气急之证，而芍药之所主。然小柴胡汤、附子粳米汤、黄连汤等之证，亦曰腹中痛，则不必然。又承气汤、四逆汤，俱有腹痛之证，则不可言腹中痛者，所在深于腹痛也，但据其证与其方，可知病之深浅、剧易耳。

小建中汤　当归建中汤　当归生姜羊肉汤　当归芍药散　四逆散　乌头汤　芎归胶艾汤

上历观诸症，曰急痛，曰里急、悸、衄，曰疠痛，曰绞痛拘急，不得转侧，是血气急之证，而芍药、当归等之所治也。

附子粳米汤　大建中汤　乌头桂枝汤

上历观诸症，寒疝证，气不循，血亦滞，水气逆者也。故曰胸胁逆满、呕吐，曰不能饮食，曰逆冷、手足不仁，皆是气不循血滞水气逆者也。

小柴胡汤　柴胡桂枝汤　黄连汤

上历观诸症，水气闭血气，血气欲畅不得畅，腹中痛者也。曰胸胁苦满，曰胁下痞硬，曰心腹中卒痛，曰欲呕吐者，是其候也。

腰痛

八味丸

上一方，血滞气急者也，故曰腰痛，少腹拘急。

当归建中汤

上一方，血凝滞而血气急者也。曰痛引腰背，是血凝之证也。

桂枝加黄芪汤

上一方，血气急，水气在皮肤者也。自腰以上汗出，是血气急也。曰腰髋弛痛，曰身疼重，是水气在皮肤也。

苓姜术甘汤

上一方，气不循水气滞者也。曰腰以下冷痛，是气不循水滞之候也。

麻黄汤

上一方，表水滞者也。曰身疼，曰无汗而喘，是其候也。

心下痛

大柴胡汤　十枣汤　大陷胸汤　桂枝加苓术汤

上历观诸症，于心下痛者，水气急迫者也，枳实大黄主之。心下痞硬满，引胁下痛者，里水结而血气急者也，大戟、芫花、甘遂以逐水，大枣十枚以缓血气之急迫。又有结胸热实者，曰阳气内陷，心下因硬，曰心下痛，按之石硬，是水血俱结也，大陷胸汤主之。如心下满微痛者，因下之，水气陷于心下，心下满微痛，而不结实者也，以苓术能消导其水。

胸痛

栝蒌薤白白酒汤　十枣汤　调胃承气汤

上历观诸症，曰喘息咳唾，胸背痛短气，是痰饮闭血气，血气欲畅不能畅，气仅达者也，栝蒌薤白主之。曰咳家其脉弦，为有水。曰支饮、咳烦、胸中痛，是有水气而血气上迫者也，十枣汤主之。欲吐而胸中痛者，是胸中痛者客证，而实热为主，故以调胃承气汤治其热。

胁痛

小柴胡汤　大黄附子细辛汤

上历观诸症，曰胸满胁痛，此水气也，柴胡汤主之。曰发热，其脉紧弦者，是胁下有水气，血气迫者也，大黄附子细辛汤主之。

心痛

栝蒌薤白半夏汤　桂枝枳实生姜汤

上历观诸症，因痰饮而心痛者，栝蒌薤白半夏汤主之，曰胸痹不得卧，心痛彻背者，是其候也。气逆而水气迫者，桂枝枳实生姜汤主之，曰诸逆心悬痛，是其候也。

走马汤　备急圆　甘草粉蜜汤

上历观诸症，曰中恶心痛腹胀，不大便，曰心腹胀满卒痛，是水毒上攻者也，巴豆主之。曰蛔虫之为病，心痛发作有时，是瘀水上攻，而攻心也，而多有蛔虫之证，粉蜜汤主之。

栀子豉汤　栀子大黄汤

上历观诸症，虚气上行者，栀子豉汤主之。虚气上行，水气在腹中者，栀子大黄汤主之。

柴胡桂枝汤

上一方，水气闭血气，心腹中卒痛者也。

大建中汤

上一方，腹中有水气，血亦滞，气不循上冲，而水血亦上冲皮起，出见有头足，上下痛而不可触近者，大建中汤主之。

咽痛

甘草汤　桔梗汤

上历观诸症，逆气上迫而咽痛者，甘草汤主之。若不差而带血之变者，桔梗汤主之。

猪肤汤

上一方，因下利，津液耗损，孤阳上行，而咽痛者也。

通脉四逆汤

上一方，血气不循环，下利清谷，津液耗竭，气逆甚，而虚气上行，为咽痛者也。

呕

呕者里证，而其病萌于胸，有水气逆而所致者，有水气急而所致者。

小柴胡汤　大半夏汤　大柴胡汤　葛根加半夏汤　黄芩加半夏生姜汤　半夏泻心汤　大建中汤　真武汤　吴茱萸汤　栀子生姜豉汤　四逆汤

上历观诸症，曰胸胁满，曰腹痛，曰烦，曰下利，皆里证，而水气迫者也，半夏、生姜主之。曰肠鸣，曰心下痞，此水气逆而所致也，半夏、干姜主之。曰小便利或不利，是气迫所致也，生姜主之。曰身有微热见厥者，是气逆也，附子、干姜主之。

吐

吐也者，其病萌于腹，血气迫而所致者也。

大黄甘草汤　茯苓泽泻汤　茯苓饮　五苓散　吴茱萸汤　甘草干姜汤　干姜黄连黄芩人参汤　四逆汤

上历观诸症，吐食者，大黄主之。吐水者，泽泻、茯苓主之。血气迫而所致者，生姜主之。血气不循逆而所致者，附子、干姜主之。

干呕

干呕也者，里证也。有气逆而致者，有气迫而致者。

桂枝汤　小柴胡汤　橘皮汤　吴茱萸汤　小青龙汤　甘草泻心汤　六物黄芩汤　十枣汤　白通加猪胆汁汤　通脉四逆汤

上历观诸症，血气迫而所致者，生姜主之。有表邪而血气上逆，动心下之水者，小青龙汤主之。心下有留饮，气逆而不畅，上逆甚者，甘草泻心汤主之。血气上逆有留饮者，六物黄芩汤主之。皆半夏、干姜之所治。而独十枣汤，则生姜、半夏、干姜非所关也。如白通加猪胆汁汤、通脉四逆汤，则血气逆，而不循上行者也，故曰厥逆无脉，干呕，烦，曰手足厥逆，脉微欲绝，附子、干姜主之。

哕

哕也者，水气逆也。

橘皮汤　橘皮竹茹汤　小半夏汤　小承气汤

上历观诸症，自胸中起者，橘皮、生姜主之。自心下起者，小半夏汤主之。自腹起者，小承气汤主之。

下利

白通汤　真武汤　四逆汤　通脉四逆汤

上历观诸症，曰脉微，曰四肢沉重，曰下利清谷，曰手足厥逆，是皆气不循之候也。

黄芩汤　六物黄芩汤　葛根黄连黄芩汤　甘草泻心汤　生姜泻心汤　干姜黄连黄芩人参汤　大柴胡汤

上历观诸症，曰太阳与阳明合病，曰干呕、下利，曰利遂不止，喘而汗出者，曰干呕、心烦不得安，曰干噫食臭，曰食即吐者，是皆气急而不循于下，为下利者。但如大柴胡汤，血气水俱上行，呕吐而下利者也，故不至呕吐，不为下利也。

小承气汤　大承气汤　调胃承气汤

上历观诸症，曰谵语，曰口干燥，曰为内实也，是为实热见逐，而下利者也。

桂枝人参汤　白头翁汤

上历观诸症者，气不循郁滞，而与水气不和利者也。曰协热而利，曰热利下重者，是为郁热见逐而利者也，故曰热利。

四逆散

上一方，自外退，自内迫，其间有水气见逐，而下利者也。故曰泄利下重，又曰少阴病四逆，而示自外退之状。曰或咳或悸，而示自内迫之义也。

吴茱萸汤

上一方，气不循，逆而上攻，为下利也。曰手足厥冷，烦躁欲死，是其候也。

甘遂半夏汤

上一方，宿水作下利者也，故曰利者反快，此为留饮欲去故也。

大便硬

大便硬者，胃中水竭之候也，大便坚亦同。

大承气汤　小承气汤

上二方，因热实而胃中水竭之证也。曰有潮热者，曰谵语，是其候也。

小柴胡汤

上一方，虽表里有水，胃中无津液者也。非热实之证，故曰呕不能食，曰心下满，口不欲食也。

桂枝去桂加术汤

上一方，非热实而胃中水竭者也。曰不呕不渴，曰小便自利，是其候也。

大便难

大便难亦胃中水竭也。

大承气汤

上一方，曰无表里证，曰目中不了了，睛不和，曰此为实也，是热实之候也。

燥屎

大承气汤　小承气汤

上二方，热实为主者也，故于大承气汤，举燥屎之证数条。而小承气汤则下利、谵语之证一条耳。

不大便　闭　不通

大承气汤　小承气汤　大陷胸汤　厚朴三物汤　抵当汤

上历观诸症，因热气，而胃中水竭者也。曰腹满痛，曰烦躁，曰大满不通，曰舌上燥而渴，曰日晡所有潮热，曰痛而闭者，曰无表里证，是皆因热不大便者也。

小柴胡汤　麻黄汤

上二方，或里有水，或表水闭，而胃中少津液者也。曰胁下硬满，是里有水也。曰头痛有热者，曰仍在表也，当须发汗，是表水闭也。

走马汤

上一方，水毒结而上攻者也。曰心痛腹胀，大便不通是也，巴豆下其水毒。

小便不利

有水气竭而不利者，有水气滞而不利者。

五苓散　猪苓汤　柴胡姜桂汤　桂枝加附子汤　桃花汤

上历观诸症，曰大汗出，胃中干，烦躁，曰脉浮、发热、渴欲饮水，曰发汗复下之，曰渴而不呕，曰发汗，遂漏不止，曰下利不止，是皆水气竭之候也。

栝蒌瞿麦丸　葵子茯苓散　真武汤　苓桂五味甘草汤　桂枝加苓术汤　苓桂术甘汤　桂枝甘草附子汤　四逆散　小柴胡汤　小青龙汤

上历观诸症，曰有水气，曰有水气身重，曰此为有水气，曰下流阴股，小便难，时复冒者，曰无汗，心下满微痛，小便不利，曰短气有微饮，曰短气，曰身微肿，曰或咳或悸，曰胸胁苦满，曰心下悸，小便不利，曰心下有水气，是皆水气滞之候也。

茵陈五苓散　大黄硝石汤　大黄甘遂汤　柴胡加龙牡汤　越婢加术汤

上历观诸症，曰身黄，曰腹满，小便不利而赤，曰少腹满如敦状，曰胸满烦惊，曰谵语，曰一身面目洪肿，是里有热，水气滞之候也。

八味丸

上一方，血滞气急者也。小便不利者，非主证，故剧则有饮一斗小便一斗之证。

小便自利

苓姜术甘汤　桂去桂加术汤　真武汤　八味丸

上历观诸症，虽水气滞，不结实，故为小便自利也。

抵当汤　小建中汤

上二方，血滞之证，而无水气之变，故为小便自利也。

小便数　遗尿

小承气汤　白虎汤　甘草干姜汤

上历观诸症，曰微烦、小便数、大便因硬，是气迫而小便数也。曰谵语遗尿，曰自汗出、小便数、心烦，是有伏热，而津液见逐也。曰遗尿、小便数，必眩、多涎唾，是气不循，血气逆上之所致也。

渴

渴者水竭之证也。有因热水气竭者，有因汗下水气竭者，有水气不行而渴者。

白虎汤

上一方，因伏热而渴者也，石膏主之。

大陷胸汤

上一方，因汗下胃中水竭，不大便五六日，舌上燥而渴者也，大黄、芒硝主之。

茵陈五苓散

上一方，胃中干，里有瘀热而渴者也。

柴胡姜桂汤　柴胡去半夏加栝蒌汤　猪苓汤

上三方，虽血分水滞无留饮，血气迫者也。曰渴而不呕，曰疟病发渴，曰脉浮发热、渴欲饮水，曰呕渴、心烦不得眠，是其候也。

五苓散　茯苓泽泻散　黄芪桂枝苦酒汤　生姜甘草汤　八味丸

上历观诸症，曰脉浮数、烦渴，曰汗出而渴，曰中风发热云云，渴欲饮水，曰发热、汗出而渴，曰涎沫不止、咽干而渴，曰消渴、小便反多，是皆血气急而渴者也。

小柴胡汤

上一方，虽胸胁苦满，或胁下痞硬，曰或渴者，是血气迫所致也。

小青龙汤

上一方，血气迫，而逐心下水渴者也。服汤已渴者，是服小青龙汤，心下之水去而渴也，非病渴，药之功也。

栝蒌瞿麦丸

上一方，血滞，水气不行而渴者也。

干燥

干燥也者，病在内而气为主也。干者易也，燥者剧也。有津液竭而干燥者，有因热干燥者。

白虎汤　大承气汤　小陷胸汤

上历观诸症，皆因热干燥者也。

五苓散　苓桂五味甘草汤　生姜甘草汤

上历观诸症，曰发汗后，大汗出，曰下之，曰多唾，曰涎沫不止，是水气竭之证也。

己椒苈黄丸

上一方，腹中有水气不行，作热，而口舌干燥者也。

小建中汤

上一方，血滞，血气急，而咽口干燥也。

桔梗汤　桔梗白散

上二方，血凝气逆而上行者也。故曰脉浮数，咽干不渴。曰不渴者，有痰饮故也，盖如桔梗白散，虽与桔梗汤同证候，其病笃剧，而多痰饮之变者也。

烦

烦也者，气为主。有表证，有里证，又有内证。有气欲发，不能发烦者，有血滞而烦者，有水滞而烦者，有虚而烦者，有实而烦者。

桂枝汤

上一方，血气欲畅不能畅，烦者也。

麻黄汤

上一方，表水滞，气欲发不能发，烦也。曰无汗，身疼痛，是其候也。

小建中汤

上一方，血滞、血气急而烦也。曰心中悸而烦，是其候也。

小柴胡汤

上一方，外袭迄里，血气欲发不能发致烦也。曰往来寒热，胸胁苦满，心烦喜呕，是其候也。

瓜蒂散

上一方，水毒在胸中，气不得循环，上冲而烦也。故曰邪结在胸中，心中满而烦也。

大柴胡汤

上一方，里证未解，自内血气急迫而烦。故曰心下急，郁郁微烦。

十枣汤

上一方，水气在胸中，血气迫而咳烦也。曰支饮家咳烦，胸中痛者，是其候也。

栀子豉汤　栀子干姜汤

上二方，因汗下胃中虚，虚气上攻而烦也。故曰虚烦不得眠，曰医以丸药大下之，身热不去，微烦者也。

酸枣仁汤

上一方，血虚气迫者也，故曰虚劳虚烦不得眠。

心烦

有因外袭气逆而烦者，有气急而烦者，有气郁滞而烦者。

黄连阿胶汤

上一方，血气不循，郁滞不得畅，迫而烦也。故曰心中烦，不得卧。

猪苓汤

上一方，下利六七日，津液脱，虚气上攻而心烦。故曰呕渴，心烦不得眠。

栀子厚朴汤

上一方，因下之，水陷在腹中，虚气上攻而心烦也。故曰心烦腹满，卧起不安者。

白虎汤

上一方，里有伏热，迫而心烦也。曰口燥渴，是有伏热之候也。

调胃承气汤

上一方，胃热上攻而心烦也。

甘草泻心汤

上一方，逆气上攻而心烦，故曰干呕，心烦不得安也。

小柴胡汤　柴胡姜桂汤

上二方，因外袭，血气不能外发，迫而心烦。故曰心烦喜呕，曰但头汗出，往来寒热，心烦者。

心中懊侬

心中懊侬者，气迫于心所致也。有虚气迫而懊侬者，有因燥屎懊侬者。

栀子豉汤

上一方，因下之胃中虚，虚气上攻迫于心，致心懊侬者也。

大陷胸汤

上一方，因下之，水血陷在胸膈，胃中之虚气上攻，而致心中懊侬者也。曰短气躁烦，是其候也。

大承气汤

上一方，胃中有燥屎，热气迫，而心中懊侬者也。

烦躁

五苓散　桂枝加黄芪汤　吴茱萸汤

上历观诸症，烦躁者，血气迫而所致也。盖五苓散者，因发汗，津液涸、胃中干、烦躁。故曰大汗出，胃中干，烦躁不得眠。桂枝加黄芪汤者，皮肤有水气，血气迫而烦躁者也。吴茱萸汤者，气不循，逆而上攻也，曰手足厥冷，烦躁欲死者，是其候也。

甘草干姜汤　桂枝甘草龙骨牡蛎汤　干姜附子汤　茯苓四逆汤

上历观诸症，因汗下之变，血气不循，欲畅不得畅，烦躁者也。曰便厥，咽中干，烦躁，吐逆者，气不循，逆气上攻也。曰发汗，若下之，病仍不解烦躁者，是因下之，血分之水陷覆，而心气欲畅不得畅，烦躁者也。如干姜附子汤、桂枝甘草龙骨牡蛎汤，则历汗下之变，血气衰弱已，将陷滞，唯假昼日之阳气，与烧针之力，而烦躁者也，故曰昼日烦躁，曰因烧针烦躁者也。

大青龙汤

上一方，表邪闭，血气欲发不能发，不汗出而烦躁者也。

大陷胸汤

上一方，因下之，水血陷在胸膈，胃中之虚气上攻而动膈，致短气躁烦者也。

心下痞

痞者，气不行也。

泻心汤

上一方，太阳病，医发汗，遂发热恶寒。因复下之，心下痞者，是水血无变，气独滞于心下，不通畅于上下者也。故曰按之濡，黄连、黄芩主之。

小半夏加茯苓汤

上一方，有留饮气不得畅，为心下痞者也。

心下痞硬　心下硬　心下坚

桂枝人参汤　生姜泻心汤　甘草泻心汤

上历观诸症，曰利遂不止，曰腹中雷鸣，下利者，曰下利日数十行，皆水气下降，而血凝之证也。

木防己汤

上一方，心下血凝，气不得畅，水气在血分者也。曰喘满，曰心下痞坚，是其候也。

十枣汤

上一方，水气结于心下，血气迫者也。曰心下痞硬满，引胁下痛，是水结之候也。

小柴胡汤

上一方，外袭迄里，水气结于胁下者也。

大柴胡汤

上一方，血、气、水俱上攻，而心下痞硬者也。

桂姜草枣黄辛附汤

上一方，气逆不循，水滞心下者也。

枳术汤

上一方，水在心下而闭气者也，而有水气迫之状。

大承气汤

上一方，胃中有实热而迫者也。

甘遂半夏汤

上一方，血气迫，而心下有留饮者也。曰虽利，心下续坚满，是其候也。

大陷胸汤

上一方，水血结于心下者也。曰结胸热实，曰心下痛，按之石硬是也。

胸胁满

胸胁满者，里证，而水气为主者也。

小柴胡汤

上一方，曰往来寒热，曰心烦，是水闭气之证也。水闭则气实，故为热而不雷鸣。

附子粳米汤

上一方，曰腹中寒，气胀，雷鸣切痛，是气逆而水滞也。气逆者，为寒而不见热，无烦、痞硬等之证，是气逆而不结实也。

苓桂术甘汤

上一方，曰心下逆满，曰胸胁支满，是非留饮，故不用半夏，而用苓、术。曰支满，支者，支撑也，与“支结”之“支”同。

短气

短气者，上有水，而血气迫所致也。

茯苓杏仁甘草汤

上一方，水在胸，塞气者也。

苓桂术甘汤

上一方，心下有水，而气上冲者也。

大陷胸汤

上一方，水血结于胸膈，而胃中之虚气上行，为短气也。

十枣汤

上一方，曰心下痞硬满，引胁下痛，干呕短气，是水结而血气迫也。

栝蒌薤白白酒汤

上一方，痰饮停滞，血气不能行，有迫状者也。曰喘息咳唾，胸背痛，短气是也。

大承气汤

上一方，因热实而水气迫者也。曰短气，腹满而喘是也。

桂枝芍药知母汤　甘草附子汤

上二方，短气非主证，从外闭血凝，气不循，急迫而疼痛。有水气之变者，桂芍知母汤主之。血气不畅上逆，而里有水气者，甘草附子汤之证也。

少气

少气者，气逆而所致也。

栀子甘草豉汤　竹叶石膏汤

上二方，气逆而所致，甘草治之。

腹满

大承气汤　小承气汤

上二方，热实而水气满者也。

厚朴七物汤　栀子厚朴汤

上二方，水气留滞于腹中，而气迫者也。枳实、厚朴主之。

枳实芍药散

上一方，水闭气，而血气迫者也。曰烦满，是水闭气之证也；曰腹痛者，血气迫也。

己椒苈黄丸

上一方，肠间有水气不行，干燥者也。口舌干燥，是水气不行，有热也。

桂枝加芍药汤

上一方，太阳病，医反下之，血气陷于里，欲循不能循，腹满时痛者也。

白虎汤

上一方，三阳之气合于里位，而作热伏而不畅，致腹满也。非水气满，故不用枳实、厚朴也。

胀满

厚朴生姜甘草半夏人参汤

上一方，发汗后，血气不得畅于表，于里位郁滞不循，水饮亦留滞，而腹胀满者也。非实满，故以半夏、厚朴治之。

四逆汤

上一方，血气逆而不循，水气亦下陷，逆气作腹胀者也，附子、干姜主之。

备急圆

上一方，腹中有水气，血气迫而腹胀满者也，巴豆、大黄主之。

腹胀

大承气汤

上一方，阴病而胃气实，逐津液，而为腹胀不大便也，非阳证，故不为短气、腹满而喘、潮热等之证也。

硝石矾石散

上一方，少腹血滞作热，水气在腹中也。然言其腹胀如水状，则水气不主者也。

走马汤

上一方，水毒结而为心痛，腹胀不大便者也，巴豆、大黄主之。

少腹满

少腹满者，有由水气者，有由瘀血者。

小青龙汤

上一方，曰小便不利，少腹满者，水气满也，而非主证。

大黄甘遂汤

上一方，水血结，而少腹满者也。

大陷胸汤

上一方，水血结在心下，而及少腹者也。故曰从心下至少腹硬满而痛。

抵当汤　抵当丸　王瓜根散

上历观诸症，曰小腹自利，曰发狂，曰如狂，曰今反利者，为有血也。曰经水不利则少腹满，为瘀血谛也。

少腹急结

桃仁承气汤

上一方，血从少腹急迫者也，故曰少腹急结，与少腹硬满之瘀血不同。

少腹坚痛

大承气汤

上一方，少腹坚痛者，瘀血也。曰少腹坚痛，此恶露不尽，可以征也。

少腹拘急

八味丸

上一方，血滞气急而不循环也。

少腹肿痞

大黄牡丹汤

上一方，血滞为热，外有水气者也。曰少腹肿痞是水血滞也。

少腹弦急

桂枝加龙骨牡蛎汤

上一方，血气急之证也。

谵语

调胃承气汤

上一方，胃气实而犯心者也，故曰心烦，曰谵语。

大承气汤

上一方，胃中有实热，而逐津液者也。故曰谵语有潮热者，曰不大便，曰燥屎，皆是实热逐津液之证也。

小承气汤

上一方，虽实热，比大承气汤则内实不剧者也。故方中无芒硝。

白虎汤

上一方，里有伏热，迫而犯心，故谵语也。

柴胡龙骨牡蛎汤

上一方，因下之，水血陷滞，内有热者也。

上冲

桂枝汤　桂枝加桂汤

上二方，气独逆而上冲也。

葛根汤

上一方，表位血凝滞，而气上冲也。

苓桂术甘汤

上一方，因下之，水气陷，而心下逆满，气上冲者也。

苓桂五味甘草汤

上一方，水气逆，而气从少腹上冲胸咽者也。

枳实薤白桂枝汤

上一方，胸中水闭气逆，气攻心者也。曰胸满，是水闭气也。曰逆气抢心，是逆气攻心也。

瓜蒂散

上一方，水毒在胸中，气不得畅，上冲者也。

目眩　头眩

目眩者，水气逆，血分之水迫也。头眩则目眩之剧证也。

葵子茯苓散　苓桂术甘汤　真武汤　五苓散　小半夏加茯苓汤　泽泻汤

上历观诸症，曰心下悸，曰脐下悸，曰此水也，曰眩悸者，曰苦冒眩，是皆水气在于血分而迫之证也。

甘草干姜汤

上一方，血气逆上而眩者也。

桂枝芍药知母汤

上一方，血凝气急者也。

茵陈蒿汤

上一方，表里有水，瘀热迫而眩者也。

目瞑

目瞑者，血气迫之证也。

麻黄汤

上一方，目瞑者，血急之证，而非麻黄汤之主证。发烦目瞑者，药之瞑眩也。

喘

喘者，里证也。

麻黄汤

上一方，表水滞溢于里，而喘者也。

麻杏甘石汤

上一方，里有热而逐津液，汗出而喘者也。

桂枝加厚朴杏仁汤

上一方，因下之，表水陷，气急而微喘者也。

小青龙汤　小青龙加石汤

上历观诸症，里水逆咽而所致也，半夏主之。曰心下有水气，曰咳而微喘，曰咳而上气，皆里水逆而所致也。盖半夏所治者，咳而喘；杏仁所治者，喘而咳，是其别也。

越婢加半夏汤

上一方，心下有留饮，气急而喘也。

栝蒌薤白白酒汤

上一方，痰饮停滞，血气欲畅不能畅者也。

葶苈大枣汤

上一方，胸中有水，血气上攻者也。曰不得卧，曰胸满胀，曰喘鸣迫塞，曰支饮不得息，是其候也。

葛根黄连黄芩汤

上一方，表气陷不得畅，逆气上迫者也。是非水气之变，故曰喘而汗出者。

木防己汤

上一方，心下血凝，气不得循，有水气者也。

大承气汤

上一方，实热逐津液，腹满而喘者也。

咳

苓甘五味姜辛汤

上一方，水气在胸中而咳者也，细辛、干姜治之。

猪苓汤　真武汤

上历观诸症，水在血分而所致也，茯苓治之。盖猪苓汤非水气为主者，故曰下利，曰咳而呕渴。

小青龙汤

上一方，心下有水气，血气迫而咳者也。

越婢加半夏汤

上一方，有留饮，气迫而所致也，半夏主之。

小柴胡汤

上一方，里有水血，气迫而所致也。

十枣汤

上一方，胸中有水血，气迫而咳，故曰咳烦，胸中痛。

桔梗汤　桔梗白散

上二方，血凝气逆而上行，有痰饮者也。桔梗白散之于桔梗汤，剧证而多痰饮者也。

生姜甘草汤

上一方，涎沫留滞，气逆而血气迫者也。曰咳唾，曰涎沫不止，是其候也。

身重

身重者，表水滞，气不循环之证也。有外袭而水滞者，有血气不循而水滞者。

大青龙汤

上一方，被外袭，血气不能循环，为身重之证也。

防己黄芪汤

上一方，气不循水滞，而血气急也。曰身重，是气不循水滞也。

桂枝加黄芪汤

上一方，血气急，水气在皮肤也。曰身疼重，是水气在皮肤也。

大承气汤

上一方，热实主，而表位血滞气不循，而为身重之证也。曰虽汗出，不恶寒者，其身必重，是表位气不循也。

葵子茯苓散

上一方，气不循，表里水滞也。曰身重，小便不利，是血气不循，水滞之征也。

苓姜术甘汤

上一方，气不循，为身体重证也。

真武汤

上一方，血气不循，水滞也。故曰四肢沉重、疼痛。

白虎汤

上一方，里有伏热，而表位气不循，为身重证也。

柴胡加龙骨牡蛎汤

上一方，表里气不循，水血滞也。曰一身尽重、不可转侧，是表里气不循也。

水肿

越婢汤

上一方，里水已发，见水状也，曰一身悉肿、脉浮而渴、续自汗出，是外不闭，水气已发，未悉散也。

越婢加术汤

上一方，本方证而表里有水气，不能外发者也，不曰一身肿，而曰面目黄肿，曰脉沉，曰小便不利，是里有水而气不畅，所以加术也。曰黄肿者，热候见于表也。

防己茯苓汤　防己黄芪汤

上二方，曰四肢肿，曰水气在皮肤中，四肢聂聂动者，曰脉浮身重，是里水见于表之证也。麻黄所治之水，自表而在上，防己所治之水，自里而在下，是其别也。而防己茯苓汤之证，水在皮肤，血气不循也；防己黄芪汤之证，气不循，水滞，而血气迫者也。

甘草附子汤　桂枝芍药知母汤　牡蛎泽泻散

上历观诸症，血气不循而水滞者也。甘草附子汤曰骨节疼烦，桂枝芍药知母汤曰肢节疼痛，牡蛎泽泻散曰大病差后，从腰以下有水气者，是皆血气不循水滞者也。

衄血 吐血

桂枝汤　小建中汤

上二方，血气急而衄者也。

泻心汤

上一方，心胸中气郁滞而逐血也，故吐血、衄血俱治之。

黄土汤

上一方，气盛而逐血也，故吐血、衄血俱治之。

麻黄汤

上一方，衄者非麻黄汤之主证，药之瞑眩也。

下血

下血者，有血滞。而下血者，有气不循而下血者，气盛而逐血者。

芎归胶艾汤

上一方，气不循，血自下降者也。曰漏下，曰半产后因续下血都不绝者是也，此方血滞气不循，故有腹中痛之证。

桃花汤

上一方，气不循，水血下降者也，故曰下利便脓血者。

黄土汤

上一方，气盛而逐血也。

经水不利

经水不利者，有干血而不利者，有瘀血而不利者，有经闭而不利者。

抵当汤　下瘀血汤　王瓜根散

上历观诸症，虽同治经水不利。有瘀血而不利者，抵当汤主之。腹中血滞而干枯，血气不能循环，有皮肤甲错、两目黯黑等之证者，下瘀血汤主之。经水滞而不利者，王瓜根散主之，曰带下，经水不利是也。

带下

带者，滞也。行经中而滞，变白物，或经一月再见，或阴癞肿者，经闭之证也。经闭而肌肤自肥满者，王瓜根散主之。

桂枝去芍药蜀漆龙骨牡蛎汤　柴胡龙骨牡蛎汤

上历观诸症，血气逆而迫者，作狂作惊，是龙骨、牡蛎之所主。而起卧不安者，桂枝去芍药加蜀漆龙骨牡蛎汤主之。有胸满，小便不利，一身尽重，谵语等之证者，水气滞而不循，内有热也，柴胡龙骨牡蛎汤主之。

发黄

发黄者，水气滞而有瘀热之证也。有自表起者，有自里起者。

茵陈五苓散

上一方，胃中水竭，有瘀热而迫也。

茵陈蒿汤

上一方，表里有水，瘀热迫而发黄色也。

栀子大黄汤

上一方，栀子豉汤之证，而表有水，内有热者也。

大黄硝石汤

上一方，瘀热在里，表解里未解者也。曰腹满，小便不利，是里未解也。曰自汗出，是表已解也。

栀子柏皮汤

上一方，表有水气，血气郁滞而迫者也。

硝矾散

上一方，血证而见黄色者也。

不得眠

不得眠者，津液脱之证也。

酸枣仁汤

上一方，血虚而气迫也，故曰不得眠。

猪苓汤　栀子豉汤　五苓散　干姜附子汤

上历观诸症，曰下利六七日，曰虚烦，曰胃中干，曰发汗而复下之，皆津液竭之证也，故曰不得眠。

恶风

桂枝汤　桂枝加葛根汤　葛根汤　麻黄汤　甘草附子汤

上历观诸症，表气郁滞，而恶风者也。

小柴胡汤

上一方，表气郁滞，而恶风者也，非主证。

白虎汤

上一方，里有伏热，表位气不循，恶风者也，非主证。

越婢汤

上一方，虽外闭已解，未悉散，故恶风也，非主证。

防己黄芪汤

上一方，气不循水滞，而血气急者也，是亦恶风，非主证。

挛急

挛急者，血气急而血滞也。

芍药甘草汤　桂枝加附子汤

上二方，血气急而血滞也，桂枝加附子汤比芍药甘草汤为易证，故曰四肢微急。

拘急

四逆汤

上一方，津液脱而气逆血滞者也。

八味丸

上一方，血气急，不循环者也。

乌头汤

上一方，表水滞，而血气不循者也。

当归建中汤

上一方，血气急而血凝者也。

屈伸

桂枝加附子汤　甘草附子汤　乌头汤

上历观诸症，曰微急，曰掣痛，曰疼痛，血气急而不得屈伸也。

转侧

柴胡龙骨牡蛎汤　白虎汤　桂枝附子汤

上历观诸症，曰一身尽重，曰身重，曰身体疼烦，是血气逆而不循环之证也。

起卧　卧起

栀子厚朴汤

上一方，因下之，水气陷，虚气上攻，而卧起不安也。

桂枝去芍药加蜀漆龙骨牡蛎汤

上一方，因医以大迫劫之，血气逆而急迫，故起卧不安也。曰卧起，曰起卧，自有顺逆之别也。

不得卧

小青龙汤　八味丸

上历观诸症，曰咳逆倚息，水气急之证也。小青龙汤者，水主而气逆，故曰咳逆。八味丸者，气主而水急，故曰烦热也。宜辨别焉。

观证辨疑抄五音引

多汗，水气竭症，大便硬门，小承气汤。

汗出、恶寒、无热者，气血急之症，恶寒门，桂枝附子汤。

遗尿，气急之症，目眩门，甘草干姜汤。

一身尽重，血气逆而不循之症，不得转侧门，柴胡加龙骨牡蛎、桂枝附子汤。

哕，水气逆症，厥门，干呕而哕，手足厥者，橘皮汤。

又水气上攻之症，不大便门，小柴胡汤。

恶寒发热，汗不出者，外袭之症也。

不袭不逆曰冒眩者，支饮满者，呼吸水聚而气迫之症，胸胁满门，苓桂术甘汤。

自吐出，气急而水迫者，胸满门，茯苓饮。

往来寒热，水袭气症，胸胁满门，小柴胡汤。又留饮而咳者，同方。

呕，留饮闭血气之症，腹中痛门，黄连汤。又水气竭症，大便硬门，小柴胡汤。

呕吐，由水气迫症，目眩门，小半加茯①。

呕吐而下利，气急之症，下利门，大柴胡汤。

呕而胸满，气急之症，胸满门，吴茱萸汤。

呕，气逆之症，寒门，大建中汤。

又气逆血迫而痛症，腹痛门，大建中汤。

干呕，气逆之症，腹痛门，通脉四逆汤。又气逆血迫而痛症，同方。

咳逆，气逆之症，不得卧门，小青龙汤。

咳，水气停滞之症，小便不利门，苓桂五味甘草汤。亦留饮闭血气之症，腹中痛门，小柴胡汤。

渴，血气迫症，吐门，五苓散。

---

①小半加茯：即小半夏加茯苓汤。

渴而不呕，水气竭而小便不利之症，小便不利门，柴胡姜桂汤。

渴欲饮水，水气竭而小便不利之症，小便不利门，五苓散。

干呕发热而咳，留饮而咳症，咳门，小青龙汤。

气逆者为寒而不见热，无烦痞硬之症，气逆水滞之症，胸胁满门，附子粳米汤。

悸，水气停滞之症，小便不利门，苓桂术甘汤。

胁痛，水气逆症，胸满门，小柴胡汤。

疞痛，血滞气急而痛症，腹中痛门，当归芍药散。又血滞气迫症共有，同方。

起卧不安，血逆者，起卧不安门，栀子厚朴汤。

胁下硬满，不大便，水气上攻之症，不大便门，小柴胡汤。

急痛，血气俱急而痛症，腹中痛门，小建中汤。

惊并狂，血攻于心之症，桂枝去芍药加蜀漆龙骨牡蛎汤、柴胡加龙骨牡蛎汤。

胸胁支满，由水气迫症，目眩及头眩门，苓桂术甘汤。

作胸痛作烦，水在血分而咳症，咳门，十枣汤。

逆冷手足不仁，气脱血滞而痛症，腹中痛门，乌头桂枝汤。

卧起不安，气急之症，卧起不安门，桂去芍加蜀龙牡汤。

不得屈伸，血气急不循之症，同门，桂枝加附子汤、桂枝甘草附子汤、乌头汤。

厥而心下悸，由水气迫症，目眩门，真武汤。

下利不止，水气竭而小便不利之症，小便不利门，桃花汤。

下利，气逆之症，干呕门，六物黄芩汤。又水在血分而咳，真武汤。眩，血气急之症，小便自利门，真武汤。

下利，身体疼痛，血气逆症，胀满门，四逆汤。

厥，气逆之症，干呕门，通脉四逆汤、白通加猪胆汁汤。

坚满、心下满而水结血气症，心下满门，甘遂半夏汤。

眩而涎唾多，气逆而水自下症，小便数门，甘草干姜汤。

厥逆，气逆血迫而痛，腹痛门，通脉四逆汤。

喜悲伤，血气急之症，烦躁门，甘麦大枣汤。

口禁，气急而水迫症，胸满门，大承气汤。

喜呕，留饮而咳症，咳门，小柴胡汤。

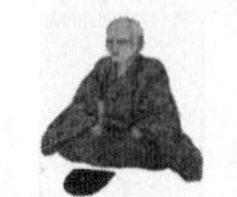

拘急，血气俱急而痛，腰痛门，当归建中汤。

硬满，满而水结血气之症，心下满门，大陷胸汤。

硬痛，水结血气之症，大陷胸汤。

硬满而心下悸，气急之症，干呕门，小柴胡汤、十枣汤。

叉手自冒心，气逆之症，心下悸门，桂枝甘草汤。

心烦微恶寒，气逆而水自下症，小便数门，甘草干姜汤。

身体疼烦，血气逆而不循环之症，不得转侧门，桂枝附子汤。

心下逆满，由水气逆上冲者，上冲门，苓桂术甘汤。

亦由水气迫症，目眩门，苓桂术甘汤。

自汗出，血滞气急而痛症，腹痛门，大乌头煎。

亦曰气逆症，方略之。

手足不仁，气脱血滞而痛症，腹中痛门，乌头桂枝汤。

振寒，由脓气逆症，胸满门，桔梗汤、桔梗白散。

干噫食臭，气急之症，下利门，生姜泻心汤。

心烦，津液竭，气急之症，不得眠门，猪苓汤。

又水袭气症，胸胁满门，小柴胡汤。

心中懊侬，气急之症，发黄门，栀子大黄豉汤。

四肢微急，血气急而不得循环之症，不得屈伸门，桂枝加附子汤。

上冲，气逆血迫而痛症，腹痛门，大建中汤。

亦气逆水迫症，苓桂术甘汤。

小便数，水竭症，大便硬门，小承气汤。

亦气逆之症，目眩门，甘草干姜汤。

手足濈然汗出，水竭而大便硬症，大便硬门，大承气汤。

手足温而渴，气逆之症，恶风门，小柴胡汤。

小便自利，水竭征，大便硬门，抵当汤。

从心下至少腹硬满，水气上攻而大便不通之症，不大便门，大陷胸汤。

不欲食，留饮闭气之症，心下满门，甘草泻心汤。

小便不利，气逆水迫症，心下满门，桂去桂加术苓汤。

又血气不行症，地黄主之。又呕门气迫而所致者，生姜主之。

四肢沉重，血滞气急而痛症，腹痛门，真武汤。

又血气不循之症，身重门，真武汤。

刺痛，血气急之症，腰痛门，当归建中汤。

少腹急结，气急而血结症，桃承①。

小腹坚满，水滞而气不能行之症，八味丸。

小腹弦急，血气迫症，桂枝加龙蛎。

小腹肿痞，血滞气不行之症，大牡②。

小便难，时复冒者，由水气逆上冲者，上冲门，苓桂五味甘草汤。

心下悸，由水气迫症，目眩门，真武汤。

支饮，由水气迫症，目眩门，泽泻汤。

消渴，血气急之症，小便自利门，八味丸。

手足厥逆，水在血分，咳，咳门，真武汤乎。

手足痹，水在血分而咳症，咳门，真武汤乎。

四肢沉重，水在血分而咳症，咳门，方同上。

上气，留饮而咳症，咳门，越加半夏汤。

身体疼烦，血气不循水滞症，水肿门，桂枝甘草附子汤。

诸肢节疼痛，血气不循而水滞症，水肿门，桂枝芍药知母汤。

心下闷，气逆之症，恶寒门，桂枝③主之。

心下痞硬，气逆之症，干呕门，甘泻心④。

喘而汗出，气急之症，下利门，葛根黄连黄芩汤。

掣痛，血气急而不循环之症，不得屈伸门，桂枝甘草附子汤。

谵语，血气不循而热伏之症，谵语门，白虎汤。亦血气急之症，小便自利门，同方。

喘，水气逆之症，胸满门，麻黄汤。

曰喘，水袭气之症，腹满门，大承气汤。

卒痛，留饮闭血气症，腹中痛门，柴胡桂枝汤

又血气急症，胀满门，备急圆。

大渴，舌上干燥而烦，气逆之症，恶风门，白虎加人参汤。

大便硬，气盛之症，小便数门，小承气汤。

又血气急之症，小便自利门，桂枝附子去桂加术汤。

衄血，气逆之症，心下悸门，小建中汤。

---

①桃承：即桃核承气汤。

②大牡：即大黄牡丹汤。

③桂枝：即桂枝汤。

④甘泻心：即甘草泻心汤。

又血气迫症，目眩门，无方。

肠鸣，气逆有留饮症，呕门，半夏泻心汤。

亦气不行之症，心下痞门，人参主之。

胀满，水气聚症。胀者作形满者，不作形，血气不循，水气聚之症，方略之。

衄血及吐血，气急而逐血之症，方略之。

潮热，水气竭，大便硬症，大承气汤。

头眩，水气上攻之症，心下悸门，真武汤。

又气逆水迫症，心下满门，苓桂术甘汤。

头痛，气急之症，烦躁门，吴茱萸汤。

又血滞气急而痛症，腹痛门，附子剂乎？可考之。

癫眩而心下悸，水气上攻之症，心下悸门，五苓散。

不得转侧，手足厥冷，气脱血滞而痛症，腹中痛门，乌头汤。

不可转侧，血气不循而气聚之症，腹满门，白虎汤。

吐逆，气逆之症，烦躁门，干姜主之。

吐，气逆之症，寒门，干姜黄连黄芩人参汤。

吐利，血气逆症，干姜主之。

疼痛，血气急而不循之症，乌头汤。

吐血，气急而逐血之症，方略之。

吐利手足厥冷烦躁，血气逆症，又血气急之症，厥冷门，吴茱萸汤。

吐脓，由脓气逆之症，胸满门，桔梗汤、桔梗白散。

腹满时痛，血气不循而气聚之症，腹满门，桂枝加芍药汤。

无热汗不出，血气俱迫而头痛者，头痛门，吴茱萸汤。

烦躁欲死者，血气迫症，吐门，吴茱萸汤。

烦躁，水气上攻之症，不大便门，大承气汤。

发汗遂漏不止，水气竭而小便不利症，小便不利门，桂枝加附子汤。

烦躁，津液竭，气急之症，不得眠门，栀子豉汤。

发狂，血气急之症，小便自利门，抵当汤。

烦惊，血气凝滞而作热之状者，谵语门，柴胡加龙骨牡蛎汤。

烦，水在血分而咳，咳门，十枣汤。

便脓血，气逆血迫而痛症，腹痛门，桃花汤。

腹满痛，水气上攻之症，不大便门，大承气汤。

腹胀，同上，同上门，走马汤。

腹大满，同上，同上门，大承气汤。

腹中寒，气脱血滞而痛症，腹中痛门，附子粳米汤。

不得卧，水气迫之症，不得卧门，小青龙汤，又八味丸。

腹中冷雷鸣，气逆而不结实症，胸胁满门，附子粳米汤。

腹满，水气不行之症，腹满门，方略。

发热，血滞气急而痛症，腹痛门，真武汤。

满不能食，血气迫症，吐门，茯苓饮。

身重，由水气迫症，目眩门，葵子茯苓散。

身疼重烦躁，水气竭症，小便不利门，桂枝加黄芪汤。

身痛，血气俱急而痛症，腹中痛门，桂枝加芍药汤。

脉沉或紧，血滞气急而痛症，腹痛门，大乌头煎。

默默不欲饮食，水袭气症，胸胁满门，小柴胡汤。

若渴者，水竭而小便不利症，同上门，栝蒌瞿麦丸。

雷鸣，留饮闭气症，心下满门，半泻①。

里急悸衄，血气俱急而痛症，腹中痛门，小建中汤。

历节疼痛，血滞气急而痛症，目眩及头眩门，桂枝芍药知母汤。

挛急，血滞气急而痛症，挛急门，芍药甘草汤。

冷痛，血气急症，小便自利门，苓姜术甘汤。

又血气逆而水滞血分之症，腰痛门，同方。

漏下，血滞气迫症，腹中痛门，芎归胶艾汤。又血滞气急而痛症，同方。

①半泻：即半夏泻心汤。

医论医案篇

『成迹录』

日·吉益南涯 著

日·中川修亭 整理

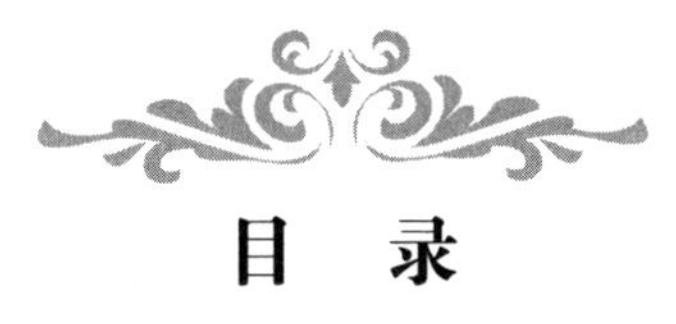

目　录

序　一

壶山中川君以年少时学于东洞翁，见探其有异闻，因相得确焉。属者携一书示余，曰：此辑录南涯翁治验奇伟者也。余乃继阅之，叹曰：富哉，凡读此录者，于斯得行方之微，是于莅病施设之机席乎，其不差矣。夫南涯者，东洞长子，名猷，字修夫，初号谦斋，后号南涯。其趋庭之日彼鞅掌多艺，我拮据鄙事，未尝有与坐言志之暇，既而离索睽时参商异方，是以不亲悉其巅，未尝窃闻之年二十余而丧父，奉箕裘，育幼弟，又罹祝融①之变，移居于浪华，备尝险艰，大奋精力，于是取道于其门者绎绎接踵。后遂还京师，技益进矣，乞治者盈门，请业者满堂，可谓善继述者矣。壶山君一日谓余曰：凡物得要其难矣哉？予自少年读所在方书，观所闻医工，或过于逸宕，或失乎拘泥，虽顾师哲匠间弗能无其弊也。若夫精详活略两不失之，以得其要，是臻有得手应心之妙。予以为如何？余喟然曰：吁，君之苦心研精，殆所谓入神者乎？虽使吉氏二哲复在，亦唯有超予之叹而已，余岂有间然乎？因察其所言，盖别有所见者也，而今置其所见，谨纂辑南涯之治迹意者，其志有所归也。既而剞劂告策，于是乎南涯不朽事业立矣。伯阳有言：死而不亡者，寿彭之谓乎。余深好其笃志有为之量，故叙之卷首云。

文政辛巳春三月

平安　松尾茂帅谨撰

①祝融：此处代指火灾。

序　二

治疗之道，率成乎法而败于转焉。法者，常也；转者，变也。常也者，出自则焉；变也者，来自臆焉。成败之迹全然不同也。虽然，圆机之妙，运动之要，岂徒在彼常则上哉？必欲探动之出于法而已。非出于法，则必人臆，人臆者败，不能得治理之志矣。故非成乎法者，则其迹不可从也，其用不可效也。今夫文武服饰，绡裾凫貂，齐整严肃，秉笏佩剑，步趋以礼者，其风犹可象也，其威犹可学也。若乃高人幽士，探山泛水，耕云钓雪，纵情丘壑，驰思风月，行止无恒者，其踪不可追也，其意不可求也。伟致逸韵，既不在介胄纨绔之子，然亦命世之材，戡乱之良，竟不可得求之于礼法也。出仪训者，威德必败，岂得致统御平治之迹哉？故治疗之道，奇于变者，恐于败焉；返乎法者，安于成焉。法则整严，可以据，可以变者，莫南涯先生若也。余昔在先生之门时，传读《医断》，言其所以为法者。先生易箦之后，社变其德，中川君辑录先生之治验若干，名曰《成迹录》。属者贻书，求余之序之，曰：所憾者，采搜未洽，无以足探赜发蕴也。嗟乎！先生之治疗之富，孰不知之？通乎法之用，可效也；安于成之迹，可从也。味沧海者，得一滴而知咸，岂得忧其尠乎？学者由此而进，自不知行步之艰，特多见夫奇机之所以发，伟韵之所以高者矣。其德之功，不亦巨乎？

文政纪元戊寅之交书于江都楼田之藩邸
长门副侍医贺屋敬恭安

凡 例

——昔者东洞先生，揭一毒之说，以建医之旗帜，四方之士，靡然响之。然其见未必专，其习未必熟，人或异向，得处不同，况至相传之末，则亦各执己所好，以相诱相牵，故支离散漫，终失其真。南涯先生继箕要裘之业，得其秘旨以施之行事，一能与经文吻合，而达活用之机，是以从游者亦相踵而至。然升平日久，人情解惰，学之不专，或泛然闻之，或疑而不信，无能得其要者也。况海隅之地，边裔之陲，未得闻其道者固多矣。予窃谓当是时，录先生之治验，以传于世，庶几使四方之士见其功绩之伟，以知所适从矣。然予久在陬乡，不得遂其志，及还京师，乃谋之先生。先生许之，欲择其效验彰著者，一一笔之，会家务繁忙未果。无几先生逝矣，不能亲受其言而录之也。今仅搜辑二三子所录，以成此编也耳。

——曩者岩恭敬甫录东洞先生治验，以为一编，名曰建殊录，每条必举居处姓名，以实其事。今亦欲从之，然此编非予独录之，有出于中岛生者，有出于岛津生者，又先生尝录所施治病证，以示门下，使之处治方，评其当否，以导初学。今采录之者，固不能载其姓名，览者恕诸。夫游先生门者，几乎二千人，今犹布海内，读之者，必知其不诬焉。

——所用方剂，皆出于张氏，丸散、若汤液，间不出于张氏者，亦皆载在其家方集中，世间誊写以传焉。其方虽出于后人，必合古人轨式。凡其诸方此不具载，唯于后附《捡方》一篇，详举诸方所出，以便于搜索。

——此编本随二三子所记录之，今改之以类相次，以便参考，故方剂同者往往相并，览者勿疑，庶几有以统会尔。

——世注张氏书者，或据易数以附会之，或引经络以牵强之，不然亦徒解文义已，殊失治术之要。先生解张氏书，以实用为主，苟志古医道者，熟张氏书，以悟其实用之真，然后读此编，则其义自贯通焉。先生尝注《伤寒论》，名曰《精义》，宜翻而知焉。

——先生用方之妙，何啻在诸攻击之剂哉？虽然门下所传，多不存平淡轻易者，故少所录，是诚可憾也。

——近来于坊间见一二书与先生之说符者，初则疑谓：世有若人，而声誉何不发乎？既而详之，皆尝亲受先生之教者，剽窃以为己所得，布诸世以求售，其狡黠亦甚矣。先生没后既经数岁，识者日尠，世或致惑，亦未可知也。今录此编，公之于世，聊以见功用之著而已。

——先生之择药品，与世医不同。从先生之方者，先得辨药品，而后其功可显也。器不利则工不能善其事，学者思诸。

——先生为人，真率温藉，大有异于人。予尝欲砍录行状以附此书，吉益信夫一日语予曰：欲辑先人遗文，且录行状以传于世，而未果焉。故今不敢录，然经年之久，知其德者日少，则不可默而已也。偶探书簏[1]中，得《寿序》一篇，篇中粗述其为人，故不自揣，附卷后，以传其概略已。

——世人无不悦补益者，故医亦阿其意，遂误其道。友人贺屋恭安，有《摄生说》一篇，立论确实，能辨其误，以明摄养之要。故虽无关涉于斯书，聊附录以传之。

中川故识

①簏（lù 路）：竹箱。

卷之上

浪华久太郎街，大和屋某妻，年三十余。经闭二年许，形瘦如干蛙，咳吐白沫，饮食不进，众医交疗，诸治无效。一日发干呕，药食不得下，诸医束手，遽迎先生。其脉沉数，身热，四肢困倦，而懒动作，乃服干姜人参半夏汤。三日干呕始已，困倦殊甚，不能自转侧，更服当归芍药汤，兼以前方。历十余日，不大便五六日，屡登圊而不得利，其意欲得通利剂，医亦为请先生。先生不可，自若与前方，二晦朔而后得快利，然诸症未除，脐旁见块，胸腹生动，心下痞塞，不能饮食，与以柴胡姜桂汤，数日病减半。时会寒甚，再发咳嗽，日夜吐白沫二三合，乃作小青龙汤与之，经二旬咳颇减，因复服当归芍药汤，旬余经始来，尔后经百余日，而得全瘳。

一男子郁郁不娱，咳嗽短气，动摇则胸悸甚，上逆微呕，不欲饮食，小便不利，微盗汗出，时抢心下，或胸中痛。先生乃作苓甘姜味辛夏参汤与之，诸症日退，逾月全愈。抢心下胸中痛，所以加参也。

一男子咳嗽短气，不得卧，心下满，欲得按，手足微冷微肿，眼口时时少出血，先生用苓甘姜味辛夏参汤而愈。

一男子面色青，寒热咳嗽，心气郁塞，不欲食，心下悸，微渴。先生饮小柴胡汤，兼以黄连解毒散而愈。

一男子年六十五，喘息咳唾，不得安卧，既数十年。顷者有身热，或休或作，遂吐痰血。一日龈腭亦出血，连绵无止，其色微黑，剧则鼻耳悉出血，大便亦下黑血，一身痿黄，处处发斑，其色紫黑。如此三日夜，绝谷好饮，精神如有如无，而喘息顿止。先生诊之，与以桃仁承气汤，不日得全效。

一男子年二十有余，喘咳数日，时时咯血，胁下结硬，脐旁有动。先生诊之，与黄土汤，四五日而血止，咳未解，乃与小柴胡汤，而诸患愈。尔后复发咳，于是作苓甘姜味辛夏仁汤与之，全复常。

一男子久咳数月，胸中痛，时少吐血，巨里动甚，微盗汗出，且下血亦两三次，面无血色，羸瘦骨立。先生投黄土汤，兼用赤石脂散而愈。

一老夫手足烦热。眩不得眠，时吐痰血，舌上燥，胸中痛，大便秘结，

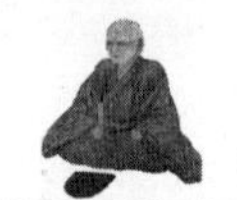

不食十余日，腹无积聚。先生与黄连解毒汤，诸症悉愈。

一男子久咳痰血，气力颇衰，短气息迫，胸中悸而烦，腹挛急，不能左卧，盗汗出，下利日一二行，目下、足跗俱生微肿，食稍减，羸瘦甚。先生用黄芪建中汤，兼以黄连解毒散，盗汗止，诸症治。

远州一农夫三十余岁，去年来郁冒，时少吐血，盗汗出，往来寒热，微渴，脐旁动甚。就先生请治，与之柴胡姜桂汤而愈。

一男子恶寒身热，四肢惰痛，恍惚如梦，微渴微呕，胸胁挛急，引胸下痛，咳嗽痰血。先生与之当归四逆加吴茱萸生姜汤，兼用黄连解毒散，诸症悉治。

京师寺街一僧，年可三十，胸中烦闷，数日吐下黑血。诊之脉沉微，腹满，小便难，面目手足浮肿，不仁沉重，大便日二三行，默默不欲饮食，食则停滞胸间，入腹则气急，烦满殊甚，其状如世所谓黄胖病。先生与真武汤，百患悉治。

一男子胸中烦闷，反覆颠倒，愠愠不能食，腹微满，小便不利。先生诊之，与以茵陈蒿汤，大、小便快通，一身微发黄色，诸症顿愈。

但马一田户，年二十余岁，胸中烦闷，按腹空洞无物，神气郁郁，喜悲无恒，手足烦热，汗出如油，口干燥，大便秘，朝间小便浊，夜则诸症皆稳。先生诊之，与以三物黄芩汤，兼用黄连解毒散而愈。

一妇人胸中痛，烦闷不可奈何，切按摩之，其疾移背，饮食药汁下咽则痛甚，一身肉脱，脉微细。先生与以栝蒌薤白白酒汤，而痛稍退，饮食得下，未全愈。经十日许，痛复稍发，兼用甘草粉蜜汤全愈。

一男子腹痛七年，胸下挛急，上迫胸背。请治于先生，与当归芍药汤，服十五六帖，下黑血而愈。

浪华一男子，六七年来病腹痛，汤液丸散，砭石跻引，无所不至，未有小效，遂来求治。先生诊之，腹中挛急，不能俯仰，痛引胸背，其腹如刺，胸背如啮。与以当归芍药汤，时调下消块丸，以渐而愈。

艺州一贾人，来请诊治，自以手按其腹，少顷语曰：仆患斯病者，七年于兹，索医于四方，吐下、针灸百端无效，旷日弥年以至今日。幸赐先生之一诊，虽死不悔。门人以闻，先生出而见之，诊其腹，自脐旁连胸下挛急疞痛，日夜无间断。乃饮当归芍药散，日三钱半，三日沉疴顿除。

一妇人腹痛硬满挛急，时时发热，小便不利，手足微肿，微咳，目眩，患之百余日。一医投大柴胡汤，诸症日甚，热亦益炽。先生诊之，与以真武汤，一二日热退利止，经五六日，小便快利，肿随去，食亦进，腹不痛，目不眩，但硬满挛急如故，兼以当归芍药散，诸症全愈。

浪华岛内贾人伊丹屋者，患腹痛，请治于先生。左胸下有块物，大如甜瓜，按之痛剧，身体尪羸，面色青，大便秘结，先生与大柴胡汤。岁余少愈，病者怠慢不服药。七八月前证复发，块倍于前，大如冬瓜，烦悸喜怒，剧则如狂，众医交疗不差，复请先生。先生再与前方，兼以当归芍药散，服之月余，一日大下异物，其质如海月色白，其形似囊，其中空虚，可以盛水酱，有圆有长，大小不同，有如果者，有似纽者，或有如鱼馁者，有如败肉者。泻下九日，异物下已，而旧疴顿愈。

一男子卒然气急息迫，心下硬满，腹中挛痛，但坐不得卧，微呕，小便不利，先生用大柴胡汤，全治。

一男子心下痞硬满，数岁不治，请先生诊之。舌上微黑，腹挛急，迫上微痛，与大柴胡汤而愈。

一男子身有热，心下满微痛，日久不差，先生与桂枝加术苓汤而愈。

一妇人心胸下硬满，痛不可忍，干呕短气，颠转反倒，手足微冷，其背强急，如入板状。先生与之十枣汤，服痛顿止，下利五六行，诸症悉愈。

一男子恶寒身热，汗出后卒发腹痛，脐旁殊甚，自少腹至胸下拘急，二便不通，食则吐，舌上白苔，剧则痛至胸中如刀割，头汗流出。先生与以桃仁承气汤，诸症全愈。

一妇人腹痛十有三年，诸药无效，少腹硬结，与大黄牡丹汤，后数日下如碗状者，碎割见之，有牛蒡根一棍。问之，曰：十余年前食牛蒡，为其所伤，遂发腹痛，以至于今，后不复多年蒡也。下后腹痛乃已，食牛蒡如故。

浪华某氏母年六十余，乙卯之夏，食笥及盐藏松蕈，尔后恶心或腹痛，延至丙辰之夏。先生诊之，为作大承气汤饮之，少焉，吐出前夏所食笥蕈，续饮前方数十帖而复常。

一男子项背强急，或腰痛，而饮食停滞，时时胸痛，心下痞硬，噫气喜唾。先生与人参汤，兼用当归芍药散而愈。

一男子年三十余岁，心下痞塞，左胸下有凝结，腹中雷鸣，过食则必下利，如此既六年，先生用生姜泻心汤而愈。

一商夫志气郁郁，呕不能食，在蓐数十日，心胸下硬满微痛，时时吃逆，夜间妄语，其脉沉紧，先生与之大柴胡汤，诸症全愈。

一禅师平素饮食停滞，志气郁郁，胸腹有动，腹中痛，雷鸣呕吐。医与以大、小柴胡汤、附子粳米汤、半夏泻心汤之类，不愈。一日呕吐甚，服小半夏加茯苓汤，呕吐益甚，累日绝食，疲劳看加，烦闷欲死。先生投以茯苓泽泻汤，呕吐乃已，翌早食糜粥，不过十日全愈。

安部侯臣菊池大夫，从侯在浪华，久患胃反，请治于先生，曰：不佞曩日在江户得此病，其初颇吐水，间交以食，吐已乃渴，诸医交疗，百端不差。一医教我断食，诸症果已，七日始饮，复吐如初，至今五年，未尝有宁居之日，愿先生救之。先生乃诊其腹，从胸下至脐旁硬满，大夫曰：吐则此满立去，二三日复满，至五日必吐。先生乃与茯苓泽泻汤，数日全愈。

京师御池贾人泽屋某者，患胃反，饮食停滞，腹肚膨胀，心胸不安，三日若五日，必大吐宿水，吐已乃渴，若此三年，避食断饮，针灸百治，皆不奏效。先生与茯苓泽泻汤，兼服南吕丸，月余全愈。

一妇人年二十一，去年来绝食，谷肉不得入口，若食则心下满痛，或胸中痛，吐之则止。好饮热汤，若冷水过饮则必腹痛吐水，腰以下羸瘦，胸上如平，按其腹，脐旁少腹各有坚块，大便秘结，若下之，则水泻而已，月下亦久不来。先生投茯苓泽泻汤，兼以消块丸服之，五六十日，渴已吐止，块亦殆减，稍啖果糕。然腹痛未全治，微咳咯血，与当归芍药汤，兼用下瘀血丸，不日而愈。

筑后某氏妇人，患胃反九年，更医数人，未尝有少效。先生诊之，心下挛结，吐而不渴，口不爽利，心胸间有痰饮，与茯苓饮，数日而愈。

一妇人患吐水，水升胸间，漉漉有声，遂致吐水，每发日晡至初更乃已。诸医与大、小柴胡汤，及小半夏汤类无效。先生诊之，用桂枝枳实生姜汤全愈。

京师木屋街贾人津国屋仆有宿疴，居恒发于酉休干戌，他时无故。诸医交疗，五旬不差，其毒起于横黄骨下边，有声上腾，遂至心下，或心微痛，吐水而后已。先生与桂枝枳实生姜汤，而病顿除。

一男子患吐水数十日，羸瘦日加，其证每至黄昏，脐旁有水声，扬腾迫上，心下满痛，吐水数升，至初更必止，饮食如故。先生投桂枝枳实生姜汤，其夜虽水上行，然遂不吐，翌夜诸症尽退，五六日全愈。

尼崎侯臣堀氏，卒发干呕，一医与小半夏汤，七日不差，呕声骇四邻。于是遽迎先生，乃往诊之，心下痞硬，四肢厥冷，与以吴茱萸汤，饮之三服，而病全愈。

一男子每饮食，觉触掠胸上，心下结硬，大便易秘，经久不治。请先生，饮大柴胡汤而愈。

一男子六十余岁，时时饮食窒于胸膈，而不得下，状如嗝噎，咳嗽有痰饮。先生与小陷胸汤，兼用南吕丸而愈。

一男子短气息迫，喘不得卧，面色青，胸中悸，脉沉微。先生与茯苓杏仁甘草汤，服之三帖，小便快利，诸症全愈。

天王寺伶人林氏之妻，病后两脚微肿，久之一身面目洪肿，小便不利，短气微喘，不能自转侧。迎先生求治，乃与木防己加茯苓汤，日尽七帖，数日小便快利，徐徐得愈。

浪华贾人某，一身面目洪肿，小便不利，肚腹满胀，短气不得卧，其水滴滴溢皮外，日夜更衣数回，饮食殆减。众医以为必死，先生与之木防己加茯苓汤，数日小便快利，遂得全愈。

一贾人患所谓脚气，腰以下肿不仁，小便不利，短气喘息，微呕，从心下至脐上硬满颇甚，与木防己加茯苓汤，数日全愈。

戊午夏六月，一门生罹脚气之疾，两足微肿，通身里面皆麻木，口吻最甚。自作越婢汤服之，后两脚痿弱，不能行步，头痛发热，自汗出，心下痞硬，而食不进，胸中悸如奔豚状，绝食既四日。先生服木防己加茯苓汤，呕且烦悸，恶闻药臭，一日大吐，命殆危矣。自谓不复起，先生再诊，服茯苓饮，悸即已，但两脚痿跛不差，更服桂枝芍药知母汤，而疾全愈。

京师吉田直之进妻，患脚气水肿，医治不奏效，迎先生疗之。其人两脚内廉及口吻麻痹，胸中悸，大小便秘涩，心下痞硬满，与木防己加茯苓汤，兼服消块丸，不日肿消，麻痹悉治。自将停服，先生曰：毒未全尽，而停后服，后必再发。不听，后果短气息迫，凶证稍具，乃狼狈迎先生，恳请不已。因复处前方，下咽则吐，更服茯苓饮，呕即已，又与木防己加茯苓汤，兼服干姜人参半夏丸，不日而治。

浪华人某妻，患脚气肿，诸治无功，众医术穷，周身聂聂有水，眼胞盈塞，前溲不利，短气冲心。先生与木防己加茯苓汤，服八九日，未效。门生曰：非平水桃花之激，则不可得而决渫也。先生曰：斯证气上迫于心，进以平水桃花，其迫愈甚，不若用前方也。门生私议曰：病大渐，命在旦夕，治方之缓，恐不及也。先生仍与前方，服旬有余日，小便始快通，病遂瘳矣。

浪华一贾人年三十有余，自胸下至脐旁有形如盘者，面目四肢水肿，大便自调，小便不利，时时胸下痛，短气不得卧，乃作木防己加茯苓汤饮之。短气益剧而喘咳倚息，烦悸不安，仍与前方，间服吴茱萸汤，服二方数十日，

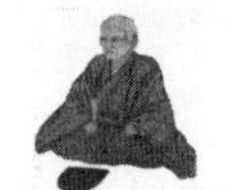

小便快利，日三四升余，三月余而诸症全治。

一妇人一身肿满，四肢皮坏，水自漏出，烦闷不得卧。凡六七日，喘咳殊甚，腹肚硬满。先生诊之，与木防己加茯苓汤，兼麻杏甘石汤，数日而愈。

浪华幸街贾人池田屋之妻，患所谓鼓胀三年，百治无效，乃弃置不疗者数月。后闻先生有起废排痼之术，来求诊治，其腹胀大而见青筋不能行步，乃服大黄牡丹汤，旬余小便快通，经一月许，旧疴如洗。

一妇人患鼓胀，既经五年，胀势最甚，治之不治，乃请先生。先生诊之曰：非不可治也，然既为痼，非久服药则疾必不除，敢从乎否？妇人唯诺。乃服大黄牡丹汤，得之十余日，小便快通，续服数帖，随服随通，胀看减矣。自若进前方，历数十日，疾去如平日。

浪华某氏妻，腹满八九日，饮食如故，小便自利，色如柏汁，请治于先生。先生诊之，曰：此瘀血也。与大黄牡丹汤，可十日，下赤白秽物。益与前方，遂下如鱼肠状者数枚，腹满渐减，经三十余日，诸患悉退。

浪华一贾人，年可三十，腹大满，四肢枯瘦，众医疗之，岁余不见寸效，请治先生。先生诊之，作大黄牡丹汤与之，兼用夷法丸，秽物下，腹满减，终复常。

肥前一沙门病鼓胀，一医攻以大黄剂，其胀自如，而短气腹痛，患倍前日。戊午之春，舆疾来京，见先生，恳请不已。先生诊之，胀起自胁肋，波及心下少腹，其气沸腾撞胸，势若激波，日晡潮热，大便秘结，或咳或眩，饮食如平日。使塾生诊之，皆曰：其治一在大黄芒硝也。先生与以当归芍药散，谕曰：日散菀蓄之气，疏滞瘀之血，则病必愈。沙门赍药而去，服之三日，泻下数回，约其水五六斗，数日胀减半，而迫气未除，犹仍用前方，兼以消块丸，无几而愈。

一男子腹胀满，脚以下洪肿，小便不利，不大便十余日，舌上黑苔，唇口干燥，心烦呕吐，饮食如故。先生与之调胃承气汤，秽物大下，小便快利，诸症悉去。

和州人侨居大阪鳟谷，来谒先生曰：仆年五十有余，未尝有病，尚健，啖食如少壮时。自谓少时好角抵，故血气疏通，能消谷矣。顷年食三倍平素，今又致渴，随饮随渴，饮水数斗，心未尝饱，乃始自惊。以饮六升为限，他无所苦，能饮能食，而瘦瘠矣。先生诊之，详问其他，则曰：腹皮麻痹，小便频数。门人旁视者，皆以为宜八味丸，先生与以五苓散，服之渴差，后历数日，宿疴豁然。

和州人有患消渴者，就先生求治，其证率类前证，但不过食耳。门人皆曰：宜八味丸。先生与以五苓散而愈。

一男子患消渴，日饮数斗，小便亦多，而食倍生，先生与以五苓散，月余奏全效。

一男子患消渴，每饮尽六七瓶，尿日夜过一斗。先生与五苓散，时以紫圆攻之，而差后恍恍如痴，与半夏泻心汤而复常。

浪华伏见塚贾人，平野屋男，年十八，患痫，发则郁冒，默默不言，但能微笑，恶与人对，围屏风、下蚊蟵，蒙被蜷卧，而汗大出，渴而引饮，喫汤水数十碗，小便亦数斗。先生诊之，心下痞，腹中雷鸣，乃服半夏泻心汤，发时别与五苓散，大渴顿除，小便复常，续服半夏泻心汤，久之痫减七八，后遂怠慢不服药，无知其终。

一妇人日食三十余次，每食不过一二口，脚以下不遂，既二年所，胸下挛急，时迫心下，先生与以当归芍药散而愈。

浪华茨住吉廟令，患所谓痫，恒颇大食，食后有音响惊耳，则忽觉饥，不得不食，胸胁动高，与大柴胡加茯苓牡蛎汤而愈。

尼崎侯臣猪濑氏女，素有所谓痫证，一时患疫，诸医疗之不差。迎先生请诊治，其腹有动，头汗出，往来寒热，大便燥结，时时上冲，昏不识人，日夜如此两三次。乃与柴胡姜桂汤，紫圆攻之，不日诸症尽除。

一妇人患郁冒，心中烦悸，但欲寐，饮食或进，或不进。一日卒然不识人事，脉沉迟，呼吸将绝，而血色不变，手足微冷，齿闭不开，经二时所，神气稍复，呻吟烦闷，自谓胸中有毒，按之胸腹动悸，自少腹至胸下挛急殊甚。先生与以桃仁承气汤，下利数行，诸症颇稳，后服茯苓建中汤全治。

一妇人郁冒眩甚，起卧不安，无余证不治三年所，先生与泽泻汤，旬余全愈。

摄南某氏妇人，郁冒上逆，居恒善惊，闻足音跫然则必惊悸怵惕，故不欲见人，常独卧深闺。其家犹富也，家人咸敷毡而步，以俾莫席音也。摄养修治，无所不至，一不见寸效，荏苒在床数年，于是请先生。先生与以苓桂术甘汤，积年之疴，以渐而愈。

备中一村甲，恒易恐惊，胸腹动悸，挛急恶寒，手足微冷，虽夏月亦复衣，惊后必下利，得大黄剂则利甚，十余年不差。就先生请治，与之柴胡姜桂汤而愈。

一男子平居郁郁不娱，喜端坐密室，不欲见人，逆气甚，动辄直视，胸

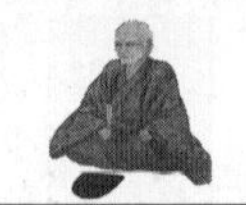

腹有动，不治六年所。先生诊之，与柴胡姜桂汤而愈。

一妇人证如前章所言，不气逆、无动，是为异焉，无故而悲伤，先生与甘草泻心汤，全治。

一妇子年甫十二，时时悲伤，神恍惚，食不进，与之甘麦大枣汤而愈。

摄西滩邑横田氏者，恒怵惕怯悸，凡目所触，书画器械，百般诸物，见之悉如枭首，遂恶开眼见物。然有客访之，则一见如亲故，其人归去，则恋恋悲哀，瞻望不止，如此数月，百尔咸废。于是求治于先生，先生诊之，胸腹有动，心下硬满，大便不通，剧则胸间如怒涛，其势延及胸肋，筑筑见于皮外，乃与大柴胡加茯苓牡蛎汤，服数剂后，秽物屡下，病减十之七八，既而头眩频起，更与苓桂术甘汤，不日旧痾如洗。

摄南住吉庙祝某，所患粗同前证，但见诸物以为人首，始遇人则必畏怖焉，稍相识则不然，其人去则反悲哀焉。是以虽家人不得出去，如外出移时，则不堪眷慕，遂乃晕厥。先生诊之，胸腹动高，所未尝见也，胸骨随动而有声，乃与大柴胡加茯苓牡蛎汤，大下秽物而愈。

京师东洞院御池某妇人，胸中热如烙，发作有时，发则如狂，贮水以渍胸，须臾觉水暖。先生诊之，与石膏黄连甘草汤而愈。

一少年一日大饮酒，而后妄言如狂，卒倒直视，四肢不动，短气息迫，手足反温，大便不通，额上生汗，面色如醉，从少腹至胸下硬满，脉滑疾。先生服桃仁承气汤，经五六日，瞳子少动，足稍屈伸。至七八日，大便始通，舌动手摇，微发呻吟。历十余日，方才识人事，续用前方全愈。

浪华贾人岩城氏，仆初患头痛，次作腹痛，而又发呕，手足厥冷，汗出如流，神气昏冒，时时上窜，气急息迫，不能语言。乃延先生，急服吴茱萸汤，诸症顿治，既而困倦，四肢惰痛，更与当归四逆加吴茱萸生姜汤，二日全愈。

浪华一贾人患头痛，四肢厥冷，汗出而喘，腹中微痛，苦楚困极，经一日夜，神思愦愦如失。先生服吴茱萸汤，其证十去八九，然痛未全除，冷未全复，更与当归四逆汤而治。

浪华一男子患头痛，每发必呕，语言不出，见抖擞状，如线引傀儡，但手自打撑其首，其状怪甚，盖不自觉其头痛也。医皆误认为狂，先生曰：此疾非狂也，头痛之甚，似狂状已。乃作吴茱萸汤，服之疾即愈。

一男子卒然如狂，捧头踊跃，如头痛状，不能语言，干呕，手足微冷，目闭，面无血色，周旋堂中，不得少安。先生与以吴茱萸汤，五六帖全愈。

一男子干呕，头痛，胸中疞痛，周身微冷，面色青白。先生与吴茱萸汤，数帖稍缓，更兼用当归芍药散，而得全治。

一男子患头痛，心下坚满微痛，时时欲呕，眼中赤，眩不能正视，舌上黑苔，不大便十余日，不欲饮食。先生与之大柴胡汤，大便快通，诸症稍退，虽然头痛未全止，兼以七宝丸，而得全愈。

浪华岛内贾人木村屋者患头痛，起则脑如裂，烦闷不食，众医交疗，百治无效，如此数年。请治于先生，乃服桂枝加术附汤及应钟散，时与七宝丸，旧痾不复发。

一丈夫恶寒发热，头面肿痛，起则目眩，呕不能食，大便秘结，小便不利。先生与桂枝加苓术附汤，兼以紫圆全愈。谓门生曰：是所谓头瘟也。顷间有此证，剧则口眼㖞斜，肿痛尤甚，今目眩云云，则客证已。

一男子眩不能立，胸下急痛，肩背强，大便秘结，饮食如故，先生投当归芍药汤，诸症顿治。

一妇人年二十三，左脚挛急百日许，一日心下急迫上攻，口噤不能语，医以为脚气，疗之无应。先生诊之，从胸下至少腹挛急，小便不利，乃与当归芍药汤二帖，挛急即除，语言复常。既而又腹痛，兼以消块丸，顷刻二便快通，尿色如血，月余洗然复故。

一男子左脚挛急，不得屈伸，时时转筋入腹，从少腹至胸下硬满，上冲不得息，自汗如流，两足厥冷，二便秘闭，微渴，日夜不眠，仰卧不能转侧，舌上微黑。先生与乌头汤，汗止厥已，诸症少缓。然而两便不通，硬满如故，转筋益甚，更与桃仁承气汤，经二三日，大便快利，小便亦能通。历十日许，诸症悉愈。

一男子二十余岁，腰脚挛急微痛，上冲耳鸣，经年不治。先生用当归建中汤，兼以应钟散而愈。

一老妇患脚痛十有余年，为挛急，为痿躄，身体羸瘦，腹中拘挛，胸胀如龟胸，仰卧不能转侧。先生乃与当归建中汤，兼用消块丸，逾月得行步。

浪华筑地贾人播磨屋者，两脚痿躄，不能行步，既百日许，诸医束手。先生与桂枝加术附汤及应钟散，居月余，腹里挛急，心下硬满，更服大柴胡汤，时紫圆攻之。数日硬满尽除，而挛急益加，不能仰卧，乃又饮桂枝加芍药术附汤，时以七宝、紫圆攻之。服数十剂后，脚稍屈伸，经二百日许，行步复常。

浪华一贾人当行步时，人误蹈其足，遂为跛躄。众皆以为脚气，因延先生诊之，无短气倚息证，腹中痛上迫，时时上窜，神气将乱，乃用当归芍药汤，尿快通，色如皂角汁，跛躄随愈。

一妇人乘轿来请诊治，先生诊之，少腹有块，引足而痛，乃与当归建中汤。服十五帖，而下黑血升许，遂能行步，益与前方，兼以消块丸，全治。

一妇人足指疼痛，不能行步，一日腹挛急，上冲于心，昏倒不知人事，手足温，脉数，两便不通。先生服当归芍药汤，小便如血，诸症顿愈。

一男子周身疼痛，足痛殊甚，变为大热，不可近，浸冷水以堪焉。先生诊之，腹中无所实，乃与桂枝加术附汤而愈。

一妇人两脚疼痛，自腘内至膝膑见紫赤筋，脐下有悸，时上冲胸间，甚则精神错乱，筋忽焉而去，倏焉复来。先生与之黄土汤，得之下血，诸患全解。

一男子两脚疼痛，不得屈伸，手足寒，腹拘挛，食颇减，羸瘦尤甚，时时痔血二三升，他无所苦。先生服附子汤，疼痛退，拘挛缓，食亦进，得能行步，唯有痔血，乃投黄连解毒散而止。

一男子腰以下痹，冷痛，手足烦热，舌上黑苔，如实状，先生与八味汤全治。

一丈夫年五十有余，手足麻痹，头重，小便不利，舌上黑苔，先生与之桂枝加苓术附汤，兼用应钟散，逾月诸症悉治。

纪藩臣某，游学浪华，通刺曰：吾多年有梅毒，因循至今，初身疼腰痛，四肢不仁，不能正坐。今又加咳，医皆以为劳瘵，束手不治，敢请。先生曰：此为血嗽，所主在桂枝加术附汤也。乃服之数十日，遂得全愈。其人欢喜不已，大鸣先生之功云。

丹州一猪夫，乘轿来告曰：一日入山逐兽，放鸟铳中之，兽僵，乃投铳欲捕之，兽忽苏矣，因与之斗，遂克捕之。尔后虽不有痛苦，然两肘屈而不伸，普求医治，不得寸效。先生诊之，胸满太甚，他无所异，乃与小陷胸汤，服之而愈。

卷之上终

卷之下

富士山祝史某，侨居京师，得疾请医，医诊以为外邪，与药而差。自亦以为邪解，乃梳发浴身，而疾复发。烦渴引饮，胸腹有动，明日即愈，愈而复发，约每六七日一发，如是数次。医不为虚，则以为邪热，药之不愈，遂请先生。先生曰：此医误之，斯疾疟已。服柴胡姜桂汤，不过数帖，疾去如濯。

一男子患疟，他医与药，既一二发后，一日汗大出不休，因请先生，先生与小柴胡加石膏汤，乃复故。

一妇人年九十岁，患赤白痢，日七十余行，舌上黑苔，身热如灼，时时谵语，渴欲饮水，绝食数日，腹著背、息摇肩，心下脐旁按之如石，动气甚。服调胃承气汤，数日赤白止，诸症退，渐食糜粥。腹痛，小便不利，清谷下利，手足浮肿，疲劳最甚，乃与真武汤全愈。

一男子患痢，日三十余行，不自知其利，腹痛，干呕不能食，胸中烦，心下痞硬，身热微渴，口苦唇干，舌上无苔，脉微数，不能起卧。医以为困极，先生与之六物黄芩汤而愈。

己未之秋，疫痢流行，其证多相似。大抵胸满烦躁，身热殊甚，头汗如流，腹痛下利，色如尘煤，行数无度。世医疗之，皆人鬼簿。先生取桃仁承气汤、栀子干姜汤等，以互相进，一无不救者。

一男子头痛恶寒，手足惰痛，干呕不能食，至四五日手足微厥，喘急息迫，冷汗如涌，下利日四五行，脉微细。先生与当归四逆加吴茱萸生姜汤，全治。

京师贾人某，一日患头痛，状如感冒，次日谵语烦躁而不得眠，其翌厥冷及周身。先生诊之，脉微欲绝，不能语言，眼中如注血，四肢强急，呕不能饮食。乃与当归四逆加吴茱萸生姜汤，须臾呕止，诸症稍除。但心下硬，按之则痛甚，更与桃仁承气汤二帖，大便快通，硬痛顿除。于是再服当归四逆汤，数日全愈。

浪华道修街有清兵卫者，其仆年甫十三，患疫。二三日发汗不解，热益

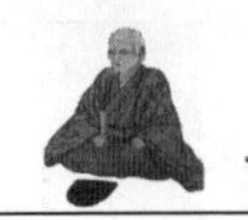

甚，面目赤，短气微烦，手足厥，大便秘。医皆以为元气虚，谓非参附芪术辈则不可以救也，因先与理中汤，得之诸症益进。家人狼狈，求治于先生，先生曰：此证血气上迫，而手足厥，理中非其治也。服之桃仁承气汤，次日大便快通，续服数帖，而厥未复，如将死者，乃与当归四逆汤，厥即愈，再用桃仁承气汤，诸症俱治。

京师三条近江屋仆患疫，诸症杂出，口噤，四肢厥寒，家人来请曰：吾奴疾剧，自非先生，不可得生，虽峻下剂，唯命之从。乃往而诊之，心胸苦烦，直视不眴，足趾殊冷。先生曰：斯证属阴，而在血分，其气逆之甚，必觉有闭，当先治其逆。乃服当归四逆加吴茱萸生姜汤，服已厥瘥。明日诸症稍退，但后溲不来，身有灼热，更服桃仁承气汤，下利数次，诸患平定。

一男子寒热六七日，谵语不大便至八九日，昏冒不能言，舌上黑，腹硬满，按之痛不可忍，干呕食不下，四肢疼痛，不得屈伸。先生诊之，与以当归四逆加吴茱萸生姜汤，兼用桃仁承气汤，大便快利，黑物大下，黑苔去，神气复，诸症乃已。

摄州吴田吉田氏，患所谓疫，邀先生请治。身热烦躁，时时妄语，口燥而渴，大便秘闭。乃服桃仁承气汤，既而血大下。家族骇遽而请先生，先生怡然不屑，益服前方，不日而愈。

一妇人患疫，身热如灼，口舌糜烂，渴好热饮。一日妄语如狂，自胸下至少腹硬痛，不可近手，不大便十余日。先生投以桃仁承气汤，黑便快通，诸症悉去。

一男子年十五，头痛发热，翌日发谵语，其状如狂。医诊之，曰此痫也，与药数日，病益甚。先生诊之，脉洪数，舌上黑苔，身热如灼，胸腹有急迫状，而无成形者，与以黄连解毒汤。翌夜病势益甚，再请先生诊之，眼中带赤色，不能语言，饮食殆绝，热势郁伏，脉益洪数，头汗出，手足不动，乃与桃仁承气汤。至明日尽五帖，遗尿一行，臭不可近，放屁五六次，言语尚不通，目闭不开，捩而视之，满眼皆赤，头面、手足微冷，汗不复出，唇稍焦黑，而神气不全昏，呼则应焉，心胸下硬，按之则蹙额，手足擗地。经二时许复诊之，心胸下无痛状，仍进前方，至明日大便一行，而四肢微冷，不知人事。先生曰：勿怖，所谓瞑眩已。益用前方，数日而愈。

京师绳手和泉屋某母，年可四十，病疫。经三日舌苔既黑，独语绝食。医与三消饮，下利十余行，病者不自觉下利。因又延他医，服人参养荣汤，经一日夜，下利即止，而自汗出，烦渴引饮。乃又招一医，服柴白汤，诸症稍差，食亦少进，若将愈者，亡何险证复发，病机几凶。更复请他医，脉之曰：此为大虚。乃服真武加人参汤，不效。又延一医，凡更十医，一无其效。前后癃闭，食饮殆减，郁郁懒言语。经十余日，大便始通，其色黑而滑，居三四日，形体益衰，举家愈怖，终迎先生。先生诊之，心下急迫，而大汗出，腹中微满，舌头焦赤，而微渴，足跗微肿，大便滑，乃与桃仁承气汤。服数帖，下燥屎如漆者数枚，续服三日，诸症稍差，但心下痞硬，不欲饮食。更服人参汤，至明日食稍进，一月许而得全复常。

一妇人患疫二十许日，更二三医，病益急，因请先生诊之。昏冒不知人事，直视谵语，微喘吃逆，舌上微有苔，而稍干燥，唇焦黑，耳聋食少，手足微冷，午后发潮热，至晡益剧。腹中微满，心下及少腹颇硬，脉微而数。乃与桃仁承气汤二日，微喘吃逆止，舌上苔去，而干燥殊甚，因兼用干姜黄连黄芩人参汤。吐血衄血续来，下利五六行，皆纯黑色，精力大脱。病家疑惧不已，先生自若，益进二方，遂得全愈。

一男子患疫，表热既去，手足微冷，心气不定，恍惚如梦，饿不能食，食则吐，羸瘦日甚。先生与干姜芩连人参汤，全治。

一男子患疫八九日，一医下之，黑血数行，下利不止，气力颇脱，渴不能食，昼夜烦躁不得眠。先生诊之，脉微弱，舌上白苔，乃与白头翁加甘草阿胶汤，无几全治。

一丈夫患疫，经二十余日，谵语不识人，舌上黑苔，遗尿不大便，午后烦热闷乱，绝食数日，两脚痿弱，足生微肿。先生诊之，与以白虎汤，兼用黄连解毒散，不日全愈。以有遗尿微肿，故不与承气汤也。

一丈夫患疫，四肢惰痛，身热恶风，干呕不能食，头汗出，腹挛急，按之痛。先生与当归四逆加吴茱萸生姜汤。经五六日不大便，小便日夜仅一行，三四合许，谵语烦闷，喘咳潮热，心下硬满，舌上黑苔，于是与大柴胡加芒硝汤，遂得全治。

一妇人发热数日，如外邪，医发汗而不解。往来寒热，大便不通，与大、小柴胡汤犹未瘳。他医又与大黄甘草汤、大陷胸汤及紫圆之类，出入数日，寒热未解，发作有时。当其发时，烦苦不可言，背痛如刳剥，已后冷汗大出，其不发时，多有恶寒状。先生诊之，舌上黑如抹墨，与桂姜草枣黄辛附汤，不日全愈。

浪华贾人巽屋家仆，卒然咽痛，自申乃酉，四肢厥冷，口不能言，如存如亡，众医以为必死，举家颇骚扰。及戌时，迎先生请治，脉微欲绝，一身

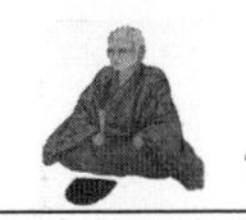

尽冷，呼吸不绝如线。急取桔梗白散二钱，白汤灌之。下利五六行，咽痛殆减，厥复气夹，乃与五物桂枝桔梗加大黄汤，须臾大下黑血，咽痛尽除，数日复平。

一男子岁二十五，卒然咽痛，进至日中痛稍甚，不能语言。精神自失，证颇危险，医弃置不疗，遂请先生。诊之，四肢厥冷，呼吸促促有声，乃与桔梗白散二钱许，下利三四行。次日又与一钱，又利六七行，痛稍去。更与五物桂枝桔梗汤，五日全治。

京师贾人某仆，当食咽痛，一医以为风邪，一医以为缠喉风。其痛稍加，少间手足厥冷，如死者状，急请先生。乃作桔梗白散，与之曰：得散下咽，则可治，不下则死矣。服散得下，语门生曰：此证恐宜备急圆，然未试之。门生即与备急圆，服后腹中转气，先生诊之曰：备急圆诚中，凡如是证，宜早服备急圆也。后大便快通而治。

长门一士人，居恒口吃。谒先生曰：仆之吃也久矣，自知非医治之所及，亦来叩先生已，先生幸勿罪。先生问曰：其吃日日同邪？士曰：否，时有剧易，心气不了了则必甚矣。先生曰：可。乃诊之，心胸下无力，胸腹动甚，上逆头眩，因与柴胡姜桂汤。谕曰：服之勿惰。士受剂而去，后贻书谢曰：积年之痾，追日复故。

备中一里长，两手至肩疼痛，时时发赤斑，大便秘。医治无功，既历年所，就先生请治。先生与之葛根加术附汤，兼用应钟散而愈。

长藩某，三年来总身如有物而行，时时发斑而痒，上逆眼中生花，时或微呕，起卧不安，心气不定。先生处之大青龙汤，兼黄连解毒散，而愈。

一男子一身黄黑，每夜痒甚，爬之不止。每月下旬，振寒发热，腹中挛急，上冲于胸，医诊以为黄胖病，然而不腹胀，不短气。先生诊之，与以葛根加大黄汤，黄色几减，痒亦随退。

一妇人面发小疮，眼中生花，仰卧不得起，从脐下至心胸，动悸甚，烦躁不可奈何，时足微冷，疮色殊赤，大便秘结。先生与以奔豚汤，兼用黄连解毒散，小疮日消，动悸亦止，渐得起步。

浪华今桥贾人升屋之男，年甫十七，脑户发一疮。经十余日针之，脓出肿减，寝食稍安，然而针孔出清脓如水。一日大战栗，身热殊甚，疮更突起，延及颜颊。而针孔收结，脓汁不出，谵言妄语，大便燥结，众医以为伤寒，治之无效。遂迎先生，其父问曰：豚儿之病，医皆以为伤寒，不知先生所见亦同乎？曰：否，不然，今之所见，疮毒而已，绝非伤寒也。乃与葛根加桔梗汤及应钟散，下利三行，诸症顿减。会先生自浪华归京师，乃留石川子得者，以属医事。浪华有一医生，时称巨擘，与书升屋，论其治法，力言溃后不可泻之理。升屋以示子得，子得徐徐辨之，必穷论焉。病人昏睡脉细数，身热不去，饮食稍减。子得乃饮以梅肉散，大便快利，热去肿减，居半日许，昏冒不识人，唇燥舌干，狂言妄语，或坐为演戏态，乃以桃仁承气汤攻之。下利三行，臭不可近，既而觉人事。三日之后更下黑血，饮食渐进，精神爽然，服之月余，又饮当归芍药汤，数日全愈。

一男子患痈，所谓发背，大如盘。一医疗之，三月不差，因转医，加外治，肿痛引股，小便难，大便不通，腹硬满。短气微喘，舌上无苔，脉弦数。先生视其硬满，与以大黄牡丹汤，秽物下硬满减。唯发背自若，喘满时加，浊唾黏沫如米粥，因与以排脓汤，兼服伯州散，吐黏痰数升，诸症全愈。

大和一贾人，头出白屑日升余，数年不治，无他证。先生诊之，与葛根加术附汤，兼用应钟散，全治。

淡路人某患疠疾，身不知痛痒，大小便失度，面目微肿，而有光泽，眉毛脱落。乃与桂枝加术附汤，兼用应钟散及七宝丸，疾仍未瘥。更用白粉丸，服五日，小溲悉血，约七八合，如是二日，又吐涎沫，臭不可言，而宿疾全治。

加州士人某，来在浪华，患淋疾即七年，百治不奏寸效。一书生与汤药及七宝梅肉，久之不瘥，请治于先生。先生诊之，少腹挛急，阴头常含脓，乃作排脓散，与之数日，旧痾顿除。

一男子年可三十，尿脓淋沥，茎中涩痛，身体羸毁，时有蒸热。医曰：毒在骨髓，非药所及也。其人颇惧，遂谋先生。先生曰：此内疳疮也。与桂枝加术附汤，兼以七宝丸，痛止脓清，遂得全治。

京师六角贾人近江屋妻，患痔。疡医贴以蚀药，既而身微肿，小便不利，喘不得卧，乃求治于先生。先生与麻黄加术汤，兼用桃花散，不日全愈。后经数月，两足麻痹，乃与桂枝加术附汤，数旬不瘥，行步不知履脱，更服当归四逆汤数剂，遂得愈。

加贺侯臣某，便脓血既五年，来于浪华，从医治三年。一门生与桂枝加术附汤及七宝丸，不治。遂请先生，诊之腹满挛急，少腹硬而底有物，重按则痛，乃与排脓散，受剂而去。亡几来谢曰：宿疾尽除。

一老夫大便不通数日，上逆目眩。一医与备急圆，不通，倍量投之，下利数行，后身体麻痹，上逆益剧，大便复闭。招他医请治，乃与大剂大承气

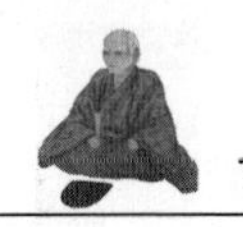

汤，一服不得下，三服下利如倾，身体疼痛，而不能卧，大便复结。因又转医，与以地黄剂，而后上逆尤甚，面色如醉，大便益不通，于是请治先生。诊之，心下痞硬，少腹无力，乃作桂枝加芍药生姜人参汤与之，冲气即低，大便快通。经二三日，痛止得卧，大便日通，二旬诸症悉愈。

浪华本街书铺吉兵卫女，年甫十八，大便秘闭，经年不通，且经水不来，既三阅月。父母疑其奸，使医察视，医曰：重身也。女不敢伏，又延他医，其医东垣之流，以脾虚论，喃喃絮说，治之不治。遂请先生，先生诊之，脐下有一小块，按之则痛，曰：此为蓄血，非重身也，宜大黄牡丹汤。乃服汤三帖，泻下十行，杂以黑血，块既减半。兼服当归芍药散，无何经来，大便亦如生平。

一妇人年甫十九，八月已来，经水不来，大便不通，小便自调，饮食如故，时腹自痛。至十一月，大便始一通，他无所苦，医时与下剂，则大便少通。明年自春至夏大便仅一次，经水亦少来，至七月下旬，请先生求治。诊之腹软弱，少腹突兀有物，按之为痛，乃与大黄牡丹汤一月许，诸症悉治。

一妇人月经过度，或一月再见，肩背强，腹中挛急，或硬满，饮食能进，大便秘结，阴门时痒，患之数年，未得治功。先生与当归芍药汤，兼用下瘀血丸，宿疴遂全治。

一妇人小产后，胞衣不下，喘鸣促迫，神气昏冒，绝汗如涌，众医以为必死。先生诊之，心下石硬，少腹反濡，眼色如蓝，急以桃仁承气汤注之，胞衣乃下。至明日，爽快如常。

一妇人产后烦闷，二便秘闭，少腹硬满不可近手，两足洪肿，不得屈伸，干呕短气，命迫旦夕。先生诊之，投桃仁承气汤，兼以大黄甘遂汤，二便快利，小便昼夜六七行，恶露续下，少腹满去，按之不痛，经日足肿未除，更用木防已加茯苓汤，诸症全愈。

道修街一贾人儿年甫七岁，恍失人事，烦闷不语，急请先生。先生往诊之，直视胸满，心下痞硬，身热殊甚。先生曰：此世俗以为虫热者，而血气郁聚心胸也。乃作干姜黄芩黄连人参汤，及黄连解毒散，一日夜迭进六帖，儿能服之，二日病愈。

一小儿十余岁，夏月不大便十数日，终烦闷不语。一医以为暍病，与白虎汤；一医以为外邪病，与发表剂，皆无效。因请先生，诊之胸满太甚，腹中虚软，但胸腹俱热如烙，他处无热，舌上微黄无苔。问曰：胸满几日？家人曰：未过三日。先生曰：此病非外袭也，血气自内上迫也。凡自内发者，初多吐下。家人曰：实然。乃与干姜芩连人参汤，兼用解毒散，服之二日，大便一行，而烦闷止，更与紫圆少许，复与前方如故，遂全愈。

一童子年八岁，一日大吐食，然后发热汗出，其翌热去反谵语，咬牙烦躁，四肢擗席，呕不能食，急请先生。诊之心胸间烦胀，腹反软，两便不通，乃投桃仁承气汤，诸症悉退。

一小儿外袭衄血，门人某与麻黄汤，衄益来。先生诊之，与以桂枝加桔梗汤，兼用黄连解毒散而愈。

京师一童子，年十有余，起居不常，面目失色，因请先生。按其腹如物在囊中，累累相叠，气力羸弱，每至繁礴，不能寝卧。乃与鹧鸪菜汤，兼服紫圆，吐蛔数十头，又下数百头，不日而愈。

浪华道修街贾人，备前屋仆，年可十三，面色青，腹痛膨胀，其状犹群蛇在囊中也，按之则作声。先生与之鹧鸪菜汤，三日吐蛔，日可八十条，逮四日更下百余条，尔后相逐而下，绵绵不绝，遂吐下千有余条，痛顿止，不复发。

一小儿年甫四岁，痘后三十日，头面不落痂，疮根含脓，小便不利，身有微热，头汗出，腹硬满，不大便，难得安睡。先生与葛根加大黄汤，下臭秽物，尿如燕脂，二三日脓去痂结，诸症顿治。

享和癸亥，自春至夏，麻疹大行。医各从其方法，先生所用大抵大黄剂，而以下毒为专务。至秋，世多患余毒，间生异证，就先生受治者，无复他患，一时翕然感服。

伊州一贾人，中鼠毒，微肿微热。无几疵瘳，瘳后诸症杂出，心气不定，手足肿，经年不治，就先生求治。诊之心下痞硬，腹中雷鸣，与半夏泻心汤，兼用木鳖子、大黄、甘草三味煎汤而愈。

一男子患耳聋，胁下硬，时时短气上冲，发则昏冒不能言，两脚挛急，不得转侧，每月一二发。先生诊之，投小柴胡汤，兼以硫磺丸而愈。

一男子二十余岁，鼻中生息肉，如笔管状。自言自幼而然，经年渐甚，每至大如小指，则忽落，但春夏自治，秋冬必生。先生诊之，胸下痞硬而不满，与葛根加术附汤，兼用应钟散，服之久，而息肉遂下复生矣。

卷之下终

捡　方

南涯先生所用张氏之方，或有略称者，有一二去加者。初学之徒卒然见之，不能无惑焉，故尽揭方名，一一注之。其他二三不出于张氏者，载在家方集中，故此略之，但注其所出耳。丸散诸方亦然也。

干姜人参半夏汤：以《金匮要略》干姜人参半夏丸为汤。

当归芍药汤：以《金匮》当归芍药散为汤。

柴胡姜桂汤：《金匮》，即《伤寒论》柴胡桂枝干姜汤。

小青龙汤：《伤寒论》《金匮》。

苓甘姜味辛夏参汤：《金匮》苓甘姜味辛夏汤中加人参。

小柴胡汤：《伤寒论》《金匮》。

桃仁承气汤：《伤寒论》桃核承气汤。

黄土汤：《金匮》。

苓甘姜味辛夏仁汤：同前。

黄连解毒汤：家方，本《外台秘要》所出，张文仲大黄汤去黄柏加黄芩，《外台》别有黄连解毒汤，然不同。

黄芪建中汤：《金匮》。

当归四逆加吴茱萸生姜汤：《伤寒论》。

真武汤：同前。

茵陈蒿汤：《伤寒论》，即《金匮》茵陈汤。

三物黄芩汤：《金匮》。

栝蒌薤白白酒汤：同前。

甘草粉蜜汤：同前。

大柴胡汤：《伤寒论》《金匮》。

桂枝加术苓汤：《伤寒论》桂枝汤中加术、茯苓二味。

十枣汤：《伤寒论》《金匮》。

大黄牡丹汤：《金匮》。

大承气汤：《伤寒论》《金匮》。

人参汤：《金匮》，即以《伤寒论》理中丸为汤。

生姜泻心汤：《伤寒论》。

茯苓当泻汤：《金匮》。

茯苓饮：同前。

桂枝枳实生姜汤：同前。

吴茱萸汤：《伤寒论》《金匮》。

小陷胸汤：《伤寒论》。

茯苓杏仁甘草汤：《金匮》。

木防己加茯苓汤：《金匮》木防己汤中加茯苓。

桂枝芍药知母汤：《金匮》。

麻杏甘石汤：《伤寒论》麻黄杏仁甘草石膏汤。

调胃承气汤：《伤寒论》。

五苓散：同前，此方今为汤用。

半夏泻心汤：《伤寒论》《金匮》。

大柴胡加茯苓牡蛎汤：《伤寒论》大柴胡汤中加茯苓、牡蛎二味。

茯苓建中汤：《伤寒论》小建中汤中加茯苓。

泽泻汤：《金匮》。

苓桂术甘汤：同前，即《伤寒论》茯苓桂枝白术甘草汤。

甘草泻心汤：《伤寒论》《金匮》。

甘麦大枣汤：《金匮》。

石膏黄连甘草汤：家方，本出于松原氏。

桂枝加术附汤：《伤寒论》桂枝汤中加术、附二味。

桂枝加苓术附汤：前方中更加茯苓。

乌头汤：《金匮》。

当归建中汤：同前。

桂枝加芍药术附汤：前桂枝加术附汤中更加芍药。

附子汤：《伤寒论》。

八味汤：以《金匮》八味丸为汤。

小柴胡加石膏汤：《伤寒论》小柴胡汤中加石膏。

六物黄芩汤：《金匮》所引《外台》黄芩汤。

栀子干姜汤：《伤寒论》。

干姜黄连黄芩人参汤：同前。

干姜芩连人参汤：略称前方。

白头翁加甘草阿胶汤：《金匮》。

白虎汤：《伤寒论》。

大柴胡加芒硝汤：《伤寒论》大柴胡汤中加芒硝。

桂姜草枣黄辛附汤：《金匮》桂枝去芍药加麻黄细辛附子汤。

五物桂枝桔梗汤：家方。

桂枝桔梗加大黄汤：前方中加大黄。

葛根加术附汤：《伤寒论》葛根汤中加术、附二味。

葛根加大黄汤：葛根汤中加大黄。

葛根加桔梗汤：葛根汤中加桔梗。

大青龙汤：《伤寒论》《金匮》。

奔豚汤：《金匮》。

排脓汤：同前。

麻黄加术汤：同前。

桂枝加芍药生姜人参汤：《伤寒论》。

大黄甘遂汤：《金匮》。

鹧鸪菜汤：家方，本出于民间。

上汤药计七十方。

黄连解毒散：以前黄连解毒汤为散。

解毒散：略称前方。

赤石脂散：家方。

当归芍药散：《金匮》。

当芍散：略称前方。

应钟散：世医所谓芎黄散。

梅肉散：家方，本出于民间。

桔梗白散：《金匮》，即《伤寒论》白散。

伯州散：家方，本出于民间。

排脓散：《金匮》。

桃花散：家方。

上散药计九方。

消块丸：家方。

南吕丸：家方。

干姜人参半夏丸：《金匮》。

夷法丸：家方，东洞先生称为夷则丸，后避先生讳，改为今称。

紫圆：《千金方》。

七宝丸：家方，本出于民间。

备急圆：《金匮》。

白粉丸：家方，本出于民间。

下瘀血丸：《金匮》下瘀血汤是也，其方以酒煮丸，故从汤名。今直丸用之，不复酒煮。

硫磺丸：家方。

上丸药计十方。

南涯先生所用汤药丸散诸方，岂止此哉！今随本篇各条次序，撮举方名如此。

附录

南涯先生六十寿序

中川故

故钦慕南涯先生也，久矣！每论救济之道，未尝不称扬先生也。然人人趋舍异路，不必同向，有疑焉者，有议焉者，有诋焉者，故虽不敏，敢不辨别乎？疑焉者曰：东洞尝发一毒之见，以新天下之耳目，四方之士靡然向风，受其指挥以张门户，名声鸣世者，指不暇屈也。南涯亦委曲诱导，不为不至，然未尝见一上工之出于其门者，何也？东洞得教化之法，而南涯则失之邪？故辨之曰：夫当东洞先生之时，医法未复古，先生一唱斯业，及门之士，用力自专，勤勉不已，乃能入其室，以鸣其盛者，如彼其多矣。方今世风日渐浇薄，入门受教者，或轻佻不能自守，或孱弱不能自奋。南涯先生亦知其然，故或新其旧规，委曲诱导以应之，亦仁人之用心也。而上工之不出，实时势之所使然邪。虽然，何必知今日之庸驽不为他日之骏足哉？议焉者曰：东洞唱一毒之说，为选《方极》诸书；南涯则分辨气血水，而废《方极》，何为相戾乎？故曰：东洞先生称一毒者，举其纲也；南涯先生辨三物者，示其目也。东洞先生选《方极》，始建旗帜，南涯先生非无取之，然其本已立，则人人知所向，方今所务，唯在讲习方法，审明证候，故姑置焉耳。

夫当东洞先生时，旧习染骨，榛芜塞路。先生之志专在复古，故或大音惊之，或诡言谕之。自后见之，遂似不能无弊，亦出于不得已。南涯先生则志在归一，或修饰之，或删正之，或矫旧规之弊，或补草创之缺。东洞犹汉高邪，南涯犹孝文邪，创业守成固自不同，在乱则先武，在治则贵文，岂得相均乎？子之所以为异，即其所以同也。诋焉者曰：南涯在浪华时，诊豪族山中某之病，谓曰：疾可为矣。投药数日，忽毙。南涯不预告其死，是昧治理且眩财利，故失其鉴，世之疑之不亦宜乎？故应声曰：否。死生者众之所竦目，世医以辨之为第一义，遇笃剧之病，则预设遁辞以为之地。况遇富人贵族，则战战競競，不能安寢食，亦可笑也。如先生则不然，每对患者，唯疾疢是视，未尝论死生，又何问贫富乎？

夫治疾者，医之职也；辨死生者，非医之事也。况设遁辞以免诽讥，君子之所耻也。故又尝亲观其为人，入则为子弟讲书，出则为世人诊疹疾，未尝一临花月游戏之场也。居恒非对子弟，则必以反覆古书、精究方术为务，窗间轩下亦设《伤寒论》一本，应事接物之外，必寓目于此焉。一日门生扫厕，见托板上有一本，可以知其须臾不释之矣。其教子弟也，愚騃①不辨者，必郑重反覆，谆谆示之，而犹不悟者，更又详说恳谕，无有倦色。夫教人不倦，夫子既重之，况其制行如斯，则其非常人，可以知也。先生今岁周花甲，门生义故开筵贺之，故之谫劣，亦不可默止，乃发詹言，略述其德。呜呼，先生之所异于人者，非短章之所能尽也，然其大者，众皆知之，故举其细行，以代寿言云。

①騃（sì）：愚笨痴呆，痴傻的人。

摄 生 说

贺屋敬

客问于贺屋子曰：子之言曰：疾医也者，治疾病者也，以此毒攻彼毒已。然则无养生乎？贺屋子曰：然矣，生岂可养而长哉？客曰：果然则损精害性而不省，毁身伤体而不顾乎？曰：否，否，非此之谓也。体发肤不敢毁伤者，孝之教也；饮啖嗜欲不失中正者，礼之教也。故依教守节，而后生可得而保也。客曰：此是儒家之言，何有乎疾医之用？贺屋子曰：否，否，天地之间，于何事、于何人，不有斯道乎哉？吾请语子摄生之要矣。夫保真炼形，恬澹虚无者，神仙家之事，非圣教之所语也；养营护卫，欲补元气者，阴阳医之流，非疾医之所说也。盖人性无疾病，而人情爱己，爱己故养己。然人唯知爱之之为爱，而不知不爱之之亦为爱也；人唯知养之之为养，而不知不养之之亦为养也。甚养则偏于养，甚不养则偏于不养，偏者皆害于性焉。吕不韦曰：形不动则精不流，精不流则气郁。华佗曰：人体欲得劳动，但不当使极耳。盖亦使之无过不及而已，无过不及者，中之德也。中之为德，其亦大矣哉，不偏不倚，惟中之求焉。

春之温，夏之热，秋之凉，冬之寒，其候虽异，然皆阴阳之正气，而天为此时者也。从天之时，是此为人之道也，纳凉围炉，未必适人人之体焉。抑农民之多劳，衣褴褛之衣，食藜藿之食，取犁镢于炎热之畦，著簑笠于雨雪之畷，而形质健利，疾疢不犯焉。故四民之在世也，自职事之鞅掌俗务之繁杂，以至梳发治妆之微，凡百人事无非摄生也。士之掣剑骑马，工之执锯取钻，商贾之沽鬻，亦各劳动其身体，犯暑凌寒，以触天之喜愠，以受地之荣枯也，是之谓摄生，老子之言是也。故逸豫怠惰，晏然无所为，智巧不炼，形躯不动，舍居世之艰，而食积功之粟者，害生之至，莫此为甚焉。今夫贵豪之徒，育于甘脆，长于闺阁，美馔列于前，密帏重于后，艳丽妖冶，争妍献娇，暬御①从侍，不去其旁，出则轿处则茵，体不便捷，精不疏通。呜呼！其亦何生之保乎？

以药为饵，而欲补其真元者有之；惧寒暑之惨，亦求之药物，预为防御者有之。饮食为之不循行，血气为之不融畅。呜呼，其亦惑矣，草根木皮岂能滋养人哉，亦岂堪防将来哉？古人之论药，必曰疗病，必曰治疾，无疾则勿药可也。肉不胜食气，况药乎？五禽之戏，恒使动摇关节，亦是出于不得已而已。圣人设修身之道，制礼仪之训，作为事天、事君、事父兄之务，以导人于中和，故摄生之要，莫切于礼文之节焉，形名者末也。

犹曰：圣人在上，则民少欲。民少欲，则血气治，而举动理。道家者诞矣。亦曰：喜怒者道之衰也，忧悲者德之失也，好憎者心之过也，嗜欲者生之累也。乃皆恳恳言疾之所以消长焉。然而人情不可如死灰，则焉能莫心之动乎？亦唯言礼仪制之而已。礼仪制之，则行得其中；行得其中，而后至饮食酒色之微，亦宜不逾其节也。夫外无耽淫之荒，内无嗜好之欲，修事天、事君、事父兄之道，以供己职，则何生其不可保乎？盖士无义方之训，农无耕获之业，工无器械之巧，商贾无市井之事，妇人无蚕织纺绩之工，则必乱行醲欲，而病毒随生，岂其可不戒乎哉？后世医流，徒饰补元益气之说，以药石供养具者，不学之过也。若夫绝粒茹芝，弃俗求仙者，寿如彭祖亦尔何益之有？况万万无此事乎。故欲除疾者，必于疾医之术焉；欲摄生者，必于圣人之教焉。

附录终

---

①暬御：近侍。

跋　一

或语予曰：尝闻之伊藤某曰：往年一朝绅有病，求南涯之治得愈，设宴谢之，某亦与焉，语次，南涯曰：游先人之门者计二千人，其中成名者十又余人；今游我门者八百许人，皆驽材耳。既而南涯出，朝绅问某曰：东洞于二千中得数十人，南涯于八百中未得一人，何也？某对曰：夫东洞者一世之伟志也，故豪杰之士皆乐相从，俊才之出门下，固宜矣；今南涯者，庸人也，不肖若某犹不愿立其籍，亦况豪杰之士乎？其门无有名之士，不亦宜乎？由此观之，南涯之为人可知也。今子所述，虚誉过实，岂非阿其所好邪？曰：否。予未识伊藤氏，然以此说推之，徒见其形而未察其技之妙，唯闻其言而未知其行之实者也。盖当东洞翁时，虽已得大体，然规矩未具；南涯翁继兴，反复精详，其道始全矣。但其为人淳厚勤慎，不得括略宏材，是以无豪迈不群之闻焉。然其美质敦行，实君子之人也。且夫采葑采菲，不以下体，苟所其所长可也。余已亲知其人之异，又能观其术之精，故敢编此书，以示同志，规矩可观也，活用可察也。世人诽讥，岂足论哉？

文政己卯夏四月
平安　中川故其德撰
藤长春书

跋　二

或曰南涯有光于东洞，以义良观之，东洞翁始建一家言，世未悉信，及南涯翁世悉知其术之长，以故名望大发，治疗盛行，是自然之势耳。其晚岁门人几迩于二千人，则南涯翁亦不可为不及。于东洞翁也尝质之于壶山先生，先生曰：其然岂其然乎？今兹晚冬《成迹录》刻成，先生命义良再校之，因题诸卷尾云。

河内　平义良谨识

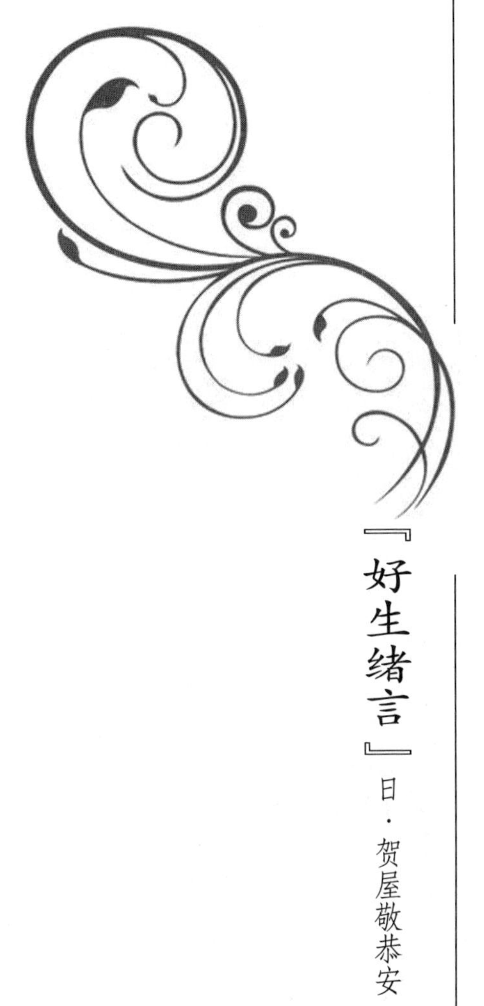

医论医案篇

『好生绪言』日·贺屋敬恭安　编撰

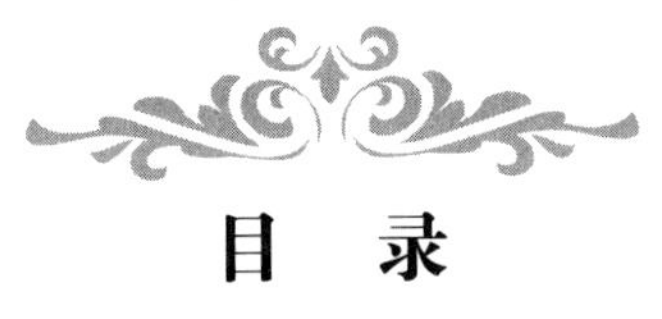

目　录

序　一

《好生绪言》二卷，长门侍医澹园贺屋君所著也。将上之梓而自江都寄示，使余序焉，继而阅之。凡事之关于医术者，随意纂录引证，该博细大悉。举君之于业，可谓勤矣。其说之当否，与有无益于治疗，吾无得而评焉，以不知医也。乃将辞而还之，偶读一条斋曰：君年十九时，在明伦馆茹胡瓜发腹痛，服紫圆及大柴胡、大承气汤而痛益剧。一医来进平胃散，君却之曰：吾志于古医法，宁死不饮后世医之药矣。是君自悔年少粗妄之话，而余则有深取焉。凡学必有所师受，年少志于学者，宜笃信倍所师受，而穷其底蕴矣。夫然后多问多见，能辨其异同、是非，有同于我而就者乎？我舍之有异于我而是者乎？我用之是之谓能成所学矣。譬诸贾人交易，先居本土之物货，而后可与他邦，迁其有无也。若其不然，贸易无本将何以希陶猗①之富哉？学者以折中自名者，往往有类焉。君乃锐意所志，虽死不易其守宜乎。后来能达于古法，而不遗于今，纯于汉医，而旁及和兰也，君之语医事可以移学古之业矣，君之悔年少可以警学者之志。余虽不知医，而安得不称扬其书哉？于是乎序。

天保九年岁在戊戌秋月

浪华小竹学人筱崎弼撰并书

---

①陶猗：古代富商陶朱公和猗顿的并称。后泛指富人。

序　二

余夙慨医之弊，在读书之不博，读书不博则析理不核，析理不核则临病能无疑惑乎？虽然插架之不多，则虽欲博涉而力有不能现。借之藏书之家，则尔势有不可。由是年来好聚医书，旁及杂家小说，且购且抄，口不绝读，手不停毫，而亦且人事牵扰，竟不能副其初志也。今兹长门贺屋君恭安，以其所著《好生绪言》寄示，且请之序，读之其征引繁富，言皆有愿拯奖世士之枵①腹肆谈，及好拾人手，后志敻②然不侔矣，且多得之于方书之外，而其益于人不赀。吾于是叹吾医之不厌博涉，而读书之不可一日缺然也。又叹君浏览广搜，力能从事斯零零碎碎之役，则其平生之研精医理，阐核古义，以辨世之所疑惑志抑者，何如哉？吾将叩君之斋而问之，而再序之。

天保九年著雍掩茂九月之望　观棊生质
识于葆素小篛之南轩

---

①枵（xiāo 先）：比喻空疏无才学的人。
②敻（xiòng 凶）：远。

卷上

道无贫富，智无贵贱，德行之至，善心之积，固不可以高卑论。宋瑾云：富贵之中有君子，贫贱之中亦有君子；贫贱之中有小人，富贵之中亦有小人。予谓：医人中亦有君子，有小人，惟君子医，可以托死生矣。

《伤寒论》云：随证治之。丘琼山云：随证用药。冯梦龙《智囊》云：方随病设。黄太冲《七怪》云：以见症辨之，而后投药。徐大椿云：见症施治。

刘裕公云：天地以生万物为心，人之仁慈好生者，顺天地之心者也，故降之以福；人之残刻好杀者，逆天地之心者也，故降之以祸。以好生得生，以好杀招杀。理有固然，事所必至。金昭鉴云：体天心而培风俗，未必无小补云耳。予谓：医亦体此心，宁不有裨于世道哉？

古人有言：上工治未病。盖有病而后治，不治可语焉，安得治未病？此乃以德言，非以术言也。医龢之言曰：上医医国，其次医人。何啻治未病而已哉？韩诗《外传》云：人主之疾十有二发，非有贤医，莫能治也。又云：贤医用，则众庶无疾。此非治未病乎？范文成曰：不为良相，则为良医。是仁人之心也。晏子曰：良医与良将埒①。司马温公曰：达则为良相，不达则为良医。班固曰：大古有岐伯、俞拊，中世有扁鹊、秦和。盖论病以及国，原诊以知政。嘻，医亦大矣。储泳灭《祛疑说》：医者可以生人，可以杀人，所系尤重。故世子拜医，重之至也。朱国祯《涌幢小品》载，徐应明少赵文懿公同学，赵日有名，应明意不自得。一日谓曰：汝医国，吾医民，各行其志可乎？赵曰：国医赊且不必遂，民医实人求我而应之，造化在手矣。遂从时师游。洪景卢《容斋五笔》云：睿宗召司马子微，帝曰：治身则尔，治国若何？曰：国犹身也，故游心于淡，合气于漠，与物自然而无私焉，而天下治。东坡云：为政如用药方。魏郑公《谏续录》上谓侍臣曰：治国如治病，病虽愈尤宜将护，倘遽自放纵，病复作则，不可救矣。此皆所以治未病也。

---

①埒（liè 列）：等同，相等，并立。

知之者不如好之者。淳于意太仓令也，张仲景长沙太守也，李东垣富家也，其为医皆好之也。皇甫士安褚彦通之徒，亦唯好之已。第其好之，故其术精。

韩昌黎之于孟，未尝见其学孟之迹；欧阳公之学韩，未尝知其为韩之迹。能师其意，不师其词，是之谓善学古人矣。书家之作字，必要形似，却失风采。故其初宜从古人之法度，及其成也，遂须出一机轴。拘拘摹效，学邯郸之步，则陋矣。医之从古法者亦然，及其成也，不必眩陈言，不必锢定方，能师古人之意，而后圆机之妙可语焉。故王右军之书，有不法而法之言。夫详其病理，察其定义，取之左右，以逢其原，非泥其迹也，谓之善学古人矣。

近世所谓古方家、后世家是何言也？吾侪称古法家则犹可，呼古方家则不可。方有一定之范，非可固执者，惟法可守。故曰：礼者古所制也，法者今所守也。

法者何也？视病下方之规则也。非病有规则，而我立其规则，故法者在我焉者也。必据古言，必本古意，索之病理，征之行事，以设规则，非私臆所能断也。故推见证，而知气血水，辨顺逆虚实，定表里内外，分主客，明剧易，投此毒攻彼毒，斯乃南涯先生之所立以为法也。孔子曰：制而用之，谓之法。然则法亦非有定范，病证有条理，而方剂无条理，分条理者谓之法。法者本也，方者末也。

法为活理，方为死物，秉法论证，依证知义，证义既明，而后处之方，故方非有条理者也。在言与事亦然，事者法之用也，言者法之体也，故书亦不免为死物，施之行事，而后妙机可见焉。世之株守古方者，斥后诸医，以为杂方家。夫轻粉之于癥，鹧鸪菜之于蛔，孰谓之古哉？舍本争末，抑亦隘矣。

南涯云：《仓公传》所谓迵风，饮食下嗌而辄出不留者，宜吴茱萸汤。世所谓油风，毛发脱落者，宜葛根加术附汤。

治鹅口疮方：蛇蜕皮剉细，石蜜少许，合匀绛绸包里，浸胭脂水，内口中含咽。

名利不锢于内，纷华不蔽于外。论定古籍，敷畅功实。民无疾疢之厄，以辅升平之泽。名垂竹帛，绩传后昆，居业之大也。证在彼者也，法在我者也，执在我之法，察在彼之证，分条理，悟机变，心不为死生乱，坦然安命，施术之至也。

按图而陈者，不尽兵之道；据书而御者，不尽马之情。故说经纤悉，属文雄丽，亦未必见经纶之实。医业虽小，然生灵安危之所系，功用实地，非词藻浮华可比也。故操觚之士，饰言而趋虚；刀圭之徒，执事以临实。虚者易语，实者难行。然无术而能起师御马者，未之有也；无法而能修纲维布德化者，未之有也。故规矩既精，而后可以作方圆也；知察病原分条理之法，而后可以临死生之机也。何必废其图书而谭兵马，舍其经文以论典章乎？若不审其术而欲疗人，此以人为故纸也。蜀谚云：学书者纸费，学医者人费。吁，以仁术戕生民，可不惧哉？事之失实，实之趋虚，何乃尔？

《高氏塾铎》云：醉浓饱鲜，昏人神志；菜羹蔬食，肠胃清虚，是俭可以养神。又何谓方便？隐人之恶，扬人之善，不言人闺阁之事，成就人之美事也。陈眉公曰：好谈人闺阁者，非有奇祸，必有奇穷。

一妇人左足痿，不能起，既三阅月。社友与桂枝加术附汤，久服无效，延予诊之。予按其少腹，左有一块，沉没不现，乃欣然曰：疾不在足而在腹。饮之大黄牡丹汤，块日消，跛稍摇，遂能行如故。

东洞之柴胡，南涯之当归，均是偏也。永叔文多用“呜呼”，称为欧呜呼；于鳞诗多用“白云”，呼曰李白云。然用字精当不可移易，何不可之有？陈石膏、张熟地见于栎荫《医剩》。

予少时，气太锐，议论轩昂，自许甚高，亦大可笑也。年十九，在明伦馆，茹胡瓜发腹痛，自脐旁迄心胸，苦楚不可堪。服紫圆三分，不下而吐，痛稍甚。服大柴胡汤数剂，便不来。续服大承气汤二帖，腹鸣微呕，痛益剧。诸友忧之，为延医朱，朱作平胃散而去。予也已困惫极矣，及进汤，掉头不肯。诸友殷勤慰谕，劝之不已，予毅然曰：敬不敏，列诸君之末，常以古道为标准，虽医事亦当然。憾吾业未精，不知何方可治，死一也，宁死于天数，不欲服平胃散。是日家君书至曰：服大建中汤。谨从命，尽二剂，痛辄已，真便利二行，无几而瘳。诸友笑其傲。

凡少年英锐之气，为粉脂所挫折者不少，甚矣姝丽之荡人也。医生肄业于京师，孰不欲奋励以成其志。而花柳之境，艳葩可喜，风月之乡，丝肉可悦。于是稍摘芳掇翠，心思奄非昔日，光阴虚掷，一技无成。有才者惰，无才者懦，世乏良手，洵可痛慨。

京师书生，不知几千人，僦堵室于委巷中，烹茗计爨①，以甘窘窭，粗粝不厌，褐缕不温。或为皀②隶，口食才充，或傭书佐资，或桥引案机，繁华之

---

①爨（cuàn）：烧火做饭。

②皀（jí）：稻谷的香气。

娱，芳时之味，如鲁不知觉者，岂不可悯哉？若夫供给粗足，笑傲自嬉者，亦不为不多，此宜有所愤悱发挥，而卒莫能闻者，何也？吾观其所为，乃医乃儒，若诗若画，疡科亦咨之，产医亦询之，读本草，问经络，志业不纯，神精无定，多岐亡羊。忽忽二三年，如白驹之过隙，终不能成一事。尤大可愍。失精，少腹弦急目眩，甚者日夜漏出无度。见血脱诸症，桂枝加龙骨牡蛎汤，十治七八。汤火伤，牡蛎调麻油涂之。为热为烦者，可与桂枝加龙骨牡蛎汤。

徐元美云：志气以精力为盛衰，故建业立功，多在强壮；识力以学问为消长，故咨谋问道，必属老成。李淦《燕翼》篇：江河日下，吾不知其所底止，诚恐过此以往，老成凋谢殆尽，后生小子，习见习闻以为道。固应如是也，则天理良心，几于息灭，岂不甚可忧可惧？甘楗斋①《夙兴语》：人之著述，每成于晚年，人之品行，每败于晚节。

龟井南溟作一律示村井椿山，椿山援笔改之。诗云：东洞先生老学医，经方祖述汉张机。星霜七十穷何久，弟子三千信且疑。万病有源唯一毒，私言虽好奈公议。英雄心事都如此，目睫依然鸾凤姿。椿山加订："老学医"改作"唱疾医"，"星霜"改"春秋"，"何久"改："愈固"，"且疑"改"不疑"，"有源"改"无源"，"私言"改"公言"，"虽好"改"有征"，"奈公议"改"勿私议"，此事龟井元凤所言。

《伤寒论》说医法之书，非为治伤寒而设也。古者医疗之起，一药疗一病，未始有方剂。方剂既成，而某方治某证，未尝有病名。当此时建治疗之法，所以救济生灵能致治化也。岂有伤寒云者，而后作斯书乎？论中以伤寒为主，故命名。吾又疑此名，盖后人所命也。然未必执所以为名者，以索本论之意。夫既立治疗之法，天地阴阳之理，人身固无出于斯。动植灵顽，何物不资以生。乃设阴病阳病，分以四象。凡事物之数，以三为极，加以无形，合为四。四大种、四元行，天、地、人、道，是皆四之数，而无形居其一，即别加阳明厥阴，以为三阴三阳，而说体中之气，此为有形。又加以伤寒中风，假外气之名，此为无形，分风寒以属阴阳，合为各四，即四大之数也，虽五行亦不出斯四大。四象之生八卦，是亦可以配阴阳风寒矣。发动紧缩之状，畅达收退之态，升降凝散，顺逆虚实，莫不殚备，断然不为治伤寒而作斯书也。

---

①甘楗斋：名京，江西南丰人。生卒年不详，约清世祖顺治末前后在世。与同邑封睿、黄熙、曾曰都、危龙光、汤其仁同师文淓，号"程山六君子"。

《日本国见在书目录》一卷，藤原佐世奉勅撰，其书成于宽平中，载张仲景方九卷之目。盖“伤寒卒病论”之名，见于《新唐书》，又《外台》引张仲景《伤寒论》。

志可养于烟云之际，心不可安于鞅掌之中。虽然仕隐卧游，未必无此韵士。王康琚《反招隐诗》：小隐隐陵薮，大隐隐朝市。黄山谷云：佩玉而心若槁木，立朝而意在东山。

王逸少云：一觞一泳，亦足以畅叙幽怀矣。予谓：一杯一烟，皆可以遣怀。焉之解郁，妇人最甚。排缱绻之闷，销永昼之倦，聊以玩赏，宁不可哉？

禹水汤一名云山汤，专治虚肿云。其方：大麦、赤小豆、地肤子、夏枯草、白桃花、通草、香附子、缩砂、萝卜子、车前子、商陆根。上十一味，作剂约五六钱，以水二合，煮至一合半。加生芭蕉根五钱，再煮取一合，商陆生干汁随证。又茅根、赤小豆剂治水肿，能食者必有验。唯其初不可啖赤豆，宜俟水将溢以进此剂。若不耐食者，绞豆服汁，然远不及瞰之者。其方：白茅根八钱，苍术、干商陆、菟丝子各四钱，接骨叶二钱。上五味盛囊，入赤小豆二合，上水一升合煮。令赤豆熟，去滓食赤豆，不食者宜半之。肘后方：赤小豆三升，茅根一握，水煮食豆。此其所由来欤。

南涯教育子弟，谆谆弗倦。赢斋能使人激昂，其纯厚英达，孰不敬信。予以文化己巳之秋，始见赢斋。谓予曰：水气血何物？答曰：物也。赢斋曰：毒何物？曰：残害之名，无形也。赢斋曰：水气血病欤？曰：然。曰：然则药以治水气血邪？予曰：否，以此毒攻彼毒，非治气血水也。曰：然则何以说气血水乎？予曰：气血水有形，毒者无形，毒必乘有形，故有急逆凝滞，毒俾病之。所病者，即气血水也。毒不可睹，乘有形而后显于证，故不可不知物，所以语气血水也。赢斋称善。

赢斋之说气血水也，与南涯不异，而其豁然融会，殊不嘉尚。其言曰：气血水者物也，以物论证，此论证之具，而以为记号耳。夫既为气血水，水之白，血之赤，亦非所拘，故辨之可也，不辨亦可也。虽然不知兹物，则不能别病之条理，察证之次序，故不得不辨。

鱼骨鲠及竹木刺，喉中不下者，橘皮、柑皮皆佳。盛土器，烧为末，服一钱。《愿体集》：草果、泽泻，醋煎饮之即化。吉冈虎云：取柑未熟者，烧存性服之，可除刺入肉者。或云：松叶、凤仙花及茎叶等多分，烧存性，温酒送下。

凡药气不能胜病毒者，皆不治，此亦非命之命欤？孟子曰：尽其道而死者正命也。然则虽病毒不除，而方法得宜，条理不失，则无有愧于天焉耳。《医断》曰：因疾病致死非命也。然如鼓胀、膈噎之不下不减而死，其谓之何？水者胜火者也，火者燥水者也。一杯之水，不能救一车薪之火；焰焰之火，不能熬荡荡之水。故至病毒之洪炽，则虽峻酷之剂，亦不能扑灭。白通加猪胆汁汤条曰：少阴病下利，脉微者，与白通汤。利不止厥逆无脉，干呕烦者，白通加猪胆汁汤主之。可见，病剧则药不能胜之。扁鹊曰：其在骨髓，虽司命，无奈之何。管子曰：死病无良医。此之谓邪。

独啸庵①再游京师，谒东洋先生。适见先生珍藏井户茗碗，展玩良久，佯失手，堕地破裂，啸庵陈谢请罪。先生神色自若，如不知者，曰：何必谢。从容谈业事如故，啸庵深服其雅量。

东洞曰：棋碁原有胜败之心者，不可得至真境。可见其不论死生之意，不浅浅也。此事赢斋为予言之。东坡居士不喜围棋，且闻声而喜，若象棋牧奴贩负，环聚喧阗，教以走车槊②卒。洪自诚《菜根谭》：钓水逸事也，尚持生杀之柄；弈棋清戏也，且动战争之心。刘梦得诗：雁行布陈众未晓，虎穴得子人方惊。

医某诊士人病疫者，烦渴引饮，然犹严禁水饮。士人候左右寐，匍匐出蓐，将赴厨下，便见有花瓶盛水者，放意喫尽，私入床而卧。翌早医至，诊视曰：脉缓热清。病者语以前夜事，医即索瓶花，详其形种，谓后遭此证，则当浸此花饮之。嗟乎！冷胜热已，岂草花之效哉？然亦可见其用意于治术矣。今则不察表里虚实，而纵与水者有之。《紫芝园漫笔》云：冷水解热，胜药饵之力。故凡病有热有火者，宜听饮之。医者多禁之非也。唯其水必当用新汲者，乃地中清气无毒。若用热汤悬于井中而冷者，则大寒有毒，经火化故也。然而病有热者，宁可尽与冷水哉？富小路一贾人病疫，身热大渴，医禁不与水。贾人不耐渴，半夜窃起趋井斟水，误堕井中。家人眠方觉，见病者不在床，惊愕索之，认井中有声，方才获救，则热解渴已，病辄差。《涌幢小品》云：文敏年十七，染疫已棘，医者皆谢去，父母棺服待之，夜半索水饮遂苏。

室街贾人病不堪热，贮水颒盆，自浸其胸腹，南涯饮之石膏黄连甘草汤而瘳。予亦视一徼卒病热者，昼间暴热，浑身炎炎如焦，燥渴心烦，濡帨覆胸上，哮吼不已。进石膏黄连甘草汤遂痊。

---

①独啸庵：日本江户时代名医，生于1732年，著有《吐方考》《囊语》等书。

②槊（shuò）：长矛，古代的一种兵器。

慵讷居士《咫闻录》① 云：浙鄞有徐姓者悬牌疗疾，计得蝇头之利。姓朱者，偶触伤寒，八日而死。徐闻之，贸贸然来入其门，其尸已移房出堂矣。徐按其胸曰：心口尚热，可医也。徐自取楮笔，书白虎汤一方云云。以药灌死者之口，竟顺受而下。须臾死者手微动，而口有气。徐曰：生矣。数日而愈，咸以为此神医也。

《扁鹊传》：饮是以上池之水，注水未至地，盖承取露及竹木上水。《涌幢小品》：六月六日，日未出时，汲井水用磁瓮盛之，入黄瓜一条于中，黄腊封口。四十九日，瓜已化尽，水清如故，可解热毒。雪水、腊水、清明水，俱可用。但雪水大澹，取不能多，惟贮以蘸热毒有效。家居若泉水难得，自以意取寻常水，煮滚总入大磁缸，置庭中，避日色，俟夜天色皎洁，开缸受露。凡三夕，其清澈底积垢二三寸，亟取出以坛盛之意茶，与慧泉无异。盖经火煅炼一番，又浥露取真气，则返本还元。评泉水，自郊畿论之，玉泉为第一。唐・张又新《煎茶水记》：水之与茶宜者凡七等，扬子江南零水第一，无锡惠山寺石水第二，云云。李君实《六研斋笔记》：武林西湖水取贮五石大缸，澄定六七日，有风雨则覆，晴则露之，使受日月星之气，用以烹茶，甘淳有味。《六研斋二笔》：水性欲流，欲静，静则不挠，不杂尘土，流则新活，无淹腐气。吾郡诸溪港极驶活，城下亦清映可爱，择其稍远舟楫处，瓮汲停贮宿昔，即堪烹点，其胜井泉数倍也。《五杂俎》：客中若遇无甘泉去处，但以苦水烹之，数沸后澄至冷，去其泥滓复烹之，即甘矣。此谈亦古人炼炭之法也。《碧溪诗话》：唐・赵璘述《因话录》载，其家兵部君，性尤嗜茶，能自煎，谓人曰：茶须缓火炙，活水煎。坡有“活水还须缓火煎”，恐亦用此。陈鉴《虎丘茶经注补》：泉水上，天雨次，井水下。山水乳泉，石泓漫流者，可以煮茶。汤之候，初曰虾眼，次曰蟹眼，次曰鱼眼。若松风鸣，渐至无声。屠隆《考槃余事》：井水脉暗而性滞，味咸而色浊，有妨茗气。试煎茶一瓯，隔宿视之，则结浮腻。取白石子置瓮中，能养水味。《茶记》言：养水置石子于瓮，不惟益水，而白石清泉，会心不远。冒襄《芥茶汇抄》：夏先贮水入茶，冬先贮茶入水。西北水利议，水之流盛于东南，而其源皆在西北。用其流者利害

---

①《咫闻录》是清代比较流行的笔记小说之一。此书作者未留下姓名，而自署“慵讷居士”。慵讷居士的生平不详，但根据此书的《自序》和书中的一些文字看，他是浙江人，曾游幕各地，侨居广东羊城。《咫闻录》共有 12 卷，收录了 247 篇作品，除游记《水莲洞》和散文《沙包先生传》外，其余都是记叙怪异之事的故事。这些故事在艺术上多模仿《聊斋志异》《子不语》等笔记小说，情节单纯，语言简洁，用词古朴而讲究文学性。

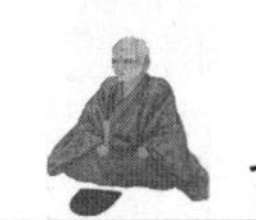

常兼，用其源者，有利而无害。《根子耳囊》载：每水一升，各有十钱、十五钱之差。蒹葭堂之言云：水性皆佳，但由地之厚薄，以致可否。故宜经制造，蒸露罐取之为妙。

岁庚午二月日，鞍马松本某妻，疾颇危急，请疗于晚成堂，予促轿而往。半产后脱血，目闭鼻扇，语言不出，手足不动，一身微冷，状如死人，如是者既一日夜。医佥以为虚，予按其胸腹，觉有微满微热，一块迫塞心下。于是作桃仁承气汤，灌入一盏许。黎明歠稀粥，昼间诸症稍稳，便利二三行。再诊之，块软在腹，乃进当归芍药汤。是夜予归晚成堂，续与前方，数日而痊。

鞍马山下一佃客，患水肿。使其弟来请予，往而诊之。一身洪肿，六七日不大便，尿绝不通，少腹坚满，不可近手，而倚息稍起。于是作大黄甘遂汤三帖，木防己加茯苓汤五帖。谕曰：用尽三帖，待二便通，而后进后剂。乃归晚成堂。后日其弟来谢曰：服前剂而前后溲快利，少腹满去。因进后剂，小便益来，水肿随减，续与木防己加茯参汤，而复故。

赤白带下，予用《千金方》白马毦散，应验过半。其方：白马毦二两，龟甲四两，鳖甲十八铢，牡蛎一两十八铢。上四味，治下筛，空心酒下方寸匕，日三服。予为丸用之，白汤送下。《圣济总录》有自马蹄散方，然蹄不如毦。

《管子》：起居时，饮食节，寒暑适，则身利而寿命益；起居不时，饮食不节，寒暑不适，则形体累而寿损。人惰而侈则贫，力而俭则富。

磁石之铁，琥珀之芥，气有潜感。鱼食巴菽而死，鼠食之而肥，此类不可推也。稗融沙噀①，盐消水蛭，宜有某解某毒之药焉。今偶录其一二，一切鱼鳖毒，自死肉毒，以黄柏末，水服方寸匕。鳖毒咬服胡椒，六畜肉毒，伏龙肝鸡子大水服。地浆解一切鱼肉、果菜、药物诸菌毒，菌毒煎服山栀子亦可，又煎服桦皮，无桦皮代樱皮。胡荽辟鱼肉毒，调黑砂糖于白汤，而服之亦佳。酒食诸毒，大豆煮汁服。酒毒胡荽一味煎服。白茅根汁、葛根、枳实、橙乳、柑子、芪草、槚实霜皆佳。烧酎毒绿豆粉，章鱼毒海萝、蚕豆二味煎服，海鳅毒松脂、大黄为丸服。萤火阴干煎服，解笋毒颇妙。河漏毒煎服海带，又延胡为末用。麻油毒山栀子水煎服，新茶毒醋为可，栀子亦佳。番椒治西瓜毒，蜂虿螯以芋茎抚之，反鼻咬伤涂枯矾。乌头毒陈壁土泡汤服之，

---

①沙噀（xùn）：海参的一种，又名刺参。

冷水亦可，冷服味噌汁一盏亦得。轻粉毒酸酱为末服，口中腐烂硼砂为妙。丹石毒煮葵菜食之。砒霜毒，白矾三钱，调水饮之。甘豆汤之称，出《酉阳杂俎》，解诸药毒。《朝野佥载》云：野猪中药箭，豗荠苨而食。雉被鹰伤，以地黄叶贴之。鸟兽虫物犹知解毒，何况人乎?《文海披沙》云：有鸩处即有犀，以解鸩毒；有瘴处即有槟榔，以解瘴气；有人面蛇，即有白蜈蚣，以治蛇；有蛊即有白药，以解蛊。天之于人厚矣。

仁斋作《儒医辨》，春台著《儒医论》，往来屡言医之不可分志，而后医之识见日以陋矣。在昔炎帝尝百药，以作医术，是帝而医也。伊尹之论汤液，是宰相而医也。自皇甫士安编《甲乙》，至褚彦通、陆宣公、苏文忠、刘诚意，亦有所述，是儒而医也。医和之论周易，丹溪之攻理学，此则医而儒矣。本帮大己贵命①、少彦名命②，创医道以降，管原岑嗣著《金兰方》，细川胜元撰《灵兰集》，其事迹历历可考也。今之医流动辄曰：小技贱业。殊不知医掌疾病，乃政典之所系，死生之所关。岂可以小技贱业轻视之哉?故《汉书》云：方技者皆生生之具。王官之一守也，维毒之于人，人之于病，尧舜何择?命在天，治在医。虽元首股肱之贤圣，亦奈疾病何?性命之权存于我手，故小人不可以做医。

《千金方》云：小儿始生，肌肤未成，不可暖衣，暖即令筋骨缓弱。不可不见风日，不见风日，即令肌肤脆软。衣被宜故絮，勿用新绵。天气和暖，令乳母与之俱戏日中。数见风日，则血凝气刚，肌肉硬密，堪耐寒暑。若常在帏帐，重衣温暖，譬如阴地草木软脆易伤。又小儿新生三日后，应开肠胃、助谷神，可研米作粥饮，如乳酪厚薄，以大豆许与咽之，频咽三豆许止，日三。满七日方与哺，凡儿生十日，始哺如枣核，又十日倍之，五十如弹丸，百日如枣，令儿无疾。《紫芝园漫笔》云：儿生未有齿，不能食食，脏腑未成，不能消谷。当是时，有乳以养之，乳乃天造之食也。男子八月，女子七月而生齿，是就口食之候也，必当稍稍与粥饭而渐减乳。及齿生齐，能食食则当断乳，不可因循久乳之。

徐祯稷《耻言》云：夫父爱者子多过，母爱者子多病。余饱余燠，是生疾疢。而能以义制爱，婴病去半矣。《五杂俎》引《保婴论》云：若要小儿安，须带三分饥与寒。此格言也。《敬斋古今黈》云：俗谚彦有之“小儿欲得安，无过饥与寒”。近世一医师谓：贫儿误得安药法。此良言也。《刘恂岭表

---

①大己贵命：日本神话中掌管福缘结守之神。

②少彦名命：日本神话中掌管医药与咒术的神祖。

录异》：南道之酋豪，多选鹅之细毛，夹以布帛絮而为被，复纵横纳之，其温柔不下于挟纩也。俗云：鹅毛柔暖而性冷，偏宜覆婴儿，辟惊痫也。

有贪嘴客，主人供海鳅羹。客曰：得辛料点之幸甚。主人曰：番椒可乎？辣𩡳秀冽。客曰：佳。主人曰：芥子若何？辩烈而淳。客曰：佳。主人曰：胡椒则佳介可掬，蔊菜根芳淡爽口，姜即仲尼所重，殊觉清赏。客曰：皆佳。遂悉撒其辛啖之。呜呼，客之不辨味若是。医之好加味者，加三加五，加之不已，动辄失本方之真，其不类贪嘴客者几稀。

《后汉书》：华佗精于方药，处剂不过数种。褚彦通云：制剂独味为上，二味次之，多品为下。许胤宗言：病之与药，有正相当者，惟须单用一味，直攻彼病，药力既纯，病即立愈。今人不能别脉，莫识病源，以情臆度，多安药味。譬之于猎，未知兔所，多发人马，空地遮围，冀有一人获之，术亦疏矣。假令一药偶然当病，他味相制，气势不行，所以难差，谅由于此。

福井邑一田户，患水肿，予诊之。其证宜木防己加茯苓汤，乃冬瓜水煎用。不见其验。一夜乍暴泻，家人大怖，自此之后肿日减，不复发。

人有必一病而不再患者，曰痘疮，曰水痘，曰麻疹。痘疮属血，故贯脓；水痘属水，故不贯脓；麻疹属气，故惟热而发疹。是自气血水三等之别。

痉、湿、暍：痉，在经中也，血为主；湿，水为主，水病不见水形，故假湿名之，非感湿气之谓也；暍，气为主，故曰太阳中热。风痹、血痹、湿痹：风痹，气为主，所在不定；血痹，血为主，所在不移；湿痹，水为主。肺痿、肺胀、肺痈：肺痿，气不循；肺胀，水为主，气迫，故喘；肺痈，血为主。奔豚气为主者桂枝加桂汤，血为主者奔豚汤，水为主者苓桂甘枣汤。腹中痛，气为主者小建中汤，血为主者当归芍药散，水为主者枳实芍药散。此等最昭明确著者也。

玄德寺住持僧，平居畏山椒。口羽某酷怖冬瓜，夏月过菜铺前，见冬瓜，则面色变身栗，资性使然，亦奇。冯贽《云仙散录》载，李辅国畏薯药，或人因以示之，必眼中火出，毛发皆沥血，因致大病。《绫足漫游记》载，奥州一士夫，性恶蝴蝶，其友使士夫入一室，放蝶三四，少顷寂无声，启户视之，既死，而蝶悉入鼻孔。

余自少至老，未有诊邪祟、狐惑、狸化、生死、怨灵诸病，是以心窃疑其妄。《左传》鲁申繻云：妖由人兴，人无衅焉，妖不自作。谢肇淛云：大凡人不信邪，则邪无从生。是虽近乎夸言，然记之以自试。

内田氏女，年甫十六，罹奇疾，颇危笃。庄原生与药剂不奏功，请予诊视。其疾手足自然运转，挛牵筋惕，掷躯反张，口唇㖞斜，齘齿，语言错乱如狂痫，手指动摇，脉不可辨，其状如牵丝傀儡，尤可惊异。予偶记《洛医汇讲》所收脏躁说用甘麦大枣汤事。西家所谓子宫痫舞蹈病，可一举而得焉。谓庄原云，用甘麦大枣汤，乃用之数日，病愈重，数方乱投而竟无验。解体家饮阿片，益不宜。于是予熟思偶读脏躁说，殊迷眩，是岂在气分者也哉？因语庄原，宜与桃仁承气汤，兼用当归四逆加吴茱萸生姜汤，即作此二方交进，一二帖，病果却，便亦自可。进前方数日，方才得快，又微运动，则兼龙胆、猪胆二味丸药，遂痊。

魏瑞伯《偶书》云：不经疾病，不知健时之康也；不历患难，不知平时之福也。沈捷云：无灾以当福，间无事以当仙。

山西太原府上乡堡，小儿不患痘。李心衡《金川琐记》：夷人终身不出痘，间有一二患此者，辄裹数月糗粮，舁置荒僻岩洞中，父母兄弟曾不一顾，惧缠染也。吾周防岩国及肥前大村、伊豆八丈岛，并不病痘疮。

《素问》之“素”，犹素餐、素封之“素”也，非有其人而设斯问，故曰“素问”。医者道之分而长者也，岐伯之名，盖本于此。犹乌有子虚之言，先师亦尝有斯说。

阿波七条文堂，精本草。壬申之春，访予澹园，留月余。示西游所得十种，其品藿香独用，将军出于长崎，臭香出于岛原，柳叶花出肥前御崎，天蚕丝、鹿葱、含水藤出肥前多良山，胡黄连、哥兮出肥后阿苏山，蝌蛄石出赤马关。文堂云：《西域闻见录》所载，冬虫夏草，筑紫所在有之，苦葶苈周防三田尻最多，功与汉产不异。

佐伯老人，少腹绞痛，寒热续来，痛引腰股，入阴囊，自谓疝所致。按之无凝结，与桂枝加术苓附汤，痛更甚。因问曰：痛处热乎。曰：然。必热痛，乃更与当归四逆汤，益不解。予谓：斯病后必发肿痈，宜预虑之，乃与葛根加大黄汤。少腹稍凝，痛亦滋甚。自脐下至阴囊，遂见血色，乃延疡医贴膏药，与以大黄牡丹汤。舌上干黑燥赤，续与前方六七日，经日既十七八日，用大黄、芒硝颇许多，而大便不一通。少腹、阴囊、为口都三处，脓血漏出，而痛稍缓。兼用伯州散，加倍硝黄，更历十余日，大便不来。与栗山俱议，与调和剂，候其动静。舌益燥，腹亦满，全无便期。予谓：瘀血内结消谷，非硝黄所宜也。乃与以抵当丸，大便果然利。与《温疫论》桃仁承气汤，续进抵当丸，诸症稍平，遂愈。

薏苡附子散，熬附子为可，喘息、胸痹者有验。所谓胸痹缓急者，言其

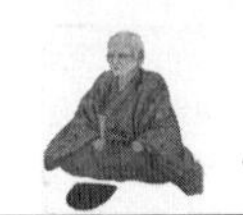

急机也。为散用之，姑解其急耳。《史记·仓公传》意怒骂曰：生子不生男，缓急无可使者。《袁盎传》：今公常从数骑，一旦有缓急，宁足恃乎。《汉书》：缓急非有益，即事之机也。

阴痿，宜审腹候，就其原，求其治也。予尝治此证，一人服柴胡姜桂汤而愈，一人与大柴胡汤而愈，一人饮八味汤而愈。能美安和云：秃鸡丸有验。菟丝子、蛇床子、肉苁蓉、沉香、远志、莲房各一钱，龙眼肉二钱。上七味为末，糊丸饮服。

予所用土龙丸，治梅毒、胎毒、胶痼者。鼹鼠吾邦呼为土龙，故称土龙丸。其方：鼹鼠烧存性三钱，大黄二钱，赤小豆四钱，鸡舌香三分，轻粉盛土器烧过，白烟散，稍枯燥为度，五分。上五味糊丸，每服五分，日二服。若三分、若六分，随病不同。

南涯所用硫磺丸，能治耳聋。予数见十岁许患斯证者，服之皆治，大人亦有效。至痼疾之笃聋，则未见成功。其方：硫磺三钱半，硝石六钱，大黄四钱。上三味糊丸，日二服。

一孕妇，腰以下水肿，娩身之后，小便不通，四五日而肿胀颇甚，不能转侧，腹亦坚满。乃作赤小豆汤，加琥珀、桃花进之，尿利，日可二升，无何而愈。

言者出于意，意者出于心，心之不平，必有意，必有意，而不能无言。故我心正，而后事之乖戾可得而见焉。乖戾既见则不得不发之于言，而载之于笔，矫其枉，纠其邪，施之绳墨，又何不可哉？虽然轻毁轻誉，君子耻之。故立我言者，不驳人之言，我言立而不戾于道，则人之言不驳自破矣。方今轻儇奔竞之徒，阅一书，闻一言，辄必极口诋呵，自许甚高。览其所著，则咸无非驳人之瑕疵者，此辈终身不见人之善，不成人之美，不惟非君子之事，抑立言者之所不为也。

臌胀上大下小者易治，下大而至上漫无际涯者难治。大率男子为易，妇人为艰。桃仁牡丹汤兼用夷则丸，小便过通则必治，其他诸治，亦尿不快利不复。玉江浦石津某妻，久咳烦热，羸惫日加，予与之汤剂而疾缓。后变为腹满其状如鼓，行动颇艰。于是《温疫论》桃仁承气汤加瓜子进之，兼以鸡矢醴，满日减，宿恙顿除。鸡矢醴方出《圣济总录》，今其用法照史搢臣《愿体集》所载者，以定其方：鸡矢炒五钱，研筛为末，醇酒五合，一宿而饮之，随意温服。《惠美氏方函》所载：鸡矢五钱酒浸，摆滚汤一合，别入槟榔、木香末各五分，搅匀顿服，日二服。后堀田妇臌胀饮鸡矢醴，此妇小户，且恶其臭，不能喫。饮家翁所用栌叶散，不见殊功。未几予东行，闻之医某寡妇臌胀，一老媪教曰：食河豚则治。寡妇从之，屡食河豚，胀满消减，其患即苏。予居恒恶河豚，尝著《河豚谈》，辨其不可列食品。吾藩俗顷年采山扁豆茎叶为茶喫之，云是除水气。长崎高昌语予：大父壮原君，常服扁豆茶，治胀满，有功验。

治崩血及经水过多不止者方：当归、地黄、乌贼鱼骨、鹿角胶、蒲黄、广东人参、干姜、浮石，上八味，水煎服。治小便闭，大便难，少腹凝结者方：大黄、甘遂、阿胶、泽泻、瞿麦、牡丹皮、瓜子。上七味，水煎服。

《褚氏遗书》云：养臂指者，常屈伸；养股趾者，常步覆。栗文仲《漫笔》云：《通鉴·汉记》：俯仰屈伸以利形，进退步趋以实下。盖四肢有病，亦不使其四肢劳动，则病必不除。

治急慢惊风方：浮石、海人草、积雪草、蓝穗，各等分，水煎服。

府下谚语曰：一护侍，二天命，三医药。谓病人以调治为上，天命次之，医药为下矣。看护瞻侍，得其法为要，次则有天命在焉，医药人事也，人事固不可胜天命，宜其为下也。《涌幢小品》：武皇疾甚急，以二万金募人疗治。大学士杨石斋上言，天下名医聚太医，又选其尤者入御药房，但当专任信用，自收万全之效，又何待求诸草泽，侥幸未试之人哉？况治疾之术，调摄为上，医次之。若调摄少有不节，则医亦无速效。《日知录》引《文中子》云：子谓北山黄公善医，先寝食而后针药；汾阴侯生善筮，先人事而后说卦。

享和年间予游京师，优人濑川路考，自江都来，以病延荻里台洲先生。先生往诊之，每与从者各一方金，病痊，赠先生几许谢仪。尔后先生贺筵招路考，不得辞而至。先生请观路考之伎，路考不得已，起舞既毕，与驱从资，及先生谢赀，并举以赐，路考惭愧而去。东府宫医不视娼优之疾，在京摄则亦各有识见。

文化初，江都宇川街伊藤生，时人呼为“现金医”，收药价以与方剂也。痘科某籍阪本街，家宅衣服皆赤。大阪高丽桥妇人科冈生，着妇女之衣，徘徊街衢。又有女医，从一奚奴奔走病家. 是皆未曾有之事。弊风一至于此，可叹。

西医有言热病初发不可多发汗，微汗为宜者。斯说出近世。汉医在千岁之上，固既有汗多亡阳之言，桂枝汤方后有微似汗之论。然予谓，是皆不切于实用。尝注意试之，至伤寒则但须郑重发汗，发汗不彻，邪必不除，一转而入里，故汗彻三四回，尔后温暖覆衣被，可令安卧静寐焉。发汗过多之误

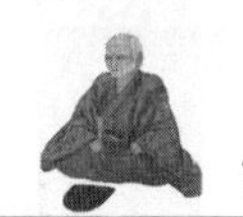

则易救，汗不足之过，则后或致大害也。治表当不后，治里当勿先。但其初头痛甚，疲劳自汗，下利心烦，微恶寒者，不可妄发汗，必有害矣。

水气之循行血肉中，亦为甚多，辟则服巴豆剂，水泻四五行，肉脱瘦削，显然可见。吐血下血至数升，亦臞瘠孰甚焉。壬午癸未间，西州天行病，水泻二三行，而目陷鼻尖，皆然。

西医以贝壳为真珠之类，或然。予恒所用石决明散。《外科正宗》五宝丹方中，去珍珠加石决明，十倍其量，其他亦有增减。飞白霜用飞罗面，不拘诸说。其方：飞罗面二钱半，钟乳石、辰砂各二钱，琥珀一钱半，龙脑五分，石决明五钱烧碎，取片，片光采鲜明者。上六味，治下筛，每服六分，日二服，土茯苓煎汁送下。诸涂敷药剂，非上品珍珠，则无效。附者用质，服者取气，故然。

走马牙疳，黄连解毒汤加犀角，兼用伯州散。蜣螂、烧石膏，二味等分，为末敷之。

《五杂俎》云：《说文》曰：骡，驴父马母也，駃騠，马父驴母也。然駃騠为神骏，而骡为贱畜。可见人物禀气于父，不禀气于母也。又骡父牛母谓之犱，见《玉篇》。予云，天鸡金鸡父雚雉母也。其形容气宇，全类于父。其他异雌雄者，莫不皆然。西说卵巢人卵虽在母，感应神气，渗透于兹，而卵得之以生，宜其似父也。

京师医尚矜持，俗重医师，非重医也，重术也。自古名工巨匠，接踵而出，良有以哉。予受知于大槻盘水翁，甲申七月访予邸舍曰：君舍狭隘，仕途烦剧，其劳可知矣。近者佃岛有烽火，愿以其日来晤，瞻眺可以侑酒。吾家三重楼，尤宜取凉。吾亦久欲一宵休憩，而至今无顷刻之暇，有楼犹无也，其烦冗闹忙之状可想。丙戌之春予归乡，于所居东偏，辟一小轩，榜曰：榧阴书屋，植榧数株，凡文房诸品，茶酒器具，悉备以为欢娱小酌处。会侍医阙，忽复鞅掌，且请治者相继，胶胶扰扰中，日月徂矣。翌年又东行祗役，因慨然有想盘水翁三层楼。

《紫桃轩杂缀》云：道书极贵口中津液，谓之金醴玉浆。无事静坐，漱而自咽，不徒灌溉五脏，亦能止灭心火，不使飞焰，乃既济之理也。然非淡素自茹，缄啸自摄，则焦明塞喉，正恐无唾可咽耳。藩府有一士夫，平居咽口中津液，年五十余，自夸其无病。一旦罹疾，遂患膈症而死。金醴玉浆，其效果安在？

泉州界平井宗守善医，一夜老婆以子疾请治，宗守问曰：何病？老婆低声私语曰：我子有盗癖，伏请赐君药，得全治幸甚。宗守沉吟曰：诺。与之一剂而去。门人咸怪，问之，宗守曰：药以燥肺脏，若常咳嗽，则不能为盗。东洋先生洛医巨擘①也，一日筑紫浪士来请曰：仆流离久矣，请君治之。先生诊之，与药而去。无几浪士来谢曰：承主公召当□□②，钦谢先生诊治。门人讶之。先生曰：与附子、枳壳而已（附子、枳壳与武士归国邦音相通）。《五杂俎》：元至正间，范益者精于医。一日老妪扣门，求医其女。问所居，曰：在西山。益惮其远，曰：曷舆之来。翌日二女至，诊之惊曰：此非人脉，必异类也，当实告我。妪泣拜曰：某实西山老狐也。问：何以能入天子都城？曰：真命天子，自在濠州，诸神往护，此间空虚久矣。益乃与之药而去。无何而高皇帝起淮右，益闻即弃官而去。《六研斋二笔》：张仲景入桐柏山采药，遇一病者求治。仲景诊之曰：子腕有兽脉，何也？其人曰：我峄山穴中老猿也。仲景出囊中药畀③之，辄愈。明日其人肩一巨木至，曰此万年古桐也，聊以为报。仲景斫为二琴，一曰“古猿”，一曰“万年”。《栗文仲笔记》：如余当不能辨兽脉。《械凝斋秋灯丛话》：绍兴钱某善岐黄。有丐者，衣敝履穿。钱亟下肩舆诊之，愕然曰：脉气大异凡夫，君其仙乎？丐顿失所在。自是医术通神，盖如予乌能知仙脉。田仲宣《愚杂俎》有云：古者狐狸不得近禁苑。自《元亨释书》之出，而缙绅以野狐为灵兽，遂乘其虚入大内。皇甫嵩《醉乡日月》云：凡酒以色清味重者为圣，色如金而味醇，且不苦者为贤。《砮溪诗话》云：柳子厚从崔中丞，过卢少府郊居一联最工，云：莳药间庭延国老，开尊虚室值贤人。只似称坐客，而有两意，盖甘草为“国老”，浊酒为“贤人”故也。

《砮溪诗话》唐谚云：槐花黄举子忙。东坡“有强举子踏槐花，槐花还似昔年忙”。《五杂俎》：槐花黄举子忙，枇杷黄医者忙。《续世说》：枇杷黄医者忙，橘子黄医者藏。

纪公遗母以牵牛花，母报曰：正午花色可喜也，牵牛之保于午时，全系调护得宜，公亦当养生以保长年也。其养诸士，亦犹养花，栽培绥抚之方，得其宜则人才盛矣。松永弹正畜松虫，养饲非一，三年不死。况人能保养，其长生可知也。

《武宗外记》云：上决意南狩，群臣忧惶无所出，翰林院陆震等，皆杭疏

①巨擘：大拇指，比喻杰出人物。

②□□：原书字迹模糊。

③畀（bì）：给予。

极谏。于是医士徐鳌，以医经养生之理谏，乃下巩震诏狱，而令芬等一百七人罚跪阙五日。九川徐鳌，俱荷桎梏，罚跪阙五日。《叩舷凭轼录》云：仁宗皇帝尝问大医院判蒋用文保和之要。对曰：在养正气。正气完，邪气无自而入。又问：乡医效率缓何也？对曰：善治疾者必固本，急之恐伤务其本，圣人所以戒欲速也。仁宗称善。识者以为用文以医谏。《涌幢小品》云：御医徐枢有名，帝尝问药性迟速。对曰：药性犹人性，善者千日而不足，恶者一日而有余。人以为药谏云。

本邦神祠，专禁兽肉，独信州诹访祠供鹿头，和州春日祠供狐狸兔貉之类，此皆以去海远，故示茹毛也。《礼》曰：居山不以鱼鳖为礼，居泽不以麋鹿为礼。我邦环以海而稻米为宇内最。神之忌兽肉，盖在此欤。古者忌食六畜，见于《法曹至要》，又出《古语拾遗》《文保记》。京师至今尚不入兽肉于洛中，良有以也，汉土亦有之。《愿体集》：祭神供禽兽是过也。神主仁慈，忌杀生，若供禽兽，背神心，蒙其罚。盖三代之际，天子无故不杀牛，诸侯无故不杀羊，士无故不杀犬豕，此戒杀之说，非始释氏也。但其生动游戏，一旦毙之刀俎，所不忍也。东坡云：何忍以口腹故，使众生受无量怖苦。陈盖云：彭泽乞食，曼倩长饥，彼贤人君子，尚尔如此，何必欲杀生害命以恣口腹？

魏禧《日录》里言：放生不如持斋，持斋不如戒杀，戒杀又不如不害人事。尤侗《豆腐戒》：古之饮食，玄酒太羹，今人反是，万钱鼎烹，暴殄天物，戕及众生。宜归淡泊以戒庖丁。陈盖云：不可不重五谷，不可暴殄天物。

赤石人丸祠有梅树，一花八实，颇奇。丙戌三月下擀，予亲见之。越后蒲原郡小岛村，有八实梅，梅谱所谓重叶梅也。松岛瑞岩寺梅二株，一红花，一白花，皆重瓣，每葩间有蕊。实三四，或五六，《秘传花镜》品字梅、鸳鸯梅之类。武州青梅村青梅山金刚寺梅树，四时有青实。美浓香岛村有梅寺，其梅无花而生叶结实，味亦佳。小田原最胜寺梅树，枝叶硕茂，无花无子，此类亦奇。伊豫山越了恩寺樱，每年以正月十六日开花，土人呼为“十六樱”。

《一本堂行余医言》云：古今二千年来，医人之多，医书之夥，不言脉者，独明戴思恭而已矣。

鹤江一渔父儿，年甫五岁，患消渴，饮渴水日四五升，腹满如臌胀。门人饭生治之不治，使予诊之。予曰：此来自痱，宜与三物牡丹汤加鳖甲，兼用鸡肝丸。服之无验。予乃作五苓散，倍加泽泻，与之四五日，病势减半，续与前方，日服数帖，旬余而安。渔父喜甚，赍海鲢鱼活动者来谢。时大人来在澹园，始睹之云，即宰割享之。

鹤膝风，桂枝加术附汤，兼七宝丸。宜徐徐用之，勿使瞑眩，花岡氏所言。

楗斋曰："廉无咎"三字，可以治生；"静无咎"三字，可以养生。毛先舒曰：气易张，抑使下；心易满，克使虚；欲易躁，止使静；体易佚，强使作。徐元美曰：心正而气不和者，多为人所憎，而天则嘉之；气和而心不正者，多为人所喜，而天实厌之。王望如曰：孔子三戒，都是戒人血气用事。用血气者，性多烦恼，多躁急，多残忍。烦恼者福薄，躁急者命短，残忍者绝嗣。惟和平可延福寿，惟仁厚可长子孙。

文政初，东海道洋中倏睹异舩。某侯城下雨稍致骚扰，无何而漂到系舩。官赐油菜，不许就陆，后事辨白，护送长崎。初舩请土砂，不知何故，问之，曰：舩中有病者，要令踏土砂。乃赐之。是岁予西归见其舩，哨舩许多护之。

叶秉敬《道徇编》云：用药治病，病好后便须抛药，犹复服药不已，必且积药成病。

《本事诗》：开元中，幽州衙将姓张者妻孔氏，生五子。《涌幢小品》：汉永宁元生，南昌有妇人，一产四子。唐淮南程幹妻茅氏，八年孪生，一十六子。《随园诗话补遗》：乾隆庚戌五月，直隶完县，有一产四男者。《十二史札记》：旧唐书高宗纪，嘉州辛道让妻，一产四男。高苑县吴文威妻魏氏，一产四男。赵翼云：一产三男四男，皆是变异，非吉祥也。又《陔余丛考》云：令甲一产三男者，督抚具本达部，照例给赏。此本古制也。《新井白蛾圣学自在》载，康熙中，歙县民一产四子。大同二年，相模爰甲郡物部国吉女，一产三男，赐稻三百束。橘春晖晕《北窗琐谈》载，和泉国熊谷某妻，一产四子，此宽政乙卯事也。予所知江都饭田町姓谷者妻，一产三男，事在天保辛卯正月。

《五杂俎》：张督之妇，授官至御史大夫，七十之年复嫁生二子，亦亘代之异人也。江户本乡元房商某妻，年七十生男，此天保四年癸巳事也。

《偲闻录》云：医之道精矣，微矣，奚可浅试乎哉？必其平日有绝大学问，采诸名医之书，研求摩练，得其旨奥，庶不至杀人如麻焉。叶凤毛《说学斋经说》云，魏寰极先生有云：近时攻苦专读医书，以补人子知医不精之憾。《物茂乡医言》云：医之不可不读儒书者有四，一以识字义文理、语脉气象，否则虽读医书，亦不能会古人之意于千岁之下；一以识异邦物产、时世制度、民风土俗之所以异同，否则于读医书，有所不通；一以识天地造化、阴阳五行之奥妙，三才人物之所当然与所以然，否则君师之权有所不立，而不能以取信于人，不能以施仁于人。

王勃、程伊川俱言：为人子者，不可不知医。周嘉胄《装潢志》亦云：为人子者不可不知医。

分量不可轻忽，厚朴大黄汤、厚朴三物汤、小承气汤，均是枳实、厚朴、大黄三味，而各有主客之别，然但定其涯略耳。石膏鸡子大，附子三枚，厚朴一尺等，此皆大略之语。凡分量不定，则标准不立。标准既立，而后随证增减。“水一盏半，煎至七分”“水二盅，煎一盅”之类，亦举其概，不必拘也。

《名医类案》：大守病膈数月，百计无功，竟至死。遗言曰：吾死则割腹可见。从者不辞命，而斩腹见之，存一蛔。而以食注之，则忽转覆上，思是膈病根也。因以百药注之，自若而不死，至涤蓝汁，忽困苦而死。《夷坚志》载，僧有病噎死者，剖其胃得虫，诸药试之，皆不死。时方治蓝，戏以蓝汁浇之，即化为水。《医剩》鹅血治噎条云：自究之徒，亦病噎疾，事正相类。予验蓝叶，亦不甚效。门人日向关屋生，为予言，尝诊一染工病膈者，饮之蓝汁。染工自取其蓝淀饮之，每晨起尽几盏，日夜多饮服，疾竟痊，可见多服功始显。《产论翼附录》：一村妇有乳后发狂已经八年者，此年复产。幸师适在，其夫来请之理。师为作折冲饮二剂，且嘱曰：煎成加朱砂各四分。后朝其夫来谢曰：未尽剂，狂状顿退，今日则无所病。师乃更为作剂，复嘱加朱砂四分，如前煎。夫惊曰：嘻，仆昨误闻教命，加至四钱耳。

排胸汤治胸痛、咳嗽、痰血，即排脓汤、小陷胸汤合方，而加枳实者。

治瘰疽方，蛗螽①烧存性，研末，麻油调涂。蛞蝓研烂涂之，鳁肠铁蕉絮，捣匀涂。

《古今医统》云：俗言明医不如时医。《彷园清语》云：行医而悬壶应世者，非行也，权术机变者，方谓之行。《修慝余编》云：医仁术也，精能起死，谬足伤人。起死者种德无限，伤人者造业靡穷。语云：差之毫厘，谬以千里。可不慎与？

海有鳞介之潜游，山有毛兽之跧奔，野有虫豸之蠢动，空中有羽族之飞翔。仰观则日月五星列宿之繁丽，俯察则河岳卉树之森罗，此皆吾侪行乐之

---

①蛗螽（fù zhōng）：蚱蜢

地，造物者之大赉可谓厚矣。

天狗昂鼻长翼能飞翔，是绘心相也。矜慢奸邪刚愎怨怒者，堕落天狗丛中。凡天之赋予，戴角者无牙，附翼者不具四肢。如天狗龙雷鬼，则角牙翼肢并存焉，是理所无。理外之图，此丹青家活法。

冯梦龙曰：道家云，丹将成，魔辄害之。盖鬼神所忌也。愚谓不然，种种诸魔，即我七情之幻相耳。如人梦感，繇未忘情，至人无情，所以无梦。

《六研斋三笔》：凡病气重则小便必涩，病气苏则小便渐通。人之一身，能泄病气，无如膀胱者。又语云：道在屎溺。余察之，道真在屎溺也。东坡云：要长生小便清，要长活小便洁，要延年清小便。

兵库来迎寺所藏梅核雕“七堂伽蓝”，后藤祐乘下狱时，以桃核镂山王廿一社，猕猴三十三。丁卯之春，江都有一汉子，取米粒，描琉球人三十人。时琉球入贡，故作是图。在市头，随画随鬻，以显微镜视之，仪卫舆旗，益鲜明可数也。苏鹗《杜阳杂编》云：南海贡奇女卢眉娘，年十四，能于一尺绢上，绣《法华经》七卷。字之大小，不逾粟粒，而点画分明。名德闻望，颇为朝廷钦仰。《虞初新志》有《武风子传》，滇南武定州之人也，名恬。滇多产细竹，坚实可为著。武生以火绘其上，作禽鱼花鸟，山水人物，城门楼阁，精夺鬼工。

日、月、灯是谓三光。《浩然斋雅谈》：昔有问王介甫，佛家有日月灯光，佛灯何以能并日月？介甫曰：日煜乎昼，月煜乎夜，灯煜乎日月之所不及。《倘湖樵书》：万物借光于日，夜借光于月，而月所不到之处，则又借光于灯。盖日月星为三光，天之三宝也；水火土，地之三宝也。《陔余丛考》女娲氏炼石补天。陆深以为古时生民甚朴，茹毛饮血，未能尽火之用。女娲氏炼五色石以通昏黑之变，辅烹饪之宜，所以补天之所不及。后世焚膏继晷，爝火代明，皆此意也。唐彪《身易》云：三光者何也？灵光也，神光也，精光也。造化之元，生成之本也。灵光性，神光心，精光命。《孟子》：诸侯之宝三，土地、人民、政事。《老子》：我有三宝，一曰慈，二曰俭，三曰不为天下先。《六韬》：大农、大工、大商，是谓三宝。《修慝余编》：人身有三宝，精气神也。《虞初新志》：夫精气神，人之三宝，而丹药之王也。

《或问》古林见宜曰：吾闻灸有禁穴、有忌日，果然乎？答曰：有之，元日不可灸，眼目不可灸。

尚陶器创于安康天皇时，坩为贵，陶为清。自兹以降，朝绅平居食器皆用磁。今俗间专行瓷杯，爱其清也。张英饭有《十二合说》云：器以磁为宜，但取清洁。毋尚细巧，瓷太佳，则脆薄易于伤损，心反为其所役，而无自适之趣矣。予但取其中者。刘体仁《识小录》云：浮月杯陶杯也，口微缺，以金锢之，酒满则一月皇皇浮酒面。《紫桃轩杂缀》云：浮梁人昊十九者所制精磁，妙绝人巧。尝作卵幕杯，薄如鸡卵之幕，莹白可爱。阮葵生《茶余客话》：御窑磁器，超越前代，有龙舟杯、高士杯、娃娃杯之称。

《云仙散录》：内库有青酒杯，纹如乱丝，其薄如纸，以酒注之，温温然有气。相次如沸汤，名自暖杯。《开元天宝遗事》亦载此事。《岭表录异》：鹦鹉螺，旋尖处屈而朱，如鹦鹉嘴，故以此名。壳上青绿斑文，大者可受三升。壳内光莹如云母，装为酒杯，奇而可翫。又红螺，大小亦类鹦鹉螺，壳薄而红，亦堪为酒器。刳小螺为足，缀以胶漆，尤可佳尚。

云州加贺浦蚣户林太者，一日入山碎石，中有纯金棘鬣鱼与清水俱流出。林太得之珍袭，伯州横田亲见之。《金台纪闻》云：鄜县河滩上有乱石，随手碎之，中有石鱼，长可二三寸，天然鳞鬣，或双或只不等。《潜确类书》云：玛瑙杯二，其一纯白，中有金鳝鱼；其一纯红，中有白鳅鱼。

卷上竣

卷 下

长门侍医　贺屋敬恭安　著

就义迁善，不可须臾忘；起居言动，必以诚为主。居谦执节，恬澹不生是非，是修身之法，即摄生之要。

人君之可畏慎者，便佞之臣、粉黛之色莫甚焉。諂谀可辨，谗邪可察，惟便佞难知，粉黛易惑。故先审其机，所以上工治未病也。

才子而通理，坡翁为最；文人而知道，惟韩文公一人；医而辨道理，吾指不多屈。

修身莫如严，治民莫如宽。除毒宜严，养生宜宽。伍员有言：树德莫如滋，去疾莫如尽。极为有理。

坡公每食一爵一肉，有客则三之。其言曰：安分以养福，宽胃以养气，省费以养财。韵矣哉。

释氏擐忍辱之铠。孟子曰：仁者无敌。吾医之补，其庶几矣乎。老子曰：善摄生者，陆行不遇兕虎，入军不被甲兵。然则摄生之要，亦有忍辱之甲，故能以柔制刚，以轻制重也。《随园》有言：绫绢柔则丝细熟，金铁柔则质精良。《瓮牖间评》云：忍字藏刃于心，是能忍也。《书·君陈》：必有忍，其乃有济。孔子曰：小不忍，则乱大谋。魏际《偶书》：惟忍足以治心。张习孔《家训》：事事忍耐，其德大矣。天佑人怜，昌大丈将不远矣。王守和曰：坚而必断，刚则必折。万事之中，忍字为上。徐祯稷云：仁者能容，智者能忍。陈荩亏：吾闻之阳明先生，和可消人怨，忍足退灾星。此皆至言确论。吾曹药笼中，尤不可无此物。医龢奉秦伯之命，以视晋侯之疾。辄曰：是谓近女室，疾如蛊。非鬼非食，惑以丧志。旨哉是言！其心特在谏诤，不在谭吾术？故论五节六气，以讽彼多女宠，併儆赵孟之失道也。龢之诚意洞达，与子产之言，并传于良史之笔。千岁之下，使读者慨然想其风采，岂诡随阿附之徒所能仿佛也哉？吾闻之，生生堂中神氏，应丹波某侯之征，以视其疾。居数日，侯疾愈，召中神赐宴。大夫某谓曰：寡君宿疴一朝如洗，其恩厚矣。惟多服剧药，后宜调滋脏腑。冀授其方，得收全功，幸甚。中神答曰：某疾医也，不知以药石养脏腑，请为大夫粗陈其略。夫进贤擢能，黜奸贬佞，忠良侍侧，是心之养也；远逸丽妖艳之色，无耽荒淫惑之行，是肾之养也；珍馐不厌于口，绮罗不袭于身，饮啖有节，起居以时，则脾胃自和；目玩典籍，而杂戏不陈于前，耳容直言，而淫声不奏于侧，心肾安于内，聪明不蔽乎外，则营长卫育。莫以尚焉？侯称善。

南涯云：一妇人患块物，修治无功，经三年而殂。荼毗①之，有存灰中者，黏凝不铄，用刀劈之，药汁散完于其中。又贾人积年苦块，先人屡以紫圆攻之。后吾在大阪，贾人来请治。初块才一，今既加四。与大黄牡丹汤数日，不下利，块自若足见肿，更与真武汤，兼服桃花散。快利数行，下如糠粃者，而块减二。荏苒阅月，竟以此殒。火葬之，一块坚硬不融，刀锤亦不能毁擘。野史载，天正中，某侯夙有癥疾。行军之际，不能逞其勇锐，遂不堪自愤，引刀割肚，手抽其块而死。块形如龟，丰公见以为医家之珍，乃赐竹田法印。盖所谓癖石鳖癥之类邪。《五杂俎》云：有噎死剖腹得鳖者，白马溺淋之，悉化为水。又唐河东斐同父，患腹痛不可忍，临终语其子曰：吾死可剖腹视之。同从命，得一物如鹿脯条，悬之干，久如骨。一客窃而削之，文彩焕发，遂以为刀橘子。一日割三棱草饲马，其欛悉消为水。《耳囊》载，一塾师患癖积，不耐痛楚。死而焚之，一块不销，石槌不能毁。有老爷以所持杖敲之，裁为数片，此杖虎杖所作云。

彩帛铺息男二十余岁，腰眼骨寸许切痛，卧蓐逾月。疡医诊之谓，必发疮肿，投剂不差。延予视之，予曰：梅毒骨痛，绝非发见者。乃问其详，则二年前患脓淋，股间生结核，后无毒征。父母恒怕轻粉，窃云：即为梅毒，恐用轻粉，将如之何？予佯谕曰：毋怕，吾不用轻粉。乃与以土龙丸，二三日痛已。服之数十日，后不复发。

医之佩两剑者，人或谓失于猛焉；医之世禄者，人或谓坠于惰焉。予则以为两不然，佩刀所以存义气也，世禄所以安生业也，何不可哉？

予有五养二戒：每朝将起，必自头顶至足心，起心胸迄少腹，导吾一身之气，收之丹田；既起，必瞰白梅一枚；夜将寐，辄复导气如前；每月初八，灸三壁基各十壮；躬自执小劳，不俯躬而饭，谓之五养。不污人之妇女，不溲于日月所照，谓之二戒。赵翼云：淫人妻女，妻女淫人。吾未知其奈何。

①荼毗：佛教语。梵语音译。意为焚烧。指僧人死后将尸体火化。这里泛指普通火化。

予五养之中，丹田修气之术，授之人，前后以百数。而能持之者，惟江都山登检校、吾藩朴堂安藤日氏二人。盖斯术习熟，则居恒可藏气于丹田矣。《荀悦申鉴》云：邻脐二寸，谓之关。关者所以关藏呼吸之气以禀受四体也，故气长者以关息，气短者其息稍专，至于以关息而气衍矣。故道者常致气于关，是谓要术。《六研斋三笔》云：凡人身中，元气常从口鼻中出入，使丹田常满，即不至饥。其神清明，求死不可得也。

某夫人有疾，头痛郁冒，气宇恍惚，手臂震摇，不觉经洩，恒自悲愁。医祷兼行无效，予诊脉曰：此必有异虫。乃使医进山胁氏芰凶汤。一医怪其鹤虱，私语侍女，使老内人试服之，果腹痛，于是归咎于予，予恂恂益劝前方。次日下虫，虫形寸许，日一二碗，七八日而病去泊如也。盖尝得之吾大人之孝诲。

人君之德，照临四方。嘉靖万帮，谓之明德。明德诚明，无鬼无邪，无奸无贼，斯民皆人寿域之中矣。

易有太极，是为万汇之原。仲尼曰：吾道一以贯之。《礼记》曰：礼乐刑政，其极一也。老子曰：道生一，一生二，二生三，三生万物。庄子曰：万物皆一也。佛经云：三界唯一心。所谓神道有唯一之言。伊藤仁斋设天地一元气之说。中江藤树云：万物一体。后藤良山云：万病生于一气之留滞。东洞云：万病唯一毒。一之所由来旧矣。

宋瑾云：指五尺之童子，而谓之曰“汝他日为盗”，未有不佛然怒者。非佯怒也，彼其恶盗之真情，与不为盗之本心，确乎其不可移也。兆钟次云：见人之饥，辄如已饥；见人之溺，辄如己溺。未能饥者饱之，溺者援之，而此心固堪自信也。

《丹桂籍》载，名医周月窗有仆周德。德急病，月窗诊其脉将死，多予金钱，命归见父母。德至杨州，见夫妇泣别江边，甚哀。德问之，曰：官逋甚急，卖妻以偿。情不忍舍，候妻去，某即投水耳。德恻然，即以月窗所予金钱与之，徒手归家，久而不死。后见月窗，复诊其脉曰：汝脉今平，善保寿，不知何故致此？德述前事。月窗曰：汝阴德动天，脏腑立变，非我戈术所能知也。

毒药之别，予尝审辨之。有人于此，执茯苓一个，试问之曰：是何物？人必曰茯苓也。曰茯苓者名也，名此形质，以为茯苓。茯苓之为物，药也，其主血分之水者，此为毒也。毒无形而乘有形，在病亦然,，在药亦然。问曰：吾闻病害人身，故谓之毒；药存偏性，故亦谓之毒。然则古方中粳米亦

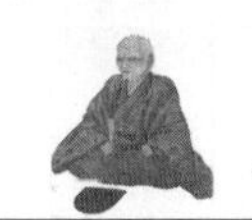

毒，而存偏性之气邪。中正平和之养，莫若米者，何为有毒？应之曰：气之与味，原自不同。气者藉之以制变，味者取之以养常。气味均存于物，而制养迥别。主气者，煎之炼之；主味者，烹之炙之。故谷虽美，服其煎汁，则尽数斗之粟，亦不可以疗饥。舂之精之，簸粃筛爢①，淘之爨之，以保养身体。岂可与附子、石膏同煎之汁同日而语哉？药品亦可列食类，食类亦可加药品。无他，气与味异耳。仲尼之于姜，曾皙之于枣，嗜其味焉者也，孰敢为不可？

饮食所以养体也，药石所以攻毒也。养体者主味，攻毒者主气。主气者变，而攻疾病之毒气也；主味者常，而养身体之精气也。在养则五味和调，以适口腹，主其味也；在攻则不论好恶，煎炼散丸，主其性也。辟则食方书云：沙噀生冷，不宜病人；海参补益，病人可食。本是一物，而其差如此。亦犹水之寒冷，为滚汤则忽热，唯以味而言，非语性也。然而其制异，则性亦复别。辟犹酒之与醋，均资于稻米，而殊其性。

水气上冲，南涯尝从大陷胸汤方为散，蜜调服之。取下两三过，病势颇弛。次日又将发，复与前方，续服四五日而愈。予视一妇人上冲，急取萝卜汁、生姜汁，搅匀饮之。与山东洋黑豆汤，作大陷胸圆交进，侥幸得免。一男子殆将上冲，作麻黄加术汤饮之，而亦得愈。吾又闻之，西人由牟有云，脚气冲心唯须发汗。旨哉，言也！

花冈氏《疡医琐言》载，治肺痈奇方：芦弱芽（大）、甘草（小），上二味，浓煎服。剧者甘汞丸六分，雪水送下。南涯用生乳，一味糊丸，椒目大，金箔为衣，每服一二丸。排脓汤兼伯州散，时用白散。家君云：肺痈宜绝腥膻服汤药。大有征验。

《古方便览》载，女子仲春恶寒，发热头痛。至复月，恶寒益甚，重被蜷卧，与桂枝二越婢一汤而愈。外袭解后，时时恶风，夏月亦披复衣者，家君用防己黄芪汤加石膏。曰：山胁东门，此为风水病一种。试之所谓风劳，亦得其验。南涯云：有桂姜枣草黄辛附汤、当归四逆汤、柴胡姜桂汤等症。

《文子·道原》：喜怒者，道之衰也；忧悲者，德之失也；好憎者，心之过也；嗜欲者，生之累也。人大怒破阴，大喜坠阳，薄气废音，惊怖为狂，忧悲焦心，疾乃成积。人能除此五者，即含于神明。沈作喆《寓简》：心息相依，息调心静，此摄心之至要；神气交养，气定神全，此存神之至要。徐祯

①爢：碎也，音靡。

稷《耻言》云：夫世无不可为之疾，而病有不可为之时。盖玩于微，成于渐，而坏于积也。《养生之言》曰：知微善防，妙超岐黄。

稚黄子云：惟诚习之，久者能化，化则通，通则明，明则上形，上形故技可进道，人可达天矣。故云，无事不与形逆，逆久成顺。顺成而筋骨坚强，志气发扬，精神光荣，慧知日月，将通于神明。斯言诚伟，医善臻此境，庶几见治理之真。

一妇人患干呕，既阅二岁，日五六发。饮食辄作，心下痞硬，喜唾白沫，神思恒不了了。鹧鸪菜汤、平胃散、调胃承气汤，其他百方皆无验。予作人参汤加与半夏与之，不过二旬而愈。盖从干姜人参半夏丸来，人参汤，即理中汤。

脱肛传鳖血，又枯矾、田螺研匀涂之，田螺投麻油融化涂之。鸡冠痔，天南星末加轻粉少许，蜜调传之。庄内山岸敬辅方。

朝霞堂治脱肛方：麝香、琥珀、牡蛎各二分，真珠一分，五倍子五分，贝齿、辰砂各三分。上七味，细末研匀。先使脱肛出不收，手灌米泔水，候黏汁自流，米泔水浸手巾，熨涤脱肛。而后以竹管吹药末，药末凝着，黏汁渐出，又灌米泔水，总如前法。一日三次。脱以渐而收，不复脱出。汤方四物汤加槐花。

治小儿头疮方：玄鸡卵一枚，轻粉二分。上二味，先瀹鸡子去白，锅熬，合轻粉搅匀，调麻油，以布滤过，取油涂疮上。云是朝鲜人所传。

南涯云：失荣不可针，针之血不止。凡肿物有动脉者，皆不可刺，多致有害。播人西山云：血痣血泉不可针，刺之血不止，宜煆铁条方。

《法教佩珠》云：攻人之恶，毋太严；教人以善，毋太高。王望如曰：攻恶大严，恶必反噬；教善太高，势必背叛。《廿二史札记》云：明祖亲见元末贪黩懈弛，生民受害，故其驭下，常以严厉为主。虽不无矫枉过正，然以挽颓俗而立纪纲，固不可无此振作也。魏郑公曰：自古为政者，因时设教。若人情似急，则济之以宽；如有宽慢，则纠之以猛。时既不常，所以法令无定。《智囊》云：东汉宋均常云：“吏能弘厚，虽贪污放纵，犹无所害。唯苛察之人，身虽廉而巧黠刻，剜毒加百姓。博识安危之故，深究成败之理。”《燕翼篇》云：务体恤其甘苦，哀矜其错误，恕其小过，许其自新，勿苛求责备，所谓水宽养得鱼也。洪自诚曰：地之秽者多生物，水之清者常无鱼。故君子当存含垢纳污之量，不可持好洁独行之操。李日华曰：洁一室，横榻陈几，其中炉香茗瓯，萧然不杂他物。但独坐凝想，自然存有清灵之气来集我身。

清灵之气集，则世界恶浊之气亦从此中渐渐消去。

予在麻阜邸，新桥邸一士人，梅毒发咽喉。一医生与轻粉剂，见口中无腐伤，仍用之。饮食稍减，颜容异常。同僚某来请予，予诊之，视神气恍惚。顾侍者曰：医用药几日？曰：服至昨日，约十余日。予愕然曰：死在明日若后日，过之则生。其翌果亡。此文化四勾年八月事也。己巳之夏，予在京师，寺街某邸掌防火，无赖侠徒满邸中。有患梅毒者，从侍臣某，就南涯先生征治，先生与之七宝丸，后不复来。门人唯与丸，莫知其瞑眩。一日使奴来乞曰：愿赐后服剂。乃与后方丸一匕曰：服二分若三分。奴固粗鲁，漫然顿服。病者不食数日，加以过服之惨，不旋踵而绝。其徒大怒，趋告请诊。门人不知所出，先生遣予谕其徒。予即至其邸，侍臣某在小舍中，恶少年辈围绕而坐。某怫然曰：初吉子与吾约，此病不深，而有今日之变何也？病人必当不死。试诊，予辄察其脉曰：既殪矣。一坐色变。予虑其有害，百方慰谕，方才得遁去。后又闻沟尾生之语，浪华书生服轻粉而殒。呜呼，滋味珍馐养人之品，然过食则生疾。矧药石多毒之物，而过服之，顿就鬼箓。岂非可惧之甚哉？

纪人医山田，与火宅僧诤：汝术何益？火宅僧曰：术愈于子之药。医曰：�，吾掌人之生死。今将与汝药，汝且诅吾，见其孰先死。于是饮紫圆。火宅僧挥捻珠咒医，顷之腹痛懑闷，下利如颓，因谢且泣云：冀救我。医乃与之药而利定。《文海披沙》：汉武帝惑于鬼神，尤信越巫。董仲舒数以为言，帝欲验其术，令巫诅仲舒。仲舒朝服南面，诵咏经论如常，巫者不能伤害，忽蹶而死。唐太宗时有胡僧，能咒人立死，复咒即生。太史令傅奕曰：此邪术也，邪不干正，试使咒臣，必不能行。如其言咒之，奕都无所觉，僧忽颠仆而死。宋陈仲微为蒲田尉，尝断一僧狱，僧集众揭榜咀之。仲微偶见笑曰：吾何心哉？明日首僧无疾而死。古人皆以正而胜，今医生特以药胜之，可发一噱。

归命丹治骨蒸热，云是泉大监者所传，吾藩俗间诸虚羸萎薾①之症，无不藉此方。估人贩儿，加减拉杂，遂为钓利赚人之具。有二十四味者，有十七味者。今就诸方，回互参究，沙汰彼此，以为十五味方。天灵盖二十钱（今或代鹿头霜），乌犀角四钱，黄柏一钱，麦门三钱，干地黄三钱半，黄芩、柴胡、知母各二钱，朱砂、芎藭、黄连、芍药、苦参各一钱半，沉香、甘草各

①薾（ěr）：疲困的样子。

八分，上十五味，为末，炼蜜和调。

下治之际，宜先审病所在，是医之道务也。所谓表里内外三等之别，质之古人，征之今日，昭然无所容疑。盖胸腹部位，殊须分之，在治术上，尤为紧切矣。曰胸、曰胸中、曰胸下、曰胸胁下、曰胸胁、曰心下、曰腹、曰腹中、曰少腹，方用夐别，不可不知也。心下左右二行为胸下，胸下左右乳腋下为胁下。胁下多属水分，胸下多属血分。凡按腹，仰卧与伊平齐者为强状，陷低者为弱状，虚者易软松，实者易坚硬，此其概略也。夫胜火者为水，以水灭火，犹分病原以处方剂也。夫既知此水灭此火也，知此方治此证也，然而不知病所在，犹救东家之灾，而灌水于西家，宁可幸哉？

今试以柴胡剂言所在，小柴胡汤、柴胡桂枝汤、柴姜桂汤，皆在里，而又各有其别。姜桂汤深于柴桂汤，小柴胡汤浅于大柴胡汤，大柴胡汤至内位，柴胡龙骨牡蛎汤又更深一等。小柴胡汤曰胸胁，柴桂汤曰心下支结，有桂芍而病来于心下，各有聚结状。大柴胡本在心下，而及胸胁也，有枳、芍、大黄而实状也。姜桂汤在胸膈，而腹候无力，本条曰“胸胁满，微结”，此乃对结胸言之已。四逆散当在心下、胸下、胸腑下、腹部，必有聚结状。以上诸方，各有所以然，今不具论。

解体家驳腹候曰：不知心下何脏部位，有胸胁苦满，则用小柴胡，何其妄也？夫心下有肝、有胃，大肠亦回缠。而肝有肿疡，胃有滞食，肠有燥屎，亦皆可处小柴胡邪？某曰：心下非小柴胡部位也，即是所以论征，而宜察原辨物也。非滞食痛，非燥屎痛，气血有变而后痛也，故非疗食与屎，尚何不可乎？

川岛里正某母，六十余岁。朝饔取箸，惚如有失，自啮右大指。家人拒之，血既淋漓，顷之右手肿大，齿根努胀，自鱼际至尺泽，逞逞坟起，形如汤火伤，面目浮肿，身热如灼，昏昏不自觉。予问家人曰：得无非犬鼠毒乎？皆曰无有也。未及作药剂而死。一士夫右足生疔疮，未全愈，身热口干舌燥，神气恍惚，喜漱水，无休时。医与白虎加黄连汤。予曰：口舌干燥，非渴也。斯症血气上攻，宜与桃仁承气汤。医不可，未几而死。予从妹十三岁，身热，足心溃烂，如汤火伤状。次日热益炽，烦闷反张，谵语下利，终不起。予质之南涯，南涯云：急当与桃仁承气汤也，与疔毒内攻者同。此所谓时毒之类也。麻阜邸山姓家隶，头痛身热，额上、两耳赤肿烂伤。予饮五物桂枝桔梗汤加石膏而可。仓姓亦盛热，右耳肿胀微烂，头痛目眩，与五物桂枝桔梗汤，兼用应钟散而愈。此类其轻者也。

宋·龚鼎臣《东原录》云：《周礼·疾医》郑康成注云：病由气胜负而生，攻其赢，养其不足者。凡十五字，最得其要，于诸疾，无不包括。谓气胜则过也，当攻之；气负则不及也，当养之。

淋病小便淋沥，如粟状，涩痛，少腹弦急，甚者或致脓血。若小便难，时快通，必有脓，或痛或痒，此非淋也，内瘠疮也，治宜从梅家。今之患淋者，多是内瘠疮已。

樱，本邦名花，万国盖未之有也。莺亦非黄鸟，黄鹂报春鸟，俗或呼为柴鹊鸽，亦未必真。要之，汉名未详，则称为本邦名禽可也。盖梅花之候，莺声未圆，至樱时则正与花相媚。睹皖艳冶，使人爱赏不已，则谓之世界未曾有，亦孰为夸辞乎？《鹤林玉露》云：洛阳人谓牡丹为花，成都人谓海棠为花，尊贵之也。本邦谓樱为花，亦是。

南涯灸劳瘵，脊骨上高处，自大椎至九椎，总计八穴。初灸各七壮，一日一倍，以至七日。又灸喘息，五椎下，所谓二行宛宛微凹处是也。初浓墨点之，灸一壮用艾一钱。不堪热者，以艾一钱，分如平常大。点墨可灸一钱艾，逐次灸之。

予少时，唐枧街贾人使其子来告曰：久苦头痛，医治无验，问之卜者，乃指示公之居。予往视之。偏痛如割，头面浮肿，恶风上逆，在床二月余。与之桂枝加苓术附汤，兼服应钟散。或休或作，涉旬不奏效，犹用前方。后一日发热恶寒，腹中痛，下利如颓，然后诸症脱然。予谓：流辈阿谀求售者姑置焉，间或超轶之徒，毅然不容非礼之请。其识虽高，然氓之蚩蚩亦可愍也，曷足与之相抗哉？家君家山口县，土民乞治者不鲜，或曰风鉴所指，或曰占家所教。家君咸罢去，不为诊，曰：藉人之言，始乞吾药，非信吾者。予数以为言不可，曰：吾竟不忍掘泥扬波，与时医浮沉也。

人而无恒，不可以作巫医，诸说互有异同。《医剩》云：巫医唯是医。辨之详矣。按管子曰：上恃龟筮，好用巫医，则鬼神骤祟。由此则巫医是一顷人，唯是巫。毛奇龄《论语·稽求篇》《四书剩言》并云：人而无恒，不可以为卜筮。古之遗言又云：周礼，司巫司医，皆是士大夫。试而为之，极其郑重，且并非贱役如《集注》所云，何得以无恒拟之？又梧坡教谕：不以医列技术。《廿二史札记》载成化嘉靖中，方技授官之滥，然宪宗所宠，道士符箓、僧徒秘术之类，而医人不与。《韩沈涧泉日记》云：僧校释书，医官校医书，阴阳卜相之人校技术。凡史类、方术传、方技传，医亦列焉。《易本义注》曰：易以道义配祸福，故为圣人之书；阴阳家独言祸福，而不配以道义，故为伎术。

东坡云：至于有疾而求疗，必先尽告以所患，而后求诊，使医了然知患之所至也。《紫芝园漫笔》云，俗人有对医言我欲服某药者，亦孟子所谓教玉人雕琢玉者也，不智甚矣。又云，君子之于民，可使由之，不可使知之。医者之于病家，亦犹是也。盖使知之，则启疑虑起争端，将不利于病者耳，非有所隐而秘之也。予谓：如秘传禁方，则古亦有之。然道术所存，非可秘者。苟秘而不成用，虽有犹无也。若离道术而钓利者，是药铺所为，非医之事也。《梅园杂话》载，医家秘药，堕胎用胞衣等，不妄传人。人中黄、人中白类，以避污秽为秘。今秘参芪黄甘之剂者，徒贪利已。南涯有言，白通加猪胆汁汤有人尿，则白通汤亦当有人尿。白通之白，即葱白之白，称通者岂指人尿欤？

王充《论衡》云：医无方术，云吾能治病。曰：何用治病？曰：用心意。病者必不信也。吏无经学，曰：吾能治民。问之曰：何用治民？曰：以材能。是医无方术，以心意治病也，百姓安肯信向。梁启心云：凡学必循法，况书为六艺之一，其不可师心明矣。《秋星阁诗话》云：人自有性情，原不必慕效前人。然善射者不能舍的，良匠不能舍规矩。师心自用，谓古不足法，非狂则愚也。

予尝问塙检校保已一，以吾邦古医书，其所答不一而足，今手撮录其略。《卫生秘要抄》,丹波某所编,吾曾获之大和农家。《医译抄》，承应年间所作。《传尸病治方》十卷,,出于元亨建武之际，皆无知其名氏。《药经太素》,和竿无广世著,并系检校所藏。安部真贞《大同类聚方》，恐是伪作。若细川胜元所著《灵兰集》，则无可疑者。或云《药经太素旧题》，和气广世撰，实系假托，然亦二百年前古本也。

《金兰方》，参议从三位管原岑嗣著，顷年岩田生校勘镂版。《本草和名》，大医博士深江辅仁奉勅撰,多纪氏锓版。《马疗方书》一卷，大阪上梓，忘其人姓名。《难经开委》，侍医出云宿祢广贞著。《医略抄》，典药头丹波雅忠著。《医心方》三十卷、《神遗万》三卷，从五位下典药头丹波康赖著。或云，《神遗方》恐是伪书。《疗养方》一卷，南朝时所就，今失名氏。有称《神医集》《古秘录》者，不知出何人。《大同类聚方》，从五位下典药头安部朝臣真贞，侍医从六位上出云宿祢广贞同编。或云，近日所传《大同类聚》及《金兰方》二书，俱出于伪造，可发识者一笑。丹波康赖所撰录《大同类聚方》，别有一卷。

《素问》云：攻病以毒药，养精以谷肉果菜。又云：精不足者补之以味。《虚实解》，不知何人撰，云：所谓食人之天也，资生以补，天地之恩，其不大乎？维补虚此在食。故金，张戴人曰：使病者进五谷者，真得丰补之道也。韩非子曰：食足以充虚。东坡云：药能医病芽，不能养人；食能养人，不能医病。

《汉书》：有病不治，常得中医。《说学斋经说》周公云：不服药，常得中医。

气血水之为物，有形也，毒为无形，合为四，即四大之数也。以一毒为太极，三物之变，即三极之道。观《续医断》可知矣。夫万物之资以生也，咸不外于阴阳。况人身象天地，固不可不原于阴阳。盖气形者，相依而不离者也，有形斯有气，气必存乎形。金石磨而生火，煦之则出水；竹木钻而出火，炙之则生水。故万物莫不资水火以生，但活动者有血，若卉竹木石，不能有血，故不活动。由此观之，血者人身之主宰，神元之气所乘也。《素问》曰：气血者人之神也。故人死则血有消灭。人之有气血水，即人之所以为人也。吾考之五行，水火土悉备，金木虽有成形，然曲直从革，必待人工，则是营为之权在人也。故水火土为物，定位也；金木为事，活位也。炎上、润下、稼穑，俱在彼焉者也，是为天赋；曲直、从革在我焉者也，是为人为。歧而两之，其实皆事也，故亦合乎四大之数。以水火土，配之气血水，是为三物定数也。定位也，如曲直、从革，则在我者也，犹法之在我，证之在彼也。故谓之法亦可也，谓之阴阳亦可也。不然则其有成形，属之土而可也，何特举金木乎？竹石卉谷，孰取孰舍，是必当有所为焉。水火土之三，所以生万物也；曲直从革，所以统万事也。先圣设五行以察事物之情，可谓至矣。四元曰水火气土，四大曰地水火风。风即气也，配之气血水，气即气，水即水，而土即血也，火即气，而气即毒也。在四大，则风为无形。老子所谓四大：天、地、人、道。道为无形，盖斯数之存于事物，莫所不之焉，况人身之象天地乎？然是以常言之，病则变也，故谓之毒，谓无形也。毒之乘是物，顺逆虚实，各有其证，以法论证，而后方可处焉。故不得不推其本，穷其源也。

予尝闻青陵翁五行之说，五行虽五，亦四大也。《左传·昭公十年》谓五行为五大矣。四元行四大种，实则无有异焉。水火土为有形，别当有气，即以金木为阴阳。不曰阴阳，而曰金木，盖智之机密。取之于上，不假之于下，故目以金木。木者柔润而黑，金者刚燥而白，故金为阳，木为阴。此即气也，气分阴阳，故为五行。三者定数也，气者无定处者也，活位也。曲直、从革，以语变焉，润下、炎上、稼穑，以语常焉。以此推事物，知天理之所由矣。配之八卦，八卦亦四大也。天与风为气，泽与水为水，雷与火为火，山与地为地也。此以山泽雷天，加于地水火风者也。三爻两体，可以充四大也。青陵翁著《洪范》谈，具言其所本，予则采其要，以推先师之教，可以观其蕴奥矣。盖水火之为物，炎上润下常性也。血之有形质，犹土之有形质也。气之升，水血之降，常性也。水血之升进，非倚气则不能焉。推以五行之理，无所不可见。吁！五行之大，洋溢于天壤间而不遗焉。故曰：人者五行之秀气也。诚然！

太阳少阳、太阴少阴之言，见于《子华子》。《易》曰四象，而不言太少。宋儒分以老少，亦太少之谓也。本是四时之称，后世用此论芪策之数已。特阳明厥阴之名，必医家之所立。阳病之变为阳明，阴病之变为厥阴，阴阳之变，即虚实也。四象之外，设斯二篇，合为三阴三阳，象六爻之数。盖阴阳者，以太阳、少阴为大体。阳曰太，阴曰少，义自存焉。故在斯二篇，总目章首举脉，阳曰浮，示气盛而进达也；阴曰微细，示气衰而不畅，血滞而不循也。阳举一脉，阴举二脉，亦自为奇偶定数。太阳、少阴二篇，论阴阳之病尽矣。在阳明厥阴，殊极其变，故斯四篇，条数颇多。太阴少阳，唯语其正态耳，所以条数寡也。

三阴三阳之为经名，自昔而然。独在《伤寒论》，则以为病名，非经名也。盖此书，唯列证处方，而法存其中，古文简粹之妙如此。元·吴澄序《活人书》辨云：汉末张仲景著《伤寒论》，予尝叹东汉之文气，无复能如西都。独医家此书，渊奥典雅，焕然三代之文，心一怪之。及观仲景于序卑弱殊甚，然后知序乃仲景所自作，而《伤寒论》即古《汤液论》，盖上世遗经，仲景特编纂云尔，非其自撰之言也。晋·王叔和重加论次，而传录者，误以叔和之语参错其间，莫之别白。呜呼！吴氏之言，可谓具千古炯眼矣。

宋朝《燕翼诒谋录》，皇朝追褒先贤，皆有所因。仁宗景祐元年九月，诏封扁鹊为神应侯。以上疾愈，医者许希有请也。

二宫少时在京师先斗街，邻家一少女，美而慧，善歌舞。二宫偶至其家，女方习三弦。二宫称其才色不已，其母云：憾渠有病而声音不清畅。二宫因诊之，其证大便微利，心下坚满，腹挛急，与之甘遂半夏汤。夜半烦闷晕绝，急扣门告之，二宫往诊之，既死。家人大骇，二宫不知计所出，潜遁至浪华，历数十日乃归习。语之东洞先生，言未讫，先生曰：从法加蜜否？二宫曰：

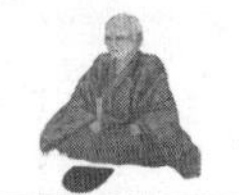

不加。先生曰：其死洵可哀。此事二宫为子言。

大田村一女子患黄胖病，其姊在萩府，为步卒妻。女子抱疴寄寓，就熊野恺乞治。日已暮，一奴走告曰：病人有事，请速来诊。恺方食，乃使门生，食毕自造其家。闭户无声，恺以为病者既死。须臾回顾，则步卒在卑墙下，掩口吃吃而笑，其妻在竹篱外，欺欷而泣。恺益怪之，排户而入，则门生与病妇相对，新产小儿呱呱于膝下。盖女子未嫁，私而孕，黄胖症既剧，腹满经不来，竟不觉其妊也。姊之泣其情可悯，步卒之笑，不亦宜乎。

皂矾丸治黄胖，吾藩悉用斯方，黄胖治十之八九。纪人小山语予云：方俗以黄胖比劳咳，断为不治。予授皂矾丸方，其方：橘皮、厚朴、神曲、白术、铁粉、绿矾各等分，为丸用。斯方出《本草·绿矾》下，但无铁粉。

医宜择药品审药制也，材劣而制粗，无有应验。草家能辨其形，至率性与制则或差矣。方今药制殊觉大过，加妆饰以为赚币之计，不顾煞其本功。《山图南桑韩笔语》韩客慕庵云：贵邦药材，制法大过。可见修治之异于彼邦也。

痛风、风湿、鹤膝风之类，预用熨药，而原汤随证。熨药方：云母、防风、乌头、桑寄生、天麻各等分，约三合许，用酒粕三合，搅合，盛布囊，纳甑桶蒸之。作二剂，更迭熨患处。

鸡鸣疝泻，宜真武汤；疝痛，心下硬满者，宜大柴胡汤；剧证自汗出者，不宜附子剂。

缓病宜缓治也，急病宜急治也。梅疮急剧者，当速驱其毒。若久年不了了者，非缓攻则不能蠲其病根。譬之物之污素匣，皎皎鲜器，秽浊污之，急当揩抹洗涤。若夫粘染之油，浸润之咸，则虽急洗之，其痕必不除。或河流漂净，或潋水浸渍，以渐祛之可也。亡友野是明，患癃闭殆台十余年，发则尿绝不通，少腹坚满，短气闷懑。居恒小便难而数，时或涩痛，少见脓浊，消渴贪饮，初有梅毒，自谓毒气不尽。七宝丸、丹霞条、贡丹、土茯苓类，服之无不再三，它皆不奏功。予诊之，以八味汤、五苓散、大黄牡丹汤，亦无寸效。后问之南涯翁，翁曰：非淋也，当其发时，可与大黄甘遂汤。自后问是明之病，顷年无癃闭之患，小便自可。消渴、形躯消瘦，医皆以为药毒之所致。其养补非一，恬不知除毒，居无何。梅毒奄发鼻頞，神气恍恍，竟以不起。吁！结毒染润之深，其难净除如此。察证不详，施术不周，吾酷哀是明之死。后诊中尾生之疾，似是明之症，自利消渴为甚。审其来由，十年前患便毒，毒不竭而瘳。翌年患淋疾，而后淋沥时起，遂致今症。去年来症稍进，行动怔忡，在蓐既数月。饮之五苓散加麦门，日五帖若六七帖。务减水饮，兼以《外科正宗》结毒紫金丹，日二钱，时时与八味圆，如治如不治。自夏兹涉秋，缓进前方，而始得安。

神无形而主意识，精有形而致温暖。精以为亨养，神以致令。气血水皆以精气言之，精气即谷气，故此为物，非谓元气也。在天谓之元气，在人谓之神气，是天之所赋，非人力所能及也。故神经可睹，神气不可视，无形乘有形，而后灵妙不可测焉。盖草木惟存精气，而不存神气，故不能活动。凡活动者，皆血气所为。人死而头脑存，血则尽消灭，神气之乘是血，亦可见矣。虽禽兽虫鱼之微，亦能有知，唯其不异者精也，其异者神也。人死为异物，顽骸而已，腥秽而已。死之与生丈，相去不啻天渊，何乃剥死者之躯壳，以观生人之气血洋洋浩浩，流动运行无休歇之时者哉？其术已疏，抑亦不仁甚矣。古之神医，其心诚仁，惟设望闻问切之四术。四术既精，尽视五脏之癥结，察垣一方人矣。其他名工良手，有至精之成方，而起死肉骨，功参造化，此原乎天地之常理。推阴阳之义，知人身之活理，察病原详病迹。其好生之德，与天地无穷尽，尚奚待割剥剖刳之惨乎？按《汉书·王莽传》云：翟义党，王孙庆捕得。莽使太医尚方，与巧屠共刳剥之，量度五脏，以竹筳导其脉，知所终始，云可以治病。观此则解体之事，王莽所创也，先西人而有之矣。然莽之逆乱，君子耻言之，而后人尝其余唾何也？噫！

气血水物也，毒为无形。此毒乘彼物，物失常度，因致疾病。非谓人身别无一物也，配属自分，不出斯三者。辟则脺聒①腱髓之类，属于血；汗涎唾泪之类，于水，其他可以类推。

孟子曰：君子远庖厨。庖厨者所以宰杀禽兽也，闻其声不忍食其肉，若习惯则其心忍矣。至其甚，则终以杀为乐，仁义之心，于是消灭，所以远庖厨也。今夫解，就身首异处之尸，又寸寸剖析，其残忍惨虐，为何口邪？抑《四元行》②，非彼之所立乎？以此论病，不得其的实，但究腐骸以说内景。内景死物也，安得悟疾病之条理转机乎？西学者乃自谓究理，此究物而已，何究理之有？刳剥骸躯，欲以视其精微，神气、血气皆既已去，惟其所存者躯壳，是形也、物也，非理也。理无形，不可得而睹者也。盖其所谓究理，固非圣人穷理尽性之谓，何为屑屑然，尽智力于无用之腐尸乎？

---

①聒（guā 瓜）：《玉篇》：古滑切。脂肪。《玉篇·肉部》：“聒，脂也。”

②《四元行》：明代传教士利玛窦的《乾坤体义》，被收录在《四库全书》中，内有《四元行论》篇，四行之质为火气水土。

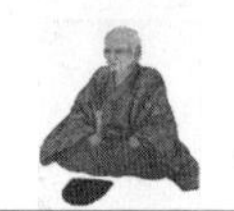

唐山究理，西土达物，唯究理流于华，唯达物过于实，实测空想，均是有弊。然吾邦医道，本与汉土木相吻合，宜莫索于西蛮。盖邦俗食稻米，而衣布帛；彼则食牛羊，而衣氈褐。风土既异，禀赋又不同，其能可以彼之治，御此之病邪？

榛斋翁曰：喫熟鸡卵十余个。戊子十月，药铺大四，访邸舍，为予言之。己丑正月，服部星溪，叩沙邨邸。不相见殆二十年，予讶其容色之不衰，问何术乃尔。答曰：每旦歠生鸡卵一枚。予笑曰：祇役者，当不在此例。星溪曰：否，非粉脂之谓也。年逾四十，则以此服饵为最。星溪著《人事源》有言曰：愚谓火水土三者，火水皆属气为一类，土为滓，与火水不同。以死活言之，火水活土死，为分如此，故火水动而土静，盖古今之定说也。予曰：西说唯究形，而疏乎活理。事物皆然，凡无形、无色、无声、无臭，亦皆以实测视之，欲究视听之所不及，遂陷穿凿，过于实之弊也。

人之形骸腑脏，虽结构机关之巧，殆可思议。至其神元气血之妙用，与疾病之变度转机，则非可一定而推测者。吾故不语死人骸躯之常位条理，而察阴阳气血之活位活理，是我道之极要，乃周易之妙用。

痒疮不治，累月历年者，大枫子去壳炒、樱树皮，上二味等分，末调，糊丸饮服。

《南亩莠言》引僧周兴《半陶稿》云：能养生者，不高其枕，始高之，稍稍低之。故以纸为枕，每日随减其纸，“服药百裹，不如一宵低枕”，此之谓也。《热病论》说疫病摄生云：安卧高枕，不使血液逆流脑中。《六研斋三笔》云：枕高肝缩，枕下肺蹇。以四寸为平枕，枕席柔软，其息乃长。

《花木考》：柏为百木之长，兰为百草之长，桂为百药之长，梓为百木之王，牡丹为百花之王，葵为百蔬之王。本邦樱与红叶，为春秋之冠，松与竹为夏冬之冠，万年青与兰，卉中花实之冠也。《见活花记》：本邦无枫，枫秋时能红，故曰丹枫。《笠翁偶集》：一切花竹皆贵少年，独松柏与梅三物，则贵老而贱幼。欲受三老之益者，必买旧宅而居。

凡执业者，能至绝境，则必有超逸不凡之妙，可以备公侯之顾问，况夫人妃嫔，其近昵者无若医。而儇薄迂腐之徒，动辄长淫巧奢靡之欲，尤不可不虑精择也。为医者，宜置身于忠诚之域，脱名利之境，戒饬公侯妃嫔，以谕节度佐彝伦，则庶几造化功用之所不及矣。孔子曰：女子必自择丝麻，贤君必自择左右。王吉上疏云：宜谨选左右，审择所使。左右所以正身，所使所以宣德，此其本也。

东府首夏喜鲴鲢鱼之新，其事始见《北条五代记》，“闻西人爱鰶鱼之新，犹我之于鲴鍾。”

从四谷新宿二里许，曰北泽村，有牡丹墅，设花栏自一至七，品类三百二十五种，匾日凝香园。肆意纵观，真一时胜赏也。柳宗元《龙城录》云：宋单父善吟诗，亦能种艺术。凡牡丹变易千种，红白斗色。上皇召至骊山，植花万木，样各不同，内人皆呼为花师，亦幻世之绝艺也。眉公《书蕉》云：越中牡丹开，多有轻阴微雨，谓之养花天。诗云：野水短芜调其地，淡云微雨养花天。

《东坡志林》云：富彦国在青社，河北大饥，民争归之。有夫妇，襁负一子，未几，迫于饥困，不能皆全，弃之道左空塚中而去。岁定归乡，过此塚，欲收其骨，则儿尚活，肥健愈于未弃时，见父母匍匐来。有大蟾蜍如车轮，气咻咻然出穴中。意儿在塚中，常呼吸此气，故能不食而健。小儿医张荆筐曰：物之有气者能蛰，燕蛇蝦之类是也。能蛰则能不食，不食则寿。又云：洛下有洞穴，深不可测。有人堕其中，不能出，饥甚。见龟蛇于龄每邑辄引首东望，吸初日光咽之，其人亦随其所向，效之不已，遂不复饥，身轻力强。后卒还家不食，不知其所终。辟谷之法，以百数，此为上。屠本畯《闽中海错疏》云：鳖随日光所转，朝首东向，夕首西向。鳖之所在，上步：哥沫，谓之鳖津。捕者以是得之，与龟皆隔津望，卵而生，故曰龟思鳖望。墨仙《一夕话》载：江州朽木步吏，山路夜行，误坠阱中，不能出。四五日而饥甚，视小龟许多，引首东向，吸朝旭之气，步吏辄效之，遂忘其馁。经日猎夫以为兽陷，将放鸟铳，步吏大呼曰：人也，勿妄发。乃始得出。此事与大龟张口吞气，一仰一俯，试随所为，数日不饥相似。《六研斋二笔》云：神仙饮沆瀣朝霞。沆瀣者夜半天地玄黄之气也，朝霞者日初出黄气也。

陆佃《埤雅》曰：鲤者鱼之主，形既可爱，又能神变。《闽中海错疏》云：龙阳也，具九九八十一鳞；鲤阴也，备六六三十六数。鱼躍龙门，过而为龙，惟鲤或然，是以仙人乘龙，亦或骑鲤。《涌幢小品》云：哀感孺人杨氏，祈玉妻鄞人，夫死守节。玉好鲤鱼，每忌日必设鲤。一年河枯无鱼，杨悲恸不已，忽渔父持鲤至，以一金易，祭毕食胙，得原金于鱼腹中。人大异之，呼为哀感孺人。吾邦亦有之，《奇说著闻集》载：大和竹内郫有贫民，其女性至孝，父适欲鲤鱼。此村川谷皆至浅，无鲤可生，女大窘。偶浣衣小渠，有巨鲤跃入桶中，即持归荐父。盖大阪贩鱼者过此所，颠蹶覆担，以遗此鲤也。或云：鲤河鱼之长，鲷海鳞之长。大位、小位之义也。（大位、小位与鲷鲤邦言相通，鲷见《崔禹锡食经》）

予往年于京都萨邸，观大蝙蝠，云是琉球所产，大一尺四五寸，眼极锐，人迫之则欲怒跳。又江都浅草观峤猿，大可一尺，倒悬篮中，手似猿，翅似蝙蝠，《本草启蒙》所谓石燕也。又京都观场见猿猴，每舶所赍来，此真猿也，形似猕猴，两手细而长，宛如画图所写，伸手飞登网上，颇轻捷，性畏寒，高设火炉，每趣翕辄拥垆烘手，此文化甲子九月事也。将携往江都，中途而毙。《本草启蒙》载：猿产岭南蜀川，寒国不育，常棲树上，不下地，下地则泄泻而死。能自高山树梢，数十头连臂而下，饮溪水。《五色线》云：谢灵运游山，观挂猿下饮，百臂相连。

从祖大桥信俊，长于宝藏院枪术。为予语曰：尝于江户浅草，观鹜鹫于铁网中者，一人适捉巨猫投网中。猫颇狞恶，鹫悠然居架，不顾眄。猫震栗竦脊露牙，遂向鹫而跳，鹫即攫之，徐徐抉裂食之。凡艺术之入神，亦犹是。枪我枪也，我乘我枪而进，知有我枪，而不知有敌，然后敌之所为自乱，彼跳而来，则唯可一攫。

文化间，长崎蛮舶沉海底，官募能出之者。防州串滨蚣主喜右卫门者，以酒樽功能浮扬之。文政初唐，舱沉时，官复命之，喜右卫门既物故，其子应征而往，又以酒樽出之。《智囊》云：宋河中府浮梁，用铁牛八维之，一牛且数万斤。治平中水暴涨绝梁，牵牛没于河，募能出之者。真定僧怀丙，以二大舟，实土夹牛维之，用大木为权衡状，钩牛徐去其土，舟浮牛出。转运使张焘以闻，赐之紫衣。

文政年间，蛮入朝，多购府下所制玉杯。还到浪华，遂宣言：赍来高脚杯，诣江都不能悉鬻，今将携归，须减价售之。一时皆以为真，乃争沽之，其巧诈如此。

我藩八江所产，香鱼、鲟鳣、绘残鱼最美。绘残鱼长寸许，《本经逢原》所谓小者尤胜是也。而斯地殊佳，土人尤赏活泼者，死则气味随变。纡鳣亦所在有之，是地所产与他州不同，亦尚泼刺，调理亦妙。极鲜极洁，清水洗净，器上置硝子簌盛之，或用苇芦作筏者。香鱼亦赏鲜新，尝试品其优劣。鲙残鱼为上，鳣次之，香鱼又其次也。香鱼味过浓美，鲟涉夏秋有之，鳣则逾三年，却觉赏心之薄，鲙残鱼不过旬日间，淡而醇，宜在其首。

《外科正宗》所载胡黄连追毒丸，治痔漏，先用此方，追尽脓毒。其方：胡黄连、刺猬皮各一两，麝香二分，上三味，糊丸。每服一钱，空心温酒下。脓水将尽，则宜服黄连闭管丸。黄连闭管丸方：胡黄连一两，穿山甲、石决明、槐花各五钱，上四味糊丸。

《随园新齐谐》云：乾隆丙子，湖州徐翼伸之叔岳刘民牧，作长洲主簿，云云。徐问：现在吴门大瘟，汝得非瘟鬼否？曰：是也。徐曰：是瘟鬼则我愈不放汝，以免汝去害人。鬼曰：避瘟有方，敢献方以乞恩。徐令数药名，而手录之，录毕不胜其臭，且臂冷不可耐，欲放之，又惧为祟。家奴在旁，各持坛罐，请纳帚而封焉，徐从之，封投太湖。所载方：雷丸四两，飞金三十张，朱砂三钱，明矾一两，大黄四两，水法为丸，每服三钱。苏州太守赵文山，求其方以济人，无不活者。

《晁氏客语》：富人有子，不自乳，而使人弃其子而乳之；贫人有子，不得自乳，而弃之以乳他人之子。富人懒行，而使人肩舆；贫人不得自行，而又肩舆人。是皆习以为常，而不察者也。

《五杂俎》云：孔子曰，人有三死而非命也，人自之尔。夫寝处不时，饮食不节，使劳过度者，疾共杀之；居下位而上忤其君，嗜欲无厌，而求不止者，刑共杀之；少以犯众，弱以侮强，忿怒不量力者，兵共杀之。此三者，皆非造物之殃也。今之人贪色健斗，求利，而不终其天年，往往委于命，岂知命者哉？又云：死生亦大矣，而人之所好，有甚于生者。荀奉信之死色也，刘伶之死酒也，石崇之死财也，梁冀、韩侂胄之死权也，皆知之而不能自克者也。《圣门释非录》云：生人最重守身，不获已而死，必得死所。如死君父、死社稷、死军国，重事大患大难，未有无名而死者。无名而死，即谓之死于非命。等之夫妇之死沟壑，大为学者所戒。燕居必记：大凡死生之际，事亦大矣。或迫于困穷无措者有之，或激于事势颠沛者有之，或陷于狂蛊者有之，或溺于情欲者有之。太宰子云：死人之终也，故以疾终天年，是其常也。其或死于忠，死于节义，虽曰不幸，亦是士之本事，非变也。若夫不能守身，以致疾病；好货好色，贪欲无厌，以死于锯；一朝之忿忘其身，以死于兵刃，此乃所谓变，而君子之所不言也。

贝原氏《汉事始》载，医有八事：志欲大，心欲小；学欲博，业欲专；识欲高，气欲下；量欲宏，守欲洁是也。丁雄飞作《行医八事图》：一地，审问何处人，风土禀赋不同；一时，按节气感触之异；一望，形有长短、肥瘦、俯仰、疾徐、清浊，色有青、黄、红、白、黑，须合四时；一闻，声有五，须合五脏，肝呼、肺悲、肾呻、脾歌、心噎；一问，何日为始，因何而致，曾经何地，何处苦楚，昼夜孰甚，寒热孰多，喜恶何物，曾服何药；一切，左部，寸浮本位中取、沉取，关浮、中、沉取，尺浮、中、沉取，右部，寸浮、中、沉取，尺浮、中、沉取；一论，其人素禀孰感，其病今在何处，标本孰居，毕竟如何服药，如何息病；一订，主治用何药，先后用何方。各各填注，庶几病者持循待续，不为临敌易将之失，而医之心思既竭，百发百中矣。

物茂卿《可成谈》有云：《延喜式》所载药品，异世医所用，有类《千金方》《外台秘要》。异国宋朝以还，医术一变。予谓《金兰方》所收方，如拔千金、外台之粹。

卢橘谓橙之变青黑者也，橙有二种：曰香橙，曰臭橙。是臭橙也。初夏开花，秋时结实，冬月果色黄红，然采熟，不耐食。经明春至初夏，色变青黑，乃始可食，味香美也，谓之卢橘。卢黑色也，《瓮牖间评》：果名卢橘者，亦黑色也。香橙俗呼为九年母，枸橼母也九年枸橼，邦音相近，国歌所咏花橘者，谓卢橘也。或云，四五月之交，柑柚橘类，白花盛开，芬芳馥郁，称为花橘，花实共有矣。所谓回青橙者卢橘也，回其青之谓也。朱翌《猗觉寮杂记》：岭外以枇杷为卢橘。故东坡曰：卢橘杨梅次第新。又：南村诸杨北村卢，白花青叶冬不枯。唐子西亦曰：卢橘、枇杷一物也。按《上林赋》“卢橘夏熟”，李善引应劭云：《伊尹书》曰：箕山之东有卢橘，夏熟。晋灼曰：《上林赋》又别出枇杷，恐非一物。《初学记·张勃吴录》曰：建安有橘，冬月于树上覆裹之，明年春夏色变青黑，味绝美。又以《太平御览》载《魏王花木志》：蜀土有给客橙，似橘而非，若柚而香，冬夏花实相继，亦名卢橘。由此愈知卢橘即橙之变青黑者。

钩帘归乳燕，穴牖出痴蝇。为鼠常留饭，怜蛾不点灯。洪自诚云：是吾人一点生生之机，无此则土木形骸而已。《紫桃轩》又缀：于阗国不杀蚕，俟蛾飞尽始沦茧。近岁有言茄子有毒者，然邦人好食之，未曾发病。夫土壤有刚柔燥湿之差，山川有崇卑清浊之异，又何怪乎物产之不齐哉？凡人生常食之物，皆是冲和无毒，所以养生保命，与夫奇草异木石辛苦多毒，非同日之谭也。何况炮燔烹煮，盐梅调和，以适于口腹者乎？或云：疟痢等禁之。

凡四十度外之地，不产稻粳，大抵以大小麦为常食。其生稻之地，若唐山鸡林安南之类皆是，而其精粹则以我东方为最，酒亦然。其他漆工金描皆绝巧，非殊域所及也。程赤城年逾六十，犹商贩于长崎。或问之，赤城曰：吾不得不来兹土者有四，饭也、酒也、味噌羹也、萝卜菹葅①也。四者皆绝美，吾邦所不有。

我邦在宇内震位，太阳所出，为万国之冠。《易》云：帝出乎震。震东方

①菹葅（zū zū）：《说文》：“菹，酢菜也。”“菹”与“葅”同，本义为腌菜。

也，万方生于东而成于西。天地英灵清淑之气，其钟于此乎。且环海而立，他邦不相接，水土不相杂，辟犹一宗专美宅而异姓不相混，美莫甚焉。是以开辟以来，神圣继统，百代一王，万国莫与为比矣。

荀卿著《非十二子》篇，王充作《刺孟》，司马温公之《疑孟》，晁说之《诋孟》，黄次伋之《评孟》，冯休之《删孟》，皆论孟子。孟子著七篇，以警七国暴主，议论痛快，后世人君教戒，莫逾此者矣。《陔余丛考》：孟子书，汉以来杂于诸子中，少有尊崇者。自唐·杨绾始请以《论语》《孝经》《孟子》兼为一经，未行。韩昌黎又推崇之，其后皮日休请立孟子为学科。宋人之尊孟子，其端发于杨绾、韩愈，其说畅于日休也。《桂林漫录》载，孟子书，盖不惬本邦神意，有赍来者，则舶必覆。后世虽得舶载，犹且朝廷不用之，事详于《好古小录》。按《百杂娟·卷四》，倭奴亦重儒书，信佛法，凡中国经书，皆以重价购之，独无《孟子》云。有携其书往者，舟辄覆溺，此亦一奇事。今本删此条，惜《小录》脱此说。予尝闻在昔皇朝一巨公，深恶君视臣如土芥，臣视君如冠雠之语，偶忘其名氏。橘春晖《北窗琐谈》有云：朱舜水先生在水户，见士人仅有一仆者亦君臣礼义俨然。叹曰：使吾邦有此风，则岂化为辫发之俗哉？

《汉书·食货志》：酒者天之美禄，帝王所以颐天下，享祀祈福，扶衰养疾，百福之会。王莽诏曰：酒者百药之长，嘉会之好。《春秋纬》云：酒者乳也，王者施天乳以哺人。《说文》：酒，就也，所以就人性之善恶也。《本草拾遗》云：愚人饮之则愚，智人饮之则智。《说苑》：凡人之有患祸者，生于淫洪暴慢。淫洪暴慢之本，生于饮酒。又云：毒智者莫甚于酒，留事者莫甚于乐。谢肇淛云：酒入则舌出，舌出则身弃。《太平清话》：香令人幽，酒令人远。《日知录》：酒为天之降命，亦为天之降威。纣以酗酒而亡，文王以不腆于酒而兴。兴亡之几，其原皆在于酒，则所以保天命而畏天威者，后人不可不谨矣。阮葵生《茶余客话》：江左酒人推顾侠君，嗣立第一，居秀野园结社。家有酒器三，大者容三十斤，其两递杀。凡入社者，各先尽三器，然后入坐。《陔余丛考》引《五代史》云：闽主王曦宴群臣，惟周维岳不醉。曦曰：岳身小，何饮之多？左右曰：酒有别肠。刘德新《十二戒》：吾求一醉之为快也，而不知醉中之祸有不可胜言。盖闻谢玄饮至一石，人指之曰醉虎；蔡邕饮至一石，人名之曰醉龙。酒仙、酒圣、醉乡侯、酿王、曲部尚书、秫子监等，高人辄逃以自称。《珍珠舶》云：李白每醉为文，未尝差，人目为醉圣。白乐天自称醉尹，皮日休自称醉士，太宰子云：酒能行气，故少饮则发

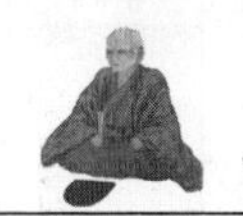

人智，多饮则昧人智。世卒以狂药目者，非至论也。

李焕章《宋连璧传》云：性至孝，父鸿胪丞，晚得异疾，日脐出绿汁数合，医不治。有道士，衣破絮，至其家，谓璧曰：是非脔乳熊莫能疗也。即载父吞乳熊肉瘥事。予顷视一男子脐出黏汁者，作伯州散、再造散交进，逾月而痊。

《金川琐记》云：平山石见砂砾中有一潭，双鱼游泳其内。《簷曝杂记》云：镇安水上牟珠洞之水，终岁在黑暗中，无天日光。水中生鱼，遂无目，尤见造化之奇。

蜜煎导：蜜一味，微火煎之，稍凝似饴状，宜投冷水以作挺。煨葱白、润发膏、味噌汁、酱油、巴豆煎汁、承气汤，皆可为导。《圣济总录》有乌梅方，未悉试之。

疟疾，热时发渴，其常也。渴甚者，瓜蒌根、泽泻为可，滚汤加生姜汁饮之，不可纵与冷水。

《云谷杂记》：今人言壮而发白者，目之曰蒜发，犹言宣发也。宣发见于陆德明《易·说卦》释文中，此固八所知也，而蒜发书传间或未见之。独《本草》芜菁子压油涂头，能变蒜发，此亦可为据也。

士守义方之训，农执耕获之业，工精器械之巧，商修衒鬻之事，妇人作纺绩织红之红，然后四体舒畅，气血疏通，可以致寿考享百福矣。

赤马关有蟹，状如甲士，土人呼为平家蟹，以平氏之沉此海也。吴骞《拜经楼诗话》云：海岛有蟹，其匡宛具一人面，类世画汉前将军，汉滨之人，呼为关王蟹，见李颖《续南华》。

《北齐书》李百乐所著也，武德编年集，载山冈药医者获首级事，并系异名。

卷下竣

跋

予偶阅近人一随笔，载有陶真法于村墅，误入山路，行数里，四无人声，惟闻宿鸟啾争枝耳，既而寐。然乃始觉迷错，因摸索得一乔木，踦其根，解装出琵琶，顾乔木曰：陶真之法虽桑下一宿，必鼓琵琶以谢恩，但予技拙矣，汝其恕之。乃为弹平家一曲，哀音激越，与山风为应，如戛玉裂帛，曲罢悠然而睡。讽诵至此，不觉拊髀曰：有是哉？诧真之志之笃也。山林墟处昏夜之间，其孰聆之，又孰赏之？而犹不忘尽其技以报德，则衣人之衣，食人之食，必能代其忧，亦可知矣。嗟叹久之！会长州贺屋翁来出是卷，请一高翁年已六十，刀匕拮据不伽①，而能刻意于著作，博证旁通，披沙拣金，欲以精其术而酬君恩。较之陶真其业固有崇卑、大小之不同，而起死回生又非区区乐工所敢望，尤使人嘉叹不已。然翁或以此为邀名哗世之具，则其见反在陶真下矣，吾决知其不尔也。

天保九年嘉平月

东奥　安积信

江都　铃木清熙书

①伽（rú 如）：顺从。

医论医案篇

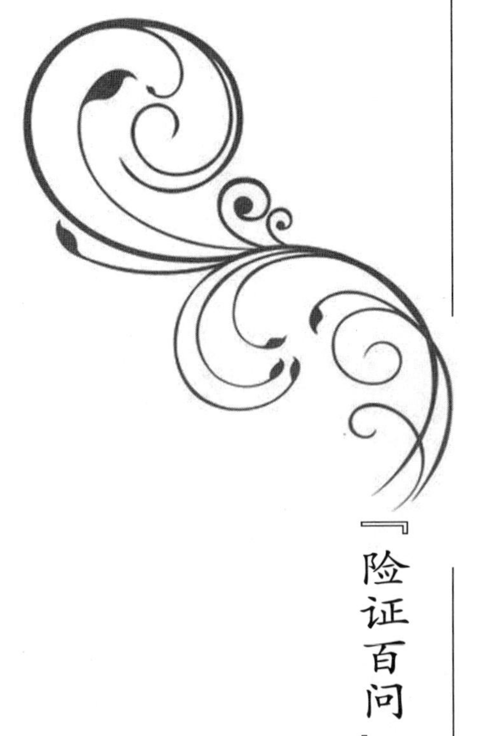

『险证百问』

日·吉益南涯 著

日·中川修亭 整理

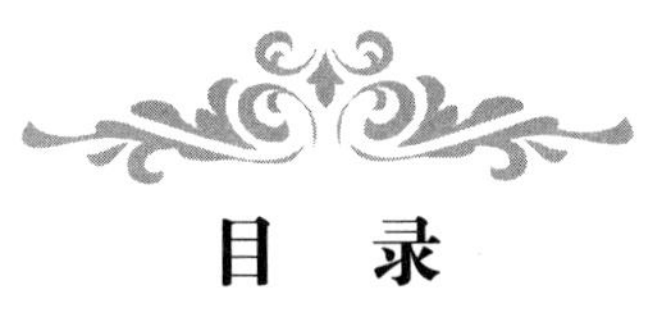

目　录

序

凡人之攻业修事，必有所窒塞，而皆知其求通之。求通之而不得，不得不措焉。愤排闷瀋，日月以冀，而后或有达。达不以自足，及其究有甚于始所求者。南纪青洲华冈先生，继三世之箕裘，从少之时，守道于古，考之事实，更图不于支语慢辞，而其平昔施治者，治数十条札记以为后事之师。门人中川生写之，以己之所难以充其数，为百问求答乎南涯吉益先生。当时塾中所行《险证百问》是也，先生取而阅之，问者不审其症，南涯亦随其问而辨之，枝梧纰缪，纵横互有，先生于是骇愕久之。年后名声大彰，痾客门益甚，激愤厉志，寐羹惜中，夜犹危坐思道，试方十余年，活人数百，人竟百问之，治如视之掌，精诸周悉，无复余蕴，非世之冥踏瞽趋之比也，而锐气之所进取，忠诚纯粹，首发元化之麻沸，乃割乳岩、剐肠痔，谁谓非历世之绝伎耶？余故曰：愤排闷瀋，日月以冀。于是乎，初达逢次自足，有甚于始所者，非乎问者。先生为二三子因百问之目视其治，鄂在膝下记之，松紧之巧人质乎先生。先生曰：善。遂以示气类之人共洪福云尔。

备后　野村鄂谨识

险证百问正文

第一策 疟难止者。

南涯曰：方之不当也，毒酷而药力未达也。先人治疟也，汤药随其症，先其发时与，紫圆五分六分，吐下而必治。有二三日再发，则复与如初。虽有剧病，反二三发黄，逾月难截者。

青洲曰：疟久而不止，四五日一发，遂成老疟者，牛皮消二钱，以水二合煮取一合，发日之前三日服之。又至发日之晓天，夜露一宿，服之当愈。若不知者，及以紫圆可下之。

第二策 疟呕吐而饮食药汁俱不入，其人恶闻药臭，久之四肢微冷，跗上发微肿，而终死。斯症老妇最多，又呕吐兼蛔者。大凡疟发而热盛，则呕又从甚，故与诸治呕剂，虽得稍缓，然每疟发又如初以难，如何？

南涯曰：有与桂枝枳实生姜汤，疟但治者。有与干姜人参半夏丸，呕吐止而后治疟者。一妇人患干呕不能食，又恶药臭，令强服必吐。发时身体疼痛，寒少热多，呕益甚，大渴欲饮水，及试令饮冷水数升，呕稍止。方此时作白虎加人参汤，候热服汤下，忽振寒发热，大汗出而愈。

青洲曰：疟呕吐而食药俱不下，恶闻药臭者，四味藿香叶汤，加茯龙肝一分，或一分五厘，水煎，每服少许，徐徐服，严此服法用之，乃一帖或一帖半而效。又疟发而热盛，呕渴不止兼蛔者，可用竹茹石膏汤，其效却胜鹧鸪等。

第三策 中年以后卒然僵仆，痰涎壅塞者也，谓之卒中风，概其症皆相似焉。脉亦浮大，不省人事，如此而朝发夕死者，暮发朝死者，或有间二三日而死者，又有间五六日者，或二三日其症稍退，而变偏枯者，此其初发之时，可以分别耶？抑卒中者，与平常偏枯似全别者，而其发或以彼，或以此，有别乎？此果同乎？

南涯曰：世所谓卒中风者，痰涎壅塞，咽喉不能息，正气昏冒，不问其症，先可驱其痰涎者。我与桔梗白散，或紫圆，吐黏痰如胶者，数升必治。痰涎壅咽喉，药汁不下，口开眼闭，四肢不动，厥不复者，即日必死。虽厥复，半身动，日如常，药汁得下。瞑眩少，眼不闭，精神不正，吼喘不止，面色如醉，手足大热者，一二日死。其引日者病剧也，虽有吼喘、短气、鼾睡等之症，吐泻得庆厥复，不大热，吼喘短气退，身体安静者，必起。其半身不遂者。桂桔加术附汤，或乌头汤，兼用南吕丸，或姑洗汤，时时以白散攻之，随其症以瓜蒂亦可，先人以紫圆攻之。所谓卒中者，精神复后脉必洪大，面色赤，他医施治，不治数月者，病毒既凝结难治。一种有病症大同，而脉沉微，面色如常，或青白，四肢拘急，或疼痛，或麻痹，手足冷不热者，凡病人虽有痰饮之变，不为主病，附子汤兼用应钟散，时时以紫圆攻之。其不奏效者，以七宝丸可攻之。偏枯发病有缓急，其症不异，治法亦不异，以前条二途可考。

青洲曰：通神散吹入鼻中，乍嚏者可治，乃服三生散。稍缓者，可用续命汤。其不嚏者，不治之症也。又后变偏枯者，桂枝加术附汤主之。喉间喘鸣者，非痰喘壅盛，是气不循环而胸中塞者也，宜瓜蒂散吐之。若无香豉则以盐汤服之，慎不用紫圆也。下之可用三黄丸，一日三四分。其有痰饮之变者，南吕丸可也。

第四策　中年后病偏枯者，近世或为痫，或为饮，故治法亦用攻击之剂，而奏效尤多。然年及七八十者，体脱候皆虚弱，难以堪峻剂，如此犹可攻乎？别有治法乎？

南涯曰：老壮常也，疾病变也。有其症而不用其药，则其病不治。虽为极老，有可攻之症。先人治九十岁翁之病，以攻击之剂，绝倒数刻，吐水数升，精神稍复，如此再三，诸症全愈，气力如非病前日，不假镜观细物。若老衰而病剧，不胜攻击者，及倍其分量，一时可攻，犹不治则候气力复而后可攻，少分量而连日攻之，及精力大脱。凡服药瞑眩，必有顺逆，不察其状，必谬于人。服攻击之剂，得快吐下，精神爽然然者，顺也，益可攻之；郁冒无气力者，逆也，不攻之。若不得快吐下，而郁郁烦闷，无气力者，病剧而气力未达也。

青洲曰：可用桂枝加术附汤也，其余悉于前候。

第五策　壮年偏枯与老人偏枯其治同耶？倘同则壮者稀而老者多，抑何也？且壮者病此，经岁月甚久，而盖似不害命者。

南涯曰：偏枯老壮何异之有？老壮常也，疾病变也。偏枯壮年者稀，而老年者多，此病血气不顺也，壮则血气常盛，故病者少，老则血气常衰，故病者多。

青洲曰：老壮偏枯者，可用桂术附。其急迫者，以紫圆下之。诊其腹不拘挛者，可治；拘挛者，不治也。是气之不循也。故假令下其拘挛不解者也。

第六策　小儿偏枯。

南涯曰：小儿偏枯者，足下谓何等症乎？不审。

青洲曰：小儿偏枯者，痘疹或惊风之后有之。葛根加术附可也，痿弱者可用桂术附，兼用紫丸下之，十日一时一分，或一分五厘，以白汤下。

第七策　口眼㖞斜。

壮年唯口眼㖞，女往往有之，诊其腹多有癖块，而其动筑筑上冲。斯症有自瘥者，或有久之而死者，治法如何？

南涯曰：壮年口眼㖞斜者，世称痫者多有此症，是胸中有毒也。先人与小陷胸汤，兼以紫圆，有时全愈者。其腹有癖块，而动筑筑上冲者，柴胡姜桂汤、消块丸或硝石大圆以可攻也。凡者块而有动者，皆血块也，虽血有块而无动者，有动而非血块也。

青洲曰：其动筑筑上冲者，桂枝加苓术附，兼用消毒丸。瞑眩者以紫圆下之，看身微肿者，宜柴胡姜桂汤。

第八策　眼目偏小，恒瞤动者，俗称之目中风。此症还不害命，且无他患，然逢此症难治，如何？

南涯曰：眼目数动数瞬，头动摇或鼻鸣也，稍曰痫癖者乎。此痛有骨髓积年，毒凝结难治。凡难病虽生而患病也，非质也，莫不治者，毒之凝结也，药力不达也。

青洲曰：其气欲循而不循也。先以紫圆逐之，而后用桂枝加术附，又乌骨鸡屎、甘草、干姜，上三味为细末，白汤送下，别饵食乌骨鸡子。

第九策　足脚疼痛，历数岁不已，或挛急，或时麻，或时痿躄，或行步难涩者，与诸破血舒筋之剂，全无效验，用乌附类则痛反剧者。

南涯曰：先人多用桂枝加术附汤，虽有间得治者，难治者多。顷试当归剂，屡试屡有效。有屎紫色或血色而治者，又有下利黑色物，或下血而治者。用乌附则疼甚者，羸瘦，腹中拘挛，胸张如龟胸，仰卧不能转侧，饮食气力如常，与当归建中汤，消块丸，逾月得行步。

青洲曰：千金犀角汤主之，当归建中汤未收全效。

第十策　手腕骨并掌后锐骨一处痛，痛久不止者。

南涯曰：投附子剂，以七宝丸攻之，数得效。

青洲曰：桂术附兼消毒丸服后，痛增剧者，可转犀角汤。

第十一策　手五指疼痛，或只一指疼痛，或日夜发作有时者。

南涯曰：先人与桂枝加术附汤、应钟丸，或与甘草附子汤。与附子剂痛益甚，为赤肿者，予试五物大黄汤，得下剂必愈。

青洲曰：有用二陈汤加桃仁、红花、附子而治者。又一人，二三日痛止复发，久不治者，用木乃伊为末或丸，白汤送下，凡尽一丸而治。

第十二策　一有手二三指，但得大屈而不得小屈者，如欲屈指握物，则随意不得握。欲小屈败，大屈缓急丰约不一如意，以是手臂使伸之则能伸。又有五指如者，又有头不能正言者，或大仰或小仰，或大俯，其状与手指之不得小屈相似。

南涯曰：此症间多不久服不治。桂枝加术附汤、应钟可也。头不能正，或大仰或大俯，此病入毒胞，汤药茬，以紫圆可攻。

青洲曰：病家多有之，用桂枝加芍药汤，或桂术附，时时以紫圆下之。又干过蜡鱼末①，日一二钱，酒服施治。

第十三策　手无故振甚者，或一手，或两手，或微或甚，但与苦烈之剂则止，又有不药而自止者，而是症多为痼疾。

南涯曰：此病毒在胸中，故与苦烈剂有效。其自愈者，迫胸之毒自退也。为宿疾积年者，毒凝结难治。

青洲曰：此症发作有时，而后发偏枯，中风，多在于痫家。桂枝加苓术附汤，时时以紫圆下之，药不久服则难治也。又曰妇人手臂频屈伸不止者，痫也。大七气汤治有奇效。

第十四策　平人苦病后两手微振，不得正写者，是无已时。

南涯曰：虽为平人，治不异。

青洲曰：桂枝加苓术附汤可也。

第十五策　足膝只一处觉骨微疼，或五指，或足心，或跟骨，或边疼痛不止挛者，施梅毒之治而无效，当如何？

南涯曰：凡骨痛为之主病，非附剂，则当归剂也，或攻以紫圆，或以七宝丸，无不治者。其无效者，非骨痛为主，久病而他有兼症，手以病人不命，治方难处。

青洲曰：放血而可用术附剂。

第十六策　血痹、中风、历骨风，其病症皆相似。而血痹、中风不似外

---

①干过蜡鱼末：即干鲑粉。

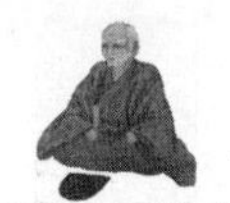

邪之处，为如彼历节，实似外邪，其治当如何？风历节易治而反难，故为坏病者最多，至是亦有治方乎？所谓中风者，将随外之治耶？不然则续命汤等之主者，其意殆难解。

南涯曰：不仁、疼痛虽相似，其症各异，而治亦不同。血痹者身体不仁，而不疼痛，起居动摇，不异于平生，剧者二便难通。历节者诸骨疼痛，不得屈伸，发热也，其剧者身体乱，无痰饮之变。中风者必半身不遂，有痰饮之变，剧者神失心乱，其为外邪欤？不然欤？予未知之，审其病状，血痹、历节初起无腹中之患，渐薄于腹，则少腹至胸按之拘急，是外自迫内之症也。中风者忽迫于胸咽，少腹无力，半身为患，其效初起于内之症也。续命汤方意难解，先人不取焉。

青洲曰：中风桂枝术附，历节风犀角汤，是其大法也。

第十七策 病历节后百节尽肿大，而余所反瘦少，疼痛不止，其肿处骨节皆坚硬，是其症投轻粉、乌头、附子之类，唯瞑眩而已，未当见寸效。

南涯答缺。

青洲曰：犀角汤兼用干过蜡鱼。

第十八策 初病历节风，处处疼痛渐甚，而骨屈曲，胸动左高，如龟状者。

南涯答缺。

青洲曰：犀角汤。

第十九策 身麻痹酸疼，或只疼痛，经数年不已，诸治无效者，或其症自不能卧起，或发赤疹，此症后有如痿躄者，皆久不死。其在妇人也，有产乳如常，而生子无害者。

南涯曰：是与当归建中汤得效之类乎？产后患此病多浪华北鄙，池田[①]庄产妇，患之痿躄不走者尤多，俗称池田病，以其多也。旅僧教病者便食干鳜，其为旧病者悉治。产后妊娠病与不病皆食，今绝其病。予试之有效，为散酒散服可也。

青洲曰：犀角汤。

第二十策 腰以下不仁，或脚膝酸痛，后遂或躄者，中年以后最多。此症历岁多死，又有不死而变偏枯者。

南涯曰：腰以下不仁，是前条类乎，其症不审。

---

①池田：大阪市丰能郡池田市。

青洲曰：与桂枝术附，诊其腹坚满者，兼用紫圆；若不坚满者，兼三黄丸。不久服者不奏效。

第二十一策 两脚若只脚乍大酸疼，不能行步，如此二三日，若十日许。而用药而止，不用又止，然或岁岁一发，而后终为沉疴。

南涯曰：以先师之意，处方附子剂也。顷一妇人患若症，不能行步数月，遂迫胸腹，腹中挛痛，饮食但吐，小便不利，唇口干燥，一夕短气急迫，不知人事，心下至小腹痛，手不可近。先医以为脚气投药，数剂无寸效。予诊之胸中无动气，短气有缓急，是非脚气上冲之症。乃当归芍药散作汤液与之，三服痛退，腹中雷鸣，小便快利，其色紫黑，忽知人事，好食不吐。翌日腹满，大便不通，兼以消块丸，大便下黑血，腹满顿退。服前剂十余日，行步如常。

青洲曰：是脚气之一症也。只脚者难治，两脚者易治。然连不施治，则肉脱而不治矣。其不酸痛者，乌头汤兼用紫圆，若不上逆者不可与紫圆。

第二十二策 病痿有生而患者，或至四五岁而发者，或有壮年而发者，其证多似无骨状，又间不知此，而唯手足软弱，目不能正视。

南涯曰：虽生而疾病者，病也，服药可治矣。其不治者，小儿辈恶药，不能多服也。一女子八九岁，忽然四肢痿弱如无骨，不能正坐，口不能言，神色平而无病状。先人与桂枝加术附汤，日以紫圆五分或三分攻之，下秽物数日，二旬复常。

青洲曰：宜桂枝加术附汤。壮年者兼用干过蜡鱼末，小儿病此者必解颅也。凡脊骨屈曲者，不治；胸骨突出者，不治；病发及三五年者，不治也；其三五十日者，可治矣。盖不言，身体骨屈曲者，皆不治之也。

第二十三策 此之所谓虚劳者，其初多在胸微痛，咳嗽，盗汗，颜色青惨，或腹鸣下利，或息迫瘀血，肌热如烙，此证亦有腹满者，往往得治，亦可疑矣。又小儿有疳虫而见前症者也，称疳劳。又梅毒见前证者，世称湿劳。产后如是者，称蓐劳。又疫后、痢后及积聚延日，变成此证者甚多，其治各有别。

南涯曰：凡病其症不异，则治又不异。先人所谓不拘名也。骨枯肉脱，脉细数者必治。

青洲曰：虚劳者不治，其疑似者可治者。羸瘦盗汗，午后发热，咳嗽甚者，不治之症也。而其咳嗽甚者，当归芍药散，兼用消块丸，或水蜡树①白汤送下。肌热如烙，升阳散火汤。腹痛者，七味消痹加槟榔汤，或甘草干姜汤加朱崖志②，用之有效矣。小儿疳劳不治也，湿劳逍遥解毒汤，兼甘汞丸③治者有之。但肉脱、盗汗、咳嗽甚者不治也。产后血气不治者，小腹必有块痛，医忽见以为瘀血，非桃仁承气，则折冲动血之剂。无不至以实攻虚，杀伐无辜，遂致此蓐劳。或产后动作过变，被中外邪生振栗者，亦成此症。振栗五发以上者，不治矣。凡振栗者，产后之一危候也，急不施治，乃至不救也。蓐劳午后发热，振栗咳嗽者，洎夫蓝④二分或三分，以童便送下，与荆芥沉香汤。其无振栗症者，八味逍遥散兼用洎夫蓝治之。但咳甚者，不治也。犹详于向所著《产科琐言》，其他痢后、产后宜调摄焉，积聚延日为此症者，当归芍药散宜久服焉。

第二十四策　所谓虚劳者，其种甚多，有一种呼吸迫，胸胁之骨屈如大瘤者。

南涯答缺。

青洲曰：是非虚劳，乃黄胖之上迫也。沉香降气汤兼用家方温中丸，或与千金陷胸汤，乃非紫圆的当之症也。

第二十五策　诸症尽如虚劳，肌热如烙，皮肤革，甚枯燥，一身手足甚青筋。大便秘，而舌黑，或渴，或痰咳，盗汗，甚脐边石石如有燥屎者状。

南涯曰：血痛之人有患若症者，脐边石石物，去之则诸症自愈。

青洲曰：是消渴病也，其剧者至于如是。

第二十六策　世多称虚劳而实非虚劳。咳嗽，痰饮太甚，寒热往来，日渐羸瘦，不食，下利不止者，老妇尤多。此症如何？

南涯答缺。

青洲曰：苓桂五味甘草汤、苏子降气汤选用。若痰咳甚者，栝蒌枳实汤加竹沥姜汁，兼用五味丸。寒热往来不已，可用洎夫蓝。

第二十七策　前症而下利带脓血者，是症心下多痞，或面部、跗上见微肿，食必烦满，或五心烦热。是症亦久自汗不止，肌肤枯燥，其症多下利不已，渐致频效，逐全如是，世称之内症。病间有挟咳血者，甚类劳瘵。

---

①水蜡树：蜜蜡。

②朱崖志：担子菌类的蘑菇，日本古时民间用药。有健胃、止痢、制汗等功效。

③甘汞丸：青洲方。治结毒，毒深而骨节屈伸困难者。甘汞一钱，黄连解毒末三钱。

④洎夫蓝：番红花，藏红花。

南涯曰：酒客或多房者，患此症多，世称之内伤病。毒所在与所谓劳瘵，同其病位。故症大类，而有治亦不异也。下利带脓血者，有生姜泻心汤或甘草泻心汤，兼用黄连解毒散而治者，大黄牡丹汤或桃仁承气汤。挟咳血不下利者，排脓汤而治者，随其兼症腹状，治各异也。虽能食，气力不变，羸瘦日久，骨枯肉脱者，必死，未得治效。

青洲曰：半夏泻心汤，兼用禹余粮汤。

第二十八策　肺痈其初恶寒不止，咳嗽吐痰，腥臭殊甚，后吐青赤脓血，诸治无效，遂死。然有投奇方得治者，是甚可疑。且所谓肺毒、肺胀者，今也所有，如何？

南涯曰：排脓汤兼用生生乳①，时时以桔梗白散攻之，得治甚多。喘鸣息迫，面目肿者，必死。未得治效，若葶苈得其真物有可救乎？肺痿、肺胀之证，虽间有之，世医不审其证，皆为留饮病，视证之粗也。肺之痿也，胀也，不可见者也，可谓臆度矣。然其证各异，而治亦不同，不可不辨别也。

青洲曰：千金苇茎汤（取用古苇簾剉用也）、排脓散有效，又可用桔梗白散。服药后，吐血者不治也。不吐血者，与生生乳，今代之甘汞丸可耶。肺胀越婢加半夏汤、麻杏甘石汤、十枣汤、姑洗丸选用。

第二十九策　世之所谓癫痫者。

南涯曰：随其腹状兼症治各异，以病人不示，处方难定。先人与柴胡剂、芩连剂，必以紫圆攻之，得治不少。其不治者，恐瞑眩，不堪久服者也。不拘老少发数，以见症腹候，可处方也。脐边大块动，剧者大病羸瘦，其腹力脱，则必有不治也。

青洲曰：瞳子开大或紧缩者，不治也。其治有一家之法，丸散汤液行药之次序，系面授，故不录于兹。

第三十策　小儿病如癫痫，而每日一发，或日数发者。

南涯答缺。

青洲曰：桂枝加术附兼紫圆，癫痫、痿躄治皆同。

第三十一策　老后如癫痫，每日一发，其腹当脐有大块形圆，而与寻常之块异。

南涯答缺。

---

①生生乳：消石十六钱，食盐三钱，矾石十二钱，绿矾十八钱，云母二钱半，青盐三钱半，砒石三钱，水银九钱。上八味研末烧后糊丸，如麻子大。每服三丸，重者五丸，一日一服。

青洲答缺。

第三十二策　梅家后有患癫痫状者，或痿躄状者。

南涯曰：为癫痫状，为痿躄状者，其症不异，则不异其因可也。

青洲曰：桂枝加术附兼用紫圆，癫痫、痿躄治皆同。

第三十三策　狂气岁月久远而羸瘦者。

南涯曰：诸病经岁月久，则毒凝结为难治，不久服无甚效。发狂者，恶药不服，其服药者必有功。其静而沉默或惧者，难治，死期在近。

青洲曰：不治。

第三十四策　失心气但默，或时独语微音而静者，或微笑喜呕者。

南涯答缺。

青洲曰：瓜蒂、巴豆各二分，糊丸用之。吐下后三黄加芒硝汤，三黄加石膏，随症择用焉。其吐唾，着鹧鸪菜汤，或椒梅汤可也。

第三十五策　小儿发热呕吐诸药无效者，数日必下利如倾盆，热益炽，其心下陷，全无力，唯坚块如拳者，时上冲也。人称之慢惊风，全不治。

南涯曰：若症者毒迫于心之剧病，而实难治也。黄连之证多。先老不拘下利，紫圆攻之，秽物下则间有治，难得下利，秽物不下不治。

青洲曰：角弓反张无吐下者，急惊风也。搐搦上窜吐下者，慢惊风也。四逆汤、柴胡抑肝散、惺惺散、清脾散，或的里亚加①随症投之。后藤子用柴胡加龙牡，未知应否也。急惊风间乃明了，慢惊风乃似睡状矣。凡慢惊五发以上者，必昏冒，是不治之症。

第三十六策　小儿忽然大热，呼吸促迫，颐下大肿者，实如发颐，而弄舌闷乱，顷刻死者。

南涯曰：实难治也。此等之症，先人必投紫圆。予投桔梗白散，有大吐黏痰而治者。

青洲曰：是小儿痄腮兼惊风者也。

第三十七策　小儿乍搐搦上窜，不知人事，其腹或左或右挛急，其症日数发，或每发呼吸、脉皆数实，而复日尤多。世谓之惊风，或谓癖疾，或谓中暑，或谓痫多。发则弄舌，厥冷而死，此类甚多，虽有少异，大抵皆相同。

南涯曰：吾党投紫圆有得治者，非他缓剂之所能及也。

青洲曰：急惊风，人参败毒散加天麻僵蚕附子，兼用紫圆。其腹或左或

---

①的里亚加：本草和名“底野迦”，兽类咬伤时用于解毒的膏药。将猪脂等数种药剂用蜂蜜炼制而成。

右挛急，迫于心下，口渴者，净府汤治之。夏月有此症，多中暍，白虎加人参汤或四味香薷饮，兼用橐吾散。

第三十八策 小儿一身颤振不已者，初生有之，二三岁者亦有之。

南涯曰：大人小儿其治无异，心胸必有毒，先投紫圆。其病数年者，难治，有与真武汤者。妇人兼身体挛痛者，与当归芍药散。

青洲曰：生来痫家多此症，用桂苓术附，时时以紫圆下之，初服一分，下三次。后腹中押之度数减者，稍倍加丸数可下之。

第三十九策 大夫[1]颤振数种，有头独动摇者，有身半以上振者，一身尽战者。妇人亦有之。其症或休作有时，或无间断者。

南涯答缺。

青洲曰：当用吐药。

第四十策 心痛彻背如刀刺，心下痞，恶心嘈杂，时下利，或呕吐不食，腹中拘急，斯症最多。诸药效，遂死。

南涯曰：若症者与紫圆或备急圆，治者间有之。又与栝蒌薤白半夏汤，吐痰饮数升，有治者。足下“诸药无效”谓如何之证乎？以病人不分其症难审。凡病有其主，不在剧而在易也，有不在见而在隐也。故从医之巧拙，其见自异，则在治不治，是非病之拙也。

青洲曰：是气之郁结也，其剧者至四肢厥冷，四味乌沉汤，屡有效。若不治，宜吐之。薤白之证，乃病位在上，是其别也。

第四十一策 所谓阴狐疝者，阴囊肿大，疼痛不止，以针去水则阴囊暂小，不日而复大，诸药无效。囊终不小，寒热发作，饮食减少，久不已者。

南涯曰：吾党与乌头汤，以平水丸[2]攻得治。

青洲曰：阴狐疝者，液之所不能全治，而外科之所事也。先能避睾丸，针阴去水，而后插往创口，数日脓溃而瘥。然自非入门而亲施术，则不能其悉机微也。又阴囊肿大，水先透彻，水漏出者，谓之疝。治法具第别传。

第四十二策 小儿癫疝痛甚者，或不甚者，或唯阴囊肿大而不疼者，共难治。

南涯曰：小儿癫疝者，予亦数治之，未得其效。

青洲曰：芍甘附汤，或五苓散加牡丹、防风，或仅牡丹、防风二味亦可

---

①大夫：指男子。

②平水丸：方出自山胁通朔。用于治疗脚气肿满、水病及下部病。组成：吴茱萸、芒硝、芫花、商陆、甘遂。

用，兼之以灸法。

第四十三策 所谓支饮之状，世多有之。其人常短气，似喘非喘，有或乍冲心死者。又发咳嗽，心下有一块者，仍与控涎丹类，急治之，却不治，终生肿而死。又其肿益大者，上焦呼吸急迫者，乃用木防己汤之类，及服下剂而遂瘥，但余烬未尽而终致死者。

南涯曰：短气似喘者，投茯苓杏仁甘草汤，得其效间多，非紫圆时时攻之。多再发者，心下有一块，而短气生浮肿者，木防己汤，本方加茯苓兼用消块丸，屡有效验。

青洲曰：初以下剂大攻之，而后可与麻黄杏仁甘草石膏汤，一症有用泊夫蓝而即效者。

第四十四策 忽焉咳喘发热，如平常风邪，而下。利或跗上见微肿者，用小青龙汤甚效，而三五日而忽死。若夫言语、脉状常，但舌黑多干燥。

南涯曰：此笃剧之病也。足下所诊之人，无短气或胸满之症乎？予患若症者，有与大承气汤而治也。下利、微肿、舌干燥者，迫心之急症也，非小青龙汤之所能治也。而非咳嗽有数种，其咳者一，而其所以使咳者异也。舌上或黑或黄，咽喉干燥，失食味，身热喘咳，而渴唾痰饮涎沫，热气为主者也。舌上有苔，干燥或赤红，每芒刺或糜烂生疮，不失食味，胸中烦悸，五心烦热，恶寒盗汗，腹中挛急，大便硬或数下利，干咳咽痛，或吐白沫或唾灰色，疼或带血者，血为主者也。胸满痛，心下硬，短气干呕喉烦者，水为主也。皆为在心胸，而痰饮动者也。虽类症繁多，不出于此。三途兼症异，则治亦随而异也，以病人不示难详悉矣。咳嗽得连效，实难矣。然其不治者，方之不适也。声嘶若羸瘦者，毒既在骨髓，危笃之症也。小儿久咳，先人以紫圆治之，小儿不能多服汤药，假令虽的当之剂难为功矣。

青洲曰：此人必吐黏痰，不能安卧，是乃痰迫之症也。其舌滋润无苔者可治，若舌干燥黑苔者，虽有百扁张①未如之何也。

第四十五策 咳嗽亦有数种欤？诸药无功，而久不已者最多。

南涯答缺。

青洲曰：此症肩背常可得温暖，若被冒风水者，病益剧矣。又多食萝卜或芋根者，咳嗽无已时。

第四十六策 老人当秋冬寒冷，咳久不已者。

①百扁张：一百个扁鹊、张仲景。

南涯答缺。

青洲曰：不治。

第四十七策　咳久声嘶者，后发寒热，羸瘦而遂死，实似虚劳状。

南涯答缺。

青洲曰：不治。

第四十八策　平常风邪咳嗽而声嘶者，是何所主乎？

南涯曰：桂枝汤合半夏厚朴汤投之，有功。凡咳嗽声嘶者，咳嗽治则数月自愈，不药亦可也。声嘶者变也，历考其症，治方可处，每岁一发者，亦不异也。

梅疮家声嘶者，伤其形物乎？予未见治者。

青洲曰：痰盛者，导痰汤兼用南吕丸。

第四十九策　不因风邪而声嘶者，或每年必一发者。

南涯答缺。

青洲曰：痈家常有此症。

第五十策　妊娠咳嗽难已，及声嘶者。

南涯答缺。

青洲曰：苓甘姜味辛夏仁汤。若脉数、寒热、咽干甚者，参苏饮加五味子、麦门、紫菀、贝母、乌梅，数得效。

第五十一策　小儿久咳及吐乳食者。

南涯答缺。

青洲曰：是所谓百日咳也。初起用紫圆下之，先用五厘，稍加至六七分。

第五十二策　所谓消渴者，手脚心枯燥，饮水太多，肌肉消削，久之遂死。又有小便癃闭者，或尿管疼，全如淋状，热尤甚，而渴不止，欲饮水者。又有小便虽能通而混浊如膏，其尿壶中如雪花菜者，漫且其臭如酒糟，而口渴肉脱甚者。又有时遗精，其人虚弱，手足心及咽喉干燥甚者。凡此症皆多于夏月。

南涯曰：消渴病，一男子有患若症者，发则郁冒，默默微笑，忌应对而避人，独卧屏，所饮汤水数百杯，小便亦数升，作五苓散服，时时以紫圆攻之，诸症全愈。小便癃闭者，有与大黄牡丹汤治者，有与大黄甘遂汤，有血尿而治者。此为剧而秘闭者，短气烦躁，手足厥冷，心下坚，按之痛，手不可近，舌上黑苔，吐药汁不下，若症者，先与大陷胸汤，吐则复与之不止，渐得药下后与大黄甘遂汤，间有得效也。尿管疼痛者，妇人尤多，与猪苓汤、鸡子白散扰白汤中，以服应钟散。腰冷无热者，与八味地黄汤，服应钟散如前法，必愈。小便虽能通，混浊如膏，此症脐边必有块，服中寒汤，药随其症，与夷则丸可。

青洲曰：凡消渴者，有三种：上消渴饮水，小便少；中消渴饮食多，共为二便皆少；下消渴饮水少，小便多矣。上、下消渴钱氏白术散加知母、麦门、栝蒌、柴胡，兼黄连解毒，必效。中消渴者可用抵当丸。此症必夏月。

第五十三策　淋沥疼痛虽处方，药不至其处。适一种有因梅毒，而数年不已者。又有同症而痛轻时时发之，遂成痼疾者。又淋痛久不已，后生寒热羸瘦而死者。又有疼痛如割，小腹下边变紫色，叫号死者。

南涯曰：世称淋者，梅毒发尿道者多，而真淋疾者甚稀。脓或血出，而疼痛，小水难通，若得通则快利者，梅毒也。葛根加大黄汤甚有效也，难治则与梅肉散，或七宝丸亦可也。真淋疾者，与猪苓汤、滑石矾甘散可也。淋沥为宿疴，或久而寒热羸瘦者，脐下有坚块，此大黄牡丹汤得效也。疼痛如裂，脐下变紫色者，治方同上，时时以梅肉散可攻。

青洲曰：是淋之坏症也，后渐作小水不禁，为宿疾者，治同遗尿，当用参芪加附子汤。疼痛如割，脐下紫色者，非淋，是阴毒也。紫色及阴茎者，三四日痛剧而死。

第五十四策　妇人淋家多有黄带下者，所谓其带下者盖脓乎？何以辨之？

南涯曰：带下者白物也，非脓汁也。其臭气自异可考。

青洲曰：此症有淋家者、梅家者，宜决诸腹诊。

第五十五策　妇人淋闭，偶通二三滴，而如贮膏之器，全变于血，其将尿也，疼痛不可忍而止。此症口渴、身热、不食等患。

南涯曰：淋闭即癃闭也，与大黄甘遂汤可也。

青洲曰：柴胡姜桂汤兼用鸡壳应钟散，其痛如裂者，二蛇汤可矣，稍缓者不应也。

第五十六策　妊娠淋沥诸药无效者。

南涯曰：有从胎之所在而然者，分娩则治，不药亦可。

青洲曰：八正散兼用十枣汤有效。一欲时去其涩痛，则龙胆泻肝汤，兼用鸡壳应钟散可也。

第五十七策　小便闭，诸药无效，心下逆气者。

南涯曰：心下逆而吐者，与大承气汤。若未吐者，有大黄甘遂汤之症。

青洲曰：逆而吐者，茯苓泽泻汤主之。又用测泡子[1]通小便后，服猪苓汤乃愈，是枯液寒胞中也。

第五十八策　小便不禁者。

南涯曰：大人、小儿尿床，与八味汤，灸气海可也。

青洲答缺。

第五十九策　小儿尿床，大人遗尿轻难治。

南涯、青洲答缺。

第六十策　大便不禁，尝有打扑大损逆，失其守。

南涯曰：若症者未施治也，他有病症则随其症可也。

青洲曰：上二条者灸长强、气海，参芪加附子汤，兼服甘干加乌骨鸡屎散。又曰：六十策神经失其守也，桂术附可也。

第六十一策　老人大便燥结者，或剧则卧床致寒热者，此症投通剂益甚或不食。

南涯曰：与麻子仁丸有效，其投下剂益甚者，其症如何？文面难分。一老夫大便不通数日，上逆目眩，一医与备急圆，倍分量投之，得下利后，身体麻痹，上逆益甚，大便复不通。召他医乞治，与大剂大承气汤，一帖不得下，三服下利如倾，身体疼痛不得卧。又大便不通，因又转医，作地黄剂令服之，上逆尤甚，面色如醉，大便益不通。予诊察之心下痞硬，小腹无力，即作桂枝加芍药生姜人参汤主之，与之三服，而冲气低，大便快通，经二三日，冷痛[2]，得卧，大便日通，三旬诸病悉愈。

青洲曰：是津液枯燥也，以蜜送下麻仁丸。

第六十二策　水肿腹坚时时冲心，所谓实肿之形，而诸药不见功，或投攻击之剂，虽得下利其肿不减，及经日元气脱，但不食久而死。

南涯曰：实肿之状者，投攻击之剂治者间多。所谓虚者，小便能通，初两足肿，遂及股入腹，小便不利，右卧则水右走，左卧则水左走者，未得治效多死。所谓疮毒内攻满肿者，麻黄加术附汤，兼桃花散或汤得连攻。

青洲曰：宜一补一泻，初用实脾饮，数日后用仲吕丸下之（凡一两二三分），减其肿之半，而复用实脾散。然其腹满者，不可用仲吕丸。腹濡而下利者，壮原汤可矣。

第六十三策　水肿病水气在皮肉者。

---

①测泡子：指导尿管、导管。

②此处疑缺一“消”字。

南涯曰：水气在皮间者，防已茯苓汤，或防已黄芪汤可也。

青洲曰：防已黄芪汤或五皮汤间得效。

第六十四策 鼓胀热甚，肌肤如烙者，口干燥或渴，其脉细数，下利或兼呕吐，斯症腹底坚硬，而外皮无力。

南涯曰：若症者不治。身体浮肿者，间有治也。

青洲曰：腹坚硬者，大承气汤可也。呕吐者，厚朴生姜半夏人参汤，兼消块丸。有下利者，不治也。

第六十五策 脚气有缓急，而预分之如何？一人发热自汗，四肢历节烦疼，不食，与麻黄加术汤，而疼痛益剧，仍与越婢汤，而诸症如故，遂死。如此者，是亦可谓脚气欤否？

南涯曰：身体麻痹，短气息迫，胸中动悸甚，脉数急，有急症也。无动气，脉不细数者，缓病也。虽与麻黄剂、越婢汤，不加术、附无其效也。四肢历节烦疼，非脚气症，所谓历节风乎！

青洲曰：四肢烦疼者，南涯以为“非脚气，是症历节风也”。不然，历节风乃不如脚气之死在瞬息。

第六十六策 妊娠水肿，渴不食者。

南涯曰：不拘妊娠，随证而可治。

青洲曰：葵子茯苓散或加减和气饮可矣，，必可治之。分娩之前延及产后者多危也。

第六十七策 所谓真膈噎。

南涯曰：栝蒌薤白桂枝汤或栝蒌薤白半夏汤，或茯苓饮，或小陷胸汤，以紫圆攻之，问有得其治者。必一块物自胸下腹，初按胸下则为半月状，尽下腹则大如瓜，乃噎且不吐食秽物，下则如瓜，或得全愈。一人患此症，以紫圆攻秽物未下，恐瞑眩，转他医，块物半下后，上胸中，饮食亦吐，遂死。

青洲答缺。

第六十八策 食则胸间如刀刺，然饮食不减，常心胸微痛，时吐食者，皆后为膈噎症而死，如此者可治乎？

南涯曰：其初当治。

青洲曰：上二策，虽是系不治之症，然有一术，在坚绝食饵，但饮米饮少许，用消块丸下之，时当以梅盐酒一二滴湿口，此方或希其治。

梅盐制法：

梅酢、盐胆水。

上二味，合煮即用。

第六十九策　腹满疼痛按之而硬，大便必闭，吐水四五升许，而满痛俱止，止则腹软如虚家。安静二三日，渐复硬满，唯吐水则安。同症三五十日一发，发则四肢微冷将绝者，间症者日发，或日夜数发者，同症挟疝者及兼蛔者。凡患此等之症者，近年甚多，经岁久之而不治。

南涯曰：大便闭吐水者，有与厚朴三物汤而治者。加胸满腹中拘挛者，有与大柴胡汤而治者也。仍不治而为旧疴者，兼以七宝丸有得效也。又四肢微冷，腹中雷鸣，大为水声，或为水移坛内之者，真武汤兼以消块丸。有蛔出可与鹧胡菜汤。

青洲曰：当归芍药散、消块丸、甘草干姜汤加朱崖志、安中散、生姜泻心汤、甘草泻心汤、茯苓饮、赤螺木香散。上数方，方证相对则可用。其能禁食者，可治；若不守者，不得治也。

第七十策　禁口痢疾，热毒冲咽喉者。

南涯曰：毒冲咽喉者，与大承气汤而治者也。身体冷，干呕，额上冷汗出者，或饮食、药汁下利忽利，或失音、肛门脱者，未得其治。

青洲曰：小半夏兼四苓丸。额上汗出者，不治也。

第七十一策　梅毒家身体如松树皮者。

南涯曰：有与葛根加大黄汤而治者。若证而喘者，麻黄杏仁薏苡甘草汤，时时以梅肉散攻之，有效也。

青洲曰：南涯处之以葛根加大黄汤，甚不可也。宜土茯苓汤送下五宝散。

第七十二策　结毒失音者。

南涯曰青洲曰缺。

第七十三策　结毒耳聋者。

南涯曰：梅家失音、耳聋未见效也。

青洲曰：七十二三之策皆不治。

第七十四策　咽喉结毒，初如平常，久之咽痛，视之绿色如梅，饮食难入者。又一种咽边翻花者。

南涯曰：桂枝加桔梗汤、桔梗汤、排脓汤，兼用梅肉散，虽间治甚稀。

青洲曰：宜五宗丹或鼹鼠①，又服金灵散三剂，后一旦疮口虽破烂，而往往可收功。

---

①鼹鼠：即鼹鼠丸，由鼹鼠、轻粉、巴豆、海人草制作而成。

第七十五策　伤寒七八日，或十二三日，柴胡症备而乍不语，不知人事，周身汗出，昏闷，其腹心下有物，上冲暴死，此症多在忧思过度之人。

南涯曰：去岁有患若症者三人，热状不语各同，而兼症少异。十四五岁童男，若症而昏睡，按其腹心下痞硬，大便不通，舌上黑苔，与大柴胡汤，全愈。二十岁男，半身不遂，眼中赤，自心下至脐上石硬，与大柴胡加芒硝汤，兼用紫圆，虽少有效，遂转他医。

青洲曰：忧思之人气上迫，故病亦易上迫，是以有若症。上迫不语，甘草干姜汤一日当尽七八帖，外选甘连大黄、三黄加芒硝、桃仁承气、调胃承气之辈兼用。

第七十六策　伤寒愈后不语，日久不治者。

南涯曰：愈后不语者，予未见之。是逐毒之不足。

青洲曰：伤寒愈后为哑，乃肝癖兼痧者多。桃仁承气汤或净府汤，兼用宝花散。

第七十七策　伤寒愈后耳鸣不已，或双耳聋，或只耳聋者。

南涯曰：耳鸣不已者，累累必愈，不药可也。耳聋，苓桂术甘、小柴胡汤，随其症投之，兼用应钟散可也。

青洲曰：小柴胡汤、芎芷香苏散合方、应钟散、麦门冬汤、苓桂术甘汤，选用。

第七十八策　伤寒二三日，善笑而不声发，其形如马之张口鼻状者，其精神似正者，此症七八日而必死，其前二三日，频撮空摸床。

南涯曰：予未见此症。

青洲曰：是病毒迫于心也。辰砂散或黄连解毒，兼用调胃承气，又升阳散火汤，间有效。唯其虚状者，不治也。

第七十九策　伤寒热未解而下血者。

南涯曰：热未解而下血者，常见其血色。瘀血者，仍可下。鲜血者，黄土汤下也。视兼症而可处方也。

青洲曰：虚实之辨在其腹候也。腹坚有力者，桃仁承气之症。腹软无力者，千金黄土汤，兼用黄连解毒汤。

第八十策　伤寒二三日或四五日，痰喘太甚，而其症似大青龙汤，而用之大汗出不解，乍四肢厥冷，汗出而死者，斯症多在饮酒过度之人。

南涯曰：以症论方，则麻杏甘石汤。若心下硬，舌上黑苔者，大承气汤可也。

青洲曰：是挟痰迫于心之症也，若不早治即死。舌苔甚者，皂荚丸兼用洎夫蓝，以开其郁痰。

第八十一策　酒客心下有大块，而发诸症，诸治无效。

南涯曰：酒客心下有大块者，予未见。

青洲曰：当大柴胡汤。

第八十二策　中年以后，有脐上当肋下而凝结者，疼痛，面色痿黄，或呕，其发也有时，凡经十年不已。

南涯曰：大柴胡汤，用七宝丸可也。

青洲曰：癖囊之一种也。

第八十三策　有当眼下鼻旁一所肿起者，其初头痛，其肿之所微痛，色全不变，而久不愈，肿渐甚，目赤僻，后遂脓溃而死。大抵此症，其初上齿一个疼痛，乓齿而窥其内，深不可知，然其人不觉疼。

南涯曰：排脓汤、伯州散，时时以梅肉散攻之，得效矣。

青洲曰：上颚痈也，难治。

第八十四策　产后瘀血，心痛热，舌成深红色，如隔寒者。

南涯曰：黄连解毒汤可也。

青洲曰：失笑散可也。

第八十五策　半产后腹痛，呕吐，寒热下利，不食，或吐下蛔虫，舌正赤色者。

南涯曰：枳实芍药散可也。呕吐止则可与当归建中汤。有蛔虫者，可与鹧胡菜汤。

青洲曰：难治。其治载在《产科琐言》。

第八十六策　半产后二三日无事，忽心下急痛，上冲不得息，须臾死者。

南涯曰：桃仁承气汤可也。

青洲曰：用失笑散兼多服柚实霜。

第八十七策　小儿解颅者，滞颐者。

南涯曰：滞颐者甘连大黄汤可也。

青洲曰：解颅、脚弱葛根加术附，时时以紫丸一分下之乃愈。滞颐有奇方，别附滞颐奇方通心饮、阿仙末敷之。

第八十八策　小儿走马疳者。

南涯曰：未施治。

青洲曰：黄连解毒加犀角，外传两蛙霜。

第八十九策 狐臭，一身尽臭者。

南涯曰：有楷白檀粉而治者。一身尽臭者，口臭者，未施治。

第九十策 口臭。

青洲曰：上二条，难治。

第九十一策 脐腐烂者，脓汁出不已者，有臭者，有痛者，无臭气者，又无痛者，若有数年而死者，又有寒热羸瘦类劳者。

南涯曰：葛根加桔梗汤，兼梅肉散。又有不腐烂，黄汁出，与葛根加大黄汤。

青洲曰：梅毒也，随其症治。

第九十二策 脱肛积年者。

南涯曰：三味牡丹皮汤兼消块丸，间得治验。

青洲曰：真脱肛也，宜灌水，勿以肠痔治。

第九十三策 妇人阴处乍张起，而痒不可言，一身处处瞤动，发热者。此症发作有时，发疹或特口舌咽喉疼痛，诊其腹，心下车小腹右边拘急而大硬，经数十年不已，针灸、诸药无寸效。

南涯曰：痒者以蛇床子汤洗之，葛根加术附汤、应钟散可也。

青洲曰：诸症发于痒者，先以荆芥汤洗之，服龙胆泻肝汤。不治者宜桃仁承气汤。

第九十四策 妇人妊娠阴疮，脓汁出，疼痛甚者。

南涯曰：虽妊娠中，以梅肉散攻之可也，以蛇床子汤洗之，痛大退。

青洲曰：梅毒也宜从其治。

第九十五策 脑漏。

南涯曰：以未治之不知其效，然与紫圆可也。以予诊察之，非鼻中有病，胸中有毒也。

青洲曰：益气汤加霍香用之，藿香一味亦可用。兼梅气者，治备《疡科琐言》。

第九十六策 失荣。

南涯曰：虽治十余人，未得效。

青洲曰：不治。

第九十七策 瘰疬。

南涯曰：难治。先人投桂枝加术附汤，以梅肉散攻之。

青洲曰：其可治者，治方详于《琐言》。

第九十八策　生质白癞者。

青洲曰：不治。

第九十九策　癞疾筋挛。

南涯曰：未见治者。

青洲曰：有治者，有不治者，方法系于面授。

第百策　梅疮腐烂，焮痛甚者。

南涯曰：葛根加术附汤，兼用梅肉散可也。

青洲曰：是有热也，先解其热，而后将粉剂治之。

险证百问大尾
安政六岁次丁未首复中浣于为春药室写
神五藏书